中医药畅销书选粹·临证精华

朱锦善儿科临证50讲

朱锦善 编著

中国中医药出版社·北京

图书在版编目（CIP）数据

朱锦善儿科临证50讲 / 朱锦善编著. — 2版. —北京：中国中医药出版社，2012.1（2018.5重印）

（中医药畅销书选粹·临证精华）

ISBN 978 - 7 - 5132 - 0664 - 8

Ⅰ. ①朱… Ⅱ. ①朱… Ⅲ. ①中医儿科学：临床医学 - 经验 - 中国 -现代 Ⅳ. ① R272

中国版本图书馆 CIP 数据核字（2011）第 232130 号

中 国 中 医 药 出 版 社 出 版
北京市朝阳区北三环东路 28 号易亨大厦 16 层
邮政编码 100013
传真 010 64405750
赵县文教彩印厂印刷
各地新华书店经销
*
开本 880×1230 1/32 印张 17 字数 449 千字
2012 年 1 月第 2 版 2018 年 5 月第 4 次印刷
书 号 ISBN 978 - 7 - 5132 - 0664 - 8
*
定价 49.00 元
网址 www.cptcm.com

如有印装质量问题请与本社出版部调换
版权专有 侵权必究
社长热线 010 64405720
购书热线 010 64065415 010 64065413
书店网址 csln.net/qksd/

出版者的话

中国中医药出版社作为直属于国家中医药管理局的唯一国家级中医药专业出版社，自创办以来，始终定位于"弘扬中医药文化的窗口，交流中医药学术的阵地，传播中医药文化的载体，培养中医药人才的摇篮"，不断锐意进取，实现了由小到大、由弱到强、由稚嫩到成熟的跨越式发展，短短的20多年间累计出版图书3600余种，出书范围涉及全国各级各类中医药教材和教学参考书；中医药理论、临床著作，科普读物；中医药古籍点校、注释、语译；中医药译著和少数民族文本；中医药政策法规汇编、年鉴等。基本实现了"只要是中医药书我社最多，只要是中医药教材我社最全，只要是中医药书我社最有权威性"的目标，在中医药界和社会上产生了广泛的影响。2009年我社被国家新闻出版总署评为"全国百佳图书出版单位"。

为了进一步扩大我社中医药图书的传播效应，充分利用优秀中医药图书的价值，满足更多读者，尤其是一线中医药工作者的需求，我们在努力策划、出版更多更好新书的同时，从早期出版的专业学术图书中精心挑选了一批读者喜欢、篇幅适中、至今仍有很高实用价值和指导意义的品种，以"中医药畅销书选粹"系列图书的形式重新统一修订、刊印。整套图书约100种，根据内容大致分为七个专辑："入门进阶"主要是中医入门、启蒙进阶类基础读物；"医经索微"是对中医经典的体悟、阐释；"名医传薪"记录、传承名医大家宝贵的临证经验；"针推精华"精选针灸、推拿临床经验；"特技绝活"展现传统中医丰富多样的特色疗法；"方药存真"则是中药、方剂的精编和临床应用；"临证精华"汇集临床各科精妙之法。可以说基本涵盖了中医各主要学科领域，对于广大读者学习中医、认识中医和应用中医大有裨益。

今年是"十二五计划"的开局之年，我们将牢牢抓住机遇，迎接挑战，不断创新，不辱中医药出版人的使命，出版更多、更好的中医药图书，为弘扬、传播中医药文化知识作出更大的贡献。

中国中医药出版社

2011 年 12 月

内 容 提 要

为提高儿科临证能力，提高辨证论治水平，作者积30年临床教学经验与研究心得，撰成《朱锦善儿科临证50讲》。

全书共有50讲，论述了36种小儿常见病证、疑难病证的辨证论治和方药运用，既述常证常法，又述变证变法，提出辨证要领，详述方药变化应用，博采古今医家经验，融合作者临证心得，以裨临床实用，便于掌握。对当前儿科领域的重大课题，如小儿体质与临床、小儿脾胃与临床、小儿外治法应用等，介绍了作者多年来的研究成果和心得体会。还收录了作者多年来对儿科学术理论发展流派的研究成果，以及古今儿科名医钱乙、陈文中、陈复正、王伯岳的学术思想和医疗经验的学习与研究心得。

全书40万字，论证精详，重点突出，条理分明，说理透彻，引证精辟，实用性强。对初级医务人员或初入中医儿科之门者，能尽快掌握正确分析病情和选方用药的方法，提高临证能力；对中、高级医务人员能开启思路、拓宽视野，提高儿科理论水平和辨证论治水平。是当前不可多见的理论联系实际的实用型中医儿科临床著作，值得一读。

橘井流芳

锦善教授 注才开发

庐山江育仁 戊寅丁秋

著名中医儿科学家，国务院学位委员会
中医专家组成员，全国中医儿科学会
名誉会长　江育仁教授题词

江育仁教授题词

为保障儿童健

康事业作出重

大贡献

朱锦吾兄辩幸家嘱华

董建华敬题 一九九年 初夏

著名中医学家，中国工程院院士董建华教授题词

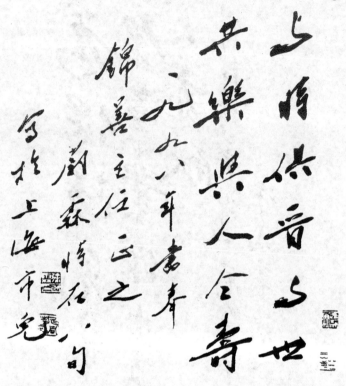

上指供晋乂世
共樂與人仝壽

一九八八年暮春

錦蓉主任正之

蘭森時右句

今於上海市兒

著名中医儿科学家，上海市儿童医院徐蔚霖教授题词

江　序

　　朱锦善教授为余之故友，中国中医研究院著名中医儿科专家王伯岳研究员的高足，师出名门，克绍箕裘。近20年来，常相处共研中医儿科学术进展和全国中医儿科学会工作的有关事宜。他治学严谨，博才善思，勤勉敏慧，不随时俗，恒多创见。他临证强调辨证论治，注重选方遣药，注重实践疗效。近应中国中医药出版社之约，将其历年来为研究生授课之讲义及研究之心得，辑成《朱锦善儿科临证50讲》示余，确属条例分明，说理透彻，论证精详，用药独到，继承中寓于发扬，辨证融合辨病，理论联系实际，丝丝入扣，实为后学之津梁也。

　　全书分上、下两篇。上篇论证，讲述36种儿科常见病及疑难病证的临证论治心法，下篇列14个专题，就当前儿科领域的一些重大课题如小儿体质、脾胃、外治法等的临床应用研究，以及古今著名儿科医家的学术思想与医疗经验、研究心得，予以论述。可谓撷取古今儿科之精华，运用于当今儿科之临床，是一本难得的融汇古今、指导临床，既有较高学术价值，又实用性很强的儿科专著。本书以讲座形式，活泼自由，深入浅出，重点突出。对广大中医儿科工作者来说，真乃医学之宝筏，问津之舟楫也。为此，聊志数语，乐为之序。

国务院学位委员会中医专家组成员
中国中医药学会儿科学会名誉会长　　江育仁
丁丑仲冬于求是居

张　序

早在 20 年前，我有缘结识了北京中国中医研究院西苑医院王伯岳老（四川人，1912~1987）。后又在王老家得以与江西的朱锦善医师相识，他是伯岳老指名挑选的第一个高徒。王老是我国著名的中医儿科界老前靠，学识渊博，性格刚直，对待学生要求严格。锦善医师才思慧敏，虚心好学，谦逊恭让，彬彬有礼。虽然我比他大不到 10 岁，但在王老眼里，老认为他是学生，既严格要求，又循循善诱，谈古论今，临证著书，切磋学问。用王老的话说，这叫"严师出高徒"，"全面继承"。锦善医师则无论何地何时，待师执弟子礼，虚心学问，勤勉有加。

伯岳老与江育仁老（南京中医药大学教授，博士生导师，江苏常熟人），早在五十年代，就受卫生部的委托，共同制订"麻疹及其并发症的防治方案"，感情之深如同手足，可谓莫逆之交。一时在中医儿科界有"南江北王"之美誉，二老对我国近代中医儿科事业的发展作出了杰出的贡献。与江老，我们早有书信频传，在认识王老之前，就与江老共同出席过全国卫生科学大会及首届中华全国中医学会，都被选为理事。1978年 8 月，受北京儿童医院院长、中国近代儿科学奠基人诸福棠教授的委托，在山东潍坊市召开了全国儿科中西医结合学术经验交流会，江育仁、谢沁冰、张梓荆、江载芳、叶孝礼、刘韵远、王烈、林景堂等国内知名的中医、西医、中西医结合专家出席了会议。这次会议王伯岳老因出席全国政协会议未能参加，诸福棠教授发来了热情洋溢的贺信。这次会议除了交流全国中西医结合治疗儿科疾病的新成就、新进展外，中医和中西医结合专家议论的中心问题有两件事：一是组织同道编写一部与诸福棠教授主编的《实用儿科学》并驾齐驱的《中医儿科学》；二是酝酿成立在中华全国中医学会领导下的儿科专业委员会。会后，我专程去北京向王伯岳老、诸福棠老作了详细汇报，得到了二老的支持，坚定了王伯岳老的信心。不久，又受王老之约，去北京与江老、候占元院长（成都中医学院副院长）、朱文中主任（西苑医院儿科支部书记兼主任），共同制订了《中医儿科学》的编写方案。在此后的筹建中华全国中医学会儿科专业委员会和编写《中医儿科学》两件大事的过程中，王伯岳老作为牵头人作出了巨大的贡献，锦善医师当时一直在北京协助王老工作。为完成上述任务，我与王、江二老每年至少见面两次，每次都有朱锦善医师参加，直至1983年10月儿科专业委员会成立，王伯岳老当选为第一届主任委员，由王老、江老主编的《中医儿科学》也于1984年6月由人民卫生出版社出版发行。

在儿科专业委员会（后改名为中国中医药学会儿科学会）建立以后，我们的联系与交往更多、更密切，我们注意团结全国中医、中西医结合儿科界的同道，大家不为名、不为利，脚踏实地地办实事，每年的学术年会都有一个新的专题，为推动中医儿科事业的发展，在这块园地里辛勤耕耘，结出了丰硕的成果。本着"出成果与出人才并重"的原则，承前启后，为全国培育出一批各省、市的中医儿科学术带头人。继1986年11月"钱仲阳学术思想研讨会"之后，正在组织编写《实用中医保健学》之初，不幸王伯岳老于1987年6月底因患脑溢血抢救无效逝世于北京。噩耗传来，我与朱锦善医师几乎同时赶到北京，向王老遗体告别。为继承王老的遗志，在江老的号召下，我与朱锦善、汪受传、俞景茂、张亮、王烈、王庆文、邹治文、陈昭定、张士卿、安效先、郑启仲、吴康健、郁文骏、朱大年、陈陶后、李开注、王霞芳、王萍芬等，在刘弼臣、刘韵远、王静安、徐蔚霖、董廷瑶、李少川、马新云、李学耕、衷诚伟、肖正安、黄明志、张锡君、宋祚民、午雪峤、曹颂昭、张吉人、王传吉等老前辈的支持下，先后编写出版了《实用中医保健学》、《儿科医籍辑要丛书》、《实用中医儿科学》、《古今儿科临床应用效方》、《妇科医籍辑要丛书》、《温病医籍辑要》、《中国灸法大全》等多部中医巨著，总字数达

600多万字，先后由人民卫生出版社及山东、上海、天津科技出版社出版。这其中既有老前辈的医疗经验和对中青年一代培育的心血，同时也凝聚着中青年一代所付出的劳动代价，以及各出版社领导的支持，各责任编辑的辛勤汗水。

我之所以真实地记载这段历史，旨在说明对中医学术的继承、承先启后的作用，无论是老前辈还是后来人远不止以上所举，是全国中医和中西医结合儿科工作者相互学习、共同提高、相互启迪、共同努力的结果。任何一门学科的发展，没有前人就没有今人，没有古人就没有前人，都是像接力赛那样，一棒一棒传下来的。"长江后浪推前浪"，事业总有继承人。朱锦善医师，就是这一大批中青年专家的代表之一，正是在此先后20多年的时间内，像蜜蜂酿蜜那样，采得百花进蜂房，经过消化、吸收，通过自己的辛勤劳动，提炼升华，写成这本《朱锦善儿科临证50讲》的。这里面既反映了他多年潜心研究的学术成果和临证心得，也包含了王老、江老等老前辈们的临床经验，还有同辈人在相互切磋中，对某病、某证、某方的临床应用心得和启迪。该书的出版，我相信一定会受到中医儿科界的青睐，对中医儿科学术的发展，将起到承前启后的作用。

中国中医药学会儿科学会会长

张奇文

一九九八年六月于泉城千佛山下

前　言

余习医、业医 30 余年。60 年代末自中医学院毕业后，一直从事中医儿科的医疗、教学、科研工作，得到衷诚伟教授的悉心指导。70 年代中叶，拜全国著名中医儿科学家王伯岳先生为师，深得其传。80 年代初期，全国中医儿科学会建立，余参与其中工作，与全国各地中医儿科专家广泛接触和学习交流，尤其是与全国儿科名医江育仁教授、张奇文教授相识相处20 多年，书信频传，请教切磋学问，受益良多。"学然后知不足，教然后知困。"90 年代起，余本人也被推为硕士研究生导师和高校学科带头人，感受尤深。

儿科一门，古称哑科，临证有"五难"之说。如何提高儿科临证能力，提高辨证论治水平？是每一位临床医生，尤其是初入儿科之门者面临的难题。1995 年，卫生部主管的《中国农村医学》（现更名《中国临床医生》）杂志，约我就这一问题主持一个长期的讲座，名为《中医儿科临证心法》，将儿科常见病证，难治性疾病列数十讲连载。回想起 20 余年前，先师王伯岳也曾应该杂志（前身为《赤脚医生》）之约，撰写过《中医儿科临床浅解》的连续讲座。余自知才疏学浅，恐有辱使命，考虑再三，将自己历年来给研究生、进修医生讲课的讲稿，根据临床实用的要求加以整理，不料反应甚佳，不少读者来信希望辑成专辑出版。今应中国中医药出版社之约，遂以这一讲座资料为基础，再次修改补充，并收入我历年来的临床研究心得及学术成果，名曰《朱锦善儿科临证 50 讲》，以飨读者。

《朱锦善儿科临证 50 讲》分上、下二篇。上篇"临证论治"，论述小儿常见病证、疑难病证的辨证论治和方药运用，既述常证常法，更谈变证变法，充分反映理法方药的临证变化。论证，从病机传变的根本上说明该证候类型的辨证要领及其来龙去脉，使读者对各证候的辨证要点和传变转归一目了然。论治，除阐明治法原则和常用代表方剂外，重点分析方药的变化应用，博采古今医家的经验，并结合自己的临证心得体会，融会论述，以裨临床实用。每一病证均附简便验方，精选内服、外治及针灸推拿等疗法的实用效方。下篇"研究心得"，主要有小儿体质与临床、小儿脾胃与临床、小儿外治法应用等当前儿科临床上几个重大课题的研究心得，同时还收录对先师王伯岳，以及古代著名儿科医家钱乙、陈文中、陈复正的学术思想与医疗经验的学习和研究体会。

《朱锦善儿科临证50讲》的出版，得到了中国中医药出版社的支持和帮助，承蒙著名中医儿科学家、全国中医儿科学会名誉会长江育仁教授、会长张奇文教授为本书作序、题词，全国人大常委、中国工程院院士、著名中医学家董建华教授，著名中医儿科学家、上海市儿童医院徐蔚霖教授题词，在此一并表示衷心感谢！

今年正逢香港回归祖国，深圳市创立现代化儿童医院，余也从内地调入该院工作，我十分高兴地谨以此书作为向深圳市儿童医院的创建、为香港回归祖国的一份献礼。

朱锦善
一九九七年仲冬于深圳

目　录

上篇　临证论治

第1讲　小儿感冒

感冒是小儿最常见的疾病之一，由外感时邪所致。临床以发热、鼻塞、流涕、咳嗽等为特征。小儿感冒与成人感冒不同之处在于：小儿感冒以发热为主症，常兼夹痰、夹滞、夹惊之证，表里、寒热的传变较快，表现为表里同病、寒热互见。

本病发生于四时，感四时时令之气而病者，称四时感冒；感时疫疠气而病者，称时疫感冒。小儿脏腑娇嫩，肌肤薄弱，卫外不固，易为外邪侵袭，尤其是气候骤变之时，易感邪为病。还有一类小儿，经常反复发病，称为"复感儿"，其内因为素体虚弱、脏腑失调。防治"复感儿"已成为当前防治小儿感冒的一个重要课题。

本病的病变部位主要在肺卫肌表，病机重心以卫表失宣为主。由于小儿"纯阳"之体，感邪之后，易从热化，且易于入里，影响到脏腑功能失常。肺失清肃，痰浊内生，则咳嗽痰喘，称为夹痰；脾失健运，食滞内停，称为夹滞；邪热炽盛，内扰心肝，称为夹惊。

总之，小儿感冒以表证为主，又非单纯的表证，常见的传变趋势为咳嗽、肺炎。时疫感冒来势急骤，表里俱病，病情较重。另外，尚有不少急性传染病的早期，症状也多与感冒相类似，应特别注意鉴别，以免误诊。

【辨证要点】

一、四时感冒

四时感冒以时令划分，具体来说即冬寒、春温、夏暑、秋燥。然而也有冬温，也有春寒者。因此，辨证应着重于时令气候的变化，特别是气候骤变之时，小儿不慎感触，即可发病。《内经》讲："必先岁气，勿伐天和"，就包含这个意思。

1. 风寒感冒证

多见于冬春季节，气候寒冷，或气候突然变化，感受风寒之邪所致。其症恶寒发热，无汗头痛，鼻塞流清涕，喷嚏咳嗽，咳声重浊，口不甚渴，咽不甚红，或见喉痒不适，舌苔薄白，舌质正常，脉象浮数而紧，指纹浮露泛红。

恶寒恶热之症，年龄小的患儿多不能自诉表达，应从患儿的形态表现上去诊察：若偎依母怀，喜衣就暖，不愿依门当户，多是恶寒畏风之症；反之，若扬手踯足，不欲衣被，体热燔灼，多是恶热。"有一分恶寒，即有一分表证"，这种表证就是风寒郁表之证，就宜辛温发散，汗之即解。因此，恶寒之症，是风寒表证的一个十分重要的诊断依据。由于寒郁表闭，体热不易发越，故往往恶寒愈重则发热愈高，同时无汗苔白。不可以体温的高低来辨证属风热风寒。无汗之症，不仅在于询问，还要通过扪摸小儿脊背部位是否黏湿有汗来诊察。咳声重浊不爽，是因为寒主凝闭，肺气郁闭不宣所致。口不甚渴，咽不甚红，说明虽有化热趋势，仍以寒郁为主，咽不甚红，一般为浅红、粉红色，未出现大红正赤之色。脉象浮为在表，紧为寒郁，紧者小也，脉数是因为发热，体温越高，脉象越数，不可认为脉数即是热证。此处浮数而紧，脉象虽然浮数，但不泛大，呈紧小状态。若脉象浮数而泛大，甚或洪大有力，则不仅表热，而且表里俱热了。指纹浮露泛红，此处泛红是青紫之中泛露鲜红之色，非紫红浮露实热之象。

2. 风热感冒证

见于四时，但以冬春季节较为多见。感受风热之邪引起。症见发热恶风，或不恶风，有汗而少，头痛鼻塞，流浊脓涕，喷嚏，咳嗽痰稠，咽红或肿痛，口干而渴，舌边或舌尖红，苔薄黄，脉浮数，指纹浮露而红。

风热感冒症状正与风寒相对应，小儿感冒风热者多，也有初郁风寒，但小儿纯阳之体，易于化热，若表寒化热，也可表现为风热之证。

3. 暑湿感冒证

见于夏季，或春夏之交、夏秋之交，感受暑湿之邪引起。症见发热汗少，头痛身重，困倦嗜睡，纳呆便溏，胸闷泛恶，或呕吐腹痛，或鼻塞流涕，咳嗽不甚，口渴不多饮，面色苍黄垢腻，表情淡漠，舌苔白而满布，或滑腻，舌质偏红，脉浮濡而数。

暑湿郁表，清阳受遏，脾胃气机受阻。本证发热，体温常呈稽留不退，或高或不高，所谓发热不扬，温温发热。另外，面色的黄垢、精神困倦萎顿，是本证的重要特征。辨证时，一要注意气候湿热熏蒸，二是注意分辨湿、热的轻重。湿为阴邪，表现为寒滞；热为阳邪，其性暴泄。又，古有阴暑、阳暑之分，阴暑为暑湿夹寒，寒湿偏重；阳暑为暑湿兼热，热重于湿。

4. 风燥感冒证

见于秋季，为风燥之邪所伤。症见发热或不发热，咳嗽少痰，或干咳无痰，喉痒声嘶，鼻唇干燥，甚则皲裂出血，舌干红少津，苔薄白或薄黄，脉细数而浮。

此证风燥犯表，肺卫受伤，故有肺卫表证。燥与热同类，故有类风热表证。唯燥邪伤津，故津伤之症较显。初秋伤燥，暑热未尽，为温燥，邪热伤津之象明显，舌苔薄黄，舌质偏红。深秋伤燥，冬寒渐见，为凉燥，其症有类风寒外束，舌苔薄白，舌质不红，咳嗽除声音嘶哑外，常表现为咳声重浊不爽。小儿感冒以发热为主症，唯风燥感冒，因燥邪易伤肺耗津，故发热一般不高，而以咳嗽为主。

二、时疫感冒

时疫感冒由外感时疫病毒所致，相当于流行性感冒，具有传染性，起病急骤，突起高热，恶寒或寒战，无汗或有汗，头痛目眩，周身酸痛，身体倦怠，口渴，咽喉红肿疼痛，大便或泄或秘，小便或清或黄，面色苍黄，但颊红唇赤，舌红或不红，苔白厚或黄，脉象浮数而紧。

疫邪性烈，易于传变，故起病急，初起即见表里兼病、寒热互见。严格讲是表寒郁闭、里热燔灼，兼夹湿浊秽气，故见症多端。辨证之法，重在分辨寒郁表闭之轻重及里热兼湿之情况。寒郁重则恶寒无汗，寒战高热；里热盛则面赤唇红，口渴咽肿，苔黄脉数，便秘尿黄；湿浊重则体倦肢重，周身疲楚，舌苔白厚，甚则嗜睡，神识不清。若寒热往来，口苦咽干，呕吐腹胀，是疫邪伏于膜原。

三、反复感冒

反复感冒即小儿反复上呼吸道感染，又称"复感儿"，此类患儿每年上呼吸道感染 7~10 次以上，有的甚至 1 月内发生 2~3 次，且迁延时间长，反复发作，平时伴有多汗，纳差，瘦弱。

1. 肺脾气虚证

多见于禀赋不足，素体虚弱，或大病久病之后，失于调理，以致肺脾气虚，卫外不固，反复易感。此类患儿平素面白少华，形瘦体弱，不耐疲劳，易汗乏力，纳少便溏，唇舌淡白，舌苔薄白，脉弱，指纹淡隐。发病之后，热势起伏不定，连绵不退，或有汗出，常伴咳嗽痰多，鼻塞流涕，舌淡苔白，脉浮。病程多缠绵。有的患儿素有哮喘，痰湿内盛，一旦感冒最易引发哮喘。

2. 积热内蕴证

此证患儿平素里热内盛，或因膏粱厚味，乳食所伤，或因养育过温，滋补无常。平时多表现为急躁好动，形体偏瘦，唇红颊赤，渴喜冷饮，时或腹痛，手足心热，睡卧不宁，喜俯卧，睡中汗出，恶热蹬被，或磨牙梦呓，大便干结，小便短黄，舌质偏红，舌苔薄黄，脉数。感邪发病之后，常突起高热，恶寒无汗，鼻塞流涕，咳嗽喷嚏，多伴呕吐，面赤唇红，烦躁口渴，咽喉红肿疼痛，或腹胀腹痛，手足心热，大便干结，舌红苔黄或厚，脉浮数，指纹红紫浮露。

四、兼证

以上各类感冒，均可兼夹以下之证：

1. 夹痰

兼见咳嗽频剧，痰多痰鸣，舌苔厚腻。小儿肺脾不足，易生痰浊，常兼夹痰，尤其是平素脾虚湿胜之体更易兼夹。痰浊阻肺，故咳剧痰多。小儿不会吐痰，在辨夹痰之多少、痰之寒热属性时，主要从咳嗽痰声方面去诊察。喉中痰声漉漉，咳嗽痰声涌盛，为痰多；咳嗽痰声即应，痰声松活，为痰稀；咳嗽痰不易咳动，紧黏不爽，为痰稠。

2. 夹食（滞）

兼见脘腹胀痛，腹部膨满，不思乳食，呕吐酸腐，口气秽浊，大便酸臭，或泻或秘，或不消化食物残渣，苔腻脉滑实。另外，食滞也可发热，其热突起，汗出不解，手足心汗出。

3. 夹惊

兼见惊惕不安，面有惧色，或睡中惊惕，啼叫不宁，咬牙肌紧，甚则抽搐。夹惊之证常因高热引起。

【论治心法】

本病的辨证，重在分辨风寒暑湿燥火之不同，以及病邪在表在里，有无兼夹痰、夹食、夹惊之证。本病病机重在肌表，故治以解表为主，若传变入里，兼见里证，则佐以清里。解表：风寒则治以辛温，风热则治以辛凉，风燥则治以辛润，暑湿则治以芳化。若寒热错杂，则辛温辛凉同用。小儿之证，易于化热，易于入里，尤宜注意。清里：化热者治以清解，痰湿者治以宣化，食滞者治以消导，惊厥者治以疏风镇惊。总之，应灵活运用。

一、四时感冒

1. 风寒感冒证

治以辛温解表，疏风散寒。常用方剂如荆防败毒散（《摄生众妙方》：荆芥、防风、羌活、独活、柴胡、川芎、枳壳、茯苓、甘草、桔梗、前胡、人参、生姜、薄荷）。体质不虚弱者去人参。

风寒郁表，治以辛温，常用药物有三对：荆芥、防风，轻扬力单，用于轻证；紫苏、羌活，宣通发散力强，用于重证；若寒郁闭肺，兼见咳喘，可用麻黄、桂枝，麻桂同用发汗力峻，年幼体弱者宜慎。小儿稚阴稚阳，辛温发汗应中病即止，不可过汗，以免变生他证。但风寒郁表，非辛温不能发汗，且服药宜温服，并盖被取汗，使遍身微微汗出为佳。若寒郁化热，症见烦躁口渴，舌苔转黄，咽红加深，壮热不已，宜加黄芩、生石膏、连翘之类清化里热。若风寒感冒证，发热不重而咳嗽痰多较甚者，可用杏苏散加减。

2. 风热感冒证

治以辛凉解表，疏风清热。常用方剂如银翘散（《温病条辨》：银花、连翘、芦根、竹叶、薄荷、牛蒡子、桔梗、甘草、淡豆豉、荆芥）。

辛凉之品，发汗力弱，方中用荆芥目的在于加强宣散发汗之力，使风热之邪从表汗而解。若汗出较多，荆芥可少用或不用。竹叶、薄荷是一对常用的辛凉透表药，有一定的发汗作用。邪热较甚者，还可加大青叶、板蓝根；若咽红肿、乳蛾化脓，为热郁成毒，热毒壅滞，宜加蒲公英、紫地丁之类。若发热不高而咳嗽较甚者，可用桑菊饮。

3. 暑湿感冒证

治以芳香透表，清暑利湿。常用方剂如新加香薷饮合六一散加减：香薷、银花、连翘、扁豆花、厚朴、芦根、荷叶、藿香、佩兰、滑石、甘草。

暑湿感冒往往表里同病，治疗时尤应注意感邪（暑、湿，或夹寒）的偏胜、表郁的轻重以及里滞的情况，予以宣透解表、清利湿热、内外分消。藿香、香薷同用能发汗解表、宣散暑湿，是暑湿郁表的常用对药。另外，竹叶、荷叶、薄荷等均为常用宣透暑湿之品，但发汗力较弱。暑湿多缠绵，在宣透清利的同时，还要注意疏利气机，以达宣化暑湿之效。若热势偏胜，上方可合白虎汤；若湿邪为主，热势不显，甚或夹寒，可用藿香正气散。

4. 风燥感冒证

治以疏风清燥，养阴润肺。常用方剂如桑菊饮、杏苏散、桑杏汤之类。桑菊饮、桑杏汤用于温燥，邪微在表、伤津不著者用桑菊饮，表邪渐除、肺阴受伤为主者用桑杏汤（《温病条辨》：桑叶、杏仁、象贝母、香豉、沙参、栀子、梨皮）。若为凉燥，可用杏苏散（《温病条辨》：杏仁、紫苏、橘红、半夏、桔梗、枳壳、前胡、茯苓、甘草、大枣、生姜）。

二、时疫感冒

表寒郁闭、里热燔灼者，治以解表散寒，解毒泄热。可用柴葛解肌汤（《伤寒六书》：柴胡、葛根、羌活、白芷、石膏、黄芩、白芍、桔梗、甘草）。方中羌活、柴胡、葛根解三阳之表，逐邪从表而出，石膏、黄芩清泄阳明里热，双解表里。若寒郁热遏，兼有湿滞，伴见头痛头重如裹、舌苔白腻或如积粉，可加苍术、厚朴。若寒郁热遏，腑气闭阻，伴见腹胀烦满，大便不通，咳喘气急，可用防风通圣散（《宣明论》：防风、荆芥、连翘、麻黄、薄荷、川芎、当归、黄芩、桔梗、甘草、滑石、山栀、生石膏、大黄、芒硝、白芍、白术）。

若为表里俱热，高热不退，咽喉红肿，皮肤出疹者，可用丁甘仁解肌透痧汤（《喉痧症治概要》：荆芥、蝉衣、射干、甘草、葛根、牛蒡子、马勃、桔梗、前胡、连翘、僵蚕、豆豉、竹茹、浮萍）。

里热炽盛，高热惊厥、烦渴谵语者，用清瘟败毒饮（《疫疹一得》：生石膏、生地黄、犀角、黄连、栀子、桔梗、黄芩、知母、玄参、丹皮、赤芍、连翘、竹叶、甘草）。解肌透痧汤偏于清热透表，清瘟败毒饮偏于解毒清里。

若湿热蕴滞三焦，症见身热困倦，胸腹闷胀，无汗而烦，或有汗而热不退，尿短赤，大便秘或泻而不畅，咽喉肿痛，舌苔黄腻，脉数者，可用甘露消毒丹（《温热经纬》：滑石、茵陈、连翘、射干、薄荷、黄芩、木通、石菖蒲、贝母、白豆蔻、藿香）。若邪伏膜原，症见憎寒壮热，寒热往来，头目胀痛，肢体重倦，胸闷呕恶，烦躁，舌苔厚腻或白如积粉，脉弦数者，可用达原饮（《瘟疫论》：槟榔、厚朴、知母、草果、芍药、黄芩、甘草）。此二证为感受湿热疫毒，前者偏于热重，后者偏于湿重。

已故名医蒲辅周云："温病最怕表气郁闭，热不得越；更怕里气郁结，秽浊阻塞；尤怕热闭小肠，水道不通，热遏胸中，大气不行，以致升降不灵，诸窍闭滞。治法总以透表宣膈，疏通里气，而清小肠，不使热邪内陷或郁闭为要点。"实属经验之谈，对于小儿四时感冒和时疫感冒的治疗，甚有指导价值。宣散、疏通、升降，乃治邪郁于表、表里郁滞之证的要则，杨栗山治瘟疫之升降散（《伤寒瘟疫条辨》：僵蚕、蝉衣、姜黄、大黄），用于小儿的外感高热疗效很好，其中僵蚕、蝉衣、姜黄的宣散疏通，使郁邪外达，汗出热退。此类药物对于邪气郁滞较甚者，可配合应用。

三、反复感冒

1. 肺脾气虚证

治以健脾益气，疏风解表。常用方剂如人参败毒散（《小儿药证直诀》：柴胡、前胡、川芎、枳壳、羌活、独活、茯苓、桔梗、人参、甘草）加减，平时可常服玉屏风散（《世医得效方》：黄芪、白术、防风），若体弱有脾肾不足表现者，可加仙灵脾、黄精等，若表现为气血不足者，可加当归、白芍、党参之类，平时汗多者，加龙骨、牡蛎，纳少或食少腹胀者加鸡内金、陈皮、山楂、神曲之类。近年来各地防治复感儿的研究，大多侧重于从肺脾或肺脾肾方面着手，对玉屏风散、黄芪桂枝五物汤的加减应用研究较多，而且取得较好成绩。

2. 积热内蕴证

治以清热导滞，解表和里。常用方剂如凉膈散（《太平惠民和剂局方》：大黄、芒硝、甘草、栀子、薄荷、黄芩、连翘、竹叶）、双解通圣散（《医宗金鉴》：荆芥、防风、麻黄、薄荷、连翘、川芎、当归、白芍、白术、栀子、石膏、黄芩、桔梗、甘草、滑石）、柴葛解肌汤之类。凉膈散用于表里俱热，里热内结；双解通圣散、柴葛解肌汤用于表寒里热，里热未结。

平时积滞化热者，可用保和丸、枳实导滞丸之类调理，若伴夜惊龄齿、睡中盗汗者，可加龙胆草、夏枯草、青黛之类，伴腹痛可加槟榔、川楝子、木香之类。反复易感的小儿，有相当一部分为素有积热内蕴，尤其当前小儿多以高蛋白、高营养食品为主，少吃蔬菜杂粮，结果形成食积化热，山东中医学院附属医院曾通过临床与实验证实：实证复感儿的免疫功能也属低下。因此，复感儿并非皆属虚证。上述实证（积热内蕴）易感应受到充分重视。

复感儿有虚实两大类，这是造成易感的体质因素，是调治的重点。但一旦发病，仍需根据病情辨证施治，也有风、寒、暑、湿、燥、火之别，宜参照四时感冒和时疫感冒论治。只不过肺脾气虚者易为风寒所侵，且化热较慢，而积热内蕴者无论风寒、风热侵袭，皆易化火化热。这是治疗上应注意的。

四、兼证

1. 夹痰

治以化痰止咳。属寒痰者用二陈汤（《太平惠民和剂局方》：半夏、陈皮、茯苓、甘草）、导痰汤（《重订严氏济生方》：二陈汤加南星、枳实）之类温肺化痰，属热痰者用贝母瓜蒌散（《医学心悟》：贝母、瓜蒌、天花粉、茯苓、橘红、桔梗）、黛蛤散（《中药成方配本》：青黛、海蛤粉）之类清肺化痰。一般来说，寒痰用药常用陈皮、半夏、杏仁、莱菔子，甚则用南星、苏子、皂角、枯矾之类，并宜配合行气之品，气行则痰化。热痰用药常用瓜蒌、贝母，甚则竹沥、胆南星、天竺黄、黛蛤散之类。感冒夹痰，其痰主要在肺，所以无论寒痰、热痰，均宜宣降肺气。素体痰湿内盛的患儿，还应注意健脾化痰，以杜生痰之源。

2. 夹食（滞）

治以消食导滞。常用方剂如保和丸（《丹溪心法》：山楂、神曲、半夏、茯苓、陈皮、莱菔子、麦芽、连翘）、枳实导滞丸（《内外伤辨惑论》：大黄、枳实、神曲、茯苓、黄芩、黄连、白术、泽泻）。保和丸用于新近兼夹伤食者，以食滞内停之脘腹胀痛、呕吐酸腐为主症；若积滞化热，大便不通，则用枳实导滞丸，消食导滞通下并施，往往里滞一通则表解热退。

3. 夹惊

治以疏风清热，镇惊安神。常用药物如僵蚕、蝉衣、钩藤、地龙、珍珠母、石决明之类。治疗夹惊，重在退热，热退则惊退，所以重在主症的辨证施治。上述疏风镇惊的药物如僵蚕、蝉衣、钩藤、地龙，既能疏风透邪达表，又有镇惊止痉作用，既可用在发生惊厥后的治疗，也可用于惊厥的预防。若颈项强，肢体肌肉拘急，还可加葛根、天花粉。若反复惊厥，可用珍珠母、石决明镇惊止痉，甚则用蜈蚣、全蝎止痉。

以上是小儿感冒的常见证候的治法用药原则，在临床上常寒热互见、表里同病，这是小儿感冒的特点。临证时，应仔细分辨感邪的性质，邪郁表里的轻重，采用辛温辛凉同用、表里双解之法。寒郁重，则重用辛温；热郁重，则重用辛凉；兼湿，则佐以分消疏利，芳香透达，使邪从表解。若化热入里，或兼食滞、痰阻，则应及时清泄里热，导滞化痰。否则虽汗出表解，但里未和，热降而复升。因此，寒热并用、表里双解是小儿感冒的重要治则。

【简便验方】

一、内服方

方1：风寒感冒初起（轻证）可用葱白30g，生姜3片，豆豉10g，煎汤温服，温服后盖被取汗。

方2：预防流感简易方：野菊花 10g，贯众 10g，芦根 15g（或大青叶 10g），煎汤服。

二、外治方

方1：据《幼幼集成》介绍：治小儿发热，不拘风寒食饮、时行痘疹，用葱白一握，捣烂取汁，少加麻油和匀，医者指蘸葱油摩运患儿头面、项背、心窝、手脚心等处，每处摩擦十数下，运完以厚衣裹盖，略疏微汗，不可令其大汗。此法最能疏通腠理，宣行经络，使邪气外出。

方2：葱白 30g，生姜 30g，食盐 6g，白酒 10ml，先将前 3味共捣如糊状，再将白酒调入和匀，用纱布包裹熨摩患儿前胸、后背、手脚心及膝腋肘窝等部位，然后盖被取汗，约 30分钟后即汗出热退。

方3：柴胡、荆芥、紫苏、薄荷各 30g，煎汤趁温擦浴，有退热作用。

第2讲　小儿乳蛾

乳蛾又称喉蛾，即扁桃体炎。临床以两侧扁桃体红肿疼痛，甚则化脓，吞咽不利为主要特征，常伴见发热、咳嗽等症。

乳蛾为中医传统病名，因扁桃体肿大时，状如乳头，或如蚕蛾，故称乳蛾，一侧赤肿者，名单乳蛾；两侧同时赤肿者，名双乳蛾。也有称为蛾风，如元·危亦林《世医得效方》云："单蛾风者，其形圆，如小蒜头大，生于咽喉关上，或左或右。双蛾风者，有两枚，在喉关两边，其形亦圆，如小蒜头大。"小儿乳蛾，常两侧发病，一年四季皆可发病，尤以冬春气候骤变之时发病率高。还有一类小儿，扁桃体长期肿大，但不红赤，一遇外感，即发本病，反复不愈。

本病多由外感风热时邪，结于咽喉；或因素有积热，上熏咽喉所致。也有兼感风寒，寒郁不解，邪热内伏，蕴于咽喉所致。邪热上熏，与痰相搏，结于咽喉，是本病的基本病机。初起多兼寒热表证，与感冒相类。乳蛾红肿显著，甚则化脓者，可诊断为乳蛾；乳蛾红肿不著，而感冒的其他症状为主者，诊为感冒。乳蛾反复发作，日久不愈者，常致阴虚热瘀。

咽喉为肺之门户，少阴经脉所过，邪毒壅盛，可循经达肺，传为肺炎。也可使肺失宣降，水道不利，或达于肾经膀胱，泌泄失常，发为水肿。因此，及时治疗十分重要。

【辨证要点】

本病在临床上有急性和慢性之别。急性者，往往起病较急，症见恶寒发热，头痛咳嗽，或见呕吐，咽喉疼痛，吞咽不利，乳蛾红肿，或见化脓，甚则高热惊厥，常见证候类型为风热壅结、寒郁热伏。慢性者，可不发热，或偶见低热，咽干咽痒不适，乳蛾红肿，经久不愈，兼见干咳少痰，常见证候类型为阴虚热瘀。在慢性病程中，可有急性发作。因此，临证时应注意表里、寒热、虚实的辨证。

1. 风热壅结证

轻者，发热而微恶风寒，咳嗽流涕，乳蛾赤肿不甚，疼痛轻微，二便通畅，舌质略红，舌苔薄白或微黄，脉象浮数，指纹浮红。重者，壮热不退，烦躁口渴，甚则谵语，乳蛾赤肿疼痛，或见化脓，吞咽不利，大便干秘，小便短赤，舌质红，舌苔黄糙而干，脉象滑数有力，指纹红紫瘀滞。严重者可出现惊厥抽搐。

本证轻者，为风热之邪初犯肺卫，邪郁在表，热毒较轻，初结咽喉，以风热表证为主。重者，可由轻证发展而成，也可因感受风热之邪毒较盛，直犯肺胃，而致肺胃热毒壅盛，熏灼咽喉，造成乳蛾赤肿化脓；也可因素体积热内盛，遇外感风热之邪相搏，其势亦烈。若热扰心肝，则出现惊厥抽搐。

2. 寒郁热伏证

症见恶寒发热，无汗或少汗，咳嗽流清涕，头身疼痛，乳蛾赤肿，或见化脓，舌苔薄白或白腻，脉象浮数而紧。本证多因外感风寒，郁而化热；或素体蕴热，兼以风寒外束，形成寒郁热伏之证。临床特点往往寒郁愈重，里热愈炽，症见恶寒无汗、头痛身疼、高热烦躁。

3. 阴虚热瘀证

症见乳蛾肿大微红，日久不消，反复发作，或一侧较著，或两侧皆肿，常感咽部不适，咽干而不渴，或干咳无痰，或咳而少痰，大便偏干，舌质偏红，苔少，脉细数。本证主要见于慢性扁桃体炎，日久不愈，热伤阴液，邪热瘀留则乳蛾肿大不消，微红为热毒不甚。

总之，乳蛾的辨证，一要察看乳蛾局部的表现，红赤为热，红赤肿甚为热毒壅积，化脓溃烂为热毒壅滞、腐败气血。若红赤不著，或微红，或嫩红，为外感，应结合全身症状全面分析。尤其初病之时，应分辨风寒风热，不可概以热论。

【论治心法】

治疗以疏风散热、解毒利咽为主，兼表者解表透邪，兼里者泻火化痰，日久阴虚热瘀者，宜滋阴清热、利咽化瘀。不可早用滋腻，以免恋邪深入。初起兼表，以解表为先，祛邪外出。同时，清热解毒应贯彻始终。

1. 风热壅结证

轻证治以疏风清热，解表利咽。可用银翘散（《温病条辨》：银花、连翘、薄荷、桔梗、芦根、牛蒡子、竹叶、淡豆豉、荆芥、甘草），加马勃、射干。重证，治以清热解毒，利咽化痰。可用牛蒡甘桔汤（《麻症集成》方：连翘、黄芩、黄连、栀子、桔梗、牛蒡子、玄参、射干、山豆根、甘草）。

上证轻证重在解表透邪，故以银翘为主，加马勃、射干以利咽消肿，不宜早用玄参之类滋腻之品。若热毒渐甚，可加蚤休、蒲公英、夏枯草解毒消肿。重证表里俱热，热毒壅结，故以大量清热解毒，非如此不能控制热毒鸱张之势。若乳蛾红肿疼痛、化脓溃烂，宜更加蒲公英、紫地丁、野菊花、蚤休、丹皮、玄参。若壮热烦躁、谵语便秘，宜泻火通腑，釜底抽薪，加大黄、牵牛子、芒硝之类。若面赤口渴，加生石膏、天花粉。

2. 寒郁热伏证

为热闭于内，寒郁于外，治宜辛温解表以散寒，泄热解毒以清里。方用清热利咽汤（验方：荆芥、防风、前胡、连翘、栀子、桔梗、甘草、山豆根、玄参）。若寒郁重，症见恶寒（或寒战）高热、无汗头痛甚者，可加羌活、紫苏、白芷、川芎；寒郁重则热愈烈，再加生石膏、黄芩、知母。若舌苔白腻，玄参暂可不用。

3. 阴虚热瘀证

治宜养阴清热，利咽化瘀。可用养阴清肺汤（《重楼玉钥》）加减，药如：玄参、生地黄、天麦冬、赤白芍、丹皮、浙贝母、薄荷、甘草、山豆根、夏枯草、天花粉。若平素大便干秘、睡眠不宁汗出、手足心热者，适加清热导滞之品，如槟榔、枳实、青黛、神曲等。

乳蛾的治疗，急性发作者首当辨其表里，邪在表者务必解表，不可见乳蛾赤肿而概以热毒内结而清里。《外科正宗·咽喉治法》云：“初起肿痛，寒热交作，头眩拘急者，邪在表也，宜发散。初起肿痛发热，脉有力而便秘者，邪在内也，宜下之。肿痛寒热，口干作渴，脉洪大而有力者，宜发表攻里。”

消肿散结是治疗乳蛾的重要法则，急性期应清热解毒以消肿散结，常以银花、连翘、蒲公英、紫地丁、野菊花、黄芩、黄连、栀子等清热解毒，配合马勃、夏枯草、蚤休、山豆根等消肿散结，若出现化脓，则宜再配伍丹皮、赤芍之类。慢性期应清热化瘀以消肿散结，常以玄参、生地、天冬、麦冬与丹皮、赤芍、僵蚕相配伍。乳蛾蕴结又与痰相关，化痰散瘀之品如浙贝母、山豆根、山慈菇等可随症加入。若长期慢性肿大，可适当运用海藻、昆布、牡蛎以软坚散结。

【简便验方】

一、内服方

六神丸（中成药），1岁1粒，2岁2粒，3岁3粒，4~8岁4~6粒，9岁以上8~10粒，每日3次，含服。

二、外治方

锡类散或冰硼散（中成药），适量，吹于乳蛾处，每日3~4次。

第3讲　小儿咳嗽

小儿咳嗽是儿科临床常见的肺系病证，多由外感所致。一年四季皆可发生，尤以秋冬春季及气候骤变之时为多见。预后大多良好，若因体虚，或邪重，或失治误治，也可发展成小儿肺炎等病。小儿出生百日内发生的咳嗽，称为百晬嗽，病情多重，应予注意。

肺气以宣降为顺，逆则为咳为喘。咳嗽的发生，就是肺气失于宣降而致。而造成肺失宣降的原因很多，所谓"五脏六腑皆令人咳"，清·陈修园《医学三字经·咳嗽》云："肺为脏腑之华盖，呼之则虚，吸之则满，只受得本然之正气，受不得外来之客气，客气干之则呛而咳矣。亦只受得脏腑之清气，受不得脏腑之病气，病气干之亦呛而咳矣。"小儿肺脏清虚，尤为娇嫩，所谓"肺常不足"，不耐外邪所侵，易于发病，外感为患有风寒、风热、风燥和暑湿等。内伤发病较为少见，与内伤乳食生痰、体虚疳痨伤肺有关，但内伤发病常与外感相兼相合引起。

中医认为，有声无痰谓之咳，无声有痰谓之嗽，二者又常兼见故统称咳嗽。古人又说："咳为有声，肺气伤而不清；嗽为有痰，脾湿动而生痰。"因此，咳嗽一证又常与痰相关，就脏腑而言以肺脾为主。

【辨证要点】

咳嗽一证，习以分外感、内伤两类辨证，然而从小儿临床实际来看，外感内伤的分类不能表达小儿咳嗽病证的临床变化规律，概念混淆不清。比如，外感咳嗽应兼外邪表证，然而当表证消退，仅以咳嗽为主症时，虽属里证，甚至出现虚证，也应属外感引起，而不能称为内伤。内伤咳嗽，虽以里证、虚证为主，但其发病常因兼有外感相引而作。因此，我认为，小儿咳嗽的辨证分类，应以病机的变化为依据，将病因、病性、病位结合起来，而不要笼统地简单地划分为外感、内伤。

从病因而言，有风寒、风热、风燥、暑湿、痰浊、痰热、正虚等；从病性而言，有寒、热、虚、实的变化；从病位而言，主要为肺、脾（胃），肺又与其系属的卫表、咽喉、大肠相关。临床辨证，应紧紧围绕上述诸项，同时还要注意到它们之间的相互传变、兼夹。兹就临床常见的证候类型的辨证要点分述如下：

1. 风寒犯肺证

多见于秋冬或气候骤冷之时，感受风寒所致。《婴童类粹》云："夫肺属金，时应予秋，外主皮毛，形寒饮冷则伤肺，喜温而恶寒。如受寒邪，则皮毛先受其病矣。失于表散，则寒注于肺经，而生咳嗽。"因此，本证的辨证，初起常兼风寒表证如畏寒发热，鼻塞流涕，头痛身痛，苔白脉浮。除此之外，咳嗽主症的表现为咳声重浊，闷而不扬，咳嗽紧闷不爽，这是因为寒主凝闭，风寒束肺，肺气不宣郁闭所致。若寒束肺郁越重，则咳嗽亦剧，其紧闷重浊不扬之咳状亦剧，且痰亦不上应。若咳声见松活，痰亦上应，即使咳嗽频繁，也说明肺郁寒束之象渐解，是为佳兆。痰白或稀或泡沫状。

2. 风热犯肺证

多见于春暖之时，感受风热之邪所致。此证与风寒犯肺证相对应，初起可兼有风热表证，如发热有汗，鼻流浊涕，面赤唇红，舌尖或舌边红，苔转黄，脉浮数，咳嗽主症表现为咳声高亢响亮，咳嗽痰黄或稠黏。

3. 风燥犯肺证

多见于秋季，感受风燥之邪所致。根据时令气候，初秋暑热未尽，多表现为温燥，其症有类风热犯肺证；深秋冬寒渐至，多表现为凉燥，其症有类风寒犯肺证。但二者有一共同特征，即咳嗽声音嘶哑。或咳如犬吠，干咳无痰；或少痰稠黏，鼻唇干裂，皮肤干燥，咽喉干痒，或鼻衄出血，舌红少津。

4. 暑湿犯肺证

多见于夏季或春夏、夏秋之交，感受暑湿所致。此类咳嗽初起可兼见暑湿犯表证，如发热不扬，头痛身重，困倦嗜睡，痞闷泛恶，或呕吐泄泻，鼻塞流涕，舌苔白腻或黄腻，脉濡数，咳嗽主症多表现为咳嗽痰多，痰液稀白或黄。

以上四证，为感受外邪引起，无论从皮毛而入，或是由口鼻而入，除上述症状外，尚有咽喉症状，咽喉红肿，咽后壁滤泡较多，为风热或热毒壅盛；若咽红不甚或呈粉红色，应结合其他症状辨证，如属风热或风燥，多为轻证；如属风寒则可能有化热趋势，或为寒包火证。临证时应辨别热重寒重，不可一概以热证论之。若单纯为咽喉炎症引起咳嗽，其咳嗽症状表现为浅表的咽喉刺激性咳嗽，或单声咳、干咳，非从肺底深部发出的深沉性痰咳。

5. 痰湿阻肺证

此证可见于外感传变所致，也可见于内伤引起。其症咳嗽较频，痰声漉漉，痰白而稀或泡沫风痰，或痰多涌盛，面色苍白或苍黄，咳嗽反复发作，或迁延不愈，纳少神倦，舌淡苔白滑腻，脉滑。

6. 痰热阻肺证

此证可由外感化热所致。也可因内热蕴滞熏肺所致。其症咳嗽频剧，痰多黄稠，或痰多涌盛，甚则咳呛兼喘，喉中痰鸣，面赤唇红，或发热烦渴，或鼻衄，或痰中带血，溲黄便秘，舌红苔黄腻，脉滑数。

以上两证，多见于急慢性支气管炎，如失治误治，可导致肺炎。此二证以痰浊阻肺为主要病机，辨证重点在于诊察痰浊的轻重以及寒热属性。小儿咳嗽有一个特点，不会自己吐出痰涎，尤其是3岁以下的小儿。因此，在诊察痰浊时，不易从外观看到痰的颜色与稠稀，也看不到痰量的多少。怎么办呢？唯一的办法是从咳嗽时痰响的程度去体会痰量的多少和痰质的稀稠，同时还可从咳嗽的剧烈程度、咳嗽的松活紧闷感去体会痰阻肺郁的轻重。

7. 肺阴亏虚证

多见于咳喘热病后期或疳痨久咳之证。表现为久咳不愈，干咳无痰，或痰少而稠，口咽干燥，心烦潮热，颧红盗汗，手足心热，或痰中带血，舌红苔少而干，脉细数。

8. 肺脾气虚证

多见于体虚久咳、咳喘后期等。表现为久咳不愈，咳声无力，痰白清稀，面色苍白，神疲懒言，语声低微，畏寒易汗，动则加剧，或作微喘，舌淡苔白，脉细弱。

上述两证为虚证，多因内伤或素体虚弱，或久病影响。肺阴亏虚多因热伤津液，肺叶焦枯，也可兼痰，其痰常为热痰胶固；肺脾气虚多因气虚不能化津布液，内生痰浊。二者多为久咳，久咳则伤肺，久病则致虚，虚实夹杂。阴虚痰盛则生内热，可以化火；气虚痰盛则生痰浊，以致痰瘀。临证辨证时应予注意。

【论治心法】

治疗大法，重在宣肺、顺气、化痰。新感者，必疏散表邪，不可早用敛涩滋补；内伤者，宜扶补正气，须分脏腑阴阳；痰盛邪实者，宜清泻肺气，通降大肠，豁痰去实；久咳肺虚者，宜敛肺纳气。古人云：治咳有三法，"风则散之，盛则下之，久则补之。"

1. 风寒犯肺证

治宜疏风散寒，宣肺化痰。常用方剂如杏苏散（《温病条辨》：紫苏、杏仁、桔梗、前胡、枳壳、陈皮、法半夏、茯苓、甘草、生姜、大枣）。若风寒表证较重，适加荆芥、防风；若寒郁肺束，咳嗽沉闷紧结，加麻黄宣开肺郁，或用华盖散；若表证已除，咳嗽痰多，可合三子养亲汤；咳声连连，可加百部、紫菀，或用止嗽散。若寒郁化热，加桑白皮、黄芩等。

2. 风热犯肺证

治宜疏风清热，宣肺化痰。常用方剂如桑菊饮（《温病条辨》：桑叶、菊花、杏仁、桔梗、薄荷、芦根、甘草、连翘），适加瓜蒌皮、川贝母、牛蒡子、前胡之类。若热重加黄芩、栀子；痰稠难出加黛蛤散；若咽喉红肿显著，加马勃、射干、蒲公英。

3. 风燥犯肺证

治宜辛凉宣透，清燥润肺。可选桑菊饮或桑杏汤。桑菊饮用于风燥轻证，伤津不甚，偏于表者；桑杏汤（《温病条辨》：桑叶、淡豆豉、杏仁、贝母、栀子、沙参、梨皮）用于风燥重证，伤津显著，偏于里者，若燥热更甚可加桑白皮、玄参、知母。若为凉燥咳嗽，有类风寒，可用杏苏散，但宜注意酌加温润肺气之品如款冬花、紫菀，避免辛温化燥。

4. 暑湿犯肺证

治宜清暑化湿，宣利肺气。可选《温病条辨·上焦篇》宣痹汤（枇杷叶、射干、郁金、淡豆豉、通草）合桑菊饮。若为暑兼风寒，有类阴暑者，可用藿香正气散加减。

5. 痰湿阻肺证

治宜宣肺化痰，健脾燥湿。方用二陈汤加桔梗、枳壳、杏仁等。此证以痰浊为主，宜重在宣肺化痰、行气去壅，气行则痰去。若痰多涌盛，合三子养亲汤（《韩氏医通》：苏子、莱菔子、白芥子）以及南星、皂角、礞石、枯矾之类，必要时用宣肺通腑法，使痰从大肠而降。

6. 痰热阻肺证

治宜清热泻肺，化痰止咳。方用桑白皮汤（《景岳全书》：桑白皮、半夏、苏子、杏仁、贝母、黄芩、黄连、山栀）加减，适加葶苈子、瓜蒌等泻肺化痰之品，还可合用千金苇茎汤（《外台秘要》：芦根、桃仁、薏苡仁、冬瓜仁）以豁痰排痰。若咳痰浓稠不爽，可加黛蛤散（青黛、海蛤粉）；若大便干秘、咳喘气急，加大黄、槟榔、黑白丑、芒硝之类；若咳剧兼喘，加麻黄，或用麻杏石甘汤加味。

7. 肺阴亏虚证

治宜养阴清肺，润肺化痰。方用沙参麦冬汤（《温病条辨》：沙参、麦冬、玉竹、桑叶、甘草、天花粉、白扁豆）加枇杷叶、川贝母。若痰中带血，加白及、白茅根、生地、阿胶、地骨皮；若潮热盗汗，加地骨皮、鳖甲、青蒿、白薇。

8. 肺脾气虚证

治宜健脾益气，肃肺化痰。方用六君子汤（《世医得效方》：人参、白术、茯苓、甘草、陈皮、半夏）。若久咳不愈、痰稀易汗，加五味子、马兜铃、诃子、乌梅。

以上是小儿咳嗽常见证型的治法方药，临证时还应根据病情变化灵活运用。治咳嗽离不开宣肺、化痰，二者又是相辅相成的。宣肺就是要使导致肺气壅滞的因素祛除，包括犯肺之外邪、内生之痰浊，助以宣畅气机、肃降肺气。金元名医朱丹溪治咳有“行痰开腠理”之法，即是此意。邪郁肺卫，宜从表解，宣肺要结合解表，肺主皮毛卫表，解表（开腠理）即可宣肺。清·陈复正《幼幼集成·咳嗽证治》云：“凡咳嗽初起，切不可误用寒凉及滋阴之药，闭其肺窍，为害不小。俱以辛散为先着，俟痰应之后，渐加滋阴则得矣。”实属经验之谈。往往初咳之时，咳虽不剧，但咳声紧闷不畅，痰不上应，是肺为外邪郁闭不宣所致。此时宜散邪宣肺为先，肺郁得开，痰即上应，虽咳频但不紧闷，此为佳兆，不可误为药后反剧。散邪按邪之属性用药。宣肺行痰一般用桔梗、枳壳，其他如瓜蒌、厚朴、杏仁、麻黄均可选用。化痰之品，寒痰，轻则用陈皮、半夏，重则用南星、皂荚、礞石、枯矾；热痰，轻则用瓜蒌、贝母，重则用胆南星、天竺黄、竹沥之类；顽痰老痰用黛蛤散、海浮石、枯矾之类。一般不要见咳止咳。止咳药物如百部、紫菀、款冬花、枇杷叶之类，有温润肺气的作用，主要用于剧烈咳嗽和久咳，不要过早应用。

对于剧烈的频繁咳嗽，甚至咳剧兼喘，应重用宣肺化痰，结合止咳，药如麻黄、桑白皮、瓜蒌、桔梗，重在宣开肺气。若呈痉挛性呛咳，可加用虫类祛风止痉之品如僵蚕、蝉衣，甚至蜈蚣、全蝎，疗效较好。若兼有瘀血表现，可加用桃仁、赤芍，痰瘀两兼者合用苇茎汤、葶苈大枣泻肺汤。若兼腹胀便秘，宜通腑降肺，用宣白承气汤之类。

对于久咳，正虚不显者，可用止嗽散加减，止嗽散（《医学心悟》：荆芥、桔梗、陈皮、百部、紫菀、白前、甘草）止咳效果明显。若正虚肺伤，则宜补肺敛肺，久咳伤肺，肺气已伤不可再予宣散，应根据邪正消长予以扶正祛邪，佐以敛纳肺气，属气阳亏虚者用马兜铃、诃子之类，属气阴不足者用五味子、乌梅。痰盛之体的患儿常患咳喘，宜从痰论治，反复日久者应注意健脾化湿，以杜生痰之源。

咽喉炎症是导致咳嗽的重要病证，治疗时除宣肺化痰散邪外，应结合利咽，初期以辛凉宣透为主，药如桔梗、薄荷、牛蒡子、僵蚕、射干；中期以解毒消肿化痰为主，药如山豆根、山慈菇、浙贝母、马勃、蚤休之类；后期以滋阴养阴为主，药如玄参、知母等。日久反复者，应注意虚实变化用药。

【简便验方】

一、内服方

方1：儿童清肺丸（中成药），每次1～2丸，每日3次。适用于外感风寒，素有蕴热者。

方2：鲜竹沥水（中成药），每次10～15ml，每日2～3次，1岁以下酌减。适用于痰热咳嗽。

方3：蛇胆陈皮末或蛇胆川贝末（中成药），每次1g，每日2～3次。适用于痰盛咳嗽。

方4：川贝母6～10g，雪梨（去皮切片）30g，冰糖适量，隔水蒸熟，1次服，每日2次。适用于干咳、燥咳、久咳。也可加白木耳15～20g，共蒸服。

二、外治方

方1：白芥子、杏仁、半夏各等分研末，每次取5g，加30%二甲基亚砜溶液调成软膏，分做成2个药饼，每晚洗脚后敷贴两足心（涌泉穴），连用3晚。适用于风寒及寒痰咳嗽。

方 2：附片、肉桂、干姜各 20g，山奈 10g，共研细末，装瓶备用。治疗时先用拇指按摩双肺俞穴半分钟，使局部皮肤潮红，再将上药末少许置穴位上，再用医用胶布（或伤湿止痛膏）贴牢，隔日 1 次。适用于寒性咳嗽。

三、针灸推拿疗法

针刺：主穴天突、丰隆，配穴定喘、内关、尺泽。适用于痰盛咳嗽。

推拿：开天门，推坎宫，揉太阳，清肺经，揉肺俞，分推膻中。适用于外感咳嗽。风寒者，加揉外劳宫，推上三关；风热者，加清天河水。

四、拔罐疗法

取穴：定喘、大杼、风门、肺俞、膈俞。选适中口径的火罐吸附于皮肤上，依次从上穴走至下穴，每穴留罐 2 ~ 3 分钟，反复几次，至局部潮红为度。每日治疗 2 次。适用于各种咳嗽。

第4讲　小儿哮喘

小儿哮喘，临床以发作性哮鸣气促，呼多吸少，甚则张口抬肩，不能平卧为特征。一年四季均可发生，但好发于冬春，或气候骤变之时，以夜间和清晨发病者居多。患儿往往于幼儿期开始发病，反复发作，病程迁延，部分患儿至学龄期后或青春发育期可逐渐向愈，但也有至成年不愈者。

中医对哮喘病的治疗具有丰富的经验。哮喘之名首见于元代《丹溪心法》，在此之前名称不一，如"呷嗽"、"齁-齁"等，均属本病范畴。中医认为，哮喘与肺、脾、肾三脏相关，由于三脏功能失调而内生伏痰，遇外邪感触而发病。发作时，病机以邪痰交阻、肺气上逆为主，多属邪实。缓解后，邪实已衰，而虚象显现，其病机以肺、脾、肾三脏功能受损，正虚邪恋为主。

【辨证要点】

一、发作期

1. 寒痰阻肺证

症见哮喘痰鸣，痰涎多泡而稀，或兼鼻塞流涕，咳嗽喷嚏，面色苍白或晦暗，形寒肢冷，无汗不渴，舌质淡或暗晦，舌苔白滑或白腻，脉滑促或浮。常因遇寒发病，或夜间发病。

此类证候即是"寒喘"、"冷哮"，其特点为遇寒或夜间发病，哮鸣痰稀多泡，面色苍白或晦暗，形寒肢冷，舌淡苔白。此证常因感受风寒而发，临证时应注意辨其风寒外束之表证，如恶寒发热，鼻塞流清涕，咳嗽喷嚏，脉浮等。然而，小儿纯阳之体，容易化热。因此，小儿寒哮之证应注意是否寒郁化热，化热者兼见发热烦躁，汗出口渴，舌苔转黄，舌质转红，脉象转数等。

2. 热痰阻肺证

症见咳嗽哮鸣，声高息涌，痰涎浓稠或黄，发热汗出，烦躁口渴，面唇红赤，大便或干或秘，小便短黄，舌质红，苔中心黄腻，脉象滑数。

此证即"热喘"、"热哮"。小儿热哮，常因由寒化热发展而成，也可因素体内热，内外相引，发为热喘。热哮与寒哮不同，哮喘发作急剧，声高息涌，病势暴急。另外，热证显见，表现为肺胃热盛，如壮热汗出，烦躁口渴，面赤唇红，痰涎黄稠，舌红苔黄等。若热盛于里而闭阻于内，则可导致阳明腑实，可见腹部胀满，烦躁不安，大便干秘不通。腑气闭塞，则肺气愈不得下降，更为上逆，哮鸣喘憋烦闷之证更剧。

二、缓解期

1. 肺脾气虚证

症见哮喘已平，或偶有微喘，面白气弱，声低懒言，咳嗽痰稀，纳少便溏，倦怠乏力，舌淡苔白，脉象细缓。此证多见于哮喘缓解初期，及普通型哮喘的缓解期。

2. 脾肾两虚证

症见哮喘已平，或偶有微喘，面色㿠白，形寒肢冷，软弱乏力，神萎气弱，动则心悸自汗，尿清而频，或夜尿多，大便溏薄或完谷不化，舌苔白滑，舌质淡或暗，脉象细弱。此证多见于哮喘严重、发作频繁、长年不愈者，也可见于禀赋不足、素体虚弱者。

3. 气阴两虚证

症见哮喘已平，或见微喘，神疲气弱，低热盗汗，虚烦口干，纳少唇干，舌淡或干绛，脉象细数。此证多见于痰热阻肺证哮喘的缓解初期，或素体内热、阴虚的患儿。

【论治心法】

一、发作期

哮喘发作期以平喘为主，宜宣肺散邪、化痰降逆。哮喘的发作，多因外感引起，外感之邪与内伏之痰胶阻于肺，致使肺失清肃，逆而作哮作喘。故平喘必先散邪，止哮尤须化痰，邪散则肺宣，痰除则气顺。同时，散邪又宜宣肺，化痰更须行气。所以，宣肺散邪、化痰降逆，无论对于寒证或热证，都至关重要。

1. 寒痰阻肺证

治宜温肺散寒，化痰降气。代表方剂如小青龙汤（《伤寒论》：麻黄、桂枝、杏仁、细辛、生姜、五味子、法半夏、甘草）。痰盛，合用三子养亲汤（《韩氏医通》：苏子、白芥子、莱菔子）。若风寒表证较重，适加荆芥、防风、紫苏之类；若寒郁化热，适加生石膏、黄芩、知母、鱼腥草之类，并可去桂枝、细辛。

2. 热痰阻肺证

治宜清热化痰，宣肺平喘。代表方剂如麻杏石甘汤（《伤寒论》：麻黄、杏仁、生石膏、甘草）加知母、黄芩，并宜配伍桑白皮、葶苈子、苏子等泻肺化痰降气之品，以增强疗效。若热盛，加鱼腥草、连翘、栀子之类；痰盛，加胆南星、浙贝母、天竺黄、竹沥之类；若痰涎黏稠胶阻，加青黛、海蛤粉。

若上述寒热之证互见，或寒热之证均不明显，仅以哮喘为主时，可用定喘汤（《摄生众妙方》：麻黄、桑白皮、白果、黄芩、法半夏、苏子、款冬花、杏仁、甘草）。此方虽寒温并用，但比较平和，应用比较广泛，效果也很好。

如何快速平喘，控制病情，这是哮喘发作期治疗中的关键问题。我以为，辨证论治是基础，选方用药如上所述。同时，还宜注意配合以下治法方药，以提高疗效：①祛风止痉：如钩藤、地龙、僵蚕、蝉蜕，甚至蜈蚣、全蝎等搜风止痉虫类药物，对解除支气管痉挛，平息哮喘，具有良好效果。从中医的角度来讲，哮喘剧烈，声如拽锯，张口抬肩也是一种"风"证，古称"马脾风"一证即是指暴喘类疾病。②下痰通腑：肺与大肠相表里，痰邪闭阻，腑气不通，则肺气失于宣降，胸高气促，非通下不能启上，古有一捻金、牛黄夺命散治马脾风暴喘实证，即是此例。用药如：牵牛子、皂角刺、大黄、芒硝、槟榔、枳实之类。对于哮喘剧烈、腑气不通、体质壮实者，用之得当，往往腑气一通，肺气得降，喘憋之症即可明显缓解。③活血化瘀：痰瘀同源，活血化瘀药物能疏通肺络，消除痰瘀，可选用桃仁、当归、川芎、丹参、赤芍之类。然而，"气行则血行"，"气行则痰行"，要消除痰瘀，又宜配合行气之品。④温阳镇纳：此法用于暴喘欲脱，冷汗淋漓，烦闷欲绝，面色青灰之证，采用温肾回阳、镇纳浮阳之品，宜用附子、肉桂、山萸肉、磁石、龙骨、牡蛎、椒目、天浆壳等。⑤特效平喘药物：如麻黄，用量宜大些，生用效佳，清代儿科名医陈复正在《幼幼集成》一书中曾明确指出："盖哮喘为顽痰闭塞，非麻黄不足以开其肺窍，放胆用之，百发百中。"实经验之谈。先师土伯岳治喘亦善用麻黄，并配合等量甘草同用，有相辅相成、相佐相成之功。另外，椒目、天浆壳均为平喘良药，可适当选用。

二、缓解期

缓解期，哮喘已平或渐平，说明痰阻气逆的病理已除或将除，邪实已衰，而虚象显现，治疗重点应转为调理肺脾肾三脏功能为主。古人云："既发时以攻邪为主，未发时以扶正为主。"然而，在缓解期仍应注意化痰祛邪，疏理肺脾气机，尤其在缓解初期不宜过早补涩，以免邪恋而导致反复。

1. 肺脾气虚证

治宜健脾益气，肃肺化痰。代表方剂如六君子汤（《世医得效方》：党参或太子参、茯苓、白术、陈皮、法半夏、甘草）。兼微喘加白果、五味子；咳嗽较重加紫菀、款冬花；久咳不愈加马兜铃、诃子；食欲不振加莱菔子、神曲；易自汗出加黄芪、牡蛎、五味子。此方可作为哮喘缓解期调理的主方长期服用。

2. 脾肾两虚证

治宜温肾纳气，健脾化痰。代表方剂如金匮肾气丸（《金匮要略》：附子、肉桂、熟地黄、茯苓、泽泻、怀山药、丹皮、山萸肉）加补骨脂、胡桃肉、五味子、海蛤粉。另外，参蛤散（《普济方》：人参、蛤蚧）、冬虫夏草、紫河车等也可服用。

3. 气阴两虚证

治宜养阴益气，清肺化痰。代表方剂如人参五味子汤（《幼幼集成》：人参、白术、茯苓、五味子、麦冬、甘草、生姜、大枣）。若兼低热咳嗽盗汗，加桑白皮、地骨皮、贝母。

防止复发，是小儿哮喘能否彻底治愈的关键。一般来说，平喘易而防哮难。医者、病家也多注重发作期的平喘，而往往忽视缓解期（未发时）的调治。缓解期的治疗，实际上是调整患者脏腑功能、清除伏痰、增强免疫的过程，在成人以补肾为主，在小儿则应理脾为先。这是因为成年人哮喘多于小儿时期开始发病，长年不愈，由脾及肾，尤其是老年人肾气已衰，温补肾气才能达到健脾化痰、消除哮喘"宿根"的目的。而小儿处于生长发育阶段，肾气随年龄的增长不断充实旺盛，治脾即可化痰。若长期大量使用补肾药物，特别是血肉有情之品，反有促早发育之虑，如鹿茸、蛤蚧、紫河车等不宜长久服、大量服。当然，若肾虚明显，先天不足，则有是证必用是药，又不可拘泥。理脾为主的方剂，如前述六君子汤、人参五味子汤，均可作为小儿哮喘缓解期长期调理应用。另外，张景岳的金水六君煎（熟地黄、当归、陈皮、法半夏、茯苓、甘草）也很适用，既能理脾化痰，又能滋肾润肺，既能除痰祛邪，又能扶元固本，且平和中正，理脾为主，疗效颇佳。若肺气虚较显，可加党参、白术之类；若偏于肾虚，则加补骨脂、胡桃肉、巴戟天、鹿茸之属。

【简便验方】

一、内服方

方1：哮喘发作期用地龙焙干研末，每次 1~3g，每日 3

次，饭后服；或用莱菔子、牙皂等量焙炒研末，每次 1～3g，每日 3 次，饭后服，上二方平喘化痰力专。

方 2：缓解期用五味子 30g 煎液，冷却后浸泡新鲜鸡蛋 10 枚，浸 5～7 天后服用，每晨蒸食 1 枚，用于冬季，最好冬至后连服。该方有增强机体免疫，预防哮喘复发的作用。

二、外治方

方 1：发作期，用生明矾末、面粉（或米粉）各等量（也可加牵牛子或皂角焙炒研末等量），醋调成饼，分敷两足心（涌泉），每日一换，有平喘下痰之功。

方 2：缓解期，用白芥子 3g，细辛 1g，胡椒 1g，白附子 1g，共研末，生姜汁调，敷双侧肺俞穴，晚上临睡前敷，次晨取下，若敷后局部反应重则敷 1～2 小时取下，每日或隔日 1 次，连用 7 次。

第5讲 小儿肺炎

小儿肺炎是因感受外邪，导致肺气闭塞，出现发热、咳嗽、喘促、鼻翼煽动为主症的肺系疾病，是小儿时期最常见的疾病之一，尤其以婴幼儿在冬春季节发病率高。可由感冒、乳蛾、咳嗽等病证发展而成，也可在麻疹、百日咳等传染病或其他疾病过程中并发或继发本病。若因感邪较重，或体弱正虚（如先天不足、素体虚弱、他病久病之后），病情往往较重，甚则可导致热陷心肝、心阳暴脱等危重变证，有的则迁延日久，反复不愈。新生儿由于形气嫩弱，不耐外邪侵袭，发病之后，多致危重。

中医治疗小儿肺炎的认识和经验十分丰富，早在《素问·通评虚实论》中就记载："乳子中风热，喘鸣肩息者，……脉实大也，缓则生，急则死。"这段描述，与小儿肺炎的发病、症状、预后均十分相符。明·秦景明《幼科金针》云："小儿感冒风寒，入于肺经，遂发痰喘，喉间齁齘，咳嗽不得舒畅，喘急不止，面青潮热，啼哭惊乱，若不早治，则惊风立至矣。惟月内芽儿犯此，即肺风痰喘，揢鼻不嚏者不治，不哭不乳者不治。"将此证立名为"肺风痰喘"，文中还提出当以下痰、泻肺、通腑为治。另外，还有"马脾风"的病名，相当于小儿暴喘性肺炎，明·寇平《全幼心鉴》云："胸高气促，肺脏喘急，二胁掀动，陷下作坑，两鼻窍张，神气闷乱，痰涎潮塞，称之为马脾风。"清代还有"风温肺病"、"火热喘急"、"风寒喘急"的病名，也与本病相类似，可资临证参考。中医古籍中有关"肺炎"的命名，见于清·谢玉琼《麻科活人全书》，称为"肺炎喘嗽"，是指麻疹合并肺炎，并提出了麻杏石甘汤作为主治方剂。

【辨证要点】

小儿肺炎的临床表现虽有轻重不一，但有一定的规律性。

一般初病时状如感冒，但发热咳嗽日增，一二日后出现明显的肺炎症状，如咳喘明显，热增痰盛，鼻翼煽动，甚则口唇青紫，呼吸困难，少数病例可见谵妄神昏抽搐，或面色苍白，冷汗肢凉，脉微气弱之变证。本病后期诸症渐平，整个病程约1~2周。若素体虚弱，可迁延不愈。

上述病变过程，反映了本病的病机变化，初病之时邪郁肺卫，继而邪痰交阻，闭阻肺络，导致肺气闭塞。由于小儿纯阳之体，易于化热化火，因此，在肺炎极期多表现为痰热闭肺。若痰热壅盛，内窜厥阴，心肝受邪，则神昏抽搐；若肺闭严重，气郁血滞，血脉不畅，进而心阳不振，心阳暴脱。这是在肺炎极期常易出现的两大变证。肺炎后期，邪衰正虚，表现为正虚邪恋。若正虚抗邪无力，则迁延不愈。

总之，小儿肺炎病机以肺气闭塞为主，初期多兼邪郁卫表，中期（极期）痰热闭肺，还可内陷心肝，或热闭动风，或心阳暴脱，后期则肺脾两虚。因此，临证时应紧紧抓住肺炎的病机变化规律，结合感邪的不同、体质的差异，进行辨证治疗。

1. 表郁肺闭证

此证见于肺炎初起阶段，为外邪侵于肺卫，卫表郁遏，肺气郁闭。故见症以发热咳嗽为主。表郁重者则表证明显，若为风寒之邪为犯，则恶寒无汗，鼻塞流清涕，咳嗽声音重浊紧闷不宣，发热或高或不高，面色苍青，若热势高则面颊局部泛红，舌质不红，舌苔白，脉象浮数而紧；若为风热之邪为犯，则发热有汗，鼻流浊涕，咳嗽声音高亢宣扬，面色泛红，舌尖或舌边红，舌苔黄，脉象浮数；若为暑湿或湿热之邪为犯，则发热不扬，持续不退，面色苍黄，精神困倦，咳嗽不爽，痰声较重，舌苔滑腻而厚，脉浮濡。

此证虽邪郁肌表，兼见表证明显是其特征，但毕竟病机向里，肺气郁闭症状也为显著，且日渐增剧，如咳嗽频繁，咳而兼喘，痰声亦剧。此种肺气郁闭之证因痰邪相互交结引起，若痰邪未得到及时清除，则肺闭加重。若郁而化热，则可见烦躁口渴，唇舌转红，苔黄溺赤之证。

本证的辨证在于：一是根据时令气候的变化和症状表现分辨感受何邪，二是进一步分辨表郁与肺闭的轻重进退。另外，还需注意到婴幼儿所患的肺炎，风寒证者少而风热证者多，即使是风寒犯肺也常迅速化热，而见寒热互见之证，因此，在肺炎初期的表郁肺闭证中，寒热并见者也较为多见。

2. 痰热闭肺证

此证见于肺炎极期，症见高热烦躁，面赤唇红，咳嗽频繁，痰涎壅盛，喘促气粗，鼻翼煽动，口渴尿黄，甚则胸高气促，呼吸困难，口唇紫绀，舌质红，苔黄腻，脉滑数有力，指纹紫红瘀滞，常达气关之外。此证热盛痰盛，痰热交阻，肺闭气逆。若腹部胀满，大便不通，则胸高气促烦闷之症更甚，是因腑气不通，肺气不得下达。肺闭气逆严重则可导致气郁血滞，血脉瘀滞，始则呼吸困难加重，口唇紫绀，进而迅速发展成心阳不振、心阳暴脱之变证。若痰热壅盛，还可内陷心肝，蒙闭心包，引动肝风，是小儿肺炎的另一变证。上述两种变证，以婴幼儿为多见，年龄愈小，病情愈重者，愈易引起变证。

心阳暴脱：症见突然面色苍白，口唇紫绀，呼吸浅促，额汗肢冷，虚烦不安，右胁下肝脏逐渐增大，舌质紫暗或淡红，脉细数微弱。

热陷心肝：症见壮热烦躁，谵妄神昏，目睛上窜，项强咬牙，四肢抽搐，舌红或绛，舌苔黄腻或黄糙，脉象弦数。

另外，在肺炎极期阶段也有以咳喘气憋、痰涎壅盛为主症，而壮热面赤、便结溺黄之症不显著，为痰浊闭肺之证。其证舌质不红，苔白腻，喉间痰鸣漉漉，甚则咳呕痰涎，痰涎稀白。

3. 正虚邪恋证

此证见于肺炎后期（恢复期）或迁延性肺炎，素体虚弱的患儿多表现为正虚邪恋。正虚主要指肺、脾二虚，有气虚，有阴虚。邪恋主要指痰、热之邪。

气虚邪恋者，常见低热不定，咳嗽无力，声低痰稀，常夹泡沫，精神疲倦，面色㿠白，易自汗出，纳少便溏，舌淡苔白或腻，脉细而弱。素体脾肾阳虚，或营养不良的患儿多见此证，属肺脾气虚，痰湿内停。

阴虚邪恋者，常见低热如潮，干咳无痰，或少咳痰黏，虚烦口干，皮肤灼热干燥，甚或手足心热，盗汗唇红，舌质干绛，苔少乏津，或光剥无苔，脉象细数。此证多见于痰热闭肺之后，热甚伤阴，为肺阴不足，余热稽留。

气阴两伤者，则上述二证互为兼见。

新生儿肺炎，症状表现多不典型，发病急变化快，属正虚邪实。症见烦躁不安或精神萎靡，不乳不哭，口吐泡沫，面色青灰，呼吸浅促，体温或升或不升，而咳嗽症状不重。属气阴不足、痰热内闭者，面赤气粗，烦躁不安，体温升高，舌红紫暗；属气阳不足、痰浊内闭者，精神萎靡，面色青灰，呼吸浅促，体温不升，四肢不温，口吐泡沫较多。新生儿肺炎极易转变成厥脱之证。

【论治心法】

肺气郁闭、痰阻气逆是小儿肺炎的基本病机，治疗重在宣肺开闭、化痰降逆。早期应根据感邪的寒热属性不同，结合解表散邪。中期（极期）大多化热，以痰热闭肺为主，应配合清热解毒；若以痰浊闭肺为主，则配合温化宣降。后期（恢复期）或迁延不愈者，配合补虚祛邪，以恢复肺之清肃功能。出现变证，急则治标，先救其危变，待变证平息再继治本病。

1. 表郁肺闭证

风寒闭肺者，治宜疏风散寒，宣肺化痰。方用三拗汤（《太平惠民和剂局方》：麻黄、杏仁、甘草）为基本方。风寒表证重者加荆芥、防风，名五拗汤；若寒闭无汗而喘，可用麻黄汤（《伤寒论》：麻黄、桂枝、杏仁、甘草）；若痰浊较盛，加苏子、法半夏、陈皮，或用华盖散（《太平惠民和剂局方》：

麻黄、杏仁、苏子、陈皮、茯苓、桑白皮、甘草）；若寒郁化热，症见发热恶寒，寒热俱重，无汗躁烦，咳喘口渴，脉浮紧而数，可用大青龙汤（《伤寒论》：麻黄、桂枝、杏仁、石膏、甘草、生姜、大枣）；若热重，则用麻杏石甘汤。

　　风热闭肺者，治宜疏风清热，宣肺化痰。方用麻杏石甘汤（《伤寒论》：麻黄、杏仁、石膏、甘草）为基本方。风热表证重者，合银翘散（《温病条辨》：银花、连翘、薄荷、竹叶、牛蒡子、桔梗、芦根、淡豆豉、甘草、荆芥穗）；热毒重者，加鱼腥草、大青叶、蒲公英、黄芩之类；若痰甚，加竹沥、贝母、瓜蒌之类。

　　暑湿闭肺者，治宜清暑化湿，宣肺化痰。方用麻杏石甘汤加清暑化湿之品，如藿香、香薷、桔梗、冬瓜仁、芦根、厚朴等。暑热偏盛加连翘、竹叶、栀子；痰盛加瓜蒌、贝母；呕吐加法半夏、陈皮、竹茹。

　　肺炎初期的表郁肺闭证，无论何种外邪的郁表，都应重视解表，表郁得解，肺气得宣，邪从表散，不致内闭壅肺。实践表明，表解热退之后，咳嗽痰喘之症亦随之渐减。但是，此时的解表，与感冒不同，还要注意结合清宣肺气、化痰降逆，不可过汗，否则反而导致变证。

2. 痰热闭肺证

　　治宜清热化痰，泻肺开闭。方用麻杏石甘汤加桑白皮、葶苈子、苏子、黄芩、鱼腥草等。麻黄与桑白皮合用，宣肺泻肺，佐以葶苈子加强泻肺降痰之力，此3味是治疗肺炎痰热闭肺的主药，有协同作用，能宣降通利肺气。再配合清热之石膏、黄芩、鱼腥草，化痰之苏子、杏仁，切合病机。若热毒壅盛，宜再加蒲公英、败酱草、金荞麦、银花、连翘、大青叶、蚤休之类；若痰盛，宜加浙贝母、竹沥、天竺黄、胆南星之类；痰多黏稠者，可加黛蛤散。

　　此证的治疗还要特别注意通利肠腑和消除气血瘀滞。若腹胀便秘，宜加用承气汤之类。有一种暴喘性肺炎，喘憋严重，气逆不降，痰热内阻，烦闷不安，可用牛黄夺命散（《保婴集》：大黄、槟榔、黑白牵牛子），即是通腑泻肺之法。若喘咳严重，呼吸困难，口唇发绀，即是肺气郁闭引起气血瘀滞，宜加用桃仁、赤芍、丹皮、丹参之类，并可预防或减轻由此导致心阳虚衰之变证。

若患儿素体痰湿偏胜，在肺炎极期也可表现为痰浊闭肺，而热势不显，治宜宣肺化痰降气为主。可用苏葶丸（《医宗金鉴》：苏子、葶苈子）加味，适加麻黄、瓜蒌、厚朴、莱菔子、法半夏、陈皮、冬瓜仁等。若寒痰郁闭，喘憋不安，可用小青龙汤（《伤寒论》：麻黄、桂枝、法半夏、细辛、五味子、干姜、甘草、大枣、赤芍）合三子养亲汤（《韩氏医通》：苏子、白芥子、莱菔子）。

若出现变证，热陷心肝者治宜清心开窍，凉肝息风。可合用羚羊钩藤汤加减，常用开窍息风的药物有菖蒲、郁金、钩藤、羚羊角、珍珠母、石决明等。此时的治疗应加强清热解毒、化痰涤痰之力。若神昏抽搐重者，加用紫雪丹、安宫牛黄丸之类。

若出现心阳暴脱变证，急宜回阳救逆。用人参四逆汤（《伤寒论》：人参、附子、干姜、炙甘草）、参附龙牡救逆汤（《经验方》：人参、附子、龙骨、牡蛎）。

3. 正虚邪恋证

气虚邪恋者，治宜健脾益气，肃肺化痰。方用六君子汤（《世医得效方》：党参、白术、茯苓、陈皮、法半夏、甘草）加款冬花、紫菀。若咳久不愈，加马兜铃、诃子；若汗多气弱，动则加重，加黄芪、牡蛎、五味子；若纳少腹胀，加砂仁、白蔻仁、神曲、谷麦芽。

阴虚邪恋者，治宜养阴生津，清肺化痰。方用沙参麦冬汤合泻白散加减，常用药物如：沙参、麦冬、玉竹、桑白皮、地骨皮、天花粉、茯苓、扁豆、甘草。若咳嗽明显，加枇杷叶、百部、贝母；若潮热盗汗，加青蒿、银柴胡、五味子；若食纳不开，加生山楂、生谷麦芽。

若气阴两虚，宜用生脉散（《医学启源》：人参、麦冬、五味子）或人参五味子汤（《幼幼集成》：人参、麦冬、五味子、白术、茯苓、甘草）为主，结合化痰、清肺治疗。

新生儿肺炎，治宜攻补兼施。由于病情轻重不一，用药差异较大。若体质尚实，痰阻喘憋严重者，可用一捻金（《医宗金鉴》：人参、大黄、槟榔、黑白丑），待通便下痰之后，以化痰宣肺为治。若体质一般或较差，症状也较轻，可用紫苏饮子（《医宗金鉴》：紫苏、杏仁、桑白皮、麻黄、陈皮、青皮、姜半夏、人参、五味子、甘草、生姜），方中紫苏改用苏子，则专于降气化痰。还可根据病情适加清热、化痰、补气、养阴之品。若出现厥脱变证（心阳暴脱），急以回阳救逆，见前所述。

中医治疗小儿肺炎，自古至今，积累了丰富的经验。从当前全国各地的研究来看，无论是细菌性肺炎还是病毒性肺炎，中医治疗具有很好疗效。因此，我们在临床上要树立信心，严密观察，精心治疗。在痰热壅盛阶段，应加强清热解毒、宣肺化痰；而泻肺通腑，活血化瘀，对于缓解喘憋症状，预防或减轻变证的出现，具有重要作用。对于危急重证，应积极救治，可采用中西医综合治疗。

【简便验方】

一、内服方

方1：肺炎合剂：银杏、地骨皮、车前草、陈皮、钩藤各9g，青黛3g，水煎服，每日1剂。适用于肺炎初、中期，以痰热证为主者。

方2：病毒性肺炎合剂：大青叶、板蓝根各15g，紫河车、柴胡、白僵蚕各9g，水煎服，每日1剂。适用于病毒性肺炎初、中期。

二、外治方

方1：大黄、芒硝、大蒜各10～30g，捣细烂，加蜜水调成膏状，用纱布包好敷胸、背部及两脚心，每日1换，每次敷2~4小时，以皮肤无刺激反应为度。有清热、化痰、降气之功，适用于肺炎咳喘痰盛及肺部啰音不消。

　　方2：麻黄、细辛各10g，白豆蔻、牙皂各6g，白芥子1.5g，研末过100目筛过备用。每次取0.5~1g，水调，敷两肺俞穴，每日1次。有宣肺化痰、平喘止咳之功，适用于风寒或痰浊闭肺证，以及肺炎咳喘、啰音不消。

三、拔罐疗法

　　取两肩胛下部，或啰音明显部位，进行拔火罐治疗，每日1次。注意在拔罐治疗时勿损伤皮肤。适用于肺炎啰音明显，久不消退。

第6讲　小儿厌食

　　厌食是指小儿较长时期见食不贪，食欲不振，食量减少，甚则厌恶进食的脾胃病证。是当前小儿常见的病证之一。多见于1～6岁儿童，城镇儿童发病率高，本病经过和预后大多良好，但少数病例由于长期厌食少食，造成营养缺乏，气血不足，导致贫血、消瘦，甚则转成疳证，影响小儿的生长发育。

　　现代研究认为，小儿厌食与体内锌等微量元素的缺乏有关，补锌治疗具有一定疗效，但也有部分患儿疗效不理想。中医中药治疗本病具有较大优势，一方面不少中药本身即含有丰富的微量元素，另一方面中医中药能调整脾胃功能，促进消化吸收。实践证明，运用中医中药治疗本病，不但能改善厌食症状，而且能提高机体锌等多种微量元素的水平。

　　中医认为，脾主运化，胃主受纳，脾胃功能失调，就会影响水谷的受纳和运化，而造成厌食。本病自80年代起，发病率急增，从大量的调查分析来看，发病原因归纳起来有4个方面：①饮食护养失调占较大比例，诸如家长片面追求高营养食品，滥服滋补品，听任小孩过食冷饮、零食、偏食、缺乏饮食规律，造成脾胃损伤；②素体脾弱，病后失调；③情志不畅，独生子女娇养任性，以致气郁犯胃；④少数体弱儿童可因水土气候不服，比如暑湿熏蒸而致暑湿困脾。无论何种原因引起，都导致脾胃功能失调。在病机上，有虚实二端，实为食滞、湿困，日久还可导致气郁化热；虚为脾胃气、阴两虚。

【辨证要点】

　　小儿厌食症的诊断，应注意以下几点：①食欲减退，厌食症状持续2个月以上，食量明显减少；②排除其他疾病如慢性腹泻、结核病、肝炎、肾炎等慢性疾病引起的食欲低下；③还要注意与积滞、疰夏、疳证等加以鉴别；④化验检查：血、发的锌、铜等微量元素低下等。

本病的发病是逐渐形成的，进展也相当缓慢，主要的症状是厌食。这和长期的饮食不良习惯、喂养不当，逐渐影响脾胃功能，导致脾胃郁困，脾运失健，胃纳不开，是一致的。因此，本病的临床证候以脾胃郁困为最常见，郁久可以化热，还可伤阴和伤阳。伤阴主要为胃阴受伤，伤阳主要为脾阳（气）受损。因此，在辨证时，应分辨虚实的偏重。

1. 脾胃郁困证

此为实证，以食欲减退，食量减少，甚则厌恶进食为主症。此类患儿虽长期食少厌食，但虚象不明显，仅表现为面色不华，轻度消瘦。若因脾胃久困，内生湿浊者，可见面黄不华，胸脘痞闷，泛恶呕吐，大便溏薄，肢重懒倦，甚或嗜睡困乏，舌苔厚腻，脉象濡缓；若因饮食失节，厚味内滞，伤及脾胃，则见面色黄滞而晦，腹胀腹痛，食后泛恶嗳气，大便夹杂不消化食物残渣，舌苔厚腻，脉象滑实；湿滞与食滞均可化热，尤以食滞化热为多，表现为口臭便结，大便秽臭，睡眠不宁，睡中磨牙，口干唇红，烦躁性急，手足心热，舌苔黄腻，舌质转红等症。

小儿厌食症与小儿积滞症，两者既有联系，又有区别。因为积滞的病因为伤食，厌食的病因也多与饮食不节，喂养不当有关；积滞症也常表现厌食恶食。如何区别？尤其是厌食症的脾胃郁困证中的因于食滞及食滞化热之证。我认为，厌食症因于食滞引起者，是因长期饮食失节，喂养不当，造成脾胃功能障碍，形成脾胃郁困，纳化之令不行，是无形之滞且化热不速；而积滞证是乳食停滞，阻于脾胃，为有形之积且易于化热，其症状特点也为突出，不象厌食症仅以厌食为主。至于厌食症中食滞化热日久，也可伤耗津液，转成疳证，则与积滞化热，日久成疳，又相一致。

2. 脾胃气虚证

多见于先天不足、素体虚弱的患儿；或因病后（如腹泻等）失调，脾胃虚弱者；也可由长期厌食，脾胃久困，湿滞伤脾所致。症见面色苍白不华，唇色淡白，精神不振，不思饮食，易汗易感，大便溏薄或不消化，舌淡苔薄，或舌体胖嫩淡红，脉象细弱。

3. 胃阴不足证

可见于素体阴亏；或热病伤阴，失于调理的患儿；也可见于长期厌食，脾胃久困，郁滞化热者。症见消瘦面黄，皮肤干燥，口干心烦，食欲低下，大便干结，小便短黄，手心热，或面泛红，舌红少津，苔少或花剥无苔，脉象细数。

小儿厌食，虽以上数证为常见证型，但又常虚实相兼，而虚证之中，气阴两虚者也不少见。因此临证时，应灵活掌握。尤其要注意舌象的变化，可作为辨证的重要依据，舌苔厚腻为湿浊困脾，浊腻或垢腻为食滞内阻，舌淡或嫩红为脾胃气虚，舌红少津，苔少花剥为胃阴不足，舌苔转黄为化热。

【论治心法】

治疗原则以运脾开胃为主，结合症情佐以化湿理气、消食导滞、健脾益气、益胃养阴。脾以运为健，脾运健行则胃纳得开，饮食自香。运脾疗法对于厌食症十分重要，要达到运脾，必须消除导致脾胃郁困的病理因素，如脾湿、食滞、气郁、郁热等；若有虚象，应根据病情予以健脾、养胃、益气、育阴。又由于脾胃为相辅相成、相反相佐的两个脏腑，如脾喜燥恶湿，胃喜润恶燥，脾主升清，胃主降浊，因此，化湿不可过于香燥，清热不可过于寒凉，行气不可过于窜烈，健脾不宜壅补，养阴不宜滋腻。治疗厌食贵在调理脾胃，而用药之道贵在中和。

1. 脾胃郁困证

治以运脾开胃。湿浊困脾者，佐以化湿行气，可用五加减正气散（《温病条辨》：藿香、厚朴、苍术、陈皮、大腹皮、谷芽、茯苓），适加神曲、麦芽、砂仁、蔻仁等。若为食滞困脾者，佐以消食导滞，可用曲麦枳术丸（《医学正传》：神曲、麦芽、枳实或枳壳、苍术），适加槟榔、香附、莱菔子之类。

此二方均以运脾为主，其中苍术为运脾要药，能化湿醒脾，配伍厚朴、槟榔、枳实、陈皮、莱菔子之类行气导滞，气行则湿去。实际上，苍术、厚朴、陈皮、甘草即平胃散，能平胃中不平。胃以通降为顺，所谓胃中不平主要为食滞湿阻，困郁失降，故运脾必须开降胃气，胃气通降则食纳得开。行气降浊化湿是运脾的重要方面。另外，再佐以藿香、砂仁、蔻仁芳香悦脾，以神曲、谷麦芽消食开胃，共奏运脾开胃之功。

以上二方，虽一为针对湿困，一为针对食滞，实则食滞可致湿停，湿困不运可致食滞，互相转化，既是造成脾胃郁困的原因，又是脾胃郁困的病理状态。不过在治疗时，宜分辨湿困重还是食滞甚，区别用药，湿重则重用芳香化湿，食滞甚则重用消食导滞。然而，脾胃郁困导致脾失健运的厌食症，发病缓渐，湿困、食滞的病理不似急性病证的湿邪、伤食之形实病重，故在用药上宜轻灵转运，调理为主。不可攻伐太甚，以免损伤脾胃正气。

若脾胃郁困，日久化热，导致郁热内蕴，症如前述，可在上述方中加胡黄连、黄连、连翘、栀子、青黛之类清泄郁热；若热结胃腑，大便不通，或大便干结臭秽，适加芦荟、大黄、郁李仁之类通便泄热；若热郁内扰肝经，而见睡中梦呓，性情急躁，易怒好动，可加夏枯草、龙胆草、石决明之类清肝平肝；若热久伤阴，表现为兼见胃阴不足之证，可加益胃养阴之品，参见胃阴不足证。

2. 脾胃气虚证

治宜健脾开胃。方用异功散（《小儿药证直诀》：党参或太子参、白术、茯苓、陈皮、甘草）加藿香、砂仁。若气虚甚，可用红参或西洋参。此证脾胃气虚，虽以健脾益气为主，但不可壅补，因其主症为厌食，仍以开胃为先，宜健脾醒脾，使脾胃得以运转。异功散之所以有异功，就在于在四君中加陈皮一味疏理气机，此方再加藿香、砂仁芳香醒悦脾胃，以期开胃进食。也可以苍术代白术，或苍、白术同用。苍术一药，运脾力强，现代研究发现苍术含锌量冠诸中药之首，是治疗厌食的一味要药。据著名中医儿科学家江育仁教授经验，在未出现明显阴虚证候之前，均可大胆应用，值得借鉴。同时，可适加生谷麦芽养胃气，谷麦芽炒用消食，生用养胃，对脾胃气、阴虚弱之证的厌食均可应用。

若汗多，加牡蛎、黄芪、浮小麦固表止汗。参、芪为益气要药，非气虚者不用或少用，因参芪甘味厚腻，有壅滞之弊，用之不当，或用之过量，不但不能健脾，反有碍胃，应予注意。不可一见脾虚，就用参芪。若大便溏稀，日三四次，可加炮姜、益智仁、煨诃子。

3. 胃阴不足证

治宜养阴开胃。方用养胃增液汤（经验方：石斛、乌梅、北沙参、玉竹、白芍、甘草）加生山楂、生谷麦芽。此证胃阴不足，重在养阴，宜酸甘化阴。酸甘之品又能开胃，乌梅、山楂生用，开胃消食，还可加木瓜。若气阴两虚，可用生脉散加健脾开胃之品，常用药物如：太子参（或西洋参）、麦冬、五味子、木瓜、茯苓、生谷麦芽、甘草、乌梅、陈皮。

小儿厌食症，由于病程长，常虚实夹杂，应根据上述虚实见证的偏胜，辨证用药。但无论何证，总不忘开胃醒脾，处方不可呆滞滋腻，不可峻补，也不可峻攻。消食之品如神曲、麦芽、山楂、谷芽、鸡内金之类，较为常用，但不可滥用，实证宜之，虚证则宜慎。另外，在治疗厌食时，取效之后还应坚持用药一段时间，以巩固疗效。

【简便验方】

一、内服方

方 1：苍术、鸡内金、陈皮各等分为末，3 岁以下每服 1g，3 岁以上每服 1.5g，每日 3 次，加适量白糖调服，适用于脾胃郁困证。若兼郁热，上方中加青黛（或芦荟）；若兼气虚，上方中加人参研末。

方 2：皂荚炮制研末，每次服 1g，每日 2～3 次，适量白糖拌服，适用于脾胃郁困证。

二、外治方

方1：神曲、炒麦芽、炒山楂、莱菔子、丁香、藿香各等分，研末，每次 10 ~ 15g，加入少许淀粉，白开水调成糊状，临睡前敷脐，每日 1 次，用于脾胃郁困证及脾胃气虚证。

方2：丁香、生栀子、胡椒、杏仁、葱白（鲜），按 1:3:0.5:1:3 的比例配方，研末，用黄酒调敷两足心，临睡前敷，每日 1 次，用于脾困郁热证。

方3：高良姜、青陈皮、荜茇、苍术、蜀椒、丁香、薄荷等分研末，装入香袋，佩戴胸前，有醒脾开胃增食之效。

三、针灸疗法

脾胃气虚证艾灸足三里（双），每日 1 次，每次 5 ~ 10 分钟；脾胃郁困证刺四缝穴，并挤出淡黄色液体，双侧交替，每日 1 次。

四、推拿疗法

无论虚实证均可用捏脊疗法，每日 1 次。

五、耳压疗法

用王不留行子贴于一侧耳的脾、胃、神门、皮质下等部位，经常捏压，4 日后换另一侧耳。

第7讲　小儿积滞

　　积滞是小儿时期常见的脾胃病证，由于乳食不节，恣食肥甘生冷，脾胃运化失职，致使乳食内停，积而不化，阻滞气机，蕴积化热，进而损伤脾胃。初伤乳食者，称为新积，也称伤乳、伤食，发病急，病程短，临床表现以不思乳食，甚则厌食恶食，腹部胀痛拒按，呕吐酸腐，大便不调为主症。食滞日久，滞而不化而成积者，称为久积，发病缓渐，病程较长，临床表现以面黄食少，肚腹胀大，时作腹痛，大便秘结，或泻而不爽，秽臭异常，或兼低热盗汗，睡眠不宁为主症。新积者，病位在胃肠，病理为有形之乳食停滞。久积者，病位在脾胃，病理以无形之气滞郁热为主，兼伤气津。若积滞日久不愈，可进一步导致脾胃气虚、津液亏耗，而转化成疳，所谓"积久成疳"即是指此。因此，小儿积滞是包括自初伤乳食，至成疳之前的整个病理过程阶段的病证。

　　古代医家把"伤食"（"伤乳"）与"食积"，分作两个病证来论述，实际上它们只是积滞证的两个不同阶段，在病理上略有不同而已。

【辨证要点】

　　积滞的辨证重在虚实之辨。新积之证，以实证为主，属食滞内停；积滞较久，以积滞化热和积滞伤脾为主，为虚实夹杂，或实多虚少，或实少虚多。也有部分患儿，因素体脾虚，或病后脾虚，运化失职，再伤于乳食，而致积滞者，则在初病之时也属虚实夹杂。实证主要为食积、气滞、化热；虚证主要为脾胃气虚和伤津。

1. 乳食停滞证

　　症见不思乳食，甚则厌食恶食，腹部胀痛拒按，呕吐酸腐，大便稀泻酸臭，多夹不消化乳食及泡沫，且往往腹痛欲便，泻后痛减，烦吵不安，或伴发热，舌苔厚腻而浊，脉滑实有力，指纹粗滞。伤于乳者，多见于哺乳婴儿，近日有乳哺不节史，除上述症状外，呕吐物为乳块酸腐，口中有乳酸味，大便夹杂奶瓣，气味酸臭。伤于食者，多为断奶以后的小儿或人工喂养的婴儿，近日有饮食不节史，或恣食肥甘生冷，或恣食喜食之物，或多食营养滋补品，过量伤食，呕吐物为伤食之物，气味酸馊，泻物也为该食物不消化残渣。

本证的特点是：①为新积之证，有明显的近日乳食所伤病史。②症状特点为有形乳食壅积，阻滞气机，升降失常。如乳食壅积则腹胀；气滞不通则腹痛，甚则拒按；胃气上逆则吐；清浊不分下趋为泻，泻物为不消化乳食残渣；泻后痛减说明食滞气阻有所通泄。③症状的严重程度与过食之量多少有关。④若为素体内热偏胜，或恣食热性食物，则可迅速化热，兼见发热烦躁，大便不通，唇红口干，若舌红苔黄腻，脉象滑数，指纹红紫而滞，称为新积化热。

2. 积滞化热证

有急缓暂久之别。发病急，病程短暂，为新积伤食，迅速化热者，称为新积化热，症如上述。发病缓慢，病情渐进，由积滞日久化热者，可称为久积化热。症见面色苍黄，食欲不振，经常腹痛腹胀，但胀痛不剧，肚腹及手足心灼热，或伴低热盗汗，心烦性急，易怒好动，睡眠不宁，翻滚不安，喜俯卧，常梦呓，齘齿磨牙，踢被易惊，口中气臭，大便干结，秽臭异常，或便下溏稠不爽，小便短黄，口干唇红，舌红苔黄而腻，脉象滑数，指纹紫滞。日久不愈，可致消瘦。

本证的特点：①新积化热者，发病急，症状重，为热结胃肠；久积化热者，发病缓慢，症状相对较轻，由于积热内郁，可内扰心肝、灼伤阴液。②久积化热者，其病因多为长期挑食、偏食。③久积化热者，常有低热盗汗，手足心热，心烦口干，或消瘦等症状，应与阴虚内热证相鉴别。小儿有"积滞潮热"、"食积盗汗"之证，即是指此，这是由于积滞化热，积热内扰，迫津外泄所致，在发病和病情上与阴虚潮热盗汗有别。虽然积滞化热也可灼伤阴液，但终究以积热实证为主。
④长期积热内蕴的小儿，也常易患感冒，感冒的特点为突然高
热，且发汗解表之后，常热降而复升，治宜表里双解。

3. 脾虚夹滞证

症见面色萎黄，困倦乏力，不思乳食，食则饱胀，甚或呕
吐，大便溏薄，夹有乳食不化之物，唇舌淡白，舌苔白腻，脉
象沉细，指纹淡红隐滞。

本证的特点：①本证为虚实夹杂之证，临证宜辨其虚实偏
胜。偏于脾胃气虚者，神疲纳少，面色不华，唇舌淡白，大便
溏薄之症较为明显；若脾胃虚寒，则形寒气弱，四肢不温，大
便水谷不化，脉象沉细而弱。偏于实证者，积滞内停之症状如
腹胀腹痛，呕吐酸腐，大便乳食不化较为明显。②本证的来源
有二：一是积滞日久损伤脾胃，可称为积滞伤脾，先有积滞后
致脾虚，由实转虚；二是素体脾虚，或病后脾虚，运化无力，
再伤乳食而致积滞，由虚转实。因此，本证既可见于积滞后
期，也可见于积滞初期。

【论治心法】

积滞的治疗，应视其虚实，分别轻重缓急而治之。

1. 乳食停滞证

治以消食导滞为主。常用方剂有保和丸（《丹溪心法》：
神曲、麦芽、山楂、莱菔子、陈皮、半夏、茯苓、连翘）和
加味平胃散（《医宗金鉴》：厚朴、苍术、大腹皮、甘草、陈
皮、莱菔子、山楂、麦芽、神曲、生姜）。保和丸侧重消食，
加味平胃散侧重导滞。神曲、谷麦芽、山楂、鸡内金、草果、
槟榔等皆消食之品，宜炒用。一般用法：山楂、草果、神曲可
消乳食肉食，神曲、谷芽可消米食，神曲、麦芽可消面食，砂
仁、草果可消生冷瓜果。除了消食积之外，行气导滞尤为重
要。常用药有槟榔、莱菔子、枳实、厚朴、木香、陈皮。若积
滞内阻，气机不通，还宜推荡攻下，常用药如大黄、芒硝、牵
牛子、巴豆霜。攻积是为了护脾，积留则脾困，积去则脾运。

因此，治疗乳食积滞之证，以去积为要，消食导滞是常用大法，同时也宜视病情轻重缓急，适时配合行气攻下之法。

治疗乳食积滞，古人的认识十分精辟。如《幼科类萃·伤积门》云："食者有形之物，伤之则宜损其谷，其次莫若消导，稍重则攻化，尤重则或吐或下，以平为期。"文中提到损谷、消导、攻化、吐下诸法，笔者认为均可用于临床。所谓"损谷"，即是减食。伤食积滞者，首先就应控制饮食或禁食，有利于治疗。若伤食轻者，还可达到"损谷即愈"的治疗效果。吐、下二法，是仲景治疗"宿食"的主要治法，食积在上部者，可用吐法，如瓜蒂散（《伤寒论》：瓜蒂、赤小豆、豆豉）；或刺激咽喉探吐法。现代临床很少应用吐法，是因为探吐有一定的刺激性，患儿不易接受。实际上，如果伤食时间不长，刚刚起病，过量饮食而致脘腹胀满较甚，采用吐法效果很好。文中还提示我们，无论采取何种治法，总以平为期。所谓"以平为期"，是中病即止，不可过用。因消导、攻伐、吐下之品，皆攻伐耗正，小儿脾常不足，已伤于积，若再伤于药，则脾胃功能难以恢复，反不利于本病的治疗，这是临床治疗中应当高度重视的。积滞消除之后，宜调理脾胃善后。

2. 积滞化热证

治法以清热导滞为主。若为新积化热，宜在上述乳食停滞证治法基础上加用清热之品，如黄芩、石膏、知母、栀子、连翘之类。又因新积化热，往往热闭胃肠，大便不通，宜用承气汤法通腑泄热。若为久积化热，可用枳实导滞丸（《内外伤辨惑论》：大黄、枳实、神曲、茯苓、黄芩、黄连、白术、泽泻）加减，或用香连导滞汤（《医宗金鉴》：青皮、陈皮、厚朴、黄连、甘草、山楂、神曲、木香、槟榔、大黄、灯心）加减。二方作用相仿，但枳实导滞丸兼有健脾化湿，而香连导滞汤侧重于行气导滞。滞热内甚，可适加胡黄连、连翘、栀子、青黛；若热扰肝经，可适加夏枯草、龙胆草、芦荟；若潮热盗汗显著，适加地骨皮、青蒿、银柴胡。

3. 脾虚夹滞证

治以健脾助运，消食导滞。虚多实少者，用健脾丸（《医方集解》：人参、白术、陈皮、枳实、神曲、麦芽、山楂），或人参启脾丸（《医宗金鉴·幼科杂病心法要诀》：人参、白术、茯苓、陈皮、木香、山药、扁豆、谷芽、神曲、炙甘草）。若虚多实少而兼有化热者，可用肥儿丸（《医宗金鉴·幼科杂病心法要诀》：人参、白术、茯苓、黄连、胡黄连、使君子、神曲、麦芽、山楂、甘草、芦荟），此方还常用于疳积相兼之证。实多虚少者，用木香大安丸（《医宗金鉴·幼科杂病心法要诀》：木香、黄连、陈皮、白术、枳实、山楂、神曲、麦芽、莱菔子、连翘、砂仁）。

脾虚夹滞为虚实夹杂，宜消补兼施，当辨虚实多少施治。健脾补虚不可甘厚壅中，而应运脾为主，脾运则健，才能消谷磨积。若脾胃虚寒，则宜用理中汤（《伤寒论》：人参、白术、干姜、炙草）加砂仁，陈皮之类温中醒脾。

综上所述，积滞证的治疗，首先分清虚实。实者去积为要，积去则正安，脾胃得以健运；但去积之品无论消导推荡皆攻伐伤正，在治疗时应注意攻不伤正。虚者健脾为主，张洁古云："养正则积自除。"这里的养正就是健运脾胃，助运为要，在用药时注意补不碍滞。因此，治疗小儿积滞，要特别注意把握虚实消长、轻重缓急，不可喜补而恶攻，也不可喜攻而恶补。在积滞消除之后，宜调理脾胃以善后。

【简便验方】

一、内服方

方 1：乳食停滞统治方：轻者用神曲、麦芽、山楂、槟榔各等分，炒焙研末，每服 2～3g，每日 3 次。重者用黑白丑、鸡内金各等分，共研细末，每服 1～3g，每日 2～3 次。统治伤乳或伤各种食物所致之乳食停滞证（新积）。

方 2：乳食停滞分治方：根据不同的食物所伤，选用不同的药物。伤于乳类，用山楂、麦芽、神曲；伤于米食，用谷芽、神曲；伤于糯米，用酒曲、神曲；伤于面食，用麦芽、神曲、莱菔子，均炒用，或研末服（每次2～3g），或煎汤服（每味药10g）。

方3：伤于面食豆类，用生萝卜捣汁100ml，温服，或服少量醋。伤于肉食，可用山楂，伤狗肉食再加杏仁，各10g，煎服。伤于瓜果生冷，用肉桂研末，每次1g，米汤调服。伤于鱼、虾、蟹类，用紫苏、陈皮、木香、生姜各5～10g，煎服，或吃橄榄。

二、外治方

方1：乳食停滞证外治方：伤于冷食及难消化食物，用生姜、紫苏各30·50g，捣烂炒热，布包热熨脘腹部；或以上药煎汤浴儿，并轻揉患儿胸腹。乳食停滞腹胀腹痛较甚，可用芒硝研末3g，胡椒粉0.5g，拌匀敷脐。

方2：积滞化热证外治方：桃仁、杏仁、栀子等分研末，胡椒少许，每次2g，用葱白10g，白酒数滴，共捣烂拌匀，敷两脚心，每日换1次。

三、针灸疗法

针刺四缝穴，左右手交替，每日1次，挤出少许淡白色分泌液；或针刺足三里、中脘、大肠俞、气海、脾俞、胃俞。均用于脾虚夹滞证。

四、推拿疗法

方1：捏脊疗法有健脾消积作用，适用于脾虚夹滞证。

方2：推拿疗法，实证：推板门、清大肠、揉板门、揉按中脘、揉脐、按揉足三里各50次，下推七节50次；虚证：补脾土、运水入土、下推七节、揉板门、揉中脘、揉外劳宫、揉足三里各50次。

第8讲　小儿呕吐

呕吐是由于胃气上逆而致胃内容物经口吐出的一种症状，可发生在多种疾病的过程中。小儿呕吐作为病证，即是以呕吐为主症，多发于婴幼儿，凡乳食内伤、感受外邪以及其他疾病影响到胃的功能，而致胃气上逆者，均可致病。

古人谓：有声有物谓之呕，有物无声谓之吐，有声无物谓之哕，哕者干呕之谓也。呕、吐、哕三证虽各有不同，但都与胃气上逆相关，且常兼而互见，发生在小儿，均属小儿呕吐的范畴。又有乳儿在哺乳之后，乳汁自口中溢出，称为溢乳、呃乳，而无其他症状者，多因哺乳不当、哺乳过急过多等原因所致，一般不视为病象，调整哺乳方法后可自行恢复正常。

胃为水谷之海，主受纳腐熟水谷，以通降为顺。若胃气通降失常，上逆则为呕吐。导致胃气上逆呕吐的原因很多，但归纳起来有：一因乳食所伤，过食肥腻坚硬之物，或乳食过饱，积滞中脘，胃气失于通降则发为呕吐，称为伤食吐；二因外感风寒，直犯胃经，或恣食生冷，导致寒凝于胃，胃气失于通降发为呕吐者，称为寒吐；三因感邪化热，或积滞化热，导致邪热蕴滞于胃，胃热气逆呕吐者，称为热吐；四因暴受惊恐，肝胆不宁，气机逆乱，横逆犯胃呕吐者，称为惊吐；五因大病久病之后，脾胃虚弱，或热病日久，损伤胃阴，导致脾胃气阴虚弱，运化升降无权而致胃气上逆呕吐者，称为虚吐；六因小儿情志失和，肝气失于条达，肝郁犯胃而致气逆呕吐，称为肝郁犯胃呕吐。还有虫吐和腑气不通呕吐，为虫扰气逆，或虫积瘀阻、邪热瘀阻而致腑气不通，气逆上冲而发病，其病急暴危重。

【辨证要点】

呕吐在临床分虚实两大类：实证呕吐的特点为发病急，

病程短，呕吐之状较剧，有邪实形实的见症；虚证呕吐的特点为发病缓，病程长，呕吐之状轻缓，有正虚和形气不足的见症。凡外邪犯胃、乳食所伤、蕴热郁滞、惊恐肝郁，均属实证；大病久病之后，或素体虚弱，热病伤阴者，皆为虚证。辨证时审证求因十分重要，一是从病史中询察致病之因，二是从症情中加以辨证。比如食入即吐，呕吐频剧者，多属实热；食后移时方吐，吐物不化者，多属虚寒；呕吐酸溲，吐后觉舒者，多为伤食；呕吐清涎，常嗳气叹息者，多因肝郁气逆；若干呕如哕，兼形气不足者，即是虚吐。

1. 伤食吐

多发于乳食不节，饱食多食，食物肥腻坚硬难化。症见呕吐酸腐、不消化乳食，脘腹胀痛，吐后觉舒，不思乳食，烦吵哭闹，大便或结或泻，泻物亦多不消化食物残渣，或兼发热，面色苍黄，舌苔厚腻，脉滑实有力。若食积化热者，兼见口渴烦躁，唇红苔黄，手心灼热，脉象滑数。

2. 胃热吐

多见于素体内热较甚，或积滞化热，或感受外邪化热，而致胃热上逆，症见呕吐剧烈频繁，或食入即吐，吐物酸腐气臭，口中气臭，或发热汗出，烦躁口渴，面赤唇红，大便多结，小便黄短，舌红苔黄，脉象滑数。若因感受暑湿（湿热）之邪，可伴见面黄困倦，大便泄泻。若感受湿热疫邪，化热化火，常见呕吐剧烈如喷射之状，壮热烦躁，头痛如裂，甚至谵语神昏，四肢抽搐。

3. 胃寒吐

多见于感受风寒之邪，或过食生冷，而致寒邪犯胃。症见呕吐不剧，或食久方吐，或朝食暮吐，吐物清稀如水，或不消化乳食，气味不重，面色苍青或苍白，腹痛喜暖喜按，大便稀薄，或夹不消化食物残渣，舌苔白，脉沉迟。若为风寒外袭，可兼见风寒表证，如恶寒发热，无汗不渴，咳嗽声浊，鼻流清涕，头痛，喷嚏，脉浮。若为过食生冷引起，则腹痛肠鸣，大便泄泻不消化食物残渣之症较为明显。若为寒湿（或寒痰）内阻，也表现为寒吐，但吐物多为痰涎清水，舌苔白腻或厚腻，常兼脘膈痞闷不舒，精神困倦。

4. 惊吐

因感受惊恐所致。症见呕吐清涎，面有惧色，乍青乍白，惊惕不安，大便清稀如泻，舌苔薄白，脉乱（快慢大小不一）。此证多见于素体脾弱、神情胆怯的小儿，故常伴见脾弱之证，如面白唇淡，肌肉松软等。若暴受惊恐，素体较壮者则可兼见化热之证，如烦躁不安，惊惕不寐，口渴唇红，舌红脉数等；也可兼见痰热之证，如呕吐痰涎，烦躁痞闷，舌苔黄腻，舌质转红，脉象滑数等。

5. 肝气犯胃吐

多因情志失和所致。症见频频嗳气叹息，呕吐酸苦，精神郁闷，脘腹胀闷不舒，或胀痛，饮食少思，性情或急躁易哭易怒，脉弦。若气郁化热较著，则呕吐酸苦之症较剧，性情急躁易怒更为显著，并见舌质转红，舌苔转黄，脉象弦数，唇红口渴，睡眠不宁。

6. 虫吐

因于蛔虫内扰，致胃气上逆而吐。症见呕吐蛔虫，或呕吐清水，或呕吐黄绿苦水，腹脐疼痛阵作，平时腹痛隐隐，可有大便下虫史。若蛔厥，则腹痛剧烈，痛时曲背按腹，滚动难忍，头额汗出，呕吐不止，呕黄绿苦水痰涎，或呕吐蛔虫，甚则手脚厥冷，面色苍白，可致脱证。若蛔瘕，即相当于蛔虫性肠梗阻，则呕吐频剧，或呕吐蛔虫，腹痛剧烈拒按，大便不通，烦躁不安，舌苔黄厚，脉象弦急。蛔虫呕吐，常因胃寒或胃热而作，故在一般情况下可兼见胃寒或胃热之证，也可见寒热错杂，临证时应注意分辨。蛔厥证多为寒热错杂，而蛔瘕证，则为胃肠气机阻滞不通，且瘀而化热，热结肠腑，腑气不通。蛔厥、蛔瘕均以呕吐为主要症状，属急重症。

7. 腑气不通吐

多见于肠梗阻，为急腹症之一。症见呕吐频剧，甚则呕吐粪便，大便不通，腹痛剧烈，拒按，可见肠形，兼见壮热烦躁，啼叫不安，唇舌红赤，舌苔黄厚而糙，脉象弦数。为热邪瘀阻，气机不通，逆而上冲。

8. 虚吐

分脾胃气虚和胃阴不足两类。脾胃气虚者，多因素体脾虚，或他病导致脾虚，或吐泻日久所致。症见呕吐无力，日久不愈，或干呕作哕，吐物多为清涎稀水，或不消化食物残渣，气味不重，面色苍白或萎黄，精神不振，疲倦乏力，懒言少动，食少不化，或食后作胀，或不思乳食，四肢欠温，大便溏稀，舌淡苔白，脉象细弱，指纹细淡而隐。若脾虚生寒，则可兼见胃寒吐之症状。

胃阴不足者，多因热病之后，阴液受损，失于调理，而致胃阴不足，气逆而呕。症见干呕如哕，时时作呕，口燥咽干，饥不欲食，皮肤干燥，手足心热，心烦潮热，大便干结，唇舌干红，舌苔少或剥苔乏津，脉细数。若为气阴两虚，则脾胃气虚与胃阴不足之症可兼而互见。

上述虚实之证可互相兼夹，比如虚证兼有伤食，或兼感外邪，实证呕吐如胃热亢盛又可致耗伤气阴，因此，虚实夹杂之证可以互见，临证时要分辨轻重缓急进退。

【论治心法】

小儿呕吐之证病因各异，虚实见证不一，但病机总属胃失和降，胃气上逆所致。因此，治疗大法为祛除病因，和胃降逆。

1. 伤食吐

治宜消食导滞，和胃降逆。常用方剂为保和丸（《丹溪心法》：山楂、神曲、麦芽、莱菔子、陈皮、法半夏、连翘、茯苓），可适加丁香、蔻仁降逆止呕。消食药物的选择应根据患儿所伤乳食的种类，比如伤乳或伤肉食，宜选山楂、麦芽、神曲，伤面食宜选麦芽、神曲、莱菔子，伤米食应选稻芽、神曲。治伤食吐，除消食外还应配合导滞行气降逆，方中莱菔子、陈皮、丁香有行气通降之功，丁香、法半夏止呕效佳，若食滞中脘，胀痛拒按，无论大便通与不通，均可采用通下之法以降胃逆，适加枳实、槟榔、大黄。若伤食兼感风寒，可加生姜、紫苏；若兼感暑湿，可加藿香、黄连；若伤食有化热趋势者，可加竹茹、黄连。

2. 胃热吐

治宜清热泻火，和胃降逆。常用方剂为藿连汤（《幼幼集成》：藿香、黄连、厚朴、生姜、大枣）加竹茹、芦根。若热甚吐剧，加石膏、黄芩、竹沥、青黛，此类剧烈呕吐多属温热疾病之痰火上逆，宜大剂清热泻火，甚至可配合通下降逆，适加大黄、芒硝、枳实之类。若兼感暑湿，可用藿连汤加滑石、芦根、荷梗、佩兰叶之类。

若为积滞化热而致呕吐者，宜清热导滞、和胃降逆，轻者可用消食清郁汤（《万病回春》：姜半夏、陈皮、茯苓、神曲、麦芽、山楂、枳壳、香附、苍术、藿香、姜黄连、川芎、甘草、栀子）去川芎，重者可用清热和胃丸（《医宗金鉴》：黄连、栀子、连翘、竹茹、麦冬、山楂、神曲、麦芽、陈皮、枳实、大黄、甘草）。

3. 胃寒吐

治宜温中散寒，和胃降逆。常用方剂如丁香半夏丸（《重订严氏济生方》：丁香、炮干姜、半夏、橘红、白术），可适加藿香、柿蒂。若兼感风寒，加紫苏、生姜；若中寒较甚，加吴茱萸、肉桂；若兼脾胃气虚，加太子参、茯苓，或用丁香柿蒂散（《世医得效方》：人参、茯苓、橘皮、半夏、良姜、丁香、柿蒂、生姜、甘草），也可用丁萸理中汤（《医宗金鉴》：丁香、吴茱萸、人参、白术、干姜、炙甘草），上述丁香柿蒂散与丁萸理中汤比较，后者温中散寒之力较强，而前者行气降逆之力稍胜，二方在临床上均为常用之方。若兼饮食生冷，加莱菔子、神曲、蔻仁，也可用和胃汤（《医宗金鉴》：陈皮、姜半夏、砂仁、苍术、厚朴、藿香、香附、甘草、山楂、神曲、生姜）。若为寒痰阻滞，可用二陈汤加丁香、沉香。

4. 惊吐

治宜安神镇惊，抑肝和胃。常用方剂定吐丸（《幼幼新书》：丁香、全蝎、姜半夏、大枣）加茯神、蝉衣、钩藤、白芍、代赭石。若兼化热，见唇红舌干、口渴、心烦不寐，加黄连、竹茹、连翘、珍珠母。若兼痰热，可用黄连温胆汤（《六因条辨》：黄连、竹茹、枳实、陈皮、法半夏、茯苓、甘草、生姜、大枣）。

5. 肝气犯胃吐

治宜疏肝理气，和胃降逆。常用方剂解肝煎（《景岳全书》：陈皮、半夏、厚朴、茯苓、砂仁、白芍、生姜、苏叶）加竹茹、柴胡。若肝郁化火之症显著，可用左金丸（《丹溪心法》：黄连、吴茱萸）合四逆散（《伤寒论》：柴胡、枳实、白芍、甘草），呕吐甚加代赭石、旋覆化、竹茹。

6. 虫吐

因胃热引起虫扰者，治宜清热安蛔，和胃降逆。常用方剂为连梅安蛔汤（《重订通俗伤寒论》：胡黄连、川椒、雷丸、乌梅、黄柏、槟榔）。因胃寒引起虫扰者，治宜温中安蛔，和胃降逆。常用方剂为理中安蛔汤（《万病回春》：人参、白术、茯苓、川椒、乌梅、干姜）。若为寒热错杂者，治宜寒热并用，安蛔降逆。常用方剂为乌梅丸（《伤寒论》：乌梅、细辛、干姜、当归、附子、肉桂、黄柏、黄连、人参、川椒）。蛔虫窜扰导致呕吐，首先要安蛔，安蛔杀蛔宜酸苦辛相合，忌用甘甜。古人云：“虫性喜甜，得甘则动，得苦则止，得酸则软，得辛则伏。”组方一般不用甘草。待虫静安伏之后，继以驱虫外出，可在辨证用方基础上加杀虫之品如使君子、芜荑、雷丸、榧子、川楝子、鹤虱、槟榔等，以及配合行气导滞通下之品如槟榔、莱菔子、枳实、牵牛子、大黄、芒硝等。驱虫杀虫之品应联合应用，数味联用，药量宜大些，否则势单力薄达不到驱虫杀虫的效果。若兼食滞，或每于进食时或进食后虫痛呕吐者，可适加神曲、山楂、麦芽之类，以消食化滞。

蛔厥者，应以大剂乌梅丸作汤服，并可适加槟榔、川楝子、雷丸、使君子等杀虫之品。若有虚脱，宜急以回阳救逆为主，用参附汤。

蛔瘕者，可用《类证治裁·诸虫》所载之木香槟榔丸（槟榔、木香、鹤虱、贯众、干漆、使君子、轻粉、锡灰、雷丸、巴豆仁），此方用于体壮邪实者；或用追虫丸（《证治准绳》：牵牛子、槟榔、雷丸、木香、茵陈、皂角、苦楝皮）。若化热，加黄连、黄柏、连翘、败酱草、大黄等。蛔瘕者以通下为主。

7. 腑气不通呕吐

治宜行气通腑，攻下降逆。常用方剂为《儒门事亲》之木香槟榔丸（木香、槟榔、青皮、陈皮、莪术、黄连、黄柏、大黄、香附、牵牛子）。肠梗阻所致之腑气不通，或蛔瘕所致之腑气不通，临证治疗时应严密观察病情变化，若梗阻经行气通腑攻下治疗仍不能解除，则应及时手术治疗。

8. 虚吐

脾胃气虚者，治宜健脾益气，和胃降逆。常用方剂如旋覆代赭汤（《伤寒论》：旋覆花、代赭石、人参、生姜、炙甘草、大枣、半夏），或用藿香安胃散（《脾胃论》：藿香、丁香、人参、橘红、生姜）。旋覆代赭汤用于脾虚呕吐痰涎为主，偏于化痰降逆；藿香安胃散用于脾虚呕吐兼食欲不振为主，偏于芳香醒脾、行气降逆。若呕吐不甚，但日久不愈，反复发作，脾胃虚弱者，可用香砂六君子汤加藿香、柿蒂，此方也用于久呕脾虚的恢复调理。若脾虚兼有虚热者，热轻用橘皮竹茹汤（《金匮要略》：竹茹、橘皮、大枣、生姜、人参），热重用竹叶石膏汤（《伤寒论》：竹叶、石膏、半夏、麦冬、人参、甘草、粳米）。以上二方也常用于病后虚烦干呕之证，竹叶石膏汤能清热除烦、益气生津，多用于热病后气阴两伤烦热干呕，若无发热竹叶改用竹茹。

胃阴不足者，治宜养阴清热，和胃降逆。常用方剂为麦门冬汤（《金匮要略》：麦冬、半夏、人参、粳米、甘草、大枣），人参改用沙参，则养阴之力专，用人参则气阴两补。可适加竹茹、枇杷叶、白芍、木瓜。热重加石膏、知母。伤阴较重加生地、玄参、石斛。大便干结加火麻仁、郁李仁、瓜蒌仁。

临证时，止呕药物的应用十分重要，应辨证而施，不可一见呕吐就用丁香、柿蒂、竹茹、陈皮，甚或旋覆花、代赭石。外感风寒宜紫苏、生姜，兼湿加藿香，感受暑湿或湿热宜藿香、黄连，过食生冷宜紫苏、藿香、砂仁、蔻仁、神曲，痰湿内阻宜陈皮、半夏，胃寒宜丁香、柿蒂、干姜、吴茱萸，胃热宜葛根、黄连、竹茹、枇杷叶，气逆甚宜旋覆花、代赭石。若呕吐频作，诸药无效者，可试用虫类祛风止痉之品如全蝎、蜈蚣、僵蚕。若频频呕哕，脾胃已虚，入药亦吐，则宜用粳米、砂仁煮米饮喂之，以安胃养胃。

【简便验方】

一、内服方

方1：寒吐：生姜10g，红糖10g，煎服。热吐：石膏15g，黄连5g，煎服；或用枇杷叶15g煎服。

方2：寒热错杂吐：紫苏10g，黄连5g，煎服；或吴茱萸5g，黄连5g，生姜10g，煎服。

方3：胃阴亏虚，干呕作哕，甘蔗取汁15g，生姜取汁5g，和匀，温服。

二、外治方

方1：寒吐用吴茱萸研末，生姜、大葱同捣烂，敷涌泉穴。

方2：热吐用蓖麻仁（或明矾）捣烂，与面粉调敷涌泉穴。

三、针灸疗法

针刺：主穴取内关、中脘、足三里，配穴取太冲、内庭。
艾灸：天枢、关元、气海。

第 9 讲　小儿腹泻

小儿腹泻是以大便次数增多、粪质稀薄（甚或以水样）为主症的小儿常见疾病。多由外感六淫，或内伤饮食，损伤脾胃所致。好发于夏秋季节，以 2 岁以内的婴幼儿发病率最高。发病以后，病情轻重不一，轻证预后较好，重证则预后较差，重度腹泻可导致阴阳两伤的危重变证。若因久泻不愈，还可转成疳证或慢惊风。由于发病率高，危害性大，目前被列为我国儿童重点防治的"四病"之一。

中医认为，泄泻之本无不由于脾胃。小儿脾常不足，加之饮食不知自节，寒温不知自调，最易受饮食和外邪所伤。脾胃受伤则运化失职，水反为湿，谷反为滞；升降失常则清浊不分，合污下趋则为泄泻。在病因上，有外感六淫、内伤乳食、暴受惊恐，以及先天不足、他病影响等几方面。在病理上，则无论何种原因引起，均致脾胃受伤，湿滞内停，升降失常。在病性上有虚实两大类，因外来之因（如外感、伤食、惊恐等）所致者，初起多为实证，久则致虚；因于内在因素（如先天不足、素体虚弱、他病伤脾等）则多为虚证，或虚实夹杂。又暴泻易伤阴液，久泻多损阳气。

【辨证要点】

小儿腹泻有轻证、重证，及常证、变证之别。轻证腹泻，大便次数在 10 次/日以下，精神尚可，无明显脱水症状。重症腹泻，起病急重，大便次数在 10 次/日以上，粪便稀薄如水，泄泻如注，常伴频繁呕吐，迅速出现脱水及电解质紊乱症状，甚则导致休克。小儿腹泻的常证、变证，是中医的认识和分类。腹泻常证，是以腹泻为主症，其病机以脾胃损伤为主，其证候类型有风寒泻、寒湿泻、暑湿泻（湿热泻）、伤食泻、惊泻、脾虚泻、脾肾阳虚泻。腹泻变证，是指因剧烈腹泻导致伤阴伤阳，有气阴两虚、阴竭阳脱两大证候类型。

由于小儿腹泻是一大证，临床情况较为复杂，临证辨证应注意从以下两方面入手。首先要询察发病原因，是因感受风寒还是感受暑湿，这与时令气候关系密切，小儿腹泻夏秋发病率高，因此暑湿为病较多。若因乳食受伤，应询问伤于何种食物。若为暴受惊恐，或由先天不足、他病及脾，均应从病史上进行分析。其次要从泄泻的情势、大便的形质气味以及其他兼证来分析病机，以明辨表里、寒热、虚实。

兹就小儿腹泻常见的证候类型的辨证要点分述如下：

一、常证

1. 风寒泻

发病前常有受凉史，泄泻清稀多泡，粪色淡黄，腹痛肠鸣，面色苍黄，常兼恶寒发热，鼻塞流涕，咳嗽喷嚏，舌苔白腻，脉象浮紧，若发热较高则脉浮数而紧，指纹淡红。此证因感受风寒所致，为表里兼病，既有风寒郁表、肺卫失宣之寒热咳嗽、鼻塞流涕，较大儿童可诉头痛不适等表证，又见寒湿困脾、气滞郁阻、升降失常之泄泻清稀多泡、腹痛肠鸣等里证。

2. 寒湿泻

多由风寒泻表邪入里，或寒邪直犯脾胃，或由饮食生冷所伤。症见面色苍黄，泄泻清稀多泡，粪色淡黄，或伴呕吐，腹痛肠鸣，小便不利，唇舌淡白，舌苔白腻，脉象濡迟，指纹青滞。此证与风寒泻同属寒泻，风寒泻为兼表，寒湿泻则为里证。

3. 暑湿泻（湿热泻）

因感受暑湿（湿热）所致，多见于夏秋季节，起病急骤，泄泻急迫，粪质稀薄如水，量多次频，或粪质黏稠色黄，夹杂黏液，气味秽臭难闻，肛门灼红，发热烦躁，哭闹不安，口渴喜饮，或兼呕吐，肚腹胀膨，尿黄短少，舌红苔黄腻，指纹紫滞，脉象滑数。此证为湿热蕴滞脾胃，升降失常。证候特点与寒湿证不同之处在于：湿热证病急泻剧，大便多夹杂黏液，若粪质稀薄如水则泻势急暴，所谓"暴注下迫皆属于热"，另外发热烦渴、尿黄、舌红苔黄等热证明显。临证辨证还须进一步辨其暑热郁表、湿偏重、热偏重等。若为暑热郁表，多见于疾病初起，除上述症状外兼见面色黄垢、神滞困倦、头重胸闷、肢体懒动、发热少汗、脉浮。若为热偏重，则起病急、吐泻剧、发热烦渴、肛门灼红、舌红苔黄脉数之症突出。若为湿偏重，则泻下之势较缓、大便泻下不爽、困倦面黄、小便不利、腹胀腹痛、舌苔腻厚等症明显。

4. 伤食泻

发病前有伤乳食史，泻下或急或缓，泻物多为不消化食物残渣，伤于乳者可见粪便中夹杂奶瓣，伤于食者可见所伤之食物残渣，粪便多泡沫，气味酸馊或秽臭（酸馊者为伤食尚未化热，秽臭或臭如败卵者为食滞化热），脘腹胀痛明显，甚则拒按，痛则欲泻，泻后痛减，多兼嗳气酸馊，呕吐酸腐，不思乳食，舌苔腻厚，脉象沉滑，指纹沉滞。此证可单独存在，也可兼夹在其他证候类型中。临证时，重在辨其所伤何物，食滞气阻之轻重（如腹胀腹痛及呕恶之症之轻重），以及有无食滞化热。食滞化热者，可见发热烦渴，大便秽臭或夹黏液，小便短黄，舌质转红，舌苔转黄，脉数，指纹红紫。

5. 惊泻

发病前有暴受惊恐史，此证患儿体质较弱，面色乍青乍白，有恐惧感，泄泻次数不多，泻物清稀带泡，或伴腹痛，唇舌偏淡，舌苔白滑，脉象弦数，或快慢不一，指纹淡青而滞。此证素体脾虚，暴受惊恐导致气机紊乱，所谓"惊则气乱，恐则气下"，脾胃升降失常而泻。

6. 脾虚泻

可由风寒、寒湿泄泻演变而成，由实转虚；也可因素体脾虚，他病伤脾而发病。症见泄泻迁延，日久不愈，粪质多清稀或溏薄，可夹杂不消化食物残渣，食后腹胀腹泻，面色萎黄或苍白，肌肉松软，食欲不振，精神倦怠，睡卧露睛，或四肢欠温，舌淡苍白，脉象细弱，指纹淡隐。此证脾气虚弱，运化失职。辨证时应注意脾气虚弱的轻重，若脾虚气陷，腹泻日久不止，甚则滑利脱肛；若脾气虚损及脾阳，出现脾胃虚寒泄泻，则泻下青绿色，形寒肢冷，口鼻气凉，脉象沉迟。

7. 脾肾阳虚泻

多由脾虚泻日久不愈发展而成，也有先天不足、脾肾阳虚而致泻。症见泄泻日久不愈，泻物清冷，完谷不化，甚或滑利脱肛，面色㿠白，精神疲惫萎靡，形寒肢冷，瘦小虚弱，口鼻气冷，反应低下，不思饮食，唇舌淡白，舌苔薄白，脉象沉细而弱，指纹细淡隐伏。此证与脾虚泻的区别在于肾阳不足、虚寒内盛之证更为显著，如泻物清冷、完谷不化、精神萎靡、反应低下、口鼻气冷、形寒肢冷，也有部分患儿生长发育迟缓。

综上所述，腹泻常证虽有表里、寒热、虚实的表现，但终归以泄泻为主症。因此，泄泻主症的辨证十分重要。简言之，泄泻急暴、量多次频者，多属热证、实证；泄泻舒缓、量少次稀者，多属寒证、虚证；粪便稀薄多泡，气味不重者，为虚证寒证；粪质黏稠夹杂黏液，气味秽臭者，为热证；大便夹杂不消化食物残渣，可见于伤食，也可见于脾、肾虚弱，因于伤食者大便中食物残渣气味酸馊腐臭，因于脾、肾虚弱者则泻物清冷、食物不化、气味不重。

二、变证

1. 气阴两伤证

因泄泻剧烈，量多次频，或兼呕吐频繁，体液丢失过多所致。症状除频繁吐泻外，精神萎软，倦怠乏力，皮肤干燥，目眶及囟门凹陷，啼哭无力少泪，唇舌干燥，口渴引饮，小便短少，睡卧露睛，舌苔薄而少津，脉象细数，指纹细淡。此证先由体液丢失伤阴，继而气随阴伤，而致气阴两伤。临床上有阴伤甚和气伤甚的区别：阴伤甚者，目眶及囟门凹陷，啼哭少泪或无泪，皮肤干燥，甚则干瘪起皱，唇舌干燥，小便短少，口渴引饮，甚则烦躁不安；气伤甚者，精神萎软，甚则萎靡，睡卧露睛，气息哭声低微。

2. 阴竭阳脱证

由剧烈吐泻，大量丢失体液，先伤气阴，继而阴竭阳脱。此为泄泻变证中危重证候。除剧烈大量吐泻外，症见目眶及囟门重度凹陷，皮肤干瘪起皱，形体羸瘦，精神萎靡，气息微弱，四肢厥冷，少尿无尿，唇齿干燥，舌质干绛，脉象细弱沉微，指纹细隐。若不急救，则可虚脱而亡。

腹泻变证的产生，是因剧烈吐泻，体液大量丢失而致伤阴伤阳。上述诸常证腹泻，在吐泻剧烈时均可导致变证，但以暑热（湿热）泻为多见。腹泻变证是腹泻的危重证候，以往不少著作或教材将变证分为伤阴证、伤阳证、阴阳两伤证三个证候类型，其实腹泻伤阴的同时必然伤阳，只不过在病变过程中仍有轻浅深重的不同阶段，验之临床，小儿腹泻变证之初，多为气阴两伤，继则阴竭阳脱。

【**论治心法**】

腹泻的治疗原则：一是祛除病因，比如因于风寒者宜疏风散寒，因于寒湿者宜温化寒湿，因于暑湿（湿热）者宜清化暑湿（湿热），因于乳食者宜消食导滞，因于惊恐者宜镇惊安神，因于脾虚或脾肾两虚者宜健脾补中或脾肾两补；二是调整脾胃运化升降功能，包括燥湿利湿、理气助运、升提收敛。湿滞困脾、升降失常是腹泻的基本病理，治疗腹泻在祛除病因的同时，还要针对这种病理状态予以调整。

一、常证

1. 风寒泻

治宜疏风散寒，行气化湿。常用方剂为藿香正气散（《太平惠民和剂局方》：藿香、紫苏、白芷、桔梗、白术、厚朴、半夏曲、大腹皮、茯苓、陈皮、甘草、生姜、大枣）。方中紫苏、白芷疏风散寒解表，藿香芳香醒脾化湿，厚朴、大腹皮行气和中，白术、茯苓健脾利湿，桔梗与藿香、紫苏、白芷同用有宣肺升提气机之功，而陈皮、半夏与厚朴同用则有平胃降逆之效，故全方组方严谨，对风寒泻疗效甚佳。若风寒郁表较重，或兼头痛肢酸、恶寒无汗者加羌活、荆芥、防风；大便泡沫较多，是因风走肠腑，宜加防风、荆芥，配合藿香、苏梗、厚朴之类疏风理气；若大便泡沫多，夹杂不消化食物残渣（或奶瓣），气味酸臭，是兼食滞，宜配合消食导滞，适加神曲、麦芽、山楂、莱菔子之类；若小便不利，加车前、泽泻；若腹痛显著加槟榔、木香。

2. 寒湿泻

治宜温中散寒，行气化湿。常用方剂为胃苓汤（《丹溪心法》：苍术、厚朴、陈皮、甘草、茯苓、泽泻、猪苓、桂枝、白术）。此方为平胃散合五苓散组成，能燥湿散寒，温中健脾，行气利水。若寒盛腹痛肠鸣，加干姜（或炮姜）、吴茱萸、木香；若食纳不开，加砂仁、蔻仁、神曲；若兼呕逆，加法半夏、生姜。

3. 暑湿（湿热）泻

治宜清暑（热）利湿。常用方剂为葛根芩连汤（《伤寒论》）合六一散。若为暑湿郁表，加藿香、香薷、竹叶、连翘，以宣透解表；若热偏重，发热烦渴之症显著，加连翘、石膏、栀子，并重用葛根，泄泻剧烈、肛门灼红之症显著，重用黄连、黄芩，适加马齿苋、地锦草；大便黏液较多、气味秽臭者，为热毒蕴滞肠胃，可合用白头翁汤（《伤寒论》：白头翁、黄连、黄柏、秦皮）；若热重伤阴，烦渴、唇舌干燥之症显著，可合用玉露散（《小儿药证直诀》：寒水石、石膏、甘草、麦冬），并重用葛根；若湿偏重，加苍术、藿香、车前、茯苓。

4. 伤食泻

治宜消食导滞，和中化湿。常用方剂为保和丸（《丹溪心法》：连翘、陈皮、半夏、茯苓、莱菔子、神曲、麦芽、山楂）加车前、木香。伤于肉食、奶类，重用山楂；伤于面食，重用莱菔子、麦芽；伤于米食，重用神曲，并加谷芽。以上莱菔子、神曲、麦芽、稻芽、山楂均宜炒用。若面色黄垢、肢体懒动、困倦神滞，为湿滞困脾之症明显，宜加藿香、苍术、厚朴醒脾燥湿、行气化滞；若脘腹胀痛、呕吐上逆之症显著，加槟榔、枳实、藿香、生姜行气降逆止呕；若食滞化热，大便秽臭如败卵、黏液较多，加黄连、秦皮、马齿苋、白头翁；若腹痛拒按、大便泻下不爽，可加大黄、枳实，通因通用。若素体脾胃薄弱，兼伤食泄泻，可合用参苓白术散。

5. 惊泻

治宜镇惊安神，健脾利湿。常用方剂为益脾镇惊散（《医宗金鉴》：人参、白术、茯苓、朱砂、钩藤、炙甘草）合痛泻要方（《景岳全书》：白术、白芍、陈皮、防风）。朱砂为安神定惊要药，但用之过量常可引起中毒，故在使用时宜慎，一般可用蝉衣、珍珠母代替。方中可适加灯心草、车前子，以增强利湿止泻作用。若腹胀痛，加青皮、香附；若大便夹杂不消化食物残渣、食欲不振，加神曲、麦芽、山楂。

6. 脾虚泻

治宜健脾益气，助运化湿。常用方剂有参苓白术散、七味白术散、理中汤及益黄散。

参苓白术散（《太平惠民和剂局方》：人参、白术、茯苓、甘草、山药、莲子肉、砂仁、薏苡仁、白扁豆、桔梗、大枣）与七味白术散（《小儿药证直诀》：人参、白术、茯苓、甘草、葛根、木香、藿香）均用于脾虚泻，但临证运用有所不同。参苓白术散淡渗利湿之力较强，一般用于脾虚泻初期，脾虚湿滞显著，症见泄泻频而小便不利；七味白术散芳香鼓舞、升提之力较强，可用于脾虚泻日久不愈，脾虚疲惫，运化无力，症见神疲腹胀、不思饮食、久泻不止。七味白术散中重用葛根能鼓舞胃气，升提清阳，藿香能芳香醒脾，助运化湿。李东垣《脾胃论》中说："治泻当利小便，但泄泻本为降病（即病机向下，属'降'），倘若利湿（也属'降'）久治不愈，是

'降而又降'，当用升提即瘥。"我的临床体会，对于脾虚泄泻，初用参苓白术散常能取效，若再用无效时可改用七味白术散收功。倘若脾虚下陷，症见滑利脱肛，则应在补虚升提的基础上配合收涩治疗，可用补中益气汤合益黄散。

理中汤（《伤寒论》：人参、干姜、白术、炙甘草）和益黄散（《小儿药证直诀》：丁香、青皮、陈皮、诃子、炙甘草）均用于脾胃虚寒泄泻，但理中汤偏于温中益气，益黄散偏于辛燥收敛。若脾胃气阳虚弱为主而致内寒者宜理中汤，寒甚加附子、肉桂；若脾胃虚寒，无力运化，敛摄无权，则宜益黄散。益黄散补虚益气之力弱，用于寒湿较重、脾虚失敛，以辛香温燥、醒脾散寒来激发脾胃运化机能，并辅以收敛，达到止泻目的。

脾虚泄泻，是小儿腹泻的常见证候，由于临床情况复杂，不可一味补虚，应以健运脾胃为主，脾运得健则泄泻可止。故宜根据病情，或佐以淡渗利湿，或佐以芳香鼓舞，或佐以升提举陷，或佐以温中散寒，或佐以收敛固涩。若脾虚疲惫已极，运化机能几乎完全丧失，甚至服药泻药，万全《幼科发挥》云："小儿泄泻依法治之不效者，脾胃已衰，不能运转药性以施变化，……白术散主之，常与无间。"文中所言白术散，即七味白术散，可小量多次进服，有芳香鼓舞、醒悦脾胃、健脾助运之效。若仍少效或无效，则可暂停诸药，用粳米炒黄煮粥服，有健脾养胃之功，常可起意想不到之效果。

7. 脾肾阳虚泻

治宜温补脾肾，固涩止泻。常用方剂为附子理中汤（《三因极一病症方论》：附子、人参、干姜、甘草、白术）合四神丸（《内科摘要》：补骨脂、五味子、肉豆蔻、吴茱萸），或用真人养脏汤（《太平惠民和剂局方》：人参、当归、白术、肉豆蔻、肉桂、炙甘草、白芍、木香、诃子、罂粟壳）。若久泻不止，兼见抽搐者，宜加钩藤、白芍、乌梅、龙骨、牡蛎等。

小儿腹泻若表现为虚实夹杂、寒热互见之证，则宜根据上述各证候类型见症之轻重偏盛，灵活运用。总括泄泻的治法用药，大抵急性期以实证为主，宜分利小便、疏理气机，古人云："治泻不利小便非其治也"，疏理气机意在调整脾胃升降功能。同时还宜针对病因予以疏风、散寒、清热、消食导滞、镇惊安神等。恢复期或迁延期、慢性期，以虚证为主，宜健脾温肾、益气升阳、收敛固涩。

二、变证

1. 气阴两虚证

治宜益气养阴，生津止泻。常用方剂为生脉散加味：人参、麦冬、五味子、乌梅、葛根、茯苓。若泄泻剧烈，属湿热者，加黄连、石榴皮。若气阴两虚变证初起，或久泻损伤气阴，表现轻度脱水，可用七味白术散，重用葛根。以上用药均宜大剂煎服，当茶饮，以补充阴津之不足。此证伤阴耗气，与温热病损伤阴液不同，温热病热伤阴液，宜滋养阴液，用滋阴养阴之品为主；泄泻伤阴，是脾胃受伤，吐泻脱水丢液，若专予滋阴，则滋腻碍脾，反为不利，故益气养阴的同时，应健运脾胃以生津液。初用七味白术散即是此意，钱乙创此方治久泻烦渴，即是因泄泻导致气阴两伤。若阴伤较重，可用生脉散大剂当茶饮，以补充阴津，但不宜滋腻碍脾。

2. 阴竭阳脱证

宜益气养阴，回阳救逆。常用方剂为生脉散合参附龙牡救逆汤。若阳气暴脱，则宜先以参附龙牡救逆汤（经验方：人参、附子、龙骨、牡蛎）回阳固脱，再合生脉散益气育阴。

以上泄泻变证，轻者口服汤药，补充水液可以取效，还可用绿茶、食盐、白糖适量泡水饮服以补充水液。重者则宜配合静脉补液治疗。

【简便验方】

一、内服方

方1：暑月水泻方：生姜10g捣烂，陈细茶10g，煎浓汤饮服。

方2：寒泻方：胡椒5g，生姜10g，淡豆豉6g，水煎服。

方3：湿热泻方：黄连10g，车前子10g，水煎服。

方4：脾虚久泻：饭锅巴100g，莲子肉100g，白糖100g，各研末和匀，每服10g，日3服。又方，"集成止泻散"：车前子（青盐炒）、白茯苓、山药（炒）各60g，炙甘草20g，共研细末，每服5～10g，炒米汤或乌梅汤下，此方载于《幼幼集成》，谓：治久泻如神，经验最多。

方5：大蒜素片：治隐孢子虫肠炎泄泻。

方6：治湿热泻，用地锦草、马齿苋、铁苋菜，每味15～30g，可任取1～3味，水煎服。

二、外治方

方1：敷贴方：治风寒泻用苍术2份，藁本1份，共研末，取适量敷脐；治湿热泻用苍术、苦参，研末醋调，敷脐或敷足心，热偏重苍术1份，苦参3份，湿偏重苍术3份，苦参1份；治伤食泻，用朴硝30g，苍术5g，研末敷脐；治寒湿泻，用苍术、肉桂、丁香、胡椒各等份，研末敷脐。

方2：熏洗方：无花果叶（鲜、干均可）3～5片，煎汤，趁热熏双足心，待温洗双足，日3～4次；或用鬼针草3～5棵，煎汤熏洗双足，方法同上；或用艾叶15g，白胡椒9g，透骨草9g，煎汤温洗双足，日3次。以上各方可用于各证型泄泻。

第10讲　疳　　症

　　疳症是小儿特有的病证，以1~3岁的婴幼儿发病率最高，由于发病广泛，症情严重，被古代称为儿科四大证（麻痘惊疳）之一。相当于现代医学的营养不良性疾病。临床以形体消瘦、肌肤干瘪、面黄发枯、饮食异常、二便不调为特征，而以形体消瘦为主症。现在，由于人民生活水平的普遍提高，疳症的发病已大为减少，重症患者已不多见。但由于溺爱娇养，过食肥甘，挑食偏食，同样损伤脾胃导致疳症，所谓"过犹不及"，应当引起高度重视。

　　古人云："疳者甘也。"又云："疳者干也"。前者是指由于饮食因素，喂养不当导致疳症；后者是谓脾胃受损，气血津液干涸而致形体消瘦、肌肤干瘪的症状。它们高度概括了疳症的病因、病机和症状。

　　古代对疳的认识较为混乱，甚至把疳和痨等同起来，认为大人为痨，小儿为疳，是把导致小儿形体消瘦、津液干涸的病证都称为疳症，明代《证治准绳·幼科》集诸家之论，收集疳症达61候之多，很显然把疳症的范围扩大了。根据宋代儿科医圣钱乙关于"疳皆脾胃病，亡津液之所作"的认识，应当将疳症确定在脾胃病的范畴，这样痨瘵结核就区别开来了。至于五脏疳，则是由于脾胃受损，气血津液不足，导致五脏失养，而出现的五脏病理症状。

　　因此，虽然历代医家对疳的命名繁多，但归纳起来不外以下几类：以五脏命名，如心疳、肝疳、脾疳、肺疳、肾疳；以病因命名，如热疳、冷疳、哺乳疳、食疳、蛔疳；以病位命名，如外疳、内疳、口疳、鼻疳、眼疳、脑疳、脊疳、筋疳、骨疳；以病情命名，如疳气、疳虚、疳极、干疳；以兼证命名，如疳泻、疳痢、疳渴、疳嗽、疳肿胀等。

　　导致疳症的主要原因是喂养不当、营养失调。其中有因于母乳不足，喂养不当，或长期挑食偏食厌食，以致营养物质摄入不足，脾胃生化之源匮乏；也有因乳食不节，过食肥甘厚腻，损伤脾胃，运化失职。二者均导致气血津液生成不足，导致疳症，在发病上大多有伤食、积滞、疳症的病理变化过程。导致疳症的另一原因是病后失调，比如长期吐泻、虫积、热病之后，损伤脾胃，耗伤津液，转成疳症。因此，脾胃受损，气血津液亏虚是疳症的病理基础。由于气血津液不足，又使五脏失养，变生五脏疳的兼证。

【辨证要点】

疳症是一种发病缓慢、渐进发展的慢性病证，根据临床所见，从病期上大致可以分为初期、中期、后期三个阶段，而在病理上分属疳气、疳积、干疳三个证候类型。从辨证来看，疳症皆虚，但有轻重之别，兼夹之异。因此，审辨虚实，分别轻重缓急，是疳症辨证要点所在。

一、常证

1. 疳气证

《活幼口议》云："发作之初，名曰疳气"。疳气证为疳症初期，在病理上虽疳为虚证，但初期病尚轻浅，未涉他脏，仅为脾胃受损，气机失调为主。故见症形体略为消瘦，面色少华，毛发稀疏，厌食或食欲不振，精神欠佳，或易发脾气，睡眠欠安，大便或秘或溏，尿或米泔，舌苔薄白或微腻，舌质正常或偏淡，脉象尚平和或略细。

本证虽虚实之证不显著，但也有偏胜之不同，辨证时应予注意。脾胃气虚，津液不足，不能养荣，则消瘦发稀，面色不华；脾胃失运则厌食纳少，便溏神疲，尿如米泔，舌淡苔白，脉象细弱；由于运化失职则积滞内停，积而化热则便秘秽臭，睡眠不宁，易发脾气，舌苔转黄。若失于调治，可进而转为疳积。

2. 疳积证

多见于疳症中期，为虚实夹杂之证，症情较重。症见形体明显消瘦，肚腹膨胀，甚则青筋暴露，面色萎黄无华，毛发稀疏干枯，精神不振，或烦躁不安，年幼儿常烦哭不宁，或困倦嗜睡，甚则睡卧露睛，或揉眉挖鼻，咬指磨牙，睡眠不宁，夜热盗汗，食欲异常，或乳食少思，或不知饥饱，喜吃泥土异物，大便或数日一行，秽臭异常，或泻下酸臭，食物不化，小便短黄，或如米泔，指纹或红紫而滞，或青紫而滞，舌质或淡或红，舌苔多腻或白或黄，脉象弦细。

本证属脾胃虚弱，津液亏耗，又兼积滞内停，郁而化热。辨证时应注意以下几点：①虚实的轻重程度。大多患儿虚实之证均为显著，若体质较壮，病程不久的，虚少实多，反之则虚多实少。虚证指脾虚津亏，症如神萎气弱，消瘦发枯，舌淡脉细等；实证指积滞内停，症如肚腹胀大，按之胀实，饮食异常，大便不调，苔腻脉弦（或滑实有力），指纹瘀滞等。②瘀热的轻重程度。瘀热之证主要表现在：精神烦躁，烦哭不宁，睡中龂齿，夜热盗汗，食欲亢进嗜异，多吃多便，大便不消化，或便秘秽臭，小便短黄，指纹红紫，舌红苔黄，脉象弦数或滑数。积滞郁热除了造成脾胃积热外，还常影响他脏，比如烦躁啼哭为心热，龂齿磨牙为胃热，食欲亢进嗜异、多吃多便是胃强（热）脾弱，甚至睡中梦呓易惊、揉眉挖鼻、动作异常为肝热。此证中夜热盗汗不可当作阴虚看，是因积热外蒸，津液外泄所致。由于脾胃积滞，还可生湿，所以积热之中常夹湿浊，如尿如米泔、舌苔厚腻、食欲不开、大便泄泻等症状也为常见；若为虫积，还可见大便下虫，腹部可扪及条索状虫体等，辨证时应予注意。

3. 干疳证

为疳症后期，气阴两虚之重证。症见极度消瘦，皮肤干瘪起皱，面呈老人貌，毛发干枯，毫无光泽，精神萎靡，哭声无力，哭时无泪，时有低热，口干唇燥，腹凹如舟，杳不思食，大便或溏或秘，小便短黄，舌淡嫩或偏红，苔光剥无津，脉沉细无力，或沉细而数。

本证由于病程日久，脾胃虚弱已极，生化之源枯竭，气血津液虚衰，除上述气阴亏虚症状外，极易出现变证。比如气不摄血，则见皮肤紫癜，或衄血便血；严重者还可出现阴阳虚衰的虚脱证，如四肢厥冷，气息微弱，脉微欲绝。

二、兼证

在疳症的中、后期阶段，即疳积、干疳两证，由于脾胃虚损，气阴两亏，五脏失养，又因积热内滞，侵扰五脏所致，出现多种兼证，称为五脏疳。五脏疳见于疳积阶段者，常虚实夹杂，或虚多实少，或实多虚少，虚者气阴两虚，实者积热内扰；见于干疳阶段者，以虚证为主，即使有热也为虚热。辨证重在辨五脏疳兼证之虚实。

1. 心经兼证

即心疳，又称惊疳。心之气阴不足者，虚烦惊悸，动则加剧，少气懒言，语音低微，烦哭无力，脉象细数等症为主；心经热盛者，烦躁哭叫，五心烦热，盗汗烦渴，口舌生疮，大便干结，小便短黄，舌尖红苔黄厚，指纹红紫瘀滞，脉数。

2. 肝经兼证

即肝疳，眼目症状为主者称目疳，筋脉症状为主者称筋疳。肝阴不足者，目睛干涩，畏光羞明，视物不清，目睛混浊无光，甚则生翳、目盲，爪甲干枯，肢体筋脉挛急，脉细；肝经热盛者，眼睑赤烂疼痛，畏光流泪，目眵较多，或喜揉目眨眼，性情急躁易怒，口苦口干，便结溺黄，舌红苔黄，脉象弦数。

3. 肺经兼证

即肺疳，以咳嗽症状为主者称疳嗽，以鼻部症状为主者称鼻疳。肺之气阴不足者，久咳不愈，或咳声无力，或干咳无痰，或咳而伴喘，易自汗盗汗，毛发皮肤枯燥无华，脉象虚数；肺经热盛者，咳嗽较剧，咳喘痰多，咽喉红肿疼痛，鼻部赤烂生疮，或鼻流黄浊脓涕，唇红舌红，舌苔黄腻，脉象滑数，指纹红紫瘀滞，肺热者往往兼有痰热。

4. 肾经兼证

即肾疳，以耳部症状为主者称耳疳，以骨质软弱、发育迟缓症状为主者称骨疳。肾阴不足者，低热盗汗，五心烦热，手足心热，耳鸣耳聋，鸡胸龟背，解颅，五迟五软，舌红苔剥，脉象细数；肾气不足者，发育迟缓，五迟五软，鸡胸龟背，目睛无神，解颅肢软，四肢发凉，面色㿠白，滑泻清冷，完谷不化，脉象沉细而弱；肾经有热者，两耳生疮流脓，牙龈出血，脉数。

5. 脾经兼证

即脾疳，一般来说疳为脾病，脾疳即是疳之本证，但是除了疳症的常见证（即疳气、疳积、干疳）之外，还有疳肿胀、疳泻、疳痢、牙疳等脾经兼证。疳肿胀相当于营养不良性水肿，因脾虚不运，水湿停渍酿成水肿，症见颜面四肢及腹部水肿，按之凹陷如泥，小便短少。疳泻因脾虚不运，水湿内停，下趋为泻，泻物稀薄如水，或夹不消化食物残渣。疳泻与疳肿胀严重者可由脾及肾，肾阳不足则温煦无力，可兼见形寒肢冷，脉象沉迟而弱。疳痢是疳证合并痢疾，由脾胃虚弱兼感湿热之邪，大便黏液脓血，腹痛，里急后重，或伴发热烦渴，舌苔黄腻。牙疳之证，有谓归属肾疳者，是齿为骨余，肾主骨也。实则牙疳之病，乃牙龈肿痛溃烂化脓穿孔，形成脓性瘘管，主要因胃火热毒上熏所致，此证患儿体质十分衰弱，后期由实转虚，导致肾气衰败，危及生命。

【论治心法】

《活幼口议·疳疾证候方议》云："治疳之法，量候轻重，理其脏腑，和其中脘，顺其三焦，使胃气温而纳食，益脾元壮以消化，则脏腑自然调贴。"量候轻重者，是说要根据症情轻重缓急、标本虚实而施治。治疗大法理脏腑，和中脘，顺三焦，调脾胃，做到攻不伤正、补不碍滞，最终也是首先就要开胃纳食，健脾助运。

一、常证

1. 疳气证

治宜健脾助运，开胃进食。方用人参启脾丸（《医宗金鉴》：人参、白术、茯苓、扁豆、山药、陈皮、木香、甘草、谷芽、神曲、莲子肉）或健脾丸（《证治准绳》：人参、白术、茯苓、山药、陈皮、木香、甘草、麦芽、神曲、山楂、肉豆蔻、砂仁、黄连）。人参启脾丸用于脾胃虚弱，食纳不开、大便溏稀者，还可选用五味异功散（《小儿药证直诀》：人参、白术、茯苓、甘草、陈皮）、七味白术散（《小儿药证直诀》：人参、白术、茯苓、甘草、木香、藿香、葛根）。健脾丸用于脾胃虚弱，内有积热者。如积热较甚，大便干结者，可用《古今医鉴·癖疾》引刘尚书传肥儿丸（人参、白术、茯苓、甘草、麦芽、神曲、山楂、胡黄连、使君子、芦荟）。

2. 疳积证

治宜消积理脾，清热导滞。体质尚好，正气尚盛者，以攻积为主，可用消疳理脾汤（《医宗金鉴·幼科杂病心法要诀》：三棱、莪术、青皮、陈皮、槟榔、使君子、芜荑、黄连、胡黄连、芦荟、神曲、麦芽、甘草、灯心）。三棱、莪术为治积要药，能化积消痞；芦荟清热通腑，常与黄连、胡黄连、青黛、栀子、龙胆草等同用于疳积化热之证，可根据积热轻重适当选用；由于疳积之证常有虫积，使君子、芜荑、雷丸、榧子等杀虫药物也常配合应用。此方以攻积为主，积去则正安，古有治疳先治积之说，即此之谓。待积去热清再调补脾胃，可用上述健脾丸、人参启脾丸之类。若疳积日久，正气已虚显著者，宜先扶脾胃而后治积，用五味异功散、七味白术散健脾，或人参启脾丸、健脾丸调理脾胃，待正气旺盛再用消疳理脾汤治积；也可采用攻补兼施，疳积同治，可用上述肥儿丸加减，也可用千金保童丸（《古今医鉴·癖疾》：人参、白术、苍术、茯苓、陈皮、青皮、木香、砂仁、神曲、麦芽、山楂、莱菔子、槟榔、枳实、三棱、莪术、香附、柴胡、芦荟、胡黄连、黄连、龙胆草、夜明砂、阿魏、使君子、芜荑、水红花子、蟾皮、猪胆汁）。

古代治疗疳积证的名方很多，除上述诸方外，集圣丸和虾蟆丸为历代沿用，疗效很好，可资临床参考。集圣丸在宋《仁斋小儿方论》中即有记载，药物组成为：芦荟、五灵脂、夜明砂、砂仁、陈皮、青皮、莪术、木香、使君子、黄连、虾蟆、猪胆。清代《幼幼集成》于上方中更加人参一味。明代儿科医家万全认为，凡治疳，不出集圣丸加减用之，屡试屡验。清代陈复正也说：以集圣丸为主方，其有五脏兼证从权加减，不必多求方法。此方攻补兼施，方中虾蟆即蟾蜍，是治疳要药，能扶正消疳。另外，五谷虫也是治疳良药，有扶正健脾、消积开胃之功。虾蟆丸即是以虾蟆和五谷虫为主调剂而成，明代《婴童类萃》名玉蟾丸，谓治疳诸药无效者，此方神效无比。此方也为《仁斋小儿方论》首载，具体制作方法详见后述"简便验方"项下。

疳积一证的治疗用药，要点在于根据虚实的轻重缓急而施治。虚者补之，实者消之，或先消后补，或先补后消，或消补并用，目的在于使脾胃健旺，积热消除。因此，在用补法时以健运为主，补不碍滞；在用消法时不可攻伐太过，以免损伤正气。

3. 干疳证

治宜气阴两补，健脾开胃。具体用药应视脾胃运化情况，或先开胃，或直补气阴。本证为气阴两虚重证，宜大补气血津液，但若脾胃虚惫已极，无力运化，则应健脾开胃为先，启动脾胃运化职能，可先服人参启脾丸，适加藿香、砂仁醒悦脾胃，以助运开胃进食。此时所用消食之品如谷麦芽、山楂，宜生用，生用有濡养生发胃气之功。再用人参五味子汤（《幼幼集成》：人参、麦冬、五味子、茯苓、白术、炙甘草、生姜、大枣）益气养阴，健运脾胃。或用调元散（人参、白术、茯苓、当归、枸杞子、橘红、炙甘草、粳米、龙眼肉）益气养血，健运脾胃。人参五味子汤性味偏凉，用于气阴不足为主；调元散性味偏温，用于气血不足为主。若气血阴阳大虚，可用调元生脉散（《幼幼集成·痘后余毒证治歌》：人参、黄芪、白术、当归、麦冬、五味子、肉桂、生姜、大枣，虚冷甚加附片）大补气血阴阳。若阴虚内热，可用知柏地黄丸（《医宗金鉴》：知母、黄柏、生地、怀山药、茯苓、丹皮、山萸肉、泽泻）滋阴清热。若出现气不摄血，皮肤紫癜、便血衄血者，宜用大剂归脾汤（《正体类要》：人参、黄芪、白术、茯神、木香、当归、龙眼肉、酸枣仁、远志、生姜、大枣、炙甘草）；若大出血不止，可用大剂独参汤。若出现阴阳虚脱危证，急宜用参附龙牡救逆汤救治。

干疳证的治疗，护养胃气最为重要，有胃气则生。用药忌甘厚滋腻，以免呆滞碍胃。非危急情况，不用大剂峻剂，宜用平剂缓调。

二、兼证

1. 心经兼证

心经实热者，用泻心导赤汤（《医宗金鉴·幼科杂病心法要诀》：木通、生地、黄连、甘草、灯心草），若大便干结或秘而不通，加大黄，口舌生疮可用珠黄散、锡类散、冰硼散涂患处。心气阴两虚者，用生脉散为主，虚烦惊悸汗出加龙骨、牡蛎、珍珠母、酸枣仁之类养心安神；若以心气虚为主，可用秘旨安神丸（《幼幼集成》：人参、半夏、酸枣仁、茯神、五味子、当归、橘红、赤芍、甘草、生姜）。

2. 肝经兼证

肝经实热者，用柴胡清肝散（《医宗金鉴·幼科杂病心法要诀》：银柴胡、栀子、连翘、胡黄连、龙胆草、生地黄、赤芍、青皮、甘草、灯心草、淡竹叶），或用龙胆泻肝汤（《兰室秘要》：龙胆草、柴胡、黄芪、栀子、当归、生地、木通、泽泻、车前）。若目赤流泪，畏光羞明，适加荆芥、防风、桑叶、蝉蜕疏散风热；若热盛生翳，适加谷精草、密蒙花、青葙子、决明子、木贼草、蝉蜕、蛇蜕、秦皮，上述退翳要药可选用；若大便干秘，适加芦荟、大黄。肝阴不足者，用杞菊地黄丸（《医级》：枸杞子、菊花、地黄、山茱萸、茯苓、怀山药、丹皮、泽泻）、羊肝丸（《医宗金鉴·幼科杂病心法要诀》：青羊肝、人参、白术、蛤粉）；若肝阴不足，虚热上扰者，可用石斛夜光丸（《原机启微》：天冬、麦冬、人参、生熟地黄、茯苓、菟丝子、枸杞子、肉苁蓉、怀山药、牛膝、五味子、石斛、川芎、白蒺藜、杏仁、青葙子、黄连、防风、水牛角、羚羊角、枳壳、炙甘草、甘菊花、决明子）。

肝阴不足所致之目疳，如目睛干涩，畏光羞明，云翳混浊，甚则夜盲目盲，角膜软化穿孔，大多相当于维生素 A 缺乏症，羊肝所含维生素 A 量冠诸动物肝之首，古方羊肝丸制方甚是先进，另外在中药中苍术含量也高，因此羊肝丸中白术可易为苍术，疗效更佳。

3. 肺经兼证

肺经热盛者，可用清金化痰汤（《统旨方》：黄芪、桑白皮、贝母、瓜蒌仁、栀子、桔梗、橘红、麦冬、茯苓、甘草），若热不盛，用清金百合汤（百合、麦冬、天花粉、桑白皮、贝母、桔梗、杏仁、茯苓、橘红、甘草）。若痰涎黏稠，咳痰不爽，加黛蛤散、竹沥、天竺黄之类；若鼻疳溃烂、赤肿痒痛，可用芦荟散（《太平圣惠方·治小儿鼻疳诸方》：芦荟、黄柏、青黛、雄黄）涂敷患处，或用吹鼻蝉壳散（《医宗金鉴·幼科杂病心法要诀》：青黛、麝香、蝉蜕、蛇蜕、滑石）吹入鼻中，用冰硼散、珠黄散之类也可。肺之气阴不足者，可用补肺汤（《永类钤方》：人参、黄芪、熟地、五味子、紫菀、桑白皮），也可用人参五味子汤。

4. 肾经兼证

肾经有热，两耳生疮流脓，牙龈出血者，用龙胆泻肝汤。肾气不足者，用补肾丸（《医门补要》：当归、熟地、菟丝子、杜仲、补骨脂、巴戟天、枸杞子、怀山药、肉苁蓉、怀牛膝、山萸肉），或金匮肾气丸（《金匮要略》：附子、肉桂、熟地、怀山药、山茱萸、茯苓、泽泻、丹皮）。肾阴不足者，用六味地黄丸（《小儿药证直诀》：熟地、怀山药、山茱萸、泽泻、茯苓、丹皮），或麦味地黄丸（《寿世保元》：六味地黄丸加麦冬、五味子）；低热盗汗者用鳖甲散（《医宗金鉴·幼科杂病心法要诀》：人参、黄芪、鳖甲、生熟地、当归、白芍、地骨皮），适加银柴胡、青蒿、秦艽之类。发育迟缓、五迟五软等可用河车大造丸（《医方集解·吴球方》：紫河车、龟板、熟地、人参、天冬、麦冬、牛膝、杜仲、黄柏、砂仁、茯苓）。

5. 脾经兼证

疳肿胀，脾虚湿盛者，用防己茯苓汤（《金匮要略》：防己、黄芪、茯苓、桂枝、甘草）或实脾饮（《济生方》：附子、干姜、白术、甘草、厚朴、木香、草果、槟榔、木瓜、茯苓、生姜、大枣），二方均健脾温阳，行气利水。实脾饮温阳行气之力强，而防己茯苓汤益气利水之力强，可配合五苓散、五皮饮以利水消肿；若脾肾阳虚肿胀者，用真武汤（《伤寒论》：附子、白芍、白术、茯苓、生姜）加味。疳肿胀属虚水，宜补益脾肾，行气利水，水为标而虚为本，补虚十分重要。

疳泻，属脾虚泻者用参苓白术散、七味白术散，若夹食滞加神曲、麦芽、山楂；若脾胃虚寒用理中汤或益黄散（《小儿药证直诀》：青陈皮、诃子、丁香、炙甘草）；属脾肾阳虚者用附子理中汤合四神丸（《内科摘要》：补骨脂、肉豆蔻、五味子、吴茱萸、生姜、大枣），也可用真人养脏汤（《太平惠民和剂局方》：白芍、当归、人参、白术、肉豆蔻、肉桂、炙甘草、木香、诃子、罂粟壳）。

疳痢，属湿热蕴滞者用香连导滞汤（《医宗金鉴·幼科杂病心法要诀》：青皮、陈皮、厚朴、黄连、甘草、山楂、神曲、木香、槟榔、大黄、灯心草），或白头翁汤（《伤寒论》：白头翁、黄连、黄柏、秦皮）合黄芩汤（《伤寒论》：黄芩、白芍、甘草、大枣）；属脾虚滑痢者，用真人养脏汤。

牙疳，属胃火热毒上冲者，用清胃汤（《医宗金鉴》：石膏、黄芩、生地、丹皮、黄连、升麻），适加蒲公英、紫花地丁、鱼腥草、野菊花等，外用冰硼散擦涂，擦涂前用生理盐水彻底清洗疮口；属脾肾虚弱者，内服十全大补汤（《太平惠民和剂局方》：人参、白术、茯苓、甘草、当归、川芎、熟地、白芍、黄芪、肉桂）、参芪地黄汤（《沈氏尊生书》：人参、黄芪、熟地、山茱萸、丹皮、怀山药、泽泻、茯苓）等，外用冰硼散，如上法。

【简便验方】

一、内服方

方1：《仁斋小儿方论·疳》载蛤蟆丸治诸疳：蟾蜍1只（夏日沟渠中取，腹大不跳不鸣者，其身多癞），取粪蛆一勺置桶中，将蟾蜍搥死放入蛆中，让蛆食尽，用布袋包蛆置急流冲洗一宿，取出蛆放瓦上焙干研末，入麝香1字，粳饭揉丸如麻子大，每服20～30丸，米饮下。此方历代沿用，疗效佳良。我在此方基础上加味用药，如积热显著者加青黛、芦荟，食欲不振显著者加山楂、鸡内金，气虚显著者加人参，阴虚显著者加鳖甲，均研末，与上药末拌匀服，每次1～2g，日3次，疗效甚佳。

方2：《幼幼集成·诸疳证治》载：干蟾蜍3～5只，去四肢，以香油涂炙焦研末，另蒸黑枣去核取肉，共捣为丸如龙眼大，每服1丸，日3次。也可用蟾蜍去头足内脏，纳砂仁于腹中缝合，黄泥封煨至焦黄，去泥，研末服，治诸疳。

方3：治目疳肝阴血不足者，鸡肝1具（或猪、羊肝30g），苍术10g，煮熟，食肝饮汤，每日1剂，连用1～2周。

二、外治方

方1：《幼幼集成·诸疳证治》载：胡黄连1.5g，胆矾、儿茶各5g，共研细末擦患处，治牙疳溃烂，穿唇破舌，并治口疮。

方2：杏仁、桃仁、栀子、芒硝各10g，白胡椒7粒，葱白7根，共研末捣烂，加鸭蛋清1只，白酒3ml，调拌成饼糊，敷两脚心及脐，24小时一换，治疳气、疳积。

三、针灸推拿疗法

捏脊疗法用于疳气、疳积。针刺四缝疗法可用于诸疳证。

第11讲　佝偻病

佝偻病是婴幼儿时期常见的营养性疾病，多由维生素 D 缺乏，引起钙磷代谢失常和骨样组织钙化不良所致。临床上除骨骼发生病变外，同时影响神经、肌肉、造血、免疫等组织器官的功能，影响小儿正常生长发育。根据主要临床表现，属于中医汗证、夜惊、五迟、疳证等范畴。

本病的发病率甚高，多见于婴幼儿，北方地区发病率较南方高，对小儿健康的影响很大，是我国卫生部公布的儿童保健重点防治的四病之一。维生素 D 的应用对本病的防治起了重要作用，然而近年来的临床与实验研究均表明，中医中药治疗佝偻病具有独到的优势，特别是在调整机体整体机能、改善症状方面，具有很好的疗效。

中医认为，本病的发生一由胎中失养，先天不足；二由后天失调，喂养不当，日照不足；三因病后失调，脾胃虚弱。以上诸原因导致脾肾亏虚，脏腑失调，骨脉失养，骨骼畸形。

本病早期由于脾胃虚弱，运化失健，常常导致积滞内停，郁而化热。一方面由于脾虚，食欲减退，面黄肌软，头发疏稀而黄；另一方面由于郁热内扰，累及心肝功能失调，而见多汗易惊，脾气急躁，烦躁不安。在发病过程中，由于脾虚失运，化源不足，造成五脏失养，肺气不足则卫表不固，心气不足则心神不宁，肝气不足则筋脉失养，脾气不足则肌肉不丰、气血不足，肾气不足则骨失所养、生长发育迟缓。本病后期，脾肾亏损，以肾之精气亏损为主，肾虚髓亏，骨骼畸形，生长发育迟缓，而致"五迟"、鸡胸龟背、解颅等。

由上可知，本病以虚为主，由脾及肾，同时又可影响五脏。另外，在发病过程中，由于脾虚积热，又可造成虚实夹杂，脏腑功能失调。

【辨证要点】

根据病情发展过程，现代医学将本病分为四期，即活动早期（初期）、活动期（激期）、恢复期和后遗症期。在初期表现为烦躁夜啼、惊惕不安、纳少多汗、面黄神疲、发稀秃枕、囟门迟闭等；至激期，上述症状更为明显，同时以骨骼变化为主，如方颅、颅骨软化、肋骨串珠、肋外翻、手镯脚镯、鸡胸、漏斗胸、O 型或 X 型腿、脊柱后突或弯曲等；恢复期，通过治疗，上述症状逐渐好转；后遗症期，严重病例，或失治或治疗不当，即致留有骨骼畸形的后遗症。

临床上轻证病例，以烦躁多汗、惊惕不安、面黄纳少、发稀秃枕、囟门迟闭为主要表现，而未见显著骨骼变化；重证病例，除上述症状加重外，可见肌肉松弛、头颅软化（乒乓球头）、肋骨串珠，甚则下肢弯曲（呈 O 型或 X 型腿）、脊柱畸形等。

中医对本病的辨证重在虚实辨证，分辨脏腑病位。虚者，以脾肾两脏为主，兼及肺与心肝；实者，为积滞化热，内扰心肝，导致心肝阳热偏盛。具体而言，脾虚，症见面黄唇淡，神倦乏力，肌肉松弛，形体虚胖或消瘦，纳少便溏。肾虚，症见面白形寒，头方囟宽，头颅骨软，齿生迟缓，肋骨外翻，肋骨串珠，鸡胸龟背，脊柱弯曲，下肢畸形。肺虚，症见面白发稀，易自汗出，易受外感。心肝以实证为主，也可见虚证。心气虚，则心神恍惚，注意力涣散，语言发育迟缓。心经有热，则烦躁夜啼，心神不安。汗为心液，汗出为本病的主要症状之一，宜分虚实。汗出蒸腾，头额较多，寐寐皆出者为实热内迫、津液外泄，属心经热盛；若易自汗出，面色无华，属气阳虚弱，为心气虚或肺脾气虚；若盗汗颧红，舌绛唇干，为心之阴血不足。肝经实热阳旺，症见脾气急躁，兴奋好动，惊惕不安，甚则抽搐；肝之阴血不足，则见坐迟行迟，行走无力，筋脉拘挛，两目干涩。实热郁滞灼伤阴液，而见口干饮水，大便干结；热滞胃肠，可见口臭纳呆，大便秽臭，睡眠不宁，磨牙龀齿。由于脾胃功能失调，气血生化不足，而见气血两虚，可见贫血、毛发稀枯而黄。

以上为临床辨证要领，然而从本病发展过程来看，初期多为虚实夹杂，后期则为虚亏之证。归纳起来，有以下四种证候类型：

1. 脾虚郁热证

症见面黄少华，发稀枕秃，烦躁夜啼，惊惕不安，兴奋好动，睡眠不宁，磨牙龀齿，头额汗多，汗出蒸腾，肌肉松软，大便不调，舌淡苔薄黄，或唇舌偏红，脉象弦细而数，指纹细滞而紫。本证多见于佝偻病初期，虚少实多，有谓此证为脾虚肝旺，其实由于郁热内滞，心肝两经热盛。若大便干结，口中气臭，口干饮水，为肠胃积滞化热；若面白无华，唇舌淡白，神疲乏力，肌肉松弛，脉象细弱，指纹淡隐，为脾胃气虚较甚。

2. 脾肺气虚证

病见形体虚胖或消瘦，神疲乏力，面色无华，头发稀黄，秃枕方颅，囟门迟闭增宽，易自汗出，易受外感，肌肉松弛，四肢欠温，大便不实，纳食减少，唇舌淡白，舌苔薄白，脉象细软无力，指纹淡细。本证可见于初期，也可见于中期或恢复期阶段。

3. 气阴两虚证

症见形体消瘦，皮肤干燥，头发稀黄而枯，面色不华，唇红口干，烦躁或萎靡不振，盗汗自汗，手足心热，睡眠不宁，易惊，方颅，囟门迟闭，大便偏干，小便短少，食欲不振，舌质偏红，舌苔光剥，脉象细数，指纹细。本证多见于中期或恢复期，尤其是郁热久稽易致此证。

4. 脾肾亏损证

症见面色㿠白无华，精神萎靡或虚烦不宁，自汗盗汗，头发稀枯，方颅，解颅，鸡胸龟背，肋骨外翻串珠，漏斗胸，脊柱弯曲，下肢畸形（O型或X型腿），坐立、行走迟缓，出牙迟缓，牙齿稀小，智力低弱，形寒肢冷，脚软无力，食欲低下，大便溏薄，小便清长，夜尿多，遗尿，舌淡苔少，脉象沉细而弱，指纹淡隐。本证见于佝偻病后期，尤其是重证病例多属此证。

【论治心法】

本病以虚为主，又虚实夹杂，应根据"虚则补之，实则泻之"的原则进行治疗。补虚虽有脏腑气血阴阳之别，但始终应注意补脾助运，促进消化吸收能力，以化生气血精微，充养骨髓。实证之郁热积滞，也不可忽视，若内扰心肝，导致心肝阳热偏亢，宜及时清泄郁热，宁心平肝，对于控制病情发展，清除症状，十分有利。

1. 脾虚郁热证

治宜健脾助运，清热导滞。常用方剂如肥儿丸（《医宗金鉴·幼科杂病心法要诀》：人参、白术、茯苓、黄连、胡黄连、使君子、神曲、麦芽、山楂、甘草、芦荟），可适加槟榔、枳实行气导滞，加龙胆草、夏枯草、山栀子清热平肝。若大便干结秽臭，口中气臭，可加大黄通腑泄热；蒸热汗出较甚，加青黛、虎杖、栀子、滑石、木通、灯心草之类清热利尿，也可合用导赤散（《小儿药证直诀》：生地、木通、竹叶、甘草）清心导赤；烦躁夜惊夜啼，也属心火，宜清心宁神，可在上述清心导赤的基础上适加珍珠母、龙骨、牡蛎、夜交藤等。若以脾虚为主，郁热不甚，可用健脾丸（《医方集解》：人参、白术、陈皮、枳实、神曲、麦芽、山楂），少加胡黄连，汗多者合牡蛎散（《太平惠民和剂局方》：煅牡蛎、黄芪、麻黄根、浮小麦）。

2. 脾肺气虚证

治宜健脾益气，补肺固表。常用方剂如人参实卫汤（《张氏医通》：黄芪、人参、白术、白芍、炙甘草）加龙骨、牡蛎、浮小麦。食欲不振，加砂仁、神曲、鸡内金；大便溏稀，加茯苓、薏苡仁，久则加葛根、诃子；肢凉畏寒，加肉桂（或桂枝）、附子；面白贫血，加当归、枸杞子、龙眼肉，或用人参养荣汤（《太平惠民和剂局方》：黄芪、人参、白术、当归、茯苓、炙甘草、白芍、熟地黄、陈皮、桂心、五味子、远志、生姜、大枣）。

3. 气阴两虚证

治宜益气养阴。常用方剂如人参五味子汤（《幼幼集成》：人参、白术、茯苓、五味子、麦冬、炙甘草、生姜、大枣），或调元生脉散（《幼幼集成》：人参、黄芪、麦冬、五味子、炙甘草、生姜、大枣）。上述二方，人参五味子汤偏于健脾，调元生脉散则重在益气养阴，可区别应用。若偏于阴虚，加天冬、生地黄、白芍、何首乌；阴虚盗汗较多，可加青蒿、地骨皮、银柴胡；若阴虚火旺盗汗者，可用当归六黄汤（《兰室秘藏》：当归、生地黄、黄连、黄芪、黄柏、黄芩）。若偏于气血不足，可用扶元散（《医宗金鉴》：人参、白术、茯苓、茯神、熟地黄、白芍、当归、川芎、黄芪、怀山药、炙甘草、菖蒲、生姜、大枣）。

4. 脾肾亏损证

治宜健脾补肾，益气填精。常用方剂为补天大造丸（《医学心悟》：人参、黄芪、白术、当归、酸枣仁、远志、白芍、山药、茯苓、枸杞子、熟地、紫河车、鹿角、龟板）。汗多加龙骨、牡蛎、凤凰衣；饮食少思加砂仁、陈皮、鸡内金；智力不健加菖蒲、益智仁、丹参；尿多遗尿加桑螵蛸、菟丝子、益智仁、台乌药。本证为佝偻病后期或后遗症阶段，病情较重，治疗一是要坚持用，二是注意健脾开胃，以后天来养先天。

以上所述，是临床上常见的四种证候类型，临证时应灵活运用。中医中药治疗本病有独特的疗效，主要通过促进脾胃运化功能，调整机体功能平衡来取得疗效。目前，治疗本病一般采用直接补充维生素 D 的方法，然而辨证应用中药，对于促进维生素 D 的吸收和利用，提高疗效有很好的作用。

【简便验方】

一、内服方

方 1：中成药：龙牡壮骨冲剂，每次 1 包，每日 2 次，适用于脾肺气虚证及脾肾亏损证；玉屏风散冲剂，每次 1 包，每日 2 次，适用于脾肺气虚证。

方 2：经验方：黄芪、菟丝子、苍术、麦芽各 10g，牡蛎 30g，水煎服，每日 1 剂，适用于脾肺气虚证及脾肾亏损证。

方 3：乌贼骨粉，每次 1.5g，每日 3 次；或鸡蛋壳炒黄研末，米醋调服，每次 2g，每日 3 次，可用于各型佝偻病。

方 4：醋炒鱼骨 50g，胎盘粉 7g，鸡蛋壳炒黄 18g，白糖 25g，共研细末，每次 0.5～1g，每日 3 次，适用于各型佝偻病。

二、外治方

方 1：苦参、茯苓、苍术、桑白皮、白矾各 15g，葱白少许。上药锉细，取 30g，沸水 2000ml 浸泡，待适温后洗浴患儿，1 日 1 次。适用于各型佝偻病。

方 2：五倍子 10g，焙黄后入米醋适量，捣烂如膏，敷脐，1 日 1 次，适用于多汗者。

三、日光疗法

婴幼儿加强户外活动，每日阳光照射（但要避免强烈阳光暴晒）1～2 小时，既有治疗作用，又有预防作用。

四、饮食疗法

平常多食蛋类、肉类、鱼类食品，这些食物中富含钙、磷及维生素 D。

第12讲　小儿汗症

　　小儿汗症是指全身或局部出汗过多为主要症状的病证，好发于婴幼儿和学龄前儿童。《素问·阴阳别论》云："阳加于阴谓之汗。"汗为人身之津液，阴平阳秘则津液内守，若阳热亢盛迫阴津外泄则为汗出。小儿纯阳之体，容易出汗。但汗有生理、病理之别，若因天气炎热，衣被过暖，乳食过急，剧烈运动，惊吓恐惧，均可导致汗出，不为病态；再者，小儿入睡之时头额微有汗出，别无所苦，也为常态，这是因为"纯阳"之体，清阳发越所致，但若汗出过多则应予重视和治疗。

　　自宋元以来，一般以盗汗、自汗分阴阳之证论治。所谓盗汗，寐则汗出，寤则汗止；所谓自汗，不分寤寐，皆自汗出。自汗多属阳虚，盗汗多属阴虚。但亦不尽然，明·张景岳就说过："自汗盗汗亦各有阴阳之证。"小儿汗症最多，自汗盗汗常兼而互见，由于小儿生理病理特点的不同，在汗症的发病及证候表现上均有异于成人。因此，我体会小儿汗症不可概以自汗、盗汗统论，而宜从虚实论治，更符合临床实际，并便于掌握运用。

　　引起小儿汗症的原因很多，归纳起来无非虚实二端。虚者，指机体虚弱，失于闭藏，津液外泄所致，包括表气虚弱和脏腑阴阳气血亏虚。实者，指实邪瘀阻，内热煎迫所致，包括邪郁肌表营卫失调，食滞内阻郁而化热，邪热内盛里热蕴蒸以及瘀血内阻气血失调等。兹将小儿汗症常见的证候类型介绍于下。

【辨证要点】

一、虚汗

1. 表虚不固证

此证多因先天不足，素体脾虚，大病久病之后，或表散太过引起，造成表气虚弱，腠理不固，汗液漏泄。其症以自汗为主，时时汗出，汗出欠温，或遍身微汗，或以上半身汗出较多，常有畏寒感，容易感冒。兼见面白体弱，纳少便溏，唇舌色淡，脉象软弱。

2. 营卫不和证

营卫不和实为虚实夹杂之证。营卫周行全身，营卫调和则气血津液自循其道，不致外泄致汗。营卫失和，则自汗出。造成营卫失和的原因：一是邪郁肌表，卫阳受阻，导致卫强营弱；一是由于表气虚弱，卫外不固，腠理开泄，导致卫弱营强；一是由于气血不足，鼓动无力，营卫因之运行不畅，营阴外泄而为汗。

营卫不和所致之汗，以自汗为主，且汗出而不透达。因表郁风寒，营卫不和者，兼见微恶风寒，不规则发热，脉象浮缓（缓者缓软之意）；若表虚无郁邪，营卫失调者，则不发热，脉亦不浮，与表虚不固之汗证相近，但表虚不固证以虚象明显，而此则虚象不显著，病机以营卫失调为主；若因气血不足，气血营卫运行不畅而致汗症，则多表现为半身出汗，或某一部位出汗，常见于偏瘫患者。《素问·生气通天论》云："汗出偏沮，使人偏枯。"反之，偏枯（即偏瘫）患者往往半身出汗（左半身或右半身或上半身或下半身出汗），局部出汗。

3. 脾肺气虚证

造成脾肺气虚的原因很多，有素体虚弱的，也有病后致虚的，比如肺炎、泄泻等病证后期，损伤肺脾致虚。症见自汗为主，汗出较多，甚则汗出不止，可因劳动后加剧。偏于肺虚者，汗出面白，久咳虚喘，气弱声低；偏于脾虚者，汗出面黄，纳少便溏，神倦懒动。若由脾及肾，脾肾阳虚所致之汗，常漏汗不止，汗出而冷，形寒肢凉，脉象沉细而弱。

以上表虚不固证与脾肺气虚证既有区别又有联系，脾主肌肉，肺主皮毛，脾肺不足则卫外不固。因此，表虚证的产生除表散太过损伤卫表之气外，则主要为肺脾气虚引起。然而，表虚汗证主要病机在表，而肺脾本脏虚弱之症状不明显；另一方面，若表虚日久又致里虚，则肺脾虚弱之症状显著。临证时宜仔细分辨。

4. 气阴两虚证

本证多因热病、吐泻、疳痨日久所致，也有因素体气阴亏虚者。气阴两虚所致汗证，多关乎于心，汗为心液，心之气阴不足，则汗失所主。症见自汗、盗汗，动则汗出较多，以头额、心胸、手足心汗出较多，形瘦神疲，心烦少寐，手足心热，或伴潮热，心悸咽干。心气虚弱为主者，面白气弱，唇舌淡白，脉象细弱；心阴不足为主者，面色泛红，唇舌红绛，脉象细数。

5. 阴虚火旺证

本证多见于热病痨瘵之后，导致阴虚内热，热迫津液外泄。症见盗汗为主，形体消瘦，骨蒸潮热，午后及夜间热甚，手足心热，烦躁口干，或两颧潮红，唇舌红绛而干，脉象细数。心阴亏损则心烦不寐，心悸咽干；肺阴亏虚则久咳少痰，或痰中带血；肝肾阴虚则头晕目眩，腰酸耳鸣。临证时还应辨别虚火内炎之轻重，虚火旺则潮热盗汗严重，五心烦热，两颧潮红显著。

二、实汗

1. 脏腑积热证

主要因于素体蕴热、积滞化热引起。其症或自汗，或盗汗，或自汗盗汗兼见，以头额心胸部位汗出较多，性情急躁好动，唇红口干，便秘尿黄，睡卧不安，龄齿易惊，手足心热且易汗出，舌质偏红，苔黄腻，脉滑数或弦数。此脏腑积热以脾胃积热为主，常内扰心肝，兼见心热和肝热之症。里热熏蒸则迫津液外泄而致汗。小儿此种积热汗证较为多见，应与阴虚火旺加以鉴别。需要特别指出的是：潮热盗汗多属阴虚火旺，但在小儿，脏腑积热也常见潮热盗汗、手足心热、手足心汗多等症，应从全身状况有无阴虚表现以及发病原因等诸方面进行鉴别。

2. 湿热郁滞证

朱丹溪云："湿亦自汗。"（《丹溪治法心要·卷三》）在小儿汗症中，湿热郁滞引起者，不在少例。症见汗出不透，或但头汗出齐颈而还，或局部出汗，汗出时出时止，面色土黄，神情困倦，表情呆滞，肢体懒动，或不规则发热，或痞闷腹胀，小便不利，舌苔黄厚。此湿热汗证，以湿热病后期，湿热之邪留恋郁滞所致为主。

【论治心法】

小儿汗症从虚实论治，有利于临床应用，即虚则补之，实则泻之。补益用于虚证，应视表里、气血、阴阳之虚而补之。如，表虚不固治宜益气固表，脾肺气虚治宜健脾益气，气阴两虚治宜益气养阴。在补益的同时，结合收敛止汗。实证当予疏利，比如脏腑积热治宜清热导滞，湿热郁滞治宜清热利湿，使邪去正安，不可过早收敛，以免邪滞留恋。汗与小便同源异流，在治疗时还应根据小便情况结合利尿。若汗出过多，大汗淋漓，则无论虚实均应敛汗以治其标。

一、虚汗

1. 表虚不固证

治宜益气固表止汗。常用方剂如牡蛎散（《太平惠民和剂局方》：煅牡蛎、黄芪、浮小麦、麻黄根）。黄芪为益气固表之主药，应重用；牡蛎、浮小麦、麻黄根均有收敛止汗作用。若汗出过多，汗出不止，可用龙骨、牡蛎研极细末扑汗处，有直接敛汗作用。若表有微邪，症见恶风较明显，兼有头痛不适，或喷嚏咳嗽，鼻塞流涕，可用玉屏风散（《世医得效方》：黄芪、白术、防风）。玉屏风散还可用于表虚不固证的后期调理，有增强体质、益气固表作用。

2. 营卫不和证

治宜调和营卫。桂枝汤是调和营卫的主方，仲景立此方原治太阳中风，汗自出而有表证者，即邪郁肌表卫阳受阻之卫强营弱证。治卫强营弱，使用桂枝汤时宜温服、啜热粥、盖被，以取遍身微汗，使邪从汗解。

若营卫不和之卫弱营强，汗自出而表无邪者，也可用桂枝汤调和营卫而止汗，若汗出较多则加龙骨、牡蛎。营卫不和证之卫弱营强，也属表虚，但与上述表气虚弱之汗证稍有不同，即表虚不固证中表气虚虚象较为显著，卫弱营强之营卫不和证则虚象不著，仅汗自出，或汗出不透，或偏（半）身汗出，或局部汗出（比如头汗）等。

若因气血不足，或气血不和，鼓动无力，以致营卫运行不畅，造成营卫失调之汗证，治宜益气和血，调和营卫。方用黄芪桂枝五物汤（《金匮要略》：黄芪、桂枝、芍药、生姜、大枣），可适加僵蚕、通草、丝瓜络、菖蒲之类，以疏通经络，使营卫气血得以调畅。若见偏瘫局部出汗，可根据所患部位选加药物，比如上肢加姜黄、桑枝，下肢加牛膝、木瓜，有气滞血瘀者加当归、川芎、乳香、没药、土鳖虫、血竭之类活血化瘀。均宜重用黄芪。

3. 脾肺气虚证

治宜健脾益气，补肺敛汗。常用方剂如黄芪固真汤（《万氏秘传片玉心书》：黄芪、人参、白术、炙甘草、当归、麦冬）。偏于肺气虚者，加百合、白果、五味子；偏于脾气虚者，加茯苓、陈皮、诃子。若汗出甚，合牡蛎散。若由脾及肾，脾肾阳气虚弱者，加附子、肉桂、山茱萸、肉苁蓉；若阳气虚脱汗出淋漓者，用参附龙骨救逆汤。

4. 气阴两虚证

治宜益气养阴敛汗。常用方剂如生脉散（《医学启源》：人参、麦冬、五味子）。心气虚偏甚，人参用红参，适加黄芪、白术、炙甘草、浮小麦、龙骨、牡蛎；心阴虚偏甚，人参用西洋参或白参，适加酸枣仁、柏子仁、白芍、生熟地、浮小麦。

5. 阴虚火旺证

治宜滋阴降火敛汗。常用方剂如当归六黄汤（《兰室秘藏》：当归、生地黄、熟地黄、黄连、黄柏、黄芩、黄芪）。此方治阴虚汗证，阴虚而火旺，虚热之象显著而迫汗外泄，故汗多，以盗汗为主，也可适加牡蛎、浮小麦、五味子。若阴虚盗汗而虚火不甚，可用秦艽鳖甲散（《卫生宝鉴》：地骨皮、柴胡、秦艽、知母、当归、鳖甲、乌梅、青蒿），可适加生地黄、白芍、五味子。若虚热内扰，心神不宁，兼见心烦不寐，心悸咽干，加黄连、栀子、连翘、麦冬、莲子心、灯心草；若肺热阴虚，兼见久咳不愈，痰中带血，加天冬、麦冬、桑白皮、五味子、黛蛤散；若肝肾阴虚，兼见头晕目眩，腰酸耳鸣，加菊花、枸杞子、何首乌、龟板。

二、实汗

1. 脏腑积热证

治宜清热导滞。常用方剂如清热泻脾散（《医宗金鉴》：栀子、石膏、黄连、生地黄、黄芩、赤茯苓、灯心草），适加槟榔、枳实、龙胆草、地骨皮等。若大便干结，可加大黄通便泄热。脏腑积热，以清热导滞、疏利脏腑为主。方中栀子、石膏、黄芩清泄脾胃之热，栀子、黄连、灯心草、生地清泄心热，龙胆草、栀子清泻肝热，地骨皮、黄芩清泄肺热。若积热内盛，迫津外泄，表卫开泄，自汗盗汗较甚者，可用清热固表汤止汗（《温病刍言》：生石膏、地骨皮、浮小麦、糯稻根、知母）。

2. 湿热郁滞证

治宜清热利湿，宣痹通络。常用方剂如宣痹汤（《温病条辨》：防己、杏仁、滑石、连翘、栀子、薏苡仁、半夏、蚕砂、赤小豆）、丁甘仁清络饮（《丁甘仁方》：生地黄、赤芍、石斛、白薇、秦艽、威灵仙、松节、丝瓜络、地龙、地骨皮、忍冬藤）。宣痹汤用于湿热郁滞经络，清络饮则用于热病伤阴，湿热留恋，郁滞经络。

治疗汗症不可见汗治汗，见汗止汗，应全面观察小儿的体质、症状、发病经过以及以往治疗情况，综合分析，进行辨证论治。小儿汗症多病程较久，重在调整机体阴阳，虚证较多，实证也不少，还有虚实夹杂之证。止汗药物，常用浮小麦、麻黄根、凤凰衣、牡蛎等，应在辨证用药的基础上配合应用，有助于止汗。

【简便验方】

一、内服方

方1：黄芪散：牡蛎、黄芪、生地黄各等份，研细末，每服10g，用于自汗、盗汗。

方2：糯稻根30g，浮小麦、瘪桃干各10g，水煎服，用于自汗。

二、外治方

方1：五倍子研末，适量，醋调或温开水调敷脐部，每晚睡前敷贴。或以五倍子、五味子各等份，或五倍子、枯矾各等份，或五倍子、郁金各等份，或五倍子、辰砂各等份，均研末，温开水调敷脐部，用法同上。可用于各种汗症。

方2：手足出汗洗方：百部200g，雄黄50g，苦参10g，将上三味共浸入1500g食醋中2日即可使用。用法：晚上睡前用温水洗净双手或双脚，擦干后将手或脚浸入上药水中30分钟，然后让手脚自然干后就寝，每晚1次。以上配制之药可连用7日。此方不仅对手足局部汗多有效，而且对手脚部痒、溃疡、湿疹等均有效。又方：白矾、葛根各15～30g，研末煎汤，浸洗手足30分钟，每日1次。

第13讲　营养性贫血

营养性贫血是指体内因缺乏生血所必需的营养物质，使血红蛋白形成不足，以致造血功能低下的一种病证。可分为缺铁性贫血、巨幼红细胞贫血及混合性贫血。临床以面色萎黄苍白，指甲、口唇和眼结膜颜色苍白，头晕，倦怠乏力为主要症状。属中医的"血虚"、"萎黄"等范畴。

营养性贫血是小儿时期的常见病证，尤其以6个月~3岁的小儿为最常见，世界各国的发病率都很高，我国自1980年以来的普查发现，7岁以下小儿血红蛋白低于120g/L者占62.37%，低于110g/L者占37.88%。贫血被列为我国防治儿童四病之一。长时间的贫血可使小儿体质下降，抵抗力减弱，甚至影响小儿的生长发育。一般采用铁剂、维生素B_{12}、叶酸等治疗以补充生血物质，有一定疗效，但疗程长，不良反应较多。中医中药对本病的防治有丰富经验，在调整脏腑功能、促进气血的生成方面，有独到的疗效。

中医认为，气血的生成，一是靠营养物质的摄入，二是靠脾胃运化以化生。脾胃虚弱，运化失职，不能化生气血，是导致贫血的重要因素。而小儿禀赋不足、脏腑虚损、喂养不当、诸虫感染，以及其他疾病影响，均可使脾胃虚弱，影响气血的化生。气与血又是相互影响的，气虚（即主要为脾气虚）则不能化生血液，血虚则气亦虚。贫血病主要为气血两虚，气血亏虚则不能滋养脏腑、营养全身，而出现各种症状表现。严重者，由气血亏虚（病位以心脾为主）而发展成阴阳虚损、精血亏虚（病位以肝肾为主）。

【辨证要点】

从临床来看，贫血有轻重程度的不同。轻中度的贫血，表现以气血两虚为主，偏于气虚者主要为脾胃气虚，偏于血虚者主要为心血不足。重度贫血，表现以阴阳两虚为主，有肝肾阴虚和脾肾阳虚两大类型。

1. 气血两虚证

病见面色苍白，唇甲色淡，神疲乏力，少气懒言，头晕目花，舌淡苔白，脉细弱，指纹淡隐。

气血两虚是贫血的基本证候类型，其他证型均是在此基础上发展而成的。气血两虚证也有轻重之别，轻者上述症状轻微，相当于轻度贫血，甚至仅见面色少华、眼结膜及唇稍苍白；重者上述症状显著，若时间较久还可见头发稀黄或枯而无光泽，头晕目眩，精神萎靡，动则汗出心悸等。

2. 脾胃气虚证

症状除上述气血两虚的表现外，面色苍黄，长期饮食不振，或食后腹胀，大便溏薄，肌肉松软，舌淡苔白或腻，脉细弱，指纹淡隐。

此证为气血两虚偏于气虚，脾胃运化失健。可见于贫血初期或轻度病例，由于脾胃气虚，运化失健，化生血液无力而致贫血；也可见于贫血日久，脾胃失于滋养，而致脾胃气虚，运化失健。二者虽因果、轻重不同，而证则一。本证由于脾胃虚弱，运化失健，可兼见食滞内停，症见纳食呆滞，脘腹胀痛，或呕吐泛恶，或大便见不消化之物；若食滞化热，可兼见潮热盗汗，睡眠不宁，手足心热，口臭，苔黄腻等症。以上为虚中夹实。若脾胃气虚日久不复，可进而发展为脾肾阳虚，参见脾肾阳虚证。

3. 心脾两虚证

症见上述气血两虚之外，面色苍白，唇甲及眼结膜苍白显著，心悸自汗，动则加剧，健忘失眠，注意力不集中，舌淡或淡红，苔薄，脉细弱而数，指纹淡细而隐。

此证为气血两虚重症而偏于血虚，心脾失养，表现为心脾两虚，心神不宁。相当于贫血引起心脏功能损害。心悸自汗、健忘失眠、注意力不集中为心失所养之症，严重者可导致心脏扩大。若心力衰竭可见口唇发绀、呼吸困难、下肢及颜面浮肿，属心阳虚衰。

4. 肝肾阴虚证

症见头晕目眩，两目干涩，面色苍白，唇甲及眼结膜苍白，两颧时有潮红，潮热盗汗，手足心热，虚烦少寐，毛发焦枯，爪甲枯脆，形体消瘦，发育迟缓，口舌干燥，尿黄便干，舌淡红少苔乏津，脉细数，指纹淡红细隐。

此证贫血日久，由气血两虚进而阴血精气亏枯，病在肝肾为主，而有阴虚内热阳浮之象。

5. 脾肾阳虚证

症见面色㿠白无华，唇甲极度苍白，精神萎靡，头晕不支，形寒肢冷，夜尿频多，饮食不思，大便清稀或完谷不化，生长发育迟缓，舌淡有齿痕，苔白，或舌质淡晦，脉沉细而弱，指纹淡细而隐。

此证为贫血晚期，日久不愈，重度贫血，由气血两虚进而阳气衰弱，出现阳虚阴寒内盛之象。

【论治心法】

贫血为虚证，虚者补之。但如何补则应注意气血两补和健运脾胃。气血阴阳是互根互生的，贫血为血虚，但气亦虚，补血先当补气，气血的化生又靠脾胃之气的旺盛和健运，因此，健补脾胃是治疗之本。不可拘于血虚而只补其血。且补血之品多滋腻厚味，有碍脾胃，故在运用气血两补时应注意补不碍滞。气血（阴阳）两补，补不碍滞，健脾益气，运脾开胃，是治疗贫血的总则，应贯彻于治疗的始终。在此基础上，根据临床辨证用药。

1. 气血两虚证

治宜健脾益气，滋养气血。常用方剂如当归补血汤、八珍汤。当归补血汤由黄芪、当归二味组成，且黄芪用量5倍于当归，重用黄芪大补脾胃之气，以资生血之源，配以当归养血生血，阳生阴长，气旺血生。此种用量比例古今的医疗实践均证明是行之有效的，值得临床借鉴应用。八珍汤由四君子汤和四物汤结合而成，气血双补。两方的区别在于，偏于气虚者用当归补血汤，气血两虚而脾胃虚弱不显著者用八珍汤，在应用上述两方时均可加入神曲、砂仁、陈皮健脾开胃消食之品。

2. 脾胃气虚证

治宜健脾助运，益气养血。常用方剂如五味异功散（《小儿药证直诀》：人参、白术、茯苓、甘草、陈皮）、补脾汤（《揣摩有得集》：党参、白术、茯苓、白芍、川芎、当归、白蔻仁、陈皮、黄芪、扁豆、甘草、生姜、大枣）。脾胃气虚明显而血虚不著者，相当于轻度贫血，主要症状表现以脾胃虚弱，纳少腹胀便溏为主者，用五味异功散，适加神曲、麦芽、砂仁、扁豆之类。气虚神倦乏力加黄芪；若兼食滞郁热，加胡黄连、黄连、槟榔、枳实；若兼湿滞腹泻，加苍术、车前、藿香、薏苡仁之类。此证由于贫血，往往对补养气血方面考虑较多，若兼上述邪实，则应祛邪为先，邪去正安则有助于贫血的恢复。若气血两虚较显，脾胃气虚亦著，虚多邪少者，可用上述补脾汤补益气血、健脾助运。

3. 心脾两虚证

治宜健脾养心，补益气血。常用方剂为归脾汤（《正体类要》：人参、黄芪、白术、茯神、远志、酸枣仁、龙眼肉、当归、木香、甘草、生姜、大枣）。若心悸自汗较显者，加龙骨、牡蛎；注意力不集中，适加柏子仁、石菖蒲、五味子；虚烦不寐，加夜交藤、合欢皮、白芍、连翘、栀子。若脾虚腹胀纳呆苔腻，加陈皮、苍术、厚朴、蔻仁、砂仁，适减当归、龙眼肉、酸枣仁。

4. 肝肾阴虚证

治宜滋养肝肾，滋阴填精。常用方剂如左归丸（《景岳全书》：熟地、山药、枸杞子、山茱萸、川牛膝、菟丝子、鹿胶珠、龟胶珠），可适加阿胶、何首乌。若头晕目眩较重，加钩藤、潼蒺藜、天麻；低热盗汗明显，加青蒿、地骨皮、鳖甲；生长发育迟缓，毛发枯黄，加紫河车粉冲服。此证治疗时，还要注意脾胃情况，滋腻厚味容易碍脾，如果脾胃虚弱，运化无力，则应先扶养脾胃，后滋养肝肾，或在滋养肝肾中佐以扶脾开胃（常用药物如茯苓、莲子肉、生稻芽、砂仁、陈皮之类），同时适减滋腻之品。本证病程日久，宜缓用，不可峻补。

5. 脾肾阳虚证

治宜温补脾肾，壮阳益精。常用方剂如右归丸（《景岳全书》：熟地、山药、山茱萸、枸杞子、菟丝子、鹿胶珠、肉桂、杜仲、附子、当归）。可适加补骨脂、淫羊藿、紫河车。若精神萎靡，四肢不温，加黄芪、党参、川芎益气活血；兼见颜面足跗浮肿，加黄芪、防己、茯苓；食欲不振，加砂仁、蔻仁、神曲、鸡内金。

此证与肝肾阴虚均为病程日久，由气血两虚发展而成，所以虽然各自偏于阳虚或阴虚，但都气血阴阳俱亏，因此在治疗时应本着"善补阳者必阴中求阳，善补阴者必阳中求阴"，在滋补阴阳精血的基础上，予以温阳或滋阴。同时，也要注意调护脾胃，助运开胃，使生化有源，从根本上改善贫血。

据现代研究，能增加红细胞及血红蛋白，改善贫血的中药有：鹿茸、紫河车、阿胶、生熟地黄、人参、鸡血藤、党参、白术、茯苓、陈皮、当归、枸杞子、龙眼肉、制首乌、补骨脂等，这些药物可在各证型的贫血治疗中适当选用。另外，中药绿矾富含硫酸亚铁，入水易溶解，而营养性贫血缺铁是发病的重要因素，因此可选用加入汤剂中冲服，能显著提高疗效。

【简便验方】

一、内服方

方1：仙鹤草 30～60g，黄芪 10～15g，水煎服，1 日 1 剂。

方2：党参 12g，鸡血藤 30g，水煎服，1 日 1 剂。

方3：大枣（去核皮）10 枚，皂矾（细研）6g，先将枣肉捣烂如泥，再入皂矾捣匀，捻成 40 丸，每次 1 丸，每日 2

次，20日为一疗程。

方4：小儿升血灵冲剂（皂矾0.15g，大枣3g，黄芪9g，阿胶3g，焦山楂9g，制成颗粒冲剂30g），每日10g，连用1个月。均有改善贫血的作用。

二、食疗方

方1：黑矾、炒黑豆、炒黑芝麻、大枣肉、馒头各120g。馒头上方开口去头，入黑矾，火烤使其熔化为度，另将炒黑芝麻、黑豆研粉放入，用大枣肉拌匀诸药，压成饼状，晒干研末，分80包，每服1包，1日2次，忌茶水。

方2：鳝鱼150~250g，当归身、党参各5~10g，生葱、生姜各3~5g，细盐适量，煮熟趁温空腹食鱼喝汤，每日1次，连食5~10日。

方3：红枣、黑豆、瘦猪肉适量，煲汤服，每日1次，连服1月。

方4：花生衣一撮，红枣、核桃树枝各60g，煎水服，每日1剂，连服20日。

方5：海带、紫菜、芹菜各100g，煮熟，入少许盐，当菜食，隔2~3日1服。

方6：粳米、薏苡仁、百合、莲子肉、山药各30g，大枣10枚，共煮烂粥。婴儿饮服粥饮汤，儿童食粥。

以上诸方均可改善贫血，方6尤适于脾胃气虚证。

另外，补血的食物有：黑木耳、瘦猪肉、蛋类、黄鳝、猪肝、海带、紫菜、芹菜、豆类（黑豆、黄豆）、黑芝麻、花生、红枣，以及畜禽动物的血、肝等。均宜常食，有很好的辅助治疗作用。

三、推拿捏脊疗法

推拿：补脾经（左），推三关（左），均为100次；摩腹3~5分钟；捏脊3~5次。隔日治疗1次，20日为一疗程。

第14讲　急性肾炎

急性肾炎又名急性肾小球肾炎，是一种由不同病因（绝大多数为溶血性链球菌）所致的感染后免疫反应引起的急性肾小球疾病。临床以血尿、浮肿、高血压为特征，严重病例可并发心力衰竭、高血压脑病和急性肾衰。

急性肾炎好发于小儿，以3～12岁为多见，男孩发病率高于女孩。发病季节与前驱感染的疾病相关。因呼吸道感染（如咽炎、扁桃体炎）、猩红热引起者，多见于冬春；因皮肤感染、脓疱疮引起者，多见于夏秋。急性肾炎的发病，往往在上述前驱感染后约1～3周，突起浮肿、尿少、血尿（浓茶样或洗肉水样）、血压增高、头晕乏力或咳嗽发热等症，出现合并证（心力衰竭、高血压脑病、急性肾衰）的严重病例为数较少，可在肾炎早期（2周内）出现。绝大多数病例经过2～4周的病程，症状和体征消失而向愈，故本病又称为自限性疾病。但也有少数病例血尿（主要为镜下血尿）持续数月，也可因感染、劳累而加重，导致病情反复。因此应引起足够的重视。

本病属中医水肿（多属阳水）、尿血的范畴。中医认为，发病原因为外感风邪和湿热之毒内侵，导致肺脾肾三脏功能失调。外感风邪则犯肺，肺失通调水道之职则成"风水"之证；湿热疮毒内侵则肺脾两伤，三焦受损，运化通调失职酿成水肿，热毒传于肾及膀胱则引起尿血。因此，在急性期以风水相搏和湿热内侵为主证，但两证均可使瘀热内阻，损及肝肾，故在恢复期常表现为脾气虚弱或肾阴不足之证。少数严重病例可出现变证，水肿严重者，水气上凌心肺，而致使闭阻肺气，迫伤心阳，出现咳喘心悸，甚则心阳虚衰；瘀热内盛者，内陷心肝，而致热闭心包，肝风内动，出现头目晕眩、神昏抽搐；水湿壅滞成毒，闭阻三焦，则致呕恶昏蒙、尿闭不通。

【辨证要点】

一、急性期常证

1. 风水相搏证

见于急性肾炎初起，浮肿自眼睑颜面起而遍及全身，以皮下水肿为主，按之凹陷即起，水肿有轻重不同，轻者仅颜面眼睑或兼及下肢胫胕，重者全身浮肿。面色苍黄或苍白，倦怠少动，小便短少而黄赤，纳食减少，大便或见溏稀，舌质（尖）稍红，苔白或白腻，脉象浮数，指纹浮红。此证在水肿之前常有外感史，部分外感未解者仍见恶寒发热、头痛鼻塞、咳嗽咽红等症。为外感风邪，郁遏肺卫，肺气失宣，则通调敷布之职失司，故发水肿。辨证要点在于：①病机要点为肺遏气郁水渍，故水肿以皮下为主，按之即起，同时具有肺气失宣咳喘之症。肺遏、气郁、水渍互为因果，互相影响。②病因属性及表郁的轻重应分辨是感受风寒、风热，抑或兼暑兼湿。③表郁肺遏，水湿瘀阻，化热入里，故尿黄赤短少，舌红脉数，临证宜辨其瘀热之轻重。

2. 湿热内侵证

多见于前驱感染如皮肤感染疖肿、脓疱疮等，由于湿热之毒内侵，而且面目四肢浮肿，或轻或重，小便黄赤短少，烦热口渴，大便干结，舌红黄腻，脉象滑数，指纹红紫而滞。湿热内侵之证，辨证宜别湿、热之偏重。湿重者，面色苍黄，舌苔厚腻，肢体沉重，浮肿尿少，精神倦怠；热重者，面红唇赤，舌红苔黄，心烦口渴，大便干结，尿色深黄而赤。

二、急性期变证

1. 水凌心肺证

由于严重水肿，甚至胸腹积水，小便短少不利，以致水气上凌心肺，而见咳嗽频作，气急喘促，胸闷心悸，不能平卧，烦躁不宁，甚则唇指青紫，舌质暗红，苔白腻或灰滑，脉沉细而数。若由实转虚，则心阳不振，进而心阳虚衰，则见面色苍白（或灰白），虚喘气弱，汗出肢厥，脉象微细而数。

2. 热陷心肝证

由于瘀热内炽，内陷心肝，初则肝阳上亢，继则热极动风，热闭心包。故见头目胀痛眩晕，烦躁不安，恶心呕吐，面红口干，小便短赤，大便干结，血压增高，浮肿或甚或不甚。严重者头痛如裂，眩晕目闭，或视物不清，呕吐剧烈，甚则惊厥昏迷。舌质红，舌苔黄糙而干，脉象弦滑。

3. 水毒内闭证

尿少尿闭，浮肿显著，头晕头痛，恶心呕吐，神志昏蒙，继而昏迷抽搐，舌质淡暗，舌苔灰腻或黄腻而浊，脉象沉细而数，此证水湿瘀阻成毒，闭阻三焦，秽浊上蒙清窍，病情除属湿浊秽毒外，常夹瘀热闭阻，病机为三焦不通，心神蒙闭。

三、恢复期

1. 脾气虚弱证

浮肿已消或浮肿不显，面色苍白少华，困倦乏力，纳少便溏，小便化验仍有轻度改变（以少量蛋白为主），或已转阴，舌淡苔薄白，脉细缓，指纹淡。此证患儿大多素体脾胃气弱，或急性期寒湿郁滞较显著，伤及脾胃之气。若苔腻困倦肢重，则湿未化尽。

2. 肾阴不足证

浮肿已消，面色泛红，心烦口干，手足心热，皮肤干燥，神倦头晕，唇红而干，大便偏干，小便偏黄，化验以少量红细胞为主，且长久不消，舌质红，苔少乏津，脉象细数，指纹细红。此证在急性肾炎恢复期极为常见，因瘀热伤阴所致。若小便短黄不利，化验红细胞较多，且面色苍黄，舌红苔黄腻，则为湿热未尽。若兼咽红或扁桃体红肿，为热毒蕴滞。若头晕目眩之症显著，血压持续偏高，则为肾阴不足，肝阳上亢，水不涵木之证。

急性肾炎恢复期，还可因外感或劳累而使病情反复，或重新出现水肿，或小便化验明显改变，应结合病史和症状进行辨证治疗，可参考急性期辨证。

急性期常证的辨证，以风水、湿热两大证为纲，辨证要点如前所述，此期以实证为主，还存在一个瘀热内结的问题，故血尿为急性肾炎的重要主症。由于瘀热伤络，可导致血瘀，近年来全国各地的一些实验研究和临床治疗均证实了血瘀证的存在。从急性肾炎发病机理来看，肾小球毛细血管膜及其邻近组织的炎症，肾小球局部毛细血管内凝血和血小板凝集，形成微循环障碍。北京友谊医院儿科还观察到本病患儿舌血流量明显下降，舌蕈状乳头瘀血，微血管丛含量明显增加，甲皱微循环显著异常，全血及血浆黏度比增加，红细胞电泳速度减慢。经活血化瘀治疗上述情况得以改善。

我认为，瘀血的产生与瘀热相关，在急性期应予充分重视，在恢复期同样应引起足够的重视，特别对于镜下血尿长期不消或经常反复的患儿，更是如此。

【论治心法】

一、急性期常证

急性期以水肿、血尿、高血压为三大主症，治疗应抓住这三大主症进行。水肿为主者，以消肿为先，以宣肺清热利尿为法，肿消则血压随之而降，血尿及其他症状也可随之缓解，否则还会引起变证的发生。血尿、高血压为主者，以清解瘀热、清利湿热为法，瘀热除则血尿清、血压降。具体处方用药，应抓住三大主症，并结合辨证而施。

1. 风水相搏证

治宜疏风清热，宣肺利尿。常用方剂为越婢汤、麻黄连翘赤小豆汤。越婢汤（《金匮要略》：麻黄、石膏、生姜、大枣、甘草）侧重于宣肺解表，适用于风寒郁表、里热内郁之风水证，若风寒表证较重可加荆芥、防风、紫苏之类。麻黄连翘赤小豆汤〔《伤寒论》：麻黄、连翘、杏仁、赤小豆、生梓白皮（可用桑白皮代）、大枣、生姜、甘草〕也治风水，但清热解毒利湿之力较强，适用于风热郁表、湿热内蕴之证，也用于风寒化热者。上述二方虽有所差异，均用于急性肾炎初起兼有表证者。笔者的经验：因上呼吸道感染导致肾炎水肿，咽或扁桃体红肿不甚者，用越婢汤；若咽或扁桃体红肿显著、化脓，或因皮肤感染兼有表证者，用麻黄连翘赤小豆汤。并根据水肿程度配合五苓散、五皮饮之类，以加强利尿消肿。

　　风水证的病理有表郁、肺闭、水停、热瘀四方面，在运用上方治疗时，还应根据上述四方面的辨证加减用药。风寒表证重者，加荆芥、防风、紫苏，助麻黄发汗利尿；风热表证明显者，加银花、连翘、竹叶、薄荷，宣散表热；暑湿郁表者，加浮萍、荷叶、竹叶、藿香、香薷、连翘、滑石之类祛暑利湿。表邪祛除则肺卫宣畅，有利于利尿消肿。急性肾炎之所以强调解表的应用，意义即在于此。急性肾炎的发病及复发，大多由于外感，因此，分辨表邪的属性以及表证的轻重进退用药，十分重要。

　　风水证其病位在肺，由于肺气郁闭而导致水道不畅而水肿，因此宣肺利水为重要治则。麻黄为宣肺利水之要药，无论寒热之证均可应用，用量宜大。一般在用药 2～3 天即可出现大量利尿。若肺气郁闭较重，除小便短少不利外，还可见咳嗽、喘促之症，为水气射肺，应加强宣肺泻肺利水，桑白皮、桔梗、葶苈子、牵牛子、车前子之类可选用，宣肺可以利水，利水通便也可宣肺降气。

　　水湿停渍是水肿的基本病理状态，因此无论何证均宜利尿，五苓散（《伤寒论》：茯苓、泽泻、猪苓、白术、桂枝）、五皮饮（《三因极一病证方论》：桑白皮、大腹皮、茯苓皮、生姜皮、陈皮）是急性肾炎水肿的常用方剂，经常与越婢汤、麻黄连翘赤小豆汤合用，有加强利尿之功。常用的利尿药如车前子（草）、滑石、石韦、萹蓄、瞿麦、薏苡仁等，均是急性肾炎常用之品。另外，在利尿时还需注意结合行气，气行则水行。

急性肾炎的瘀热病机越来越受到重视，清热解毒、活血化瘀治法既适用于风水证，更适用于湿热证。咽喉红肿、扁桃体红肿化脓者，如金银花、连翘、野菊花、蒲公英、丹皮、鱼腥草以及桔梗、牛蒡子、薄荷之类；皮肤感染显著者，加五味消毒饮（《医宗金鉴》：金银花、野菊花、紫地丁、蒲公英、天葵子）之类；血尿显著者，加白茅根、丹皮、生地黄、连翘、金银花、蒲公英、黄柏、大小蓟、蒲黄、水牛角等；血压增高，头痛目眩者，为热瘀肝火上亢，既应平肝息风，又宜清热泻火，适加龙胆草、夏枯草、菊花、钩藤、石决明、丹皮、栀子、黄柏、牛膝之类。

2. 湿热内侵证

治宜清热解毒，利湿化瘀。常用方剂如五味消毒饮加丹皮、赤芍、白茅根、大小蓟之类。热偏重者，适加石膏、黄芩、黄柏；血尿重再加生地黄、水牛角、蒲黄、仙鹤草、黄柏。湿偏重者，加苍术、薏苡仁、茯苓、泽泻、车前，或用三妙丸（《医学正传》：苍术、黄柏、牛膝）为主；若湿热兼表，可用甘露消毒丹（《温热经纬》：滑石、茵陈、黄芩、石菖蒲、木通、川贝母、射干、连翘、薄荷、白豆蔻、藿香）；若湿重而热象不显时，可用三仁汤（《温病条辨》：杏仁、滑石、通草、淡竹叶、厚朴、薏苡仁、半夏、白蔻仁），利尿之品如石韦、车前、萹蓄等均可加入，或合五皮饮、五苓散。

上述二证，水肿严重者，利尿之品宜数药联用，热毒（热瘀）重者，清热解毒之品亦宜大队联用，否则车薪杯水。

二、急性期变证

1. 水凌心肺证

治宜泻肺逐水，护心安神。常用方剂如己椒苈黄丸（《金匮要略》：防己、川椒、葶苈子、大黄）合苓桂术甘汤（《金匮要略》：茯苓、桂枝、白术、炙甘草）。此证因严重水肿引起，正气尚盛者，以攻逐利水为主，水退则心肺可安。己椒苈黄丸即是攻逐泻肺利水之剂，其则可用疏凿饮子（《世医得效方》：商陆、泽泻、赤小豆、椒目、木通、茯苓皮、大腹皮、槟榔、生姜、羌活、秦艽）加减。苓桂术甘汤利水通阳，振奋心阳，与上方联用有攻补兼施之效，相辅相成。若心阳欲脱，虚象显见，则宜温阳益气、扶正固脱，急宜大剂独参汤、参附汤或参附龙牡救逆汤。

2. 热陷心肝证

治宜清热泻火，平肝息风，清心开窍。常用方剂如龙胆泻肝汤（《兰室秘藏》：龙胆草、栀子、黄芩、泽泻、木通、车前子、生地黄、当归、柴胡、甘草）合羚羊钩藤汤（《通俗伤寒论》：羚羊角、钩藤、桑叶、川贝母、竹茹、生地黄、菊花、白芍、茯神、甘草）加减。若神昏抽搐严重，急用安宫牛黄丸频服。若头目胀痛如裂，阳热亢于上者，可加牛膝、石决明镇降，兼大便干结不通者，可加大黄、芒硝通下降逆。呕吐剧烈者可加竹沥、玉枢丹。

3. 水毒内闭证

治宜辛开苦降，辟秽泄浊。常用方剂如温胆汤（《三因极一病证方论》：竹茹、枳实、陈皮、半夏、茯苓、甘草）合附子泻心汤（《伤寒论》：附子、大黄、黄连、黄芩）加减。有研究采用大黄合剂（大黄、槐角各 15～30g，黄柏 10g，细辛 3g，牡蛎 30g）煎水作肛门直肠滴注，取得较好疗效。也有用附子、大黄、牡蛎为主组方治疗。此证危急，往往小便闭阻不通，神志闷乱，采用大黄、附子为主组方，能辛开苦降，通便泄水解毒，振奋心阳。若神志昏迷、四肢抽搐，宜配合苏合香丸（湿浊阴盛者适用）或安宫牛黄丸（热毒内闭者适用）。

三、恢复期

1. 脾气虚弱证

治宜健脾益气，佐以利湿。常用方剂如参苓白术散（《太平惠民和剂局方》：党参、茯苓、白术、山药、白扁豆、莲子肉、薏苡仁、砂仁、桔梗、甘草、大枣）加黄芪。恢复期脾虚者往往夹湿未化尽，故宜佐以利湿。若兼湿热内瘀，血尿（镜下）较多，加白茅根、连翘、黄柏、滑石之类，并可配合益母草、丹参、蒲黄活血化瘀之品。脾虚证往往小便蛋白残留不清，应加重黄芪用量，以益气升举，若湿象较重加石韦、萹蓄分清别浊，均有良好的消蛋白作用。

2. 肾阴不足证

治宜滋阴益肾，佐以清热利湿。常用方剂如六味地黄丸（《小儿药证直诀》：地黄、山药、山茱萸、茯苓、泽泻、丹皮）合二至丸（《医便》：女贞子、旱莲草），并适加白茅根、黄柏、滑石之类。若湿热明显，合三妙丸。若咽喉红肿疼痛，兼有热毒瘀留者，加蒲公英、连翘、金银花、野菊花、鱼腥草、板蓝根、重楼之类，以清热解毒。若镜下血尿长期不消，加水牛角、琥珀、丹参、赤芍、蒲黄、侧柏叶之类。若伴肝阳上亢、水不涵木，而见头晕目眩或血压偏高者，加菊花、钩藤、夏枯草、牛膝、黄芩之类。

急性肾炎恢复期的治疗应当引起重视，这期间虽然症状逐渐消除，仅留轻度小便改变（少量蛋白或红细胞、白细胞），但每易因劳累或复感外邪而病情反复，甚至迁延日久不愈。应巩固治疗，增强免疫力，防止复发，以彻底治愈。若脾气虚或肾阴虚二证症状均不明显时，可脾肾双补进行调理，一般可用六味地黄丸加黄芪、黄精、党参之类。

四、关于高血压、蛋白尿、血尿治疗的用药参考

1. 高血压

大多因瘀热内扰导致肝阳上亢，常用药物如龙胆草、夏枯草、黄芩、牛膝。头晕目眩症状显著用菊花、钩藤、白芍、豨莶草。若因水肿严重、湿浊上蒙用泽泻、车前子、地龙。麻黄为急性肾炎宣肺利尿之要药，但有收缩血管升高血压之弊，应用时应注意病情轻重进退，若血压过高则不用。若血压偏高属水不涵木者，宜用白芍、石决明、地黄、牡蛎、牛膝。若出现高血压脑病，按热陷心肝变证用药，羚羊角粉、安宫牛黄丸、

至宝丹可配合应用。

2. 蛋白尿

急性期或复发时大多属实，恢复期多属虚。有因风邪外束者用防风、紫苏、蝉蜕；因湿浊停滞者用石韦、萹蓄、车前、地龙；因脾虚下陷者用黄芪、党参、黄精、白术、山药；因肾失闭藏者用覆盆子、菟丝子、补骨脂、山茱萸、牡蛎。以上情况均可辨证而施，也有虚实夹杂、数因相兼者，则需相互配合用药。若长期用药效果不佳者，要注意瘀血内阻，用丹参、赤芍、益母草、泽兰、川芎之类。

3. 血尿

急性期或复发时属实，恢复期多虚，或虚实夹杂。瘀热伤络者用丹皮、生地黄、水牛角、黄柏、知母、玄参、连翘、大蓟、小蓟、侧柏叶、白茅根、白花蛇舌草、蒲公英之类；湿热蕴滞者用滑石、白茅根、车前、黄柏、木通，地肤子之类；阴虚火旺者用生地黄、女贞子、旱莲草、黄柏、知母之类；气不摄血者用黄芪、阿胶、槐花；瘀血内阻（血尿日久，久治不愈者多有此证）者用丹参、赤芍、三七、琥珀、蒲黄、益母草、泽兰、丹皮等。若大量出血，急宜大剂水牛角煎服，或在辨证用药中加止血之品如仙鹤草、藕节炭、大小蓟、大黄。

【**简便验方**】

一、内服方

方1：白茅根、玉米须、白花蛇舌草、益母草、车前草各10～30g，水煎服，用于急性期。

方2：清热利湿、活血化瘀方：苍术、黄柏、杏仁、丹皮、赤芍、桃仁各10g，薏苡仁、银花藤各15g，连翘12g，白茅根、益母草、车前草各30g。水煎服，用于恢复期尿检异常，C_3 持续降低。

方3：六味地黄丸，适用于恢复期肾阴不足证。

二、外治法

方1：车前子、田螺、大蒜适量，共捣烂成膏，敷脐，适用于急性期水肿尿少。

方2：鲜麦冬15g捣烂敷脐，适用于急性期水肿，对蛋白尿也有效，若血尿显著可配合野萱草块根捣烂同敷。

第15讲 肾病综合征

肾病综合征（简称肾病）是以肾小球基膜通透性增高为主的证候群，临床以大量蛋白尿、低蛋白血症、高脂血症和不同程度的水肿为特征。好发于3~8岁小儿，男孩多于女孩。本病病程长，病情顽固，反复发作。临床一般分为原发性和继发性两类，原发性肾病主要有单纯性肾病和肾炎性肾病。小儿肾病多为原发性，其中又以单纯性肾病为主，肾炎性肾病为次。现代医学认为，肾病的病因尚不十分清楚，多数学者认为与免疫相关，治疗主要应用皮质激素及其他免疫抑制剂，对大多数单纯性肾病有较好疗效，但易于复发，对肾炎性肾病则难以控制。中医学认为，本病属水肿、虚损的范畴，运用中医中药辨证治疗，配合西药，在调整脏腑功能，调节并维持正常的免疫状态，对提高缓解率和治愈率，防止或减少复发，具有很好的作用。

小儿肾病大多起病缓慢，起始往往为无原因的水肿，且逐渐加重。严重者为全身高度水肿并伴腹水、胸水，水肿呈凹陷性，随着水肿的增剧，小便减少，小便化验有大量蛋白（每日>100mg/kg）并持续存在，血浆蛋白低于30g/L，血胆固醇>5.72mmol/L。患儿还常伴有面色苍白（贫血）及食欲减退等。单纯性肾病主要为上述表现，肾炎性肾病则可兼见血尿、高血压、氮质血症，血总补体或C_3降低。另外，对于激素耐药、依赖或勤复发者，又称为难治性肾病。由于病程长，大量尿蛋白的丢失，以及长期使用激素或免疫抑制剂，患儿抵抗力下降，免疫力低下，容易继发感染，而继发感染又往往是造成肾病反复或复发的主要原因，这样造成恶性循环。

根据小儿肾病的发病经过和临床表现，中医认为，本病属本虚标实。本虚主要为肺、脾、肾三脏的虚损和功能失调，这是造成水肿、大量蛋白尿以及免疫功能低下的根本原因。标实主要为水湿内停、外邪侵袭以及久病致瘀、瘀浊内阻。发作期本虚标实同时存在，或以标实为主；缓解期是以本虚为主。

【辨证要点】

肾病虽然病情复杂，顽固难愈，反复发作，但其症情的发展变化有较强的规律性，这就是本虚标实。本虚即是肾病的本证，主要有肺脾气虚和脾肾阳虚，这是肾病发病的根本原因和主要证候类型，另外由于长期大量使用温燥热性药物、利尿药物，特别是激素的应用，导致病机转变，出现肝肾阴虚，也是肾病病程中的一个重要证候类型，故列入肾病本证辨证。标实是肾病的标证，主要有水湿停渍、气机郁滞、外感风邪、湿热蕴滞以及血瘀等。

肾病的本证和标证常常兼而互见，临证时则重在辨别本证和标证的主次、轻重、缓急，并注意病机变化的趋势。

一、本证

1. 肺脾气虚证

此证多见于肾病初起，也可见于肾病缓解期。初起者，全身水肿，面目为著，按之凹陷，尿少不利，面色苍白，体倦身重，咳嗽喘息，胸闷腹胀，纳少便溏，四肢欠温，舌淡苔白，脉象沉缓。若为缓解期，则水肿消退，或水肿不明显，咳喘及胸腹症状也较轻微，或无咳喘及胸腹症状，其他症状同上，且常兼见易患感冒，或易自汗出。

肺脾气虚是造成肾病的根本原因之一，肺脾功能失调则发水肿，水肿明显之时，除本虚外常兼水湿郁阻之标实，而水湿郁阻必然气滞不行。气滞湿阻于肺则咳嗽喘息，严重者可水气凌射心肺，则胸闷心悸、喘急不安；气滞湿阻于脾则胸闷腹胀、肢体沉重。脾肺为母子之脏，关系密切，临证辨证须辨其轻重主次。初起水肿还常兼表邪郁肺，又宜结合标证的辨证。

2. 脾肾阳虚证

此证可见于肾病急性发作期，也见于肾病缓解期，而以长期不愈，反复发作者为多见。见于肾病发作期者，全身水肿，胸、腹水及下肢肿为著，小便短少，面色㿠白，形寒肢冷，精神萎靡，嗜睡倦卧，或见心悸气短，舌淡苔白，润滑暗晦，或舌有齿痕，脉象沉细而弱。见于肾病缓解期者，水肿已消退或不显著，或轻度水肿时作时退，小便增长或夜尿较多，其他症状同上。

脾肾阳虚也是肾病发病的根本因素之一，而且从病机转归变化来讲，肺脾气虚日久即可转成脾肾阳虚。因此，就肾病病变的肺脾肾三脏而言，其本在肾。而脾肾阳虚证的临床表现也是以肾为主。肾阳不足，气化不行，则水湿泛滥，所以发作时水肿严重，按之如泥，腹水亦较多见。由于水湿瘀滞，甚至闭阻，而上蒙清窍，则可见头晕眼花，呕恶闷乱，甚至神志昏蒙。肾阳不足，气化不行，水湿瘀滞，日久还可导致血瘀，也可兼感外邪。即本证常兼标证。以上变化，临证时应充分注意。

3. 肝肾阴虚证

此证见于肾病过用温燥利尿药物，特别是大量使用激素的过程中，导致肝肾阴虚，阴虚火旺。水肿多不明显，或水肿已消，头晕头痛，面红潮热，心烦躁扰，手足心热，精神兴奋，食欲亢进，尿黄便干，口干舌红，苔少，脉细数。少数患者（肾炎性肾病）还可兼见肝阳上亢，症见头痛头晕较剧，恶心呕吐，眼花目眩，视物不清，血压升高，脉象弦数。

上述肝肾阴虚、阴虚火旺、肝阳上亢之证，常与肺、脾、肾气阳不足同时存在，但阴虚之证显著。因肺脾、脾肾的虚弱为肾病发病之本，而肝肾阴虚是在此基础上发展变化而成，所以临床除阴虚见症显著外，气阳虚损之证也存在。

二、标证

1. 水湿停渍证

此证见于水肿。水肿的发生与肺、脾、肾三脏功能失调相关，临证时应根据水肿的情况以及兼证，分辨其属何脏为主。若水肿初起，兼感风邪，属风水者，水肿以皮下为主，伴咳喘等症；若水肿反复、腹水、下肢肿甚者，属脾肾虚弱；若胸水显著，胸闷咳喘、心悸，为水气上凌心肺。由于水湿停渍，最易阻滞气机，因此湿阻气滞，上则肺气不利，表现为胸闷咳喘；中则脾胃气滞，表现为腹胀纳呆、嗳气呕恶；下则膀胱气机不利，表现为小便不利。

2. 气机郁滞证

此证可因虚实二因所致。实者常因湿阻，症如上述，可表现为肺气郁滞、脾胃气滞、膀胱气机不利等；虚者常因肺脾气虚、脾肾阳虚，气阳不足，鼓动无力，而致气机郁滞。无论虚实，气滞证共同的症状是胸、脘、胁、腹部位的胀满不适，咳嗽喘促，嗳气呕恶，大便不爽，小便不利等。

3. 外感风邪证

肾病患儿由于长期不愈，卫表不固，加上长期使用激素及免疫抑制剂更使免疫功能低下，易于感受外邪。肾病的复发常因外感风邪引起，外感风寒者，症见恶寒发热，无汗，咳嗽声浊，痰稀色白，喷嚏，流清涕，舌苔薄白，脉浮。外感风热者，症见发热有汗，咳嗽声扬，流浊涕或脓涕，舌苔薄黄，脉浮数，且咽喉红肿疼痛，或扁桃体红肿化脓。

4. 湿热蕴滞证

此证可因肾病湿滞内停，蕴而化热而成；也可因使用大量激素或温燥药物，阴伤热郁，导致湿热蕴滞；也可因感染疮疖湿热之毒引起。主要症状为：面色苍黄而晦垢，小便短黄（或尿中红细胞较多），口苦口黏，脘闷纳少，皮肤疮疖，舌红苔黄腻，脉滑数。

5. 血瘀证

血瘀证在肾病患儿中普遍存在，这是因为病程日久，久病入络，必有瘀滞。本病存在的血液高凝状态、血胆固醇增高，以及肾基底膜增殖等病理改变，都与中医的血瘀证相关。因此，即使患儿没有明显的血瘀症状的外在表现，也同样存在血瘀证。肾病血瘀证的外在症状表现主要为：面色暗晦，唇暗舌紫，或舌边有紫暗瘀滞，小便短黄（肉眼或镜下血尿），腰痛，肌肤不泽或粗糙。

【论治心法】

一、发作期（复发期）与缓解期的治法

　　肾病的治疗，可分发作期（复发期）、缓解期来辨证论治。发作期（复发期）既有本虚的本证，也有标实的标证，本虚则宜扶正，标实当以祛邪。

　　一般而言，发作期（复发期）表现以水肿为主症，则应控制和消退水肿为先务。因感受风邪、湿热引起者，治宜祛邪利水；因肺脾、脾肾虚弱者，治宜扶正利水。若水肿不甚或不显，因感邪或正虚导致复发而小便化验异常，或伴其他症状，则应根据辨证予以扶正祛邪，祛除病因，调燮脏腑。外邪（风邪、湿热等）的侵袭，是肾病复发的十分重要的因素，因此及时祛除外邪的侵袭，调燮脏腑阴阳，提高免疫力，是防治肾病复发的重要治则。

　　缓解期以正虚为主，治宜扶正补虚。然而，无论补阴或补阳，均应遵循"善补阳者当以阴中求阳，善补阴者当以阳中求阴"之旨，这是因为肾病病程长，病变之本在肾，病久必伤及阴阳。缓解期的扶正补虚主要是补肾之阴阳，而阴阳之根又源于肾，故宜阴阳互补。实践证明，此补肾之法则对于肾病综合征缓解期的治疗十分重要，有调整和提高机体免疫力，巩固缓解，预防复发，提高治愈率方面均有显著作用。同时，肾病缓解期除正虚外，常兼血瘀、湿热等，故又宜配合活血化瘀、清利湿热等治法。

　　上述扶正祛邪诸法的具体用药参见下述本证与标证的治法用药。

二、本证与标证的治法用药

1. 肺脾气虚证

　　水肿明显者，治宜健脾益气，宣肺利水。常用方剂防己黄

芪汤（《金匮要略》：防己、黄芪、白术、甘草）合五皮饮（《三因极一病证方论》：桑白皮、陈橘皮、大腹皮、茯苓皮、干姜皮）。咳喘郁肺症状重者可加麻黄。肺脾气虚是本证发病之本，而水肿湿泛是发病之标，临证时应视本虚与标实之轻重用药。上述二方合用针对本虚标实俱重之证，方中黄芪、白术健脾益气，与麻黄、桑白皮宣肺利水相辅相成，相得益彰，在促进利尿消肿方面卓有效果。若脾虚湿阻、气不化水者，可加桂枝，或将防己黄芪汤改用防己茯苓汤（《金匮要略》：黄芪、防己、茯苓、桂枝、甘草）。由于水肿明显，行气利水十分重要，可加强行气与利水药物的应用，以促进消肿。

若水肿严重，证属脾虚湿盛为主，而肺的见证较轻或不显者，宜用实脾饮（《重订严氏济生方》：附子、厚朴、白术、干姜、茯苓、木瓜、木香、大腹子、草果仁、甘草、大枣、生姜）。此方侧重于温阳健脾、行气利水，也可加黄芪。方中大腹子（即槟榔）、大腹皮同用。

若水肿已消或不明显者，证属肺脾两虚为主，宜用参苓白术散（《太平惠民和剂局方》：人参、白术、茯苓、甘草、扁豆、怀山药、莲子肉、薏苡仁、砂仁、桔梗、陈皮、大枣）。一般也宜加黄芪益气健脾。

2. 脾肾两虚证

水肿明显者，治宜温肾健脾，温阳利水。常用方剂如真武汤（《伤寒论》：附子、生姜、白术、白芍、茯苓）合五苓散（《伤寒论》：桂枝、白术、茯苓、泽泻、猪苓）。也宜加黄芪。

水肿不明显或已消退，宜用济生肾气丸（《严氏济生方》：附子、肉桂、熟地黄、茯苓、泽泻、丹皮、怀山药、山茱萸、车前子、牛膝）。还宜适加黄芪、黄精、菟丝子、补骨脂、肉苁蓉等补益脾肾之品。肾病日久的缓解期此证最多。上述方药宜守方长期服用，有利于促进痊愈。

3. 肝肾阴虚证

治宜滋养肝肾，滋阴清热。一般选用六味地黄汤（《小儿药证直诀》：生熟地黄、怀山药、山茱萸、茯苓、泽泻、丹皮）为主。若阴虚火旺，加知母、黄柏，即知柏地黄丸；若阴虚阳亢（水不涵木），可加菊花、枸杞子，即杞菊地黄丸，甚则再加钩藤、夏枯草、龙胆草、石决明凉肝息风。另外，二至丸（《医便》：女贞子、旱莲草）等滋阴方药也可选用。

以上肺脾气虚、脾肾两虚、肝肾阴虚三大本证。若相互兼见，则应视其病机进退轻重主次，配合用药。在肾病日久，反复发作后的缓解期，易见阴阳两虚，或气血两虚，故宜阴阳两补，气血两补，用药宜根据上述各证选方用药进行配伍。一般而言，健脾益气多选黄芪、党参、白术、怀山药、益智仁、黄精等，温补肾阳多选附子、肉桂、菟丝子、补骨脂、肉苁蓉、覆盆子、巴戟天、淫羊藿等，滋养肾阴多选生熟地、山茱萸、枸杞子、女贞子、白芍、玄参、知母、鳖甲、龟板等。这些药物对提高免疫力、促进肾功能恢复、消除尿蛋白具有良好的疗效。

4. 水湿停渍证

属风水郁肺者，治宜宣肺利水。常用方剂如越婢汤（《金匮要略》：麻黄、石膏、甘草）、麻黄连翘赤小豆汤（《伤寒论》：麻黄、连翘、赤小豆、杏仁、梓白皮、生姜、甘草、大枣），也可用五皮饮。属脾湿不运者，治宜健脾利水。常用方剂如五苓散（《伤寒论》：桂枝、茯苓、泽泻、猪苓、白术）。属水气上凌心肺者，治宜泻肺逐水。常用方剂如已椒苈黄丸（《金匮要略》：防己、川椒、葶苈子、大黄）。以上证治为常见的实证水肿，若虚象明显应视肺脾肾的虚损而治，参见上述肺脾气虚、脾肾两虚的水肿治法方药。

水湿停渍，无论虚实均宜导致气机壅滞，故利水当行气。宣肺理气常选麻黄、桔梗、杏仁、桑白皮、葶苈子等；运脾理气常选厚朴、大腹皮、枳壳、陈皮等；温肾化气常选桂枝、细辛。

利水之品是本证的必用之药，常用的有石韦、防己、车前、萹蓄、泽泻、猪苓、薏苡仁、滑石等，甚则可选商陆、大戟、芫花、甘遂、牵牛子，或大黄、芒硝，通利逐水。通利逐水只宜暂用不可久施，只用于水肿严重、三焦闭阻邪实之证，因肾病其本是虚，久用必损其虚。

5. 气机郁滞证

治宜行气。水肿阶段多为湿滞气郁，宜行气利水，方药如上所述。水肿不明显时，多因肾病本虚（肺脾肾虚）兼见气滞，常用药物如厚朴、槟榔、大腹皮、陈皮、木香、丁香、枳壳、川楝、香附等。肾病气滞，常与脾相关，故行气导滞，主要针对脾胃中焦，解除气滞，运行中焦，对于肾病的恢复十分重要。

6. 外感风邪证

风寒者，治宜疏风散寒。常用荆防败毒散（《摄生众妙方》：荆芥、防风、柴胡、前胡、川芎、枳壳、羌活、独活、茯苓、桔梗、甘草）。若正虚较明显，可用人参败毒散。若因感风寒，水肿复发，治宜疏风散寒、宣肺利水，可用越婢加术汤。

风热者，治宜疏风清热，辛凉透表。常用银翘散之类。若伴咽喉红肿、乳蛾赤肿者，可加马勃、板蓝根、大青叶、蚤休、蒲公英、僵蚕、鱼腥草等。

及时控制和消除外感因素，对于防治肾病复发具有积极意义。

7. 湿热蕴滞证

湿热蕴滞是肾病常见的兼见标证，要积极治疗，而且要除邪务尽，这对于根治肾病以期痊愈是重要一环。面色的恢复是其重要标志。清利湿热的常用方剂如二妙散（《丹溪心法》：苍术、黄柏）、三妙丸（上方加牛膝）、四妙丸（再加薏苡仁）、甘露消毒丹（《温热经纬》：滑石、茵陈、黄芩、菖蒲、木通、川贝、射干、连翘、薄荷、白豆蔻、藿香）。若湿重热轻，可用三仁汤（《温病条辨》：杏仁、滑石、通草、竹叶、厚朴、薏苡仁、半夏、白豆蔻）。若热重湿轻，或因感染疮疖热毒，可用五味消毒饮（《医宗金鉴》：金银花、野菊花、蒲公英、紫花地丁、天葵）。

8. 血瘀证

血瘀证普遍存在于肾病各证型中，尤其是久治罔效者，宜在辨证施治中加入活血化瘀之品，如三七、泽兰、丹参、益母草、川芎、赤芍、桃仁、红花等，而且应结合行气消滞。实践证明，运用活血化瘀，配合行气消滞，对改善和消除血液高凝状态，改善肾基膜的病理，均有良好作用。也是治疗难治性肾病的重要一环。

三、中西医结合治疗方案

此方案是采用西药（以激素为主）来控制和缓解病情，消除尿蛋白；同时在激素治疗的不同阶段应用中药来协同激素的治疗作用，减轻其不良反应，并达到巩固疗效、防止反跳和复发。是当前治疗肾病的较好方法。

我体会，激素的应用要早期、足量、长期。应用激素缓解诱导阶段，用强的松2毫克/（公斤·日），分3～4次口服，自尿蛋白转阴再连用4周。然后隔日早晨顿服，用量不变，连用4周。每周查小便常规1次，尿检稳定正常，则每4周每次顿服量减5毫克递减，维持用药时间在12～18个月左右。若在缓解诱导的最初服药阶段8周内尿蛋白不转阴，则可加用免疫抑制剂。西药治疗除激素外还可配合潘生丁、利尿剂等。

中药治疗分三阶段：①在应用激素的缓解诱导阶段，辨证以肺脾气虚、脾肾阳虚为主，多兼水湿停渍、气滞郁阻，治宜参见上述本证、标证的治法用药。但以温补肾阳为要，常用药物：肉桂、附子、菟丝子、仙灵脾、肉苁蓉、补骨脂等。临床与实验均表明，此类方药能协同并增强激素的作用，促进消除水肿和尿蛋白，缓解病情。②由于激素的大量应用，一般在使用1个月左右，激素的不良反应明显出现，辨证属肝肾阴虚，或兼湿热蕴滞，治宜参见上述本证、标证的治法用药。但以滋阴降火为要，常用药物：生地黄、知母、甘草、玄参、白芍、鳖甲、龟板等。临床与实验表明，此类方药能减轻或消除激素的不良反应。③在激素的撤减阶段，激素不良反应逐渐消除，此阶段由于激素的长期使用，使垂体－肾上腺皮质功能低下，免疫机能下降，易导致肾病"反跳"或复发。辨证属阴阳气血两虚，但由于病情各异，脾肾气血阴阳虚损也各有所偏，治疗应根据病情予以施治。但总宜阴阳两补，从肾治为要。临床与实验表明，滋补肾之阴阳能巩固疗效，保护和调节肾上腺皮质功能，提高免疫机能，防止"反跳"和复发。此阶段适当配合活血化瘀，甚有裨益。

中西医结合治疗方案制定后，就要坚持治疗，不宜随意更改。尤其是要避免激素使用不规范，而造成治疗上的混乱。

【简便验方】

一、内服中成药

方1：雷公藤多苷片1毫克/（公斤·日），分3次服，持续用药12周，继以间歇用药12周为1疗程。复发者可重复用药。昆明山海棠片0.5g，每日3次分服。

方2：六味地黄丸、金匮肾气丸、补中益气丸，均可用于肾病综合征，在缓解期交替使用，对于提高机体免疫力，巩固疗效，防止复发有较好作用，可长期服。

二、外治方

商陆10～15g，甘遂10g，均研成碎片。大葱（或香葱）50g切碎，共炒热，布包熨腹敷脐，每日1至2次。用于肾病水肿严重，小便短少。

三、食疗方药

方1：鲤鱼（或乌鱼）1条，约300～500g，去鱼鳞及内脏，加入少许砂仁、蔻仁、生姜、葱，不放盐，清蒸，喝汤吃鱼。还可加入赤小豆、冬瓜皮、紫苏适量，一同清蒸，服用。

方2：鲤鱼（或乌鱼），适加黄芪、赤小豆同煮，不放盐，煮熟后喝汤食鱼。

以上均用于水肿血浆蛋白低，尿素氮不高者。

第16讲　小儿尿频

尿频是以小便频急而数为特征的病证，属中医淋证的范畴。在临床上涉及的疾病较多，主要有泌尿系感染和神经性尿频两种。泌尿系感染好发于婴幼儿，女孩多于男孩，多因上行性感染所致，除尿频、尿急外，常兼尿痛或小腹疼痛，急性发作者还可见发热等症，小便化验白细胞增多为主。神经性尿频好发于学龄前儿童，主要表现为白天或睡前小便频数，甚则几分钟或十多分种一次，尿量少，或只有数滴，无尿痛，往往专心于某事（比如游戏）及睡后尿频消失，可反复发作，长期不愈。

中医对小儿尿频的文献记载，隋代《诸病源候论》即有"小儿诸淋"及"小便数"的命名。大抵从淋证而言，多由湿热所致，清·陈复正《幼幼集成》云："小儿患淋，小便淋漓作痛，不必分五种（即中医五淋），然皆属于火热，治法宜清利之。"此症多与现代泌尿系感染相似。至于神经性尿频则与"小便数"相近，清·罗国钢《罗氏会约医镜》云："小儿之多小便，由阳气尚微，不能约束，宜于温补。"又云："但凡论小便数者，切勿以热拟，热必赤涩而痛，纵有短少而艰涩者，是肾水将竭，及气虚不传送故也。"

因此，导致小儿尿频的原因有虚实二端。实者，多因外感湿热，或坐地潮湿感受湿热邪毒；或因内有积热蕴滞，湿热内生。无论外感湿热或内生湿热，下注膀胱则引起尿频尿急、淋漓作痛。虚者，多因先天不足，或后天失调，导致脾肾虚弱，气化不利，闭藏失职，膀胱失约，而引起尿频数而短少不利。由于病程日久，体质各异，虚实之证又可相互转化。

【辨证要点】

尿频的辨证，首在辨明虚实。实证者，多属湿热，病程短，或反复发作的急性期，病势较急，小便频数短赤，尿道灼热疼痛，或尿液黄浊，尿中带血，尿常规化验有红、白细胞，甚或有脓球，可兼见畏寒发热，口渴烦躁，舌苔黄腻，舌质偏红，脉象滑数，指纹紫滞。虚证，多属虚寒，病程长，反复发作日久，病势较缓，小便频数或淋漓不尽，尿液尚清，化验正常，无尿痛，兼见神疲肢软，面白形寒，手足欠温，眼睑轻浮，舌苔白滑，舌质偏淡，脉象沉细，指纹细淡而隐。

临证时，除重点掌握上述虚实辨证外，还要注意虚实的相互转化。泌尿系感染在急性发作期一般都属实证，为湿热所致，尚须辨其湿重、热重，有无兼表。湿重者，面色苍黄，精神困倦，表情呆滞，四肢沉重懒动，小便混浊，淋漓不利，舌苔厚腻。热重者，面赤唇红，烦躁口渴，小便短赤灼热疼痛，舌红苔黄，脉数。兼表证者，多为初病之时，或急性发作时，恶寒发热，头目胀痛，咽喉赤肿疼痛，或咳嗽流涕，脉浮。泌尿系感染在慢性期，或病程日久，常虚实夹杂，除湿热蕴滞外，还可兼见气虚或阴虚。比如素体脾肾虚弱者，或湿邪偏重，损伤气阳者，多表现为气虚，症见面白气弱，精神不振，纳少腹胀，四肢欠温，甚则形寒肢冷，舌淡苔白，脉象沉细。若湿热伤阴，表现为阴虚者，症见低热盗汗，五心烦热，面部潮红，咽干唇燥，头晕耳鸣，舌红少津，脉象细数。

神经性尿频多属虚证，主要表现为脾肾气虚，气阳不足，气化不利，水道失约。临证时又需分辨脾虚、肾虚。脾虚者，面色萎黄或苍白，精神软弱，少气懒言，纳少便溏，或食后腹胀，舌淡苔白，脉细弱。肾虚者，面色㿠白，形寒肢冷，精神萎靡，舌淡苔白，脉象沉细而弱。一般而言，脾虚为肾虚之始，肾虚为脾虚之渐，脾虚日久必致肾虚。在神经性尿频发病初期，脾肾两虚之证不显，仅表现为尿频尿数，乃脾运失调，气化不利，水道失司所致；而病程日久，也可引起肾阴受损，表现为阴虚瘀热者，症见形体较瘦，手足心热，唇红口干，尿频数短赤，甚则低热盗汗，舌红苔少乏津，脉象细数。

由上可知，小儿尿频不论是泌尿系感染或是神经性尿频，均有虚实之证，且可相互转化。临证时，应抓住各自疾病的特点及其发展演变的规律，进行辨证。

1. 湿热下注证

症见起病较急，小便频数短赤，尿道灼热疼痛，尿下淋漓混浊，小腹坠胀，腰部疼痛，婴儿则时时啼哭不安，常伴畏寒发热，头身疼痛，烦躁口渴，恶心呕吐，舌质红，苔薄黄或黄腻，脉数有力。

2. 脾肾气虚证

症见病程日久，小便频数，淋漓不尽，尿液清或不清，精神倦怠，面色苍白，饮食不振，或畏寒肢冷，大便稀薄，舌质淡或有齿痕，舌苔薄腻或薄白，脉象细弱或沉细而弱。

【论治心法】

本病实证者，多属湿热，治应清热利湿，通利膀胱。虚证者，多属脾肾气虚，治宜益气补肾，升提固摄。若虚实夹杂，则应攻补兼施，标本兼顾。

1. 湿热下注证

治宜清热利湿，通利膀胱。常用方剂如八正散（《太平惠民和剂局方》：木通、萹蓄、车前子、瞿麦、滑石、甘草梢、大黄、栀子），并宜适量加清热解毒之品如银花、连翘、野菊花、蒲公英、黄柏、鱼腥草之类。

本证多见于泌尿系感染的急性期，证属湿热俱重，膀胱不利。由于湿热之毒蕴滞，宜大剂清热解毒、利湿通淋，方能及时控制病情，缩短病程。热重者，上述清热解毒之品宜大队联用。若热甚于心胃，症见壮热不退，烦躁口渴，舌红尿赤，宜加黄连、石膏、知母，直清心胃火热。小便化验大量红、白细胞也是热毒的一种表现，若白细胞及脓球为主是热毒蕴滞膀胱，治宜加强清热解毒和通利排毒；若红细胞为主是热毒灼伤血络，治宜清热凉血，凉血之品如白茅根、大小蓟、生地黄、丹皮、赤芍之类可选用。小便时尿道灼热疼痛，或尿道口赤肿，小便短赤艰涩，均为热毒瘀阻，治宜清热通淋，除重用上述清热解毒之品外，滑石、木通、甘草梢宜重用。大黄为该方中清热解毒、散瘀通便而设，若大便干结均可应用，若大便稀泻则不用。

湿重者，八正散中利湿之品宜重用，还可加用金钱草、海金沙之类，对小便混浊、淋漓不利十分有效，宜重用。若湿滞上中二焦，症见面黄神困，胸闷肢重，舌苔滑腻，可适加藿香、厚朴、白蔻仁、苍术之类，宣化湿浊，若兼恶心呕吐，加陈皮、半夏。若兼湿热郁表，发热不扬，头目胀痛，咽喉肿痛，汗出不透，小便短赤不利，舌苔黄腻，可用甘露消毒丹（滑石、茵陈、黄芩、石菖蒲、木通、川贝母、射干、连翘、薄荷、白蔻仁、藿香），若咽喉赤肿甚，加金银花、蒲公英、板蓝根等。

泌尿系感染慢性期，病程日久，导致脾虚者，治宜健脾益气，清利湿热。可用参苓白术散（《太平惠民和剂局方》：人参、白术、茯苓、白扁豆、山药、莲子肉、桔梗、薏苡仁、砂仁、甘草）合二妙散（《丹溪心法》：黄柏、苍术）；若脾虚及肾，导致肾虚，则可用济生肾气丸（《严氏济生方》：附子、茯苓、泽泻、山茱萸、山药、车前子、牡丹皮、肉桂、牛膝、熟地黄）合二妙散；若为湿热伤阴，肾阴不足，湿热蕴滞膀胱，治宜滋肾养阴、清利湿热，可用知柏地黄丸（《医宗金鉴》：知母、黄柏、熟地黄、山药、茯苓、泽泻、山茱萸、丹皮）合二妙散。上述慢性期诸证，虽已致虚，仍虚实夹杂，清利湿热之品需坚持使用，以求除邪务尽，常用药物如黄柏、苍术、薏苡仁、车前子、连翘、金银花、蒲公英等，特别对于小便化验有改变者，更应坚持应用。

泌尿系感染是一个容易复发的疾病，因此，除邪务尽是本病的重要治疗原则。在急性期经治疗后症状、体征、化验均恢复正常，达到"临床痊愈"者仍需坚持用药2周或更长时间，对于慢性期来说则更应坚持较长时间用药。急性期以清利解毒为主，慢性期则宜攻补兼施，既要充分调动机体的抗病能力，又要清利解毒，以巩固疗效，避免反复。

2. 脾肾气虚证

治宜健脾益肾，升提固摄。常用方剂如缩泉丸（《校注妇人良方》：益智仁、山药、乌药），脾虚为主者合补中益气丸（《脾胃论》：黄芪、党参、白术、甘草、当归、陈皮、升麻、生姜、大枣），肾虚为主者合真武汤（《伤寒论》：附子、白术、茯苓、白芍、生姜）。

神经性尿频在初病阶段虚象不显，多属脾运失职，气化不利，水道不利，仅见尿频尿急之症，若无热象者，可用五苓散（《伤寒论》：茯苓、泽泻、白术、猪苓、桂枝）通利膀胱，化气利水；若兼湿热之象者，可用导赤散（《小儿药证直诀》：淡竹叶、生地黄、木通、甘草）或八正散清利湿热，二者皆以通淋利尿为主。一般认为，小儿频繁尿意而小便化验无异常，可能与中枢或周围神经病变引起膀胱、尿道调节功能失常有关，或与轻微的感染或尿道异物刺激有关，也可能与尿液酸性偏高有关。因此，在疾病初期阶段宜采用通利小便，能清除感染、尿酸、异物刺激。事实证明，这种治疗有一定疗效。若治疗无效，则应考虑脾肾虚弱，膀胱失约，而采用补摄升提的治疗。

神经性尿频反复日久者，还有一种情况，即心肾不足、心肾不交，此类患儿平日比较兴奋好动，夜寐不安，时有惊恐哭闹，有时于睡中起床而走，醒后全然不知，或见盗汗，形体较消瘦，脾气急躁，舌质正常或舌尖稍红，舌苔薄白或薄黄，脉细稍数。治宜滋养心肾、镇纳固摄，可用桑螵蛸散（《本草衍义》：桑螵蛸、远志、菖蒲、龙骨、茯苓、当归、龟板）。心火较旺如兴奋好动，惊恐哭闹，烦急舌红者，可适加黄连、生地黄、木通、灯心草，甚则可加龙胆草、珍珠母、磁石。肾虚不固较著者，如尿频数不禁、面白肢凉，可加菟丝子、覆盆子、补骨脂、金樱子、附子、肉桂等。《老中医临床经验选编》记载了上海名老中医王玉润一则医案，采用甘麦大枣汤（《金匮要略》：甘草、小麦、大枣）加远志、茯神、磁石、珍珠母、夜交藤、菟丝子、覆盆子、补骨脂等，治愈一8岁男孩长期患神经性尿频者，即属此例。

神经性尿频的治疗，后期亦须巩固用药，坚持一段时间，对于防止反复很有必要。另外，在治疗过程中，分散患儿对小便的注意力，可起到辅助治疗作用。

【简便验方】

一、内服方

方1：清热利水方：金钱草、萹蓄各30g，土茯苓10g，生甘草10g，煎水服，每日1剂，适用于湿热下注证。

方2：三草汤：凤尾草、旱莲草、车前草各10~15g，煎水服，每日1剂，适用于湿热下注证。

二、食疗方

狗肉250g，黑豆或红豆100g，炖汤分数次服，适用于脾肾气虚证。

三、外治方

外洗方：野菊花、苦参、黄柏各15g，煎浓汁外洗尿道口，每日洗数次，适用于尿道口异物刺激、尿道口红肿者。

四、针刺推拿疗法

针刺百合、关元、中极、三阴交穴，每日1次。

推拿：揉丹田200次，摩腹20分钟，揉鱼尾30次；较大儿童可用擦法，横擦肾俞、八髎，以热为度。

均适用于脾肾气虚证。

第17讲　小儿遗尿

小儿遗尿，是指3岁以上小儿在睡眠中小便自遗，醒后方觉的一种病证。本病的发病率较高，约占学龄前和学龄儿童的5%～12%，以3～10岁的小儿较为多见，也有延至青年、成人者。3岁以下的婴幼儿由于经脉未盛、脏腑未坚、智力未全，可引起遗尿；或年龄虽已3岁以上，因白天游戏过度、过于疲劳、睡前饮水过多，而引起暂时性遗尿，或偶发一二次遗尿，均不属病变。本病的预后良好，但如果长期不愈，可使儿童精神抑郁，影响身心健康。因此，应当引起重视。

中医对遗尿症还有"遗溺"的病名。古代中医文献记载，遗溺的含义有两种：一是指排尿失控自遗的尿失禁；一是专指小儿睡中遗尿。治疗小儿遗尿症，中医有十分丰富的经验。

中医认为，小儿遗尿的发病有虚实二因。属虚者，因先天禀赋不足，素体虚弱，常表现为肾气不足、下元虚冷，使膀胱功能失职，闭藏不固，而致遗尿；亦因病后失调，致使肺脾气虚，不能约束水道而患遗尿；若由肺脾及肾，导致肾虚，则膀胱闭藏不固而遗尿。属实者，多因湿热内蕴，郁于肝经，肝失疏泄，热迫膀胱，膀胱不约而遗尿。属虚实夹杂者，为心肾不交，水火不济，心火上炎或痰蒙心窍，心火不能下达于肾，肾水失于闭藏，而致遗尿，此类患儿多有睡眠深沉，不易唤醒，即使唤醒也神志朦胧，常常梦中遗尿。

因其他疾病影响而造成遗尿者，则另当别论，应根据病因进行治疗，不属本病论治范围。如蛲虫感染、尿道感染、脊柱裂、癫痫、大脑发育不全等，均可导致遗尿。

【辨证要点】

小儿睡中遗尿，多发生在夜间熟睡之时，也有见于白天睡眠之中，常呼之不醒，或梦中自遗。轻者数日一次，重者每夜必遗，或一夜数遗。可持续数日、数月，而且常常反复不愈，病程长者可达数年。

本病辨证，重在分辨虚实寒热，主要根据病程的长短、小便的清长与否、舌脉以及兼证等全面分析。一般来说，病程长，反复不愈，小便清长，每夜必遗或一夜数遗，舌淡苔白，脉象沉细，以及神疲面白，纳少乏力，肢冷自汗，大便溏薄，甚则生长发育缓迟，属虚寒；病程较短，小便短赤，遗尿量及次数较少，尿味臊臭，舌红苔黄，脉象弦数，以及急躁好动，汗多唇赤，睡眠不宁，大便干结，属实热。睡眠深沉，呼之不醒，或呼之虽醒但神识朦胧，睡眠梦多，梦中遗尿者，为痰浊或痰火蒙闭心窍，心神失于清明。

本病临床常见下元虚寒、肺脾气虚、肝经湿热、心肾不交四种证候类型，兹分述如下。

1. 下元虚寒证

症见睡中遗尿，长期不愈，反复出现，遗尿量多次频，或一夜数遗，醒后方觉，患儿面白神怯，形寒畏冷，四肢不温，平时小便清长，舌淡苔白，脉象沉细或沉弱。此证还多见于先天不足，生长发生迟缓，智力低弱的小儿。为肾气虚弱，下元虚寒，不能温化固摄，膀胱制约无权所致。此类患儿无论春夏秋冬皆可发病，而以冬寒季节为甚。

2. 肺脾气虚证

症见睡中遗尿，量不多但次数频，面白神倦，懒言少动，纳少便溏，四肢欠温，或虚胖或消瘦，肌肉松软，常自汗出，易患感冒，舌淡苔白，或舌质胖嫩，脉象细弱。此证多见于病后失调，肺脾两虚的小儿，且多反复不愈。此证与上述下元虚寒证的区别在于：本证病情较轻，肾虚症象不显。若长期不愈，也可发展成下元虚寒证。

3. 肝经湿热证

症见睡中遗尿，尿量不多，次数也较少，但尿味臊臭难闻，尿色黄，平时性情急躁，好动多汗，或夜间梦呓齘齿，夜卧易惊，大便偏干，形体多偏瘦，或手心灼热，口中气臭，唇舌红赤，舌苔黄或黄腻，脉象滑数。此证为实证，多因素体内蕴湿热，郁于肝经，而使肝之疏泄失常，热迫膀胱而致遗尿。

4. 心肾不交证

症见睡中遗尿，时作时休，白天多动少静，性情急躁，神恍健忘，注意力不集中，夜寐则睡眠深沉，不易唤醒，即或唤醒亦神识朦胧不清，梦中遗尿，舌质或红或淡红，脉象细数。此证为心肾不交，心气不足虚热内扰，心火不能下达于肾，肾失闭藏而致遗尿。此证以遗尿为主症，心肾失交虽因心肾不足所致，但气阴两虚之外症多不显著，形体稍见消瘦。临证辨证除抓住上述主要症状表现外，还应分辨虚象（心、肾），以及郁热的轻重。

另外，患儿遗尿多有睡中不易唤醒，睡眠深沉，即或唤醒也神识朦胧等，此症状不仅见于心肾失交证，其他证候类型中也可见到，多为心火或痰浊蒙蔽所致，治疗时应适时予以清心通窍醒神，收效甚佳。

【论治心法】

1. 下元虚寒证

治宜温补肾阳，佐以固摄。常用方剂如巩堤丸（《景岳全书》：熟地黄、菟丝子、白术、五味子、益智仁、补骨脂、附子、茯苓、家韭子、怀山药），可适加台乌药，即合缩泉丸之意。方中附子、熟地黄、菟丝子、补骨脂、家韭子温补肾气，振奋肾阳，其中附子与熟地黄同用，寓阴中求阳，阴阳相生相济之意，对小儿先天不足、肾元虚弱之证甚为相合；白术、怀山药、茯苓补气健脾，增强运化功能；益智仁温脾暖肾，兼有固涩之功；台乌药行气暖膀，振奋膀胱，与酸敛固肾的五味子相合，能温阳化气，暖肾固膀，遗尿可止。若遗尿频多，还可加桑螵蛸、蚕茧、金樱子等温肾固涩之品。若内寒较甚，可适加肉桂、肉苁蓉、巴戟天、鹿角（茸）等。若下元虚寒之证较轻，属轻证者，可用缩泉丸（益智仁、台乌药、怀山药）

治疗。

2. 肺脾气虚证

治宜健脾益气，升阳固涩。常用方剂如补中益气汤（《脾胃论》：黄芪、党参、白术、陈皮、大枣、当归、升麻、柴胡、炙甘草、生姜）合缩泉丸。肺脾气虚则制下无权，开合失司，补中益气汤重在健脾益气，升阳举陷，使肺脾功能得以恢复，再配合缩泉丸温化固脬，则标本同治，收效甚佳。由于肺虚则宣降失常，水道通调失职，若兼见咳嗽、喘促者，可加麻黄宣肺。若脾虚生痰，痰浊上蒙心窍，则见睡中遗尿呼之不醒，或醒而朦胧不清，可加石菖蒲、远志化痰开窍，交通心肾。

肺脾气虚的遗尿症，在治疗上与下元虚寒证的不同点是，除了针对病因、脏腑的不同外，下元虚寒证宜固涩收敛，而肺脾气虚证宜疏利运化。这是因为下元虚寒证病位在肾为主，肾主闭藏，闭藏失司而遗尿，故宜温肾固涩；肺脾气虚证病位在肺、脾为主，肺为水之上源，主通调水道，敷布津液，脾主运化水湿，故治疗宜健运疏利为主。以上二证也可互相兼夹、转化，临证时应灵活掌握。

3. 肝经湿热证

治宜疏肝清热，佐以利湿。常用方剂如龙胆泻肝汤（《兰室秘藏》：龙胆草、黄芩、栀子、泽泻、木通、车前子、当归、柴胡、甘草、生地黄）。下焦湿热较重，可去当归，加黄柏、知母。若湿热化火，上扰心神，或痰热蒙蔽心包，可见健忘神恍，心烦意躁，睡中遗尿，呼之不醒，或醒亦朦胧不清，可加石菖蒲、远志、郁金醒神通窍，热甚加黄连、莲心、灯心草清心导赤。疏利湿热之法治遗尿，可谓之通因通用之法，这是因为病机为湿热郁滞，肝失疏泄，膀胱不利，开合失司。此证不可见遗止遗，不可早用收涩。

4. 心肾不交证

治宜补肾养心，交通心肾，佐以收摄。常用方剂如桑螵蛸散（《本草衍义》：桑螵蛸、远志、石菖蒲、党参、茯神、当归、龙骨、龟板）。方中桑螵蛸、党参、茯神、当归、龙骨、龟板补养心肾；石菖蒲、远志通窍醒神，交通心肾；桑螵蛸收敛止遗。若心火偏旺，可加黄连、灯心草、木通、生地黄，或合导赤散。若夜梦纷纭，心神恍惚，可加酸枣仁、柏子仁、夜交藤。

以上4证是临床上较为常见的证候类型，但睡中遗尿，呼之不醒，或醒而朦胧不清者，可见于上述四证之中，均可加用石菖蒲、远志，用量可根据患儿年龄大小而定，3~5岁可用6~9g，5~7岁可用10g，7岁以上可用10~15g。据笔者的临床体会，石菖蒲、远志治疗遗尿的效果很好，能醒神止遗，单方应用也有效，可供临床参考。据中医古籍记载，《名医别录》即有石菖蒲"止小便利"的记载，《范汪方》还载有"治疗小便一日一夜数十行，石菖蒲、黄连二物等分，治筛，酒服方寸匕。"《滇南本草》记载远志能"缩小便"，治"滑精不禁"。《本草逢原》对石菖蒲、远志这种止遗缩小便的功效，解释为养心气、益肾阳。在现代的临床报道中，治疗小儿遗尿的许多方剂组成均有石菖蒲、远志二味药。

桑螵蛸、益智仁是治疗小儿遗尿的十分常用的药物，疗效很好。二药温肾固脬，收敛止遗，虽性味偏温，但不辛热，也可用于各证型的遗尿，自古至今治验甚丰，可以选用。

麻黄治疗遗尿有较好疗效，一般常用量为：3~5岁者每剂4g，6~12岁者每剂6g，12岁以上者每剂9g，在服药第3天起即可能取效。除肝经湿热证外，其余各证均可配用，特别是在温补脾肾、固涩收敛的方剂中加入麻黄，能提高疗效。有临床证明，患儿服药后，不仅夜间易于唤醒或自醒，而且小便次数也减少。

护理对于遗尿的治疗也很重要，不可忽视。首先，要耐心教育引导，树立治疗信心，不斥责小儿，克服和消除各种顾虑和精神紧张。其次，白天勿过度疲劳，傍晚以后少饮水，临睡觉排空小便，养成良好规律的生活习惯。第三，要适时地在每次遗尿之前唤醒主动排尿，并坚持一段时间。第四，服药治疗取效后，要坚持巩固治疗 1～2 个月，以防复发。

【简便验方】

一、内服方

方1：乌梅 6g，蚕茧 20g，大枣 10 枚，水煎服，可酌加白糖或红糖，连服 10 日。

方2：桑螵蛸 3g，炒焦研末，加白糖或红糖适量，开水调服，连服 10 日。

方3：益智仁 10g，醋炒研末，加白糖或红糖适量，开水调服，连用 10 日。若再加石菖蒲 10 克研末，更佳。

二、外治方

方1：五倍子、何首乌各 3g，研末，醋调敷脐，每晚 1 次，连用 5 次。

方2：黑胡椒粉适量置脐中填满，外用伤湿止痛膏贴盖压紧，每晚临睡前更换 1 次，连用 7～10 日。

方3：补骨脂、五倍子、石菖蒲各等分为末，醋调敷脐，每晚 1 次，连用 7～10 日。

三、针灸疗法

方1：针刺夜尿穴（手掌面小指第二指关节横纹中点处），留针 15 分钟，每日 1 次。针刺百会、关元、中极、三阴交，针后加灸，每日 1 次；可配合拔罐疗法（取关元、中极穴），每次 15 分钟，每日 1 次。

方2：耳针疗法，取肾、膀胱、皮质下，每日 1 次；也可在耳针取穴部位贴压王不留行子。以上治疗操作以每日下午为宜。

方3：灸法：灸关元、神门、气海、委中、次髎、肾俞、脾俞、百会穴，每次取 3～5 穴，每日下午 1 次。

四、推拿疗法

揉丹田 200 次，摩腹 20 分钟，揉龟尾 30 次，每日下午操作治疗。较大儿童可用擦法，横擦肾俞、八髎穴，以热为度。以上推拿方法可由患儿家长操作，每晚睡前推拿，疗效尤佳。

第18讲　小儿惊风

惊风是小儿常见的急症，可发生在许多疾病的过程中，临床以抽搐并伴神志障碍为特征。古代将惊风的证候表现归纳为四证八候，四证是痰、热、惊、风，八候为搐、搦、颤、掣、反、引、窜、视。并根据发病情况及临床表现分为急惊风、慢惊风两大类。急惊风者，发病急暴，病势凶猛，抽搐剧烈，常伴神昏高热，痰鸣气粗。慢惊风者，起病缓慢，或由急惊风转变而来，抽搐无力，常伴神志不清或神志尚清，低热或无热，体虚气弱，病程较长。急惊风多属实证、热证；慢惊风多属虚证，有虚热，也有虚寒；慢惊风中有一种阴盛阳衰的危重证候，称为慢脾风。

惊风在古代被称为儿科四大证之一，在现代也是儿科的危急重症。好发于1~5岁小儿，四季皆可发病。由于原发病的不同，预后差异较大。若因感冒高热引起的惊风，为时短暂，症情较轻，预后大多良好。若因某些传染病如流脑、乙脑、中毒性痢疾等，以及其他颅内疾病引起的惊风，则预后较差。从症状上讲，大凡反复发作，长时间抽搐、抽搐剧烈、深度昏迷者，预后不良，或易导致瘫痪、聋哑、癫痫、痴呆等后遗症。

心主惊，肝主风，惊风一症，其病位不离乎心肝，而小儿心肝为有余之脏，又为纯阳之体，易化火动风，故易导致惊风。然而，由于发病原因不同，病机传变不同，临床表现也不相同，一般分急惊风、慢惊风辨证施治。

【辨证要点】

一、急惊风

急惊风属实证，其病因主要有外感时邪、痰热积滞、风痰壅阻和暴受惊恐。外感时邪导致惊风，有两大发病途径：一是时邪郁表，表气闭塞，郁热内扰心肝，引发惊风；一是时邪内表入里，化热化火，内陷心肝，而致惊风。前者，病机重心在表，解表退热则心肝不受惊扰，治以解表为主；后者，病机重心在里，热陷心肝，治宜清心凉肝、开窍息风。痰热积滞导致惊风，主要是因饮食不洁（节），湿热郁滞，化为痰热内闭心肝，而致惊风。风痰壅阻导致惊风，主要是因素体内蕴痰浊，与外风相引，或因饮食因素而诱发，风痰相搏，闭阻心包，引动肝风，病在心肝，与痰热积滞相对，一为痰热，一为痰浊，均属里证。暴受惊恐，是因小儿神气怯弱，突见异物，乍闻异声，或跌仆受惊，而心神不宁，导致惊惕不安，甚则动风，此证患儿脾胃之气素弱，暴受惊恐之后，气机紊乱，痰随气逆，闭阻心窍。

以上诸多致病因素导致急惊风，临证辨证应注意以下几点：①分辨表里之证，邪郁在表者还应分辨表邪之风寒暑湿，此类表闭惊风，时邪郁表是其本，而化热内扰动风是其标；里证惊风，则病邪入里，有痰、热、惊、风四证的轻重偏胜，因此，②宜分辨痰、热、惊、风之证，痰盛则痰鸣神昏，热重则壮热烦渴，惊甚则惊惕不安，风盛则抽搐强直，各有偏重。

1. 风热外感证

症见发热恶风，少汗或无汗，咳嗽流涕，咽红口渴，烦躁不安，乳蛾红肿，高热之际引发抽搐神昏，为时短暂，或仅见项强咬牙肌紧，舌偏红，苔薄黄，脉浮数。此为感受风热之邪，邪郁肌表肺卫，未得及时解散，而郁热内扰心肝。若因风寒外束，化热内扰，也可引起惊风，则见恶寒发热、无汗不渴、鼻流清涕，年长儿可诉头痛，舌质不红，苔薄白或黄白相兼，脉浮数而紧。

以上证候多见于感冒夹惊，热势一降则惊风自止。感冒夹惊的惊风症状特点是为时短暂，呈一过性，且每感冒发热，热势一高则发惊风，多见于5岁以下小儿。

2. 暑邪外感证

症见发热无汗或少汗，面黄嗜睡，口渴或不渴，恶心呕吐，发热持续增高则引发惊风，而见神昏抽搐，舌偏红，苔薄腻或黄腻，脉浮数。此为夏暑感受暑邪，邪郁肌表，内扰心肝所致。临证时，应辨暑热偏胜还是暑湿偏盛。暑热者，壮热口渴，烦躁面赤，小便短赤，舌红苔黄，脉浮数而大。暑湿者，发热汗少或无汗，面黄嗜睡，口不甚渴，恶心呕吐，舌苔腻浊，脉象浮数而濡。

暑邪外感证既可见于感冒夹惊，也可见于暑温（乙脑）初期。由于暑易归心，因此，暑邪为患易致惊风，临证时应把握暑邪郁表与暑邪归心的病机变化。

3. 温邪内陷证

症见温热病过程中高热不退，烦躁口渴，面赤气粗，谵语神昏，肢体抽搐，两目窜视，颈项强硬，舌质红绛，舌苔黄糙，脉象弦数。此为温热病的极期，温热之邪内陷心肝，表现为痰热内闭心包，热盛引动肝风。此时的辨证应分辨痰、热、风三证的偏胜，以及相互转化的关系。热盛者，壮热烦渴，面赤谵语，舌红苔黄起刺、脉数；痰盛者，痰鸣气粗，神志昏迷，舌苔厚腻；风盛者，频繁抽搐、项强目窜、脉象弦劲。若热盛内闭，可出现热深厥深之四肢厥冷、肚腹灼热、烦躁谵语等症；若热入营血，迫血妄行，可见皮肤紫斑出血；若风火相煽，火热上攻，肝胃上逆，则头痛剧烈、呕吐如喷。

由于此证见于多种疾病的过程之中，因此除上述邪陷心肝的热、痰、惊、风的主证外，还可见相关疾病的症状表现，比如麻疹、肺炎、流脑、乙脑，以及可导致中毒性脑病的多种疾病等，某些颅内疾病、颅内出血等也可见本证。

4. 湿热疫毒证

症见突然高热，迅即神昏抽搐，谵妄烦躁，腹胀腹痛，大便脓血，腥臭异常，舌红苔黄厚腻，脉象滑数。此证主要见于中毒性痢疾，平时体质壮实，但湿热疫毒暴烈，两强相加，则内闭心肝，肠腑不通，故初发病时大便秘而不通，使湿热之毒迅速内陷心肝，故起病急暴，迅速出现高热、神昏、抽搐，而且抽搐频繁剧烈。若大便通利，能排毒于外，是热毒有外泄之机。若热毒内炽，正不胜邪，则可导致内闭外脱之证，症见面色苍白、四肢厥冷、呼吸微弱、息促不匀、脉微细欲绝。

5. 痰食惊风证

症见发作性神昏抽搐，喉间痰鸣，或口吐白沫，呼吸气粗，发作之前常见纳呆、腹痛、腹胀、呕吐、痰多、大便不调，继而神情呆滞，或伴发热，迅即昏仆抽搐，舌苔厚腻，脉象弦滑。此证多见于癫痫发作，素蕴痰浊，可遇进食而发，痰阻气逆，蒙蔽心包，引动肝风。痰浊内蒙者，舌质不红，舌苔厚腻不黄，大便稀溏，呕吐痰多，神情呆滞；若有化热者，则舌质转红（偏红），舌苔黄腻，大便秘结，小便短黄，烦躁脉数。

6. 惊恐惊风证

症见面色乍青乍白，神情惊恐不安，或惊叫惊跳，或突然抽搐，神志不清，时而啼哭，睡卧不安，山根色青，四肢欠温，大便青泻，舌苔薄白，脉数不齐，指纹青。多见于3岁以下小儿，平素体质较弱，少见生人。发病前有暴受惊恐史。此证属暴受惊恐后，痰阻气逆，内蒙心窍，引动肝风。

二、慢惊风

慢惊风多属虚证，其病因主要有先天胎禀不足、暴吐暴泻或久吐久泻、急性热病之后（由急惊风转变而来）等，归纳起来有脾虚生风（脾虚肝旺）、阴虚风动、肾精亏损、脾肾阳虚（慢脾风）等。

1. 脾虚生风证

症见形气虚弱，面色苍白或萎黄，嗜睡露睛，四肢不温，时时抽搐，抽搐无力，大便清稀，囟门低陷，舌淡苔白，脉象沉细。多见于吐泻之后，或长期疳证脾虚，导致脾虚肝旺，虚风内动。此证以脾胃气虚为主，虽津液受损，仍以气阳亏虚为甚。若津液不足显著，则形体消瘦，皮肤干燥，口干欲饮，唇舌干绛，脉象沉细而数。

2. 阴虚风动证

症见低热盗汗，形体消瘦，手足心热，虚烦不寐，肢体拘急强直，时作抽搐，大便干结，小便短黄，舌绛少津，舌苔光剥，脉象细数。多见于急性温热病之后，多由急惊风转变而来，阴液亏虚，水不涵木，虚风内动，筋脉失养，虚热内扰。拘急抽搐、舌謇语涩，为阴虚风盛；虚烦不寐、低热盗汗，为阴虚热扰。

3. 肾精亏虚证

症见先天不足，发育迟缓，有解颅、五迟五软的原发病证，精神呆滞，目光凝视或斜视，或目不识人，语言不清，智力低下，吐舌弄舌，肢体颤动或抽搐，舌质淡，脉沉细。此证多为先天禀赋不足，或急性热病后肝肾阴虚、阴虚风动证演变而致肾精亏虚。

4. 脾肾阳虚证

症见面色㿠白或灰暗，精神极度萎靡，沉睡昏迷，口鼻气冷，四肢厥冷，囟门低陷，体温不升，呼吸微弱，手足蠕动，抽搐无力，大便清冷，舌淡暗，苔白滑，脉沉细欲绝。此证为慢脾风证，阳气衰微，虚风内动。

【论治心法】

一、急惊风

急惊风的治疗，首先要审证求因，针对病因进行治疗，古人云："见痉止痉，病必不除"，"只治致痉之因而痉自止，不必沾沾于痉中求之。"表闭惊风者，以解表退热为要务，适当配合祛风止痉之品，如蝉蜕、僵蚕、钩藤、地龙之类。里实惊风者，应以清热、豁痰、镇惊、息风为原则，根据辨证，痰盛者急先化痰开窍，热盛者重以清凉泄热，风盛者速以息风止痉。

1. 风热外感证

治宜辛凉解表，祛风止痉。常用方剂为银翘散（《温病条辨》：银花、连翘、薄荷、牛蒡子、芦根、竹叶、淡豆豉、荆芥、桔梗、甘草）加僵蚕、蝉蜕、钩藤。高热烦渴，加石膏、黄芩、知母；乳蛾、咽喉红肿，加大青叶、板蓝根、蒲公英、野菊花。

若为风寒外束，郁热内扰，则宜辛温辛凉并用，解毒清热同施，可用柴葛解肌汤（《伤寒六书》：柴胡、葛根、羌活、白芷、石膏、黄芩、芍药、桔梗、甘草、生姜、大枣），适加僵蚕、蝉蜕、钩藤。寒郁表闭重，加紫苏、防风；大便秘结，壮热谵语，加大黄、芒硝（或玄明粉）。表解里通，则热降惊止。

外感惊风，重在掌握表闭的情况，无论风寒或风热，表气郁闭，则无汗或少汗不透，风寒闭表者恶寒显著，同时由于表闭无汗，热势更增，热盛则风动。因此不可因为高热抽搐，而不发汗解表，虽知此时汗出则热降。另一方面，由于寒郁表闭，郁热内炽，在发汗解表的同时，应加强清解泄热，使表解里清，则热退惊止。因此，掌握好辛温解表与辛凉泄热的关系十分要紧。

2. 暑邪外感证

治宜清暑透表，祛风止痉。常用方剂新加香薷饮（《温病条辨》：香薷、银花、扁豆花、厚朴、连翘）加葛根、僵蚕、钩藤。若表闭无汗，加藿香、紫苏；湿象明显，加滑石、苡仁；头痛者，加白芷、蔓荆子、羌活；腹胀纳呆者，加神曲、麦芽、枳壳；若壮热口渴、烦躁者，加石膏、知母、寒水石。

暑邪外感证导致惊风，有属感冒夹惊者，有属暑温初起者，治疗原则根据辨证是暑热为主还是暑湿相兼而定。暑热者宜大剂清凉透泄，由于暑热发自阳明，故宣透与清解同施，而且此证变化迅速，易归心入营，导致暑邪内陷、气营两燔。暑湿相兼者，往往表气郁闭、湿滞三焦，因此要特别加强芳化宣透，清热利湿，宣畅三焦，使暑湿之邪得以外透下渗，不致郁闭内归，蒙蔽心包，引动肝风。

3. 温邪内陷证

治宜清心开窍，凉肝息风。常用方剂羚羊镇痉汤（《温病刍言》：羚羊角、石决明、石膏、龙胆草、僵蚕、全蝎、钩藤）加菖蒲、郁金、连翘、黄连、天竺黄、竹沥等清心化痰开窍之品。此证为热陷心肝，应清热、豁痰、开窍、息风，用药宜从这四方面着手。临证时，应根据热、痰、惊、风四证的轻重缓急选药处方。热重者，常用药如石膏、黄芩、黄连、连翘、龙胆草、青黛、寒水石、栀子、大青叶、板蓝根之类；痰盛者，常用药如竹沥、天竺黄、胆南星、浙贝母之类；惊重昏迷者，常用药如菖蒲、郁金、犀角、牛黄，并结合化痰；风动频搐者，常用药如羚羊角、石决明、全蝎、僵蚕、钩藤、天麻之类。若热入营血，迫血妄行，宜清热凉血，常用药如生地黄、玄参、丹皮、赤芍，结合清热解毒，常用方剂如清瘟败毒饮（《疫疹一得》：石膏、生地黄、犀角、黄连、栀子、黄芩、知母、玄参、赤芍、丹皮、连翘、桔梗、竹叶、甘草）。由于导致温邪内陷心肝而出现惊风的疾病很多，在临证用药时还需结合原发疾病辨证用药，这样针对性更强。

另外，中医常用的安宫牛黄丸、紫雪丹、至宝丹等急救药物，应配合应用。

4. 湿热疫毒证

治宜清热解毒，开窍息风。常用方剂如解毒承气汤（《伤寒瘟疫条辨》：僵蚕、蝉蜕、黄连、黄芩、黄柏、栀子、枳实、厚朴、大黄、芒硝）加菖蒲、郁金、石决明、钩藤、羚羊角。若大便已通利，去芒硝、大黄，加白头翁；大便脓血量多，加槐花、地榆、赤白芍。

湿热疫毒导致惊风，首要推荡肠胃瘀毒，通便排毒，以减轻热毒内闭，减轻惊风症状。对于抽搐剧烈、深度昏迷者，在清热解毒通便的同时，重用息风开窍之品，用药可参照上证所述，并配合安宫牛黄丸、紫雪丹频服，以尽快控制病情，不使进一步恶化而出现内闭外脱。若已出现内闭外脱，应开闭固脱，固脱用独参汤、参附汤。若脱症显著，急以参附龙牡救逆汤救逆。

5. 痰食惊风证

治宜涤痰导滞，祛风止痉。常用方剂竹沥导痰汤（《墨宝斋集验方》：橘红、茯苓、半夏、枳壳、黄芩、莱菔子、天花粉、桔梗、当归、神曲、贝母、竹沥、甘草）去当归、天花粉，加僵蚕、蝉衣、菖蒲、郁金、钩藤。痰盛加胆南星、白矾；若痰热显著，用竹沥达痰丸（《赤水玄珠》：陈皮、半夏、茯苓、白术、人参、黄芩、大黄、青礞石、沉香、竹沥、生姜汁、甘草）去人参、白术。

6. 惊恐惊风证

治宜镇惊安神。常用方剂远志丸（《济生方》：远志、石菖蒲、茯神、茯苓、人参、龙齿、朱砂）加珍珠母、蝉蜕、钩藤，朱砂用量宜慎，或不用。也可配合琥珀抱龙丸服用。

二、慢惊风

慢惊风的治疗，以补虚为主，佐以息风开窍、疏经通络。古人云：此时"若疗惊则无惊可解，祛风则无风可祛，除痰则无痰可除，解热则无热可解"。总以补虚为要。十分强调补虚以息风。但是，慢惊风阶段也常虚实夹杂，适当配合化痰通络、疏风清热、活血化瘀也是必要的，不过祛风之品多辛窜，特别是虫类搜风药物，如蜈蚣、全蝎、蕲蛇、僵蚕等宜暂用不可久用，宜小量不可大剂，且宜配合柔润养血之品，所谓治风先治血，血行风自灭。久病入络，活血化瘀也很重要。

1. 脾虚生风证

治宜健脾益气，扶土抑木。常用方剂如醒脾散（《活幼口议》：人参、白术、茯苓、木香、天麻、白附子、僵蚕、全蝎、甘草、大枣）。《活幼口议·慢惊风传变治法截要》云："此良方最为胜善。小儿吐泻脾虚，作痰惊风，神困气弱，沉沉默默，皆脾经虚气已盛，风痰并聚，故尔不醒，宜多与服。"嗜睡昏沉者，加菖蒲、远志；抽搐不剧者，可去全蝎；纳呆便泻者，加砂仁、蔻仁、炮姜；筋脉拘急者，加葛根、地龙、赤白芍。若津液受损显著，宜倍加葛根、天花粉，以及沙参、麦冬、白芍之类。

2. 阴虚风动证

治宜滋阴潜阳，滋水涵木。常用方剂如大定风珠（《温病条辨》：白芍、阿胶、龟板、鳖甲、地黄、火麻仁、牡蛎、麦冬、五味子、炙甘草、鸡子黄）。抽搐频作者，加僵蚕、地龙、钩藤，甚则加全蝎、蜈蚣，但不可久用，并重用白芍、龟板、鳖甲、牡蛎；低热盗汗者，加银柴胡、地骨皮、秦艽、青蒿之类；心烦不寐者，加黄连、柏子仁、酸枣仁；肢体拘急者，重用白芍，加赤芍、红花，并根据肢体拘急部位用药，如颈项强硬加葛根，上肢拘急加桑枝、姜黄，下肢拘急加木瓜、牛膝。

3. 肾精亏虚证

治宜益肾填精，培元固本。常用方剂如补肾地黄丸（《活幼心书》：熟地黄、鹿茸、牛膝、山萸肉、怀山药、丹皮、泽泻、茯苓）与调元散（《活幼心书》：人参、白术、山药、茯苓、茯神、白芍、熟地黄、川芎、当归、黄芪、石菖蒲、炙甘草、生姜、大枣）交替服用。此证宜肾阴肾阳双补，先天后天并调。补肾阳药物如菟丝子、巴戟天、肉苁蓉等，补肾阴药物如龟板、鳖甲、天冬、麦冬等，均可加入。若虚风内动，加牡蛎、天麻、钩藤。

4. 脾肾阳虚证

治宜温补脾肾，回阳救逆。常用方剂如固真汤（《证治准绳》：人参、白术、茯苓、炙甘草、附子、肉桂、黄芪、山药）合蝎附散（《婴童百问》：全蝎、附子、南星、白附子、木香）加减，适加龙骨、牡蛎。

【简便验方】

一、内服方

方 1：止痉散：蜈蚣、全蝎等分为末，每服 0.5 ~ 1g，日3 ~ 4 次，用于惊风抽搐频剧。

方 2：地龙、僵蚕、乌梢蛇、当归、木瓜、赤芍、白芍、甘草各 10g，水煎服，用于慢惊风肢体强直性瘫痪。

二、中成药

方1：安宫牛黄丸、牛黄清心丸、至宝丹、紫雪丹，适用于痰热惊风高热、昏迷、抽搐，按说明服，或鼻饲，若病情严重，频繁抽搐、昏迷不醒、高热不退，可适当增加服药次数，或每隔4小时服药一次，也可将药化水作直肠滴注（或保留灌肠）。

方2：苏合香丸、猴枣散、小儿回春丹（丸）、玉枢丹（紫金锭），适用于痰浊壅盛惊风证，按说明服用或鼻饲。

方3：琥珀抱龙丸，适用于惊恐惊风，也适用于其他惊风证候，按说明服。

三、外治方

方1：通关取嚏开窍：可用嚏惊散，生半夏 10g，皂角刺 5g，研末，取少许吹入鼻中取嚏；也可用通关散，蜈蚣 1 条，僵蚕、南星、猪牙皂各 3g，麝香 0.3g，为末，取少许吹入鼻中取嚏。适用于急惊风，昏迷抽搐，牙关紧闭。

方2：擦牙开闭：乌梅 1 个，去核洗净剖开擦牙；或生南星 6g，冰片少许，为细末，姜汁调，以指蘸药擦牙，适用于急惊风牙关紧闭。

方3：外敷方：白项蚯蚓 7 条，冰片 1.5g，捣成泥糊状，敷囟门，适用于高热惊风，杏仁、桃仁、栀子各 7 枚，面粉 15g，共捣烂，白酒调成糊状，敷手、足心，适用于热证惊风；白项蚯蚓 3 条，麝香 0.3g，捣成糊状敷脐，适用于痰热惊风。

方4：慢惊风外敷方：全蝎 3 条，面粉 15g，生姜 15g，捣烂成一药饼，敷囟门，适用于慢惊风；或用党参、黄芪、白术、甘草、白芍、陈皮、半夏、天麻、川乌、全蝎、天南星、丁香各 6g，朱砂 1g，生姜 10g，大枣 3 枚，炒热布包熨腹后敷脐，适用于慢惊风脾虚生风证。

四、针灸推拿

方 1：针刺：取穴人中、合谷、内关、中冲、十宣、太冲、涌泉、百合、印堂，均用强刺激，不留针，适用于急惊风。牙关紧闭加下关、颊车；高热加曲池、大椎，或十宣放血；痰盛加丰隆。

方 2：灸法：取穴大椎、脾俞、命门、关元、气海、百合、足三里，艾灸，适用于慢惊风之脾虚生风、脾肾阳虚、肾精亏虚证。

方 3：掐法：指掐人中、中冲、合谷，适用于急惊风。

方 4：推拿：急惊风推拿法：补脾土，清肝木，清心火，揉捣小天心，揉外劳宫，退六腑，清天河水，揉肺俞、椎脊，推涌泉，按百会、大椎，拿肩井；慢惊风推拿法：运五经，推脾土，揉五指节，运内八卦，分阴阳，推上三关，揉涌泉，揉足三里。

第19讲　小儿癫痫

癫痫是以突然仆倒、昏不知人、口吐涎沫、两目上视、肢体抽搐、喉中发出异声，片刻即醒，醒后一如常人为临床特征的一种发作性疾病。据我国1986年6省市调查，癫痫发病率每年为25/10万，其中以小儿癫痫为主，小儿癫痫的发病率约为成人10倍以上，以4～5岁以上儿童为多见。

癫痫的发作有轻重之分，轻者仅有眨眼，点头，愣神，凝视，咀嚼动作，而无叫声，吐涎沫，瞬息发作，迅即恢复，事后对发作情况自己全然不知。重者起病急骤，卒然仆倒，口吐涎沫，四肢抽搐，神志不清，喉中异声，二便自遗，数分钟或十多分钟方可恢复，发作后乏力嗜睡。严重者反复发作不止，或抽搐后昏睡未醒又接着发作抽搐，连续超过30分钟者，为癫痫发作持续状态，应及时抢救。

引起癫痫的原因很多，现代医学将因脑部有器质性病变，或由于代谢紊乱，或由于中毒性疾病引起的，称为症状性（继发性）癫痫；将原因不明，或有遗传因素所致者，称为特发性（原发性）癫痫。中医认为，小儿癫痫多因胎禀不足，暴受惊恐，顽痰内伏，惊风频发，颅脑外伤等引起，其病位主要在心、肝、脾、肾，其病机主要为痰浊壅阻、气机逆乱，导致心神蒙闭、肝风内动。《丹溪心法》云："痫症有五……无非痰涎壅滞，迷闷孔窍"，《幼科释谜》也说："然诸痫证，莫不有痰"，故古有"无痰不作痫"之说。另外，瘀血也是导致癫痫的一个重要因素，比如由各种原因造成的颅外伤，致使络脉瘀滞、孔窍不通而发癫痫。痰阻、气逆、血瘀、风动，构成了癫痫的基本病理。在癫痫的发作期以实证为主，休止期则以虚证或虚实夹杂为主。

【辨证要点】

一、发作期

癫痫发作期，根据病史、发病诱因和症状表现，可分为惊痫、风痫、痰痫、瘀血痫四证，兹将辨证要点分述如下。但须指出，以下四证可兼而互见，临床辨证宜别其轻重缓急。

1. 惊痫

起病前常有惊吓史，突然发病，尖叫惊啼，面色乍青乍白，神志恍惚，惊惕不安，四肢抽搐，舌苔薄白，脉象弦数，乍大乍小，指纹色青。多见于年幼小儿，平时神情怯弱，且多有遗传因素，先天禀赋不足。

2. 痰痫

突然发病，卒然昏仆倒地，口吐涎沫，喉中痰鸣，两目上视，四肢抽搐。发作后困倦多睡，神识呆滞。平时面色苍黄不华，口黏多痰（或多唾），胸脘满闷不舒，神滞不敏。舌苔白腻，脉象弦滑，指纹青滞。多见于年龄较大小儿。以上见证为痰浊内阻，蒙闭清窍。此证患儿平时脾虚湿盛。

若为痰火内阻，则患儿偏瘦，平时性情急躁，心烦少寐，口苦口干，便秘溲黄，发作时来势急暴，昏仆倒地，啼叫吐涎，面红气急，两目窜视，指纹紫滞。因痰火内盛，不仅蒙闭心包而致神昏，而且引动肝风而抽搐频作，病情多重，甚者形成癫痫持续状态。

还有一种情况，患儿无神昏抽搐症状表现，仅见头痛头晕，腹痛憋气，或见呕恶，肢体疼痛，发作短暂，骤发骤止，但经常反复，日久不愈，脑电图检查有改变。此为痰气逆阻，亦属痰痫。

3. 风痫

发作常由外感高热引起，或发作前有头晕先兆症状，发作时突然仆倒，神志不清，颈项及全身强直，继而四肢抽搐，两目窜视，牙关紧闭，口吐白沫，面唇由胀红而变青紫晦暗，二便失禁，舌苔白，脉弦滑而数，指纹青紫。平时多头晕目眩，或肢体麻木，性情急躁，易怒好动。

此证风痫以抽搐为主症，为肝风内动。若因外感高热引起者，多兼热证，比如烦躁谵语，面唇胀红，舌红苔黄，为痰热化火动风。严重者可形成癫痫持续状态。若症状轻者，仅见局部肌肉抽动，筋惕肉瞤，神识尚清，为风痰阻络。若久治不愈，出现肝肾阴虚，虚风内动者，症见消瘦心烦，手足心热，口干舌红，便结尿黄，时作抽掣。

4. 瘀血痫

发作时头晕眩仆，神志不清，单侧或四肢抽搐，抽搐部位及动态较为固定，头痛或头晕，大便干结，形体消瘦，肌肤枯燥晦暗，舌偏红或紫暗，有瘀点，脉弦涩，指纹隐沉而滞。

本证多有产伤或颅脑外伤史，因产伤而发癫痫者，初发年龄多在 8 个月之内，因颅脑外伤而发癫痫者，多在外伤后 2 个月内。发病部位、症状每次大致相同，发作时间有一定的周期性。多数患者久治不愈，反复发作。脑 CT 检查可见血肿、瘢痕或肿瘤等。

二、休止期

癫痫发作期以实证为主，上述四证是常见的证候类型，临床所见，发作时常以某一证为主，兼见他症。休止期以虚证或虚实夹杂证为主，虚者有脾虚、心虚、肝肾阴虚，实者仍是痰、风、瘀血、气滞。常见以下四证。

1. 脾虚痰滞证

症见面色苍黄或苍白少华，神疲乏力，头晕目滞，或嗜睡喜卧，胸闷痰多喜唾，泛恶易呕，食少腹胀，大便溏薄，舌质淡，舌苔白腻，脉象濡滑，指纹淡隐而滞。多见于痰痫休止期。

2. 心虚胆怯证

症见面白唇淡，多静少动，心悸怔忡，胆小易惊，夜寐不实，舌淡苔少，脉象细弱，指纹淡隐而细。多见于惊痫休止期。

3. 肝经郁热证

症见性情急躁好动，常因焦急躁怒而诱发癫痫，头痛头晕，多语少寐，口干汗多，便秘尿黄，舌红苔黄腻，脉弦数，指纹紫滞。多见于风痫、痰痫（痰热）休止期。

4. 肝肾阴虚证

症见形体消瘦，肌肤干枯，面色晦暗，神思恍惚，头晕目眩，两目干涩，耳轮干枯不泽，健忘少寐，智力减退，腰酸腿软，大便干燥，睡眠梦多，手足心热，虚烦不安，舌红苔少，脉象细数，指纹细隐。多见于风痫、痰痫（痰热）、瘀血痫休止期，特别是癫痫大发作，持续状态之后。

【论治心法】

癫痫的治疗，宜分标本虚实。发作期以治标为主，着重豁痰顺气、息风开窍；休止期以治本为主，宜健脾化痰、柔肝缓急。既要重视发作期的治疗，更要重视休止期的治疗。发作期的积极治疗，对于控制和缓解症状，尤其对于癫痫持续状态应尽快控制病情，十分重要。休止期要坚持治疗，对于减轻和防止发作，最后症愈具有重要意义。一般认为临床症状消失后仍应服药2~3年，可改汤剂为丸剂缓调。痫乃痰作祟，因此无论在发作期或缓解休止期均应治痰为要。

一、发作期

1. 惊痫

治宜镇惊安神为主，佐以化痰理气、平肝息风。常用方剂如镇惊丸（《证治准绳》：茯神、麦冬、朱砂、远志、石菖蒲、酸枣仁、牛黄、黄连、钩藤、珍珠、胆南星、天竺黄、甘草）加减。常用药如：茯神、朱砂、石菖蒲、远志、钩藤、珍珠母、胆南星、竹沥、黄连、沉香等。抽搐频作，适加僵蚕、蜈蚣、全蝎；惊惕不安、哭闹不宁，加磁石、琥珀粉、铁落；头痛头晕较著，加菊花、白芍、石决明、天麻；若反复发作，导致气阴两伤，合用生脉散。

上方朱砂用量宜慎，一般以每日 0.5 ~ 1g 研末冲服为宜，连续服药不超过 1 个月，否则易致汞中毒。也可用珍珠粉代用。

2. 痰痫

治宜豁痰顺气，开窍息风为主。痰浊壅盛者，佐以温化降浊；痰热壅盛者，佐以清泻痰热。

痰浊壅盛者，常用涤痰汤（《奇效良方》：南星、半夏、枳实、茯苓、橘红、石菖蒲、人参、竹茹、甘草、生姜）合白金丸（《医方考》引《普济本事方》：白矾、郁金）加减。常用药如：石菖蒲、郁金、南星、法半夏、枳实、竹茹、茯苓、陈皮、青礞石、沉香、天麻。抽搐频繁，加僵蚕、蜈蚣、全蝎、石决明；眨眼、点头频作，加僵蚕、石决明、琥珀；精神恍惚，加茯神、珍珠母、龙骨、牡蛎；呕吐，加代赭石、丁香；腹痛，加木香、白芍、甘草；烦闷痰多、腹胀者，加牵牛子、白芥子、槟榔；神昏抽搐持续不解者，可合用苏合香丸。

痰热壅盛者，常用礞石滚痰丸（《痘疹金镜录》：礞石、大黄、黄芩、沉香）加味。常用药如：礞石、沉香、竹沥、胆南星、天竺黄、石菖蒲、郁金、大黄、龙胆草、钩藤等。抽搐频作，加僵蚕、蜈蚣、全蝎、地龙、石决明；痰涎壅盛，加白矾、牵牛子、白芥子、莱菔子；热盛烦躁，加黄芩、黄连、山栀子；精神恍惚，惊惕不安，加朱砂、珍珠母、磁石；神昏抽搐持续不解者，可合用安宫牛黄丸、至宝丹。

若无神昏抽搐扑倒之症，仅见头痛头晕，腹痛憋气，或见呕恶，肢体疼痛，发作短暂，骤发骤止，属痰气逆阻证者，可用导痰汤（《重订严氏济生方》：半夏、南星、橘红、枳实、茯苓、甘草、生姜）加味。头痛头晕显著，加钩藤、菊花、白芷、蔓荆子；腹痛憋气显著，加木香、苏木、香附、槟榔；呕恶显著，加竹茹、丁香、沉香；肢体疼痛显著，加威灵仙、赤白芍、木瓜、葛根。

3. 风痫

治宜息风镇痉，化痰开窍为主，兼痰热化火者，佐以清热泻火。

治风痫常用方剂如定痫丸（《医学心悟》：天麻、川贝母、胆南星、半夏、陈皮、茯苓、茯神、丹参、麦冬、菖蒲、远志、全蝎、僵蚕、琥珀、朱砂、竹沥、生姜、甘草）。常用药如：天麻、石菖蒲、远志、郁金、僵蚕、钩藤、蜈蚣、全蝎、地龙、琥珀、竹沥、天竺黄、胆南星等。此证以抽搐为主，故镇痉息风之品宜大队重用，力求尽快控制抽搐。兼痰热化火，风火相煽，则症情更为严重，应合用羚角钩藤汤（《通俗伤寒论》：羚羊角、桑叶、川贝母、生地黄、钩藤、菊花、白芍、甘草、竹茹、茯神），或合用安宫牛黄丸、至宝丹等。频繁抽搐再加铁落、磁石；高热加生石膏、知母、羚羊角、牛黄；大便干结，加大黄、芒硝、芦荟；烦躁不安，加黄连、栀子、连翘、灯心。

若症状较轻，仅见局部肌肉抽动，筋惕肉瞤，神识尚清，为风痰阻络者，可用祛风导痰汤（《杏苑生春》：防风、胆南星、枳实、茯苓、羌活、半夏、陈皮、白术、甘草、生姜、竹沥。上部肢体抽动者，加桑枝、白芷、川芎；下部肢体抽动者，加牛膝、木瓜、白芍；眨眼点头者，加钩藤、蝉蜕、菊花、僵蚕。

若久治不愈，肝肾阴血亏虚，肝风内动者，可用大定风珠（《温病条辨》：白芍、阿胶、龟板、地黄、麻仁、五味子、牡蛎、麦冬、甘草、鳖甲、鸡子黄），适加竹沥、钩藤、天麻、琥珀。

4. 瘀血痫

治宜活血化瘀，通窍息风。常用方剂如通窍活血汤（《医林改错》：桃仁、红花、川芎、赤芍、大枣、姜、葱、麝香、黄酒）加减。常用药物如：天麻、菖蒲、桃仁、红花、川芎、赤芍、侧柏叶、僵蚕、地龙、葱白。可适加乳香、没药、血竭。抽搐频繁，肌肤枯燥，加三七、白芷、蔓荆子、白蒺藜、当归；大便干结，加火麻仁、芦荟。

　　惊痫、痰痫、风痫、瘀血痫在证治上虽各有侧重，但又互相兼夹，因此在临床上应灵活运用。根据癫痫的基本病理为痰阻、气逆、血瘀、风动，治疗用药时无论何种证型，均宜注意化痰降逆，开窍息风，条畅气机，活血化瘀。在发作急重，如大发作、持续状态时，以涤痰顺气、开窍息风为主，宜大剂频进，以期尽快控制发作。若反复发作，日久不愈，多有瘀血阻络，宜配合活血化瘀、通窍通络。

　　近年来对癫痫的研究很多，通过临床与实验研究，下列药物有较好的抗癫痫作用，可供临证时在辨证论治基础上选用：天麻、钩藤、地龙、全蝎、蜈蚣、蝉蜕、磁石，甚则加羚羊角；郁闷寡欢加佛手、川楝子、枳壳、香橼皮。

　　5. 肝肾阴虚证

　　治宜滋养肝肾，柔肝舒肝。常用方剂如杞菊地黄丸（《医级》：枸杞子、菊花、地黄、山萸肉、怀山药、茯苓、丹皮、泽泻）。常用药物如：地黄、白芍、山萸肉、枸杞子、当归、鳖甲、龟板、木瓜、乌梅、菊花、钩藤、天麻等。大便干结加火麻仁、郁李仁、瓜蒌仁；健忘恍惚加酸枣仁、柏子仁、菖蒲、远志、五味子；毛发肌肤干燥加麦冬、天冬、何首乌、沙参。若兼脾虚，可合五味异功散（《小儿药证直诀》：党参、白术、茯苓、甘草、陈皮）。

　　休止期的调治应坚持较长时间，一般应用药 2～3 年。除上述辨证论治外，应配合化痰通络、健脾化湿、柔肝舒筋，使脾健无生痰之源，肝气条畅，气血调和，则癫痫得以痊愈。

　　【简便验方】

　　一、内服方

　　方1：癫痫白金丸（郁金、明矾），每次 3g，每日 2 次，适用于痰痫。

　　方2：二丑丸（黑、白牵牛子各等份，蜜丸），每次 3～

6g，每日 2 次，适用于痰痫。

方 3：代白散（白胡椒 1 份，代赭石 2 份，共研细末），每次 1～3g，每日 2 次，适用于惊痫。

方 4：经验方：蝉蜕、僵蚕、全蝎、蜈蚣备等份，共研细末和匀，每次 2g，每日 2 次，适用于风痫及抽搐频繁者。

方 5：羊痫风药饼：煅取青礞石、海浮石各 18g，姜半夏 25g，胆南星 22g，沉香 9g，生、熟牵牛子各 45g，炒建曲 120g，研细末过筛，加面粉 600g，水适量，和制成饼，1～3 岁烙饼 40 个，4～7 岁烙饼 30 个，8～15 岁烙饼 25 个，每晨空腹服 1 个，开水送下，一料服完继服下一料，适用于痰痫。

二、外治方

吴萸膏：将生吴茱萸研细末，加冰片少许，取生面粉适量，用凡士林调成膏状，风痫敷神阙穴，痰痫敷脾俞穴，惊痫敷肝俞穴，其他或混合发作型以敷神阙穴为主，另任选肝、脾俞穴之一敷药。痰多加敷膻中，夜晚多发加敷涌泉，热重加敷大椎。隔日 1 次，每次 12 小时（从晚 8 时至次日晨 8 时为佳）。连续治疗 1 年以上。

三、针灸疗法

方 1：体针：发作期取人中、合谷、十宣、内关、涌泉，用泻法；休止期取大椎、神门、心俞、合谷、丰隆，用平补平泻法。隔日 1 次。

方 2：灸法：百会、足三里、手三里，各灸 3 壮，隔日 1 次，适用于休止期。

方 3：耳针：取穴胃、皮质下、神门、枕、心、脑干，隔日 1 次，用于发作期。

第20讲　病毒性心肌炎

病毒性心肌炎是由病毒侵犯心脏，导致心肌炎症病变为主要表现的疾病。临床以神疲乏力、面色苍白、心悸胸闷、气短多汗、四肢欠温为特征。由于病情轻重程度不同，临床症状也轻重悬殊，严重病例可发生心力衰竭、心源性休克而危及生命，部分患儿则可转为慢性而迁延不愈。

本病好发于3~10岁小儿，一年四季均可发病，但以春秋季节发病率较高，常继发于感冒、腹泻、麻疹、流行性腮腺炎等感染性疾病之后。本病的诊断主要根据病史、症状及心脏检查。心脏检查往往发现心脏扩大、心律失常、心动过速、早搏、奔马律、心音低钝、心尖部第一心音减弱、心电图改变等。实验室检查，血沉加快，心肌酶谱（血清肌酸磷酸激酶、谷草转氨酶、乳酸脱氢酶及同功酶）增高，早期可从鼻咽、粪便、血液中分离出病毒，恢复期血清中该病毒相应抗体增高。

中医认为，本病因感受风热邪毒所致。风热邪毒由口鼻而入，首犯肺胃，逆传于心，损伤心之气血阴阳。患病之初，由于邪热郁滞，肺胃，内生痰热，痰热郁滞，肺朝百脉功能失职，导致心脉痹阻；继而心之气阴受损，虚热内扰，心神不宁；若病势严重，则损伤心阳，导致心阳暴脱；若病程日久，心之气血不足，心失所养，气虚血瘀，虚实夹杂。

【辨证要点】

本病属温病范畴，初期属实证、热证，虽病损及心，但以热郁肺胃为主，临证时应着重辨肺胃之证。若邪郁肺卫，则有卫表症状；若胃气热盛，则为里热气分症状。病邪虽为风热邪毒，但要注意有无兼挟他邪（如湿邪等）。中期、后期属虚证为主，虚实夹杂，病位以心为主，要注意心之气血阴阳受损轻重，以及兼挟余邪留滞、瘀血阻络的情况。兹将临床常见证候类型分述于下：

1. 邪郁肺胃证

症见发热不退，或不发热，鼻塞流涕，咽红肿痛，咳嗽有痰，或泄泻腹痛，肢体酸痛，心悸胸闷，舌红苔薄黄，脉数或结代。

此证为邪郁肺胃，属风热邪毒为患。风热郁于肺卫则有表证，如恶寒发热、鼻塞流涕、骨节疼痛；若以肺热为主则痰热壅肺，而见咳嗽痰多、咽红肿痛、胸闷气促；若热邪蕴滞胃肠，则泄泻腹痛；夹有湿邪则面色苍黄、神滞纳呆、肢重懒言、小便不利、发热缠绵、舌苔厚腻。本证虽以邪郁肺胃为主，毕竟损及于心，心脉痹阻，心失所养，故心悸胸闷、脉象结代。

2. 气阴两虚证

症见心悸气短，低热盗汗，神疲懒言，头晕目眩，虚烦少寐，唇红口干，手足心热，大便偏干，小便短黄，舌质光红，脉象细数结代。

此证心之气阴两虚，兼有虚热内扰。多见于邪郁肺胃证之后。由于邪热郁滞，既伤气，更损阴液，故除症见神疲懒言、头晕气弱之气虚证外，多见低热盗汗、虚烦少寐、唇红口干、手足心热、便干尿黄、舌质光红、脉象细数之阴虚证。而本证之气阴两虚，其病位在心，心失所养，故心悸怔忡为主症，且动劳之后尤甚。

3. 心阳虚衰证

症见面色苍灰，口唇青紫，心胸烦闷，躁扰不安，呼吸急促，进而精神萎靡，冷汗淋漓，四肢厥冷，舌淡苔白，脉微细欲绝。

此证为危证，即出现心力衰竭、休克，属心阳虚衰，心阳暴脱。

4. 心脾两虚证

症见心悸头晕，面色不华或苍白，懒言气弱，精神不振，动则汗出，睡卧不宁，纳食不香，唇舌淡白，脉细弱或结代。

此证主要见于恢复期或慢性阶段，损伤心脾，气血两虚。气血虚弱，更使心脾失养。其症状特点，以心悸易汗、睡卧不宁属心虚，面白头晕、懒言气弱、精神不振、纳食不香为脾虚。心虚，以心之气血不足，心神失养为主；脾虚，则以脾气虚弱，升运失常为主。临证时应分辨属心虚偏重还是脾虚偏重。

5. 气虚血瘀证

症见心悸气短，胸闷胸痛（心前区刺痛），时有咳嗽，舌质偏暗，舌边有瘀点，脉象细涩或结代。

此证多见于恢复期或慢性阶段，由于心气受损，心脉不利，造成气虚血瘀。血瘀症状主要为心悸胸痛（心前区刺痛）、舌有瘀暗、脉涩或结代。此证血瘀，除因心气不足，心脉不利外，常伴肺气不利。因肺朝百脉，肺气不利则血脉不畅。故症见咳嗽、胸闷不舒，甚则喜叹息以利气机舒畅。

气滞血瘀的病理表现，实际上除本证中较为突出外，在前述各证，在病毒性心肌炎整个病程中，都会不同程度地存在，比如脉象的结代、心悸胸闷、甚则心前区刺痛、舌有瘀暗等临床表现可散见其他各证，故在治疗时多配合宽胸理气、活血化瘀。

【论治心法】

本病的治疗原则应着重注意驱邪与扶正的关系：①急性期重在清热解毒、疏利达邪，邪去则正安，这对于保护心脏功能十分重要。同时，由于热毒损心，又宜注意护养气阴，养心安神。②恢复期或慢性期，以扶正为主，根据气血阴阳损伤情况予以扶补，扶养心神。同时配合活血化瘀，有利心功能恢复。在这一阶段，还要注意进一步清除余邪热毒，由于余邪热毒常常留滞包络，因此宜清热解毒、通络化瘀。若在这一过程中兼感外邪，则宜及时解表达邪，不使病情加重。

1. 邪郁肺胃证

治宜清热解毒，疏利达邪。常用方剂为银翘散（《温病条辨》：银花、连翘、桔梗、牛蒡子、竹叶、薄荷、荆芥穗、淡豆豉、芦根、甘草）合黄连解毒汤（《外台秘要》：黄芩、黄连、黄柏、山栀子）加减。

方中银花、连翘、黄芩、黄连、黄柏、栀子清热解毒，是治疗的主药。其中连翘、黄连、栀子直清心经，对于解除蕴滞肺胃、内犯心经的热毒，保护心脏功能十分有利，是本证必用之药。若心经热甚，还可适加牛黄（或人工牛黄）、犀角、生地、丹皮、赤芍、木通、灯心之类，以清心凉营导赤。若热毒炽盛，适加大青叶、板蓝根、青黛、蒲公英、蚤休、野菊花之类，以清热解毒。方中解表透邪之品如竹叶、薄荷、荆芥、牛蒡子等，有利于透达驱邪。

若邪郁肺卫，表证显著者，上方以银翘散为主，并加强解表达邪，可适加蝉蜕、僵蚕、紫苏、羌活。但若非寒郁表闭，辛温之品宜慎。若挟湿邪郁滞，则宜加强宣透化湿，可用甘露消毒丹（《温热经纬》：滑石、茵陈、石菖蒲、黄芩、川贝母、连翘、藿香、射干、木通、白蔻仁、薄荷），适加黄连、山栀。

若肺热壅盛，壮热咳嗽、痰鸣气促、胸闷胸痛、心悸者，重在泻肺化痰、清热宁心，可用桑白皮汤（《景岳全书》：桑白皮、半夏、苏子、杏仁、贝母、黄芩、黄连、山栀子、生姜）加减，去生姜、半夏，加葶苈子、竹沥、天竺黄、连翘、车前子、鱼腥草。

若胃家气分热盛，烦躁口渴汗出、壮热不退，合白虎汤（《伤寒论》：石膏、知母、粳米、甘草），或用清热泻脾散（《医宗金鉴》：石膏、山栀、黄连、黄芩、生地黄、赤茯苓、灯心）加减。若湿热滞于胃肠，腹痛泄泻者，可用葛根芩连汤（《伤寒论》：葛根、黄芩、黄连、甘草）加木香、车前、灯心、连翘之类。

若气营热盛，宜清气凉营、宁心安神，方用清瘟败毒饮

（《疫疹一得》：犀角、生地黄、玄参、丹皮、赤芍、石膏、知母、黄芩、黄连、栀子、连翘、竹叶、桔梗、甘草）加减。

总之，病毒性心肌炎急性期多为邪郁肺胃，但各有侧重，表现不一。临证时，应根据病机进退，灵活掌握，辨证施治。但无论何证，均宜掌握清热解毒、疏利达邪、宁心安神三法的运用。清热，应根据辨证分辨热在肺、在胃、在心、在气、在营等不同，分别予以清肺、清胃、清心、清气、凉营等方药；清热的同时配合大剂解毒。疏利达邪，是指宣透解表、化湿通络、导赤利尿，使热毒之邪得以外泄，不致关门留寇，损害心脏。宁心安神，除清除热毒、通达外邪，保护心脏外，对于出现心悸怔忡、心律不齐、胸闷胸痛、虚烦少寐等症状，以及心肌酶谱增高等指征，均宜有针对性的加用镇静安神、宁心化痰的药物，如石菖蒲、远志、五味子、天竺黄、竹沥、柏子仁、酸枣仁、茯神、龙骨、牡蛎、磁石、珍珠母等。若热伤气阴，应配合西洋参（或白参）、麦冬、生地黄、白芍、玄参之类，益气养阴。

2. 气阴两虚证

治宜益气养阴，清热宁心。常用方剂如生脉散（《内外伤辨惑论》：人参、麦冬、五味子）加味，适加清心热之连翘、黄连、竹叶、灯心，宁心安神之酸枣仁、柏子仁，化痰宁心之远志、菖蒲。若气阴两虚较重，可用天王补心丹（《摄生秘剖》：生地黄、人参、丹参、玄参、茯苓、五味子、远志、桔梗、当归、天冬、麦冬、柏子仁、酸枣仁、朱砂）。若心经邪热较甚，可用导赤泻心汤（《张氏医通》：黄芩、黄连、山栀子、滑石、知母、麦冬、人参、茯神、犀角、灯心、大枣、生姜）。临证时，根据虚实偏盛选择运用。

若兼胸闷胸痛，宜加瓜蒌、薤白、檀香木、郁金、丹参、赤芍，行气活血。若心悸怔忡甚，加龙骨、牡蛎、磁石、珍珠母。若虚汗多，加黄芪、牡蛎、浮小麦，心热加黄连。食欲不振，加神曲、麦芽、山楂。若大便干结，加火麻仁、玄参、瓜蒌仁。小便短黄加木通、灯心、滑石。

气阴两虚证，是病毒性心肌炎恢复期的最常见证候，生脉散宜重用、守方用。据现代研究，生脉散有保护心肌，改善心肌缺氧，改善心功能的作用。除口服外，可配合生脉注射液作静脉滴注，效果更佳。

3. 心阳虚衰证

治宜温通心阳，回阳救逆。常用方剂如参附龙牡救逆汤（验方：人参、附子、龙骨、牡蛎、白芍、炙甘草），适加桂枝温通心阳。心阳虚衰为危急重证，应积极救治。参附注射液可作静脉滴注，并宜配合西医抢救。

4. 心脾两虚证

治宜益气养血，养心安神。常用方剂如归脾丸（《校注妇人良方》：黄芪、白术、人参、当归、龙眼肉、茯苓、远志、酸枣仁、木香、炙甘草、生姜、大枣）加减。心悸怔忡，加龙骨、牡蛎、磁石、珍珠母之类；汗出多，重用黄芪，加牡蛎、浮小麦、凤凰衣；纳食差，加神曲、麦芽、山楂；心律不齐、心率慢，加桂枝、芍药，重用炙甘草。另外，养心汤（《证治准绳》：黄芪、当归、茯苓、茯神、人参、肉桂、川芎、半夏、柏子仁、酸枣仁、五味子、炙甘草）也可用于此证。

若心血不足，心气失养，症见心动悸，脉结代，用炙甘草汤（《伤寒论》：炙甘草、生姜、人参、生地黄、桂枝、阿胶、麦冬、火麻仁、大枣）。炙甘草汤又名复脉汤，功能补心气、通心阳、滋心阴、养心血，从而恢复心主血脉的功能。用以治疗病毒性心肌炎后遗症心律失常有显效。此方实质上是气血阴阳平补之方，重在养心通脉，调整心律。在病毒性心肌炎恢复期和后遗症期，尤其是后遗症期，心之气血阴阳均受到损害，在应用本方时须根据辨证，调整补养气血阴阳的用药，使之有所侧重。炙甘草是本方的主药之一，对保护心脏，调节心律，作用显著。炙甘草与桂枝配伍能温通心阳、通利血脉，若加丹参或赤芍则作用更为加强。若心悸怔忡不安显著，加珍珠母、龙骨、牡蛎、磁石等。

生脉散和炙甘草汤是治疗病毒性心肌炎恢复期和后遗症的常用方剂，二者的用法是：生脉散大益气阴，保护心脏，多用于急性热证之后，气阴两伤；炙甘草汤则补益阴阳气血，有通阳复脉作用，主要用于心肌炎后遗症心律失常。因此，一般而言，在病毒性心肌炎急性感染症状过后，先可选用生脉散，再用炙甘草汤（复脉汤）。由于病毒性心肌炎病程较长，上述二方均宜守方服用。

5. 气虚血瘀证

治宜益气活血，通窍宁心。常用方剂如补阳还五汤（《医林改错》：黄芪、当归尾、赤芍、川芎、地龙、桃仁、红花）加桂枝、瓜蒌、薤白、桔梗、炙甘草。活血化瘀药物如丹参、郁金、降香、琥珀等也常选用。兼有虚热，加竹叶、连翘、忍冬藤，甚则加黄连，并适加滑石、灯心、木通之类导赤利尿。若心悸不宁，加菖蒲、远志、酸枣仁、五味子。若气虚较甚，加党参或太子参，甚则加人参。

血瘀证还可见于上述诸证中，无论是急性期，还是恢复期和后遗症阶段，均宜根据血瘀的轻重程度，适加活血化瘀药物进行治疗。

心律失常是病毒性心肌炎的重要表现，治疗心律失常也就成了本病治疗的关键问题之一，快速的心律失常多属热证（或虚热），治宜清心通络、宁心安神，慢速的心律失常多属寒证（或虚寒），治宜温通心阳、养心安神，传导阻滞则应配合行气通络、活血化瘀。

【简便验方】

一、内服方

方1：养阴宁心安神方：苦参、五味子、远志各6g，琥珀末1克（冲），水煎服，日1剂，适用于快速心律失常。

方2：温阳强心安神方：人参、附子、甘松各3g，细辛1g，水煎服，日1剂，适用于慢速心律失常。

方3：强心利水方：附子、黄芪、玉竹、葶苈子各3~6g，水煎服，日 1 剂，适用于心功能不全。

二、中成药

复方丹参注射液、川芎嗪注射液、黄芪注射液、生脉注射液，可配合使用，或交替使用，能活血化瘀，改善微循环，减少自由基对细胞的破坏。

复方丹参注射液在缺氧状态下可保护线粒体、心肌纤维及促进心肌细胞再生，扩张冠状动脉，增加心肌血流量，对缺血或损伤的心肌有促进恢复作用。

第21讲　小儿紫癜

　　紫癜是以皮肤、黏膜出现瘀点、瘀斑为主症的出血性疾病，多伴鼻衄、齿衄，甚则尿血、便血。好发于学龄儿童，可反复发作。主要包括过敏性紫癜和血小板减少性紫癜。

　　紫癜的发病有虚、实两类。实证为外感时邪，风湿热毒由肌表而入，壅滞肺胃，阻于经络，热毒化火，迫血妄行，而发紫癜。此类证候发病之初见有肺卫表证及胃肠失调之证，如发热咳嗽、食欲不振、恶心呕吐、腹痛腹泻等症状，风湿热毒阻于经络则关节肿痛，肺主皮毛腠理，胃主四肢肌肉，热毒化火，肺胃热盛迫血妄行，从肌腠外溢而见皮下瘀点瘀斑，且以双侧下肢为多。此类发病证候与过敏性紫癜的发病甚为一致。

　　虚证发病，主要是由于脏腑气血亏虚，多因先天禀赋不足，或病后虚弱，心脾气虚则血流统摄无权，血溢于脉外则发紫癜；肝肾阴虚则虚火内炽，也可迫血妄行导致紫癜。此类证候发病有类血小板减少性紫癜。由于脏腑气血虚损，病程迁延，反复不愈。

　　虚实之证又相互转化。过敏性紫癜虽以外感实证发病为主，也有气血虚损发病者，血小板减少性紫癜急性发病，大量出血紫癜者，又多血热为患。因此，虚、实之证应辨证而论。由于大量出血，或反复不愈，均导致血虚、血瘀之证，而血虚、血瘀又可造成紫癜出血。临证辨证，既要察其发病原由，还要审其虚实转化。

【辨证要点】

　　要点在于辨明虚实。实证多由外感引起，且血热妄行，起病急，病程短，紫癜色红，舌红苔黄，脉数有力。外感引起，多兼肺卫表证，以风热郁表多见，兼夹湿热之毒者，可伴腹痛腹泻、恶心呕吐，流注经络则关节肿痛。紫癜出现之后，血流脉外瘀滞肌腠经络，甚或脏腑，则产生血瘀之证，血瘀属实，但虚实夹杂，反复发作者尤为多见。虚证多因脏腑气血虚损，气不摄血，起病多缓，病程较长，反复不愈，紫癜色淡，舌淡苔薄，脉细。此证多夹杂血瘀，而虚实夹杂。若起病急，紫癜暴涌，甚或尿血、便血、鼻衄、齿衄、大量出血，虽为元气大虚，统摄无权，但常兼见血热，此时舌淡苔黄口干，脉象芤数。无论实证或虚证所致紫癜，出血之后均可致虚，只不过又有轻重缓急之别。

1. 风热伤络证

症见发热，微恶风寒，咳嗽咽红，全身不适，食欲不振，或见腹痛腹泻，恶心呕吐，皮肤紫癜以双下肢为甚，斑色鲜明，伴瘙痒，关节肿痛，甚则鼻衄齿衄、尿血便血，舌质红，苔黄腻，脉浮数。此证为外感风热夹湿，由肌表而入，郁于肺胃，热毒内炽伤络，迫血妄行，从肌腠外溢。此证特点有四：①风热表证，如恶寒发热、咳嗽咽红、苔黄脉浮数；②胃肠湿热蕴滞证，如恶心呕吐、腹痛腹泻，热甚则口渴，苔黄腻；③热毒伤络证，如皮肤紫癜、鼻衄齿衄、尿血便血；④湿热流注经络关节证，如关节肿痛。临证辨证注意分辨风湿热毒邪偏盛，郁滞肺卫、胃肠及流注经络关节的轻重，以及热毒伤络迫血外溢的缓急。

2. 血热妄行证

症见起病急，皮肤大量瘀点及大片瘀斑，色泽鲜红，多伴鼻衄齿衄、尿血便血，兼见发热烦渴，面赤唇红，口鼻咽干，大便秘结，小便短赤，舌红苔黄糙，脉洪数。此证为热毒内炽，迫血妄行，血分热甚，气分亦热甚，而以血分热甚动血为主。故见症以大量紫癜出血为主症，来势急暴，病势凶猛。若出血过多，可由实转虚，而出现气随血脱的险证。

3. 气不摄血证

症见发病缓慢，病程较长，紫癜反复发作，颜色淡红或淡紫，面白少华，神疲气弱，食欲不振，四肢欠温，头晕心悸，大便溏薄，舌淡苔薄，脉象细弱。此证为素体虚弱，脏腑亏损，心脾气虚，不能统摄血脉，而血流脉外。其证为心脾气血两虚，而气虚为主导因素，由于脏腑虚损，不易恢复，故紫癜出血反复日久，而且出血时间越长，虚象更为明显。久则由气虚导致阴虚，即由心脾气血亏虚进而肝肾精血亏虚，而见精神萎靡、面白无华、四肢厥冷、头晕目花耳鸣，甚则影响生长发育。若发病较急，大量出血，大片紫癜，则易导致气血两脱之症，而见面色苍白、神萎气弱、额汗涔涔、四肢厥冷，脉象由芤数转为微细。

4. 阴虚火旺证

症见紫癜反复出现，伴鼻衄、齿衄，或尿血，低热盗汗，心烦少寐，口唇干燥，手足心热，便干尿黄，舌质光红而绛，脉象细数。此证多见于紫癜反复日久不愈者，阴虚火旺，虚火内炽。可由血热伤阴而成，也可由脏腑虚损而来。

5. 瘀血留络证

症见紫癜出血之后，瘀斑日久不消，或关节肿痛，或时时腹痛，唇舌瘀暗，舌紫紫瘀，齿龈或目眶紫暗，脉象细涩。此证可单独出现，多见于大量出血紫癜之后，或紫癜日久不退，或造成瘀血留阻关节、肠间，舌脉的辨证很重要。瘀血证还可见于上述诸证中，若在上述诸证症状中兼见瘀血表现，即兼有瘀血之证。对于病程长，紫癜长期不消者，应考虑有瘀血内滞。

【论治心法】

治疗应根据虚实辨证，针对病因病机以及出血的轻重缓急。实证以血热为主，首应凉血散血，由外邪引起者先以祛邪。虚证以补虚为要，分别气血阴阳补养扶固。若出血量大，病情危急，首当止血，气虚不摄者益气固脱，血热妄行者清热凉血，均宜大剂。若日久不愈，则应考虑有无瘀血存在，宜行血化瘀，此时可宗缪仲淳治血证"宜行血不宜止血"及"无论清凝鲜黑，总以祛瘀为先"。

1. 风热伤络证

治宜疏风清热，凉血安络。常用方剂如连翘败毒饮（《伤寒全生集》：连翘、山栀子、黄芩、升麻、玄参、薄荷、防风、牛蒡子、桔梗、柴胡、羌活、川芎、当归、芍药、红花）加减。初起紫癜出血正旺，去当归、川芎、红花，加丹皮、赤芍凉血和络；尿血加小蓟、白茅根；便血加地榆、槐花；腹痛加木香、甘草，赤白芍同用；关节肿痛加牛膝、木瓜、薏苡仁、桃仁、赤芍；皮肤瘙痒加蝉蜕、白鲜皮、地肤子；咽喉肿痛加大青叶、板蓝根；恶心呕吐加竹茹、生姜。

若风热伤络，热象显著，紫癜出血严重，宜用犀角解毒饮（《医宗金鉴》：犀角、连翘、牛蒡子、防风、荆芥、银花、黄连、生地、赤芍、灯心、甘草）。犀角以水牛角代，下同。水牛角止血消斑的作用很好，各证均可应用。

2. 血热妄行证

治宜清热解毒，凉血止血。常用方剂如清瘟败毒饮（《疫疹一得》：石膏、知母、黄芩、黄连、栀子、连翘、犀角、生地黄、玄参、赤芍、丹皮、桔梗、竹叶、甘草）。此方用于气营两燔，热甚烦渴，甚则谵妄，大片紫癜、大量出血之证。若出血严重，除重用清热凉血之品外，加用以下止血之品，如皮肤紫癜涌现加茜草、仙鹤草、藕节、蒲黄炭；衄血加白茅根、藕节；尿血加小蓟、白茅根、旱莲草；便血加地榆、槐花、生大黄；呕血加云南白药、生大黄。

若血热妄行，仅出血紫癜严重，发热烦渴谵妄之症不明显者，血分热甚，宜用犀角地黄汤（《千金要方》：犀角、生地黄、赤芍、丹皮）加上述凉血止血之品。

若出血太甚，由实转虚，导致气随血脱者，宜犀角地黄汤合独参汤，人参宜重用，以冀益气固脱。

3. 气不摄血证

治宜健脾养心，益气摄血。常用方剂如归脾汤（《校注妇人良方》：黄芪、人参、当归、白术、茯苓、龙眼肉、远志、木香、酸枣仁、炙甘草、生姜、大枣）。若出血量大，也宜加上述止血之品。若纳呆便溏，去龙眼肉，加砂仁、蔻仁、神曲、芡实；若紫癜日久，反复不愈，适加三七、云南白药、丹参、阿胶。

若病程日久，导致肝肾精气虚亏，宜用补天大造丸（《医学心悟》：人参、黄芪、白术、当归、酸枣仁、远志、白芍、枸杞子、熟地黄、龟胶、鹿胶、紫河车、山药、茯苓）。内有虚热加丹皮、黄柏、知母；四肢不温加附子、肉桂；另外益肾填精之品如肉苁蓉、菟丝子、补骨脂等均可酌用，养血止血之品如阿胶、三七也可选用。病程日久，心脾肝肾不足，以补虚为主，适当配合化瘀生血。

若大量出血，紫癜暴涌，有气血两脱表现者，急以益气固脱，以大剂独参汤主之，也可用大剂人参、山萸肉煎服，并配合云南白药。

4. 阴虚火旺证

治宜滋阴降火，凉血止血。常用方剂如大补阴丸（《丹溪心法》：黄柏、知母、熟地黄、龟板）加生地、丹皮、玄参、赤芍、茜草、侧柏叶等凉血止血之品。二至丸（《医便》：女贞子、旱莲草）也可配合应用。低热盗汗，加地骨皮、青蒿、白薇；五心烦热，加栀子、连翘、天冬、麦冬；兼有湿热者，加滑石、车前子、灯心。

5. 瘀血留络证

治宜活血化瘀。常用方剂如桃红四物汤（《医宗金鉴》：桃仁、红花、熟地黄、赤芍、川芎、当归），另外活血化瘀通络之品如丹参、三七、乳香、没药、血竭等，可根据病情选用。

【简便验方】

一、内治方

方1：羊蹄根10～15g，水煎服，日3次，用于各证紫癜出血。

方2：银花、蒲公英、紫地丁各15g，土茯苓30g，丹参、赤芍、蝉蜕、防风、泽泻各 10g，白鲜皮、地肤子、萆薢各 12g，白芷、甘草各 6g，日 1 剂，水煎服，用于风热伤络证。

方 3：水牛角 30～50g，沸水煎汤服，日 3 次，用于各证紫癜出血。

方 4：鲜牛骨髓 1 根，不加油盐，炖汤服，2～3 日服完，用于肝肾精气亏虚证。

方 5：防风、乌梅、大枣各 10g，甘草 5g，水煎服，适用于过敏性紫癜反复发作。

二、食疗方

方 1：羊骨粥，生羊胫骨 1～2 根，敲碎，加水煮 1 小时，去渣，加红枣 10 枚，糯米适量，煮粥服，1 日 2～3 次。用于气血亏虚及精气亏虚证。

方 2：黄芪 15g，枸杞子 10g，红枣 10 枚，鳖肉（连甲者佳）200g，煲汤，常服，用于气血两虚及精气亏虚证。

方 3：生地黄、鲜白茅根、生白萝卜，分别榨汁，各等量和匀，适加蜂蜜，每服 10～20ml，日 2～3 次，用于血热妄行和阴虚火旺证。

三、外治方

方 1：生白萝卜榨汁，以汁滴鼻数滴，然后饮汁，日 3～4 次，用于鼻衄。

方 2：山栀子研细末，以棉纸或纱布裹之塞鼻孔，用于鼻衄。

第22讲　皮肤黏膜淋巴结综合征

皮肤黏膜淋巴结综合征，又称川崎病，是一种急性发热出疹性疾病。目前病因尚未明了，可能与感染和变态反应有关，其基本病理为全身性血管炎性改变。临床以持续发热、皮疹、手足红斑和硬性水肿、眼球结膜与口腔黏膜充血、杨梅舌、颈淋巴结肿大，以及恢复期手足末端膜状脱皮为特征。严重病例可导致冠状动脉损害，而造成死亡。

本病一年四季均可发病，发病年龄以4岁以下小儿为多见。临床表现：发病之初即有发热、咳嗽、流涕、或伴腹痛腹泻，发热持续不退，常稽留在40℃以上，热程可持续10～14天，与此同时，出现眼球结膜充血（呈一过性），口唇潮红干燥、皲裂出血，口腔咽部黏膜涨漫性充血，杨梅舌，发热2～3日即出现皮疹如红斑状、麻疹样，以面部躯干部为主，四肢末端手足皮肤对称性硬性肿胀疼痛，指趾肿胀呈梭形、疼痛，手指活动受限，指趾尖端、掌跖面出现红斑，恢复期在指趾甲床与皮肤移行处出现膜状脱皮，皮肤皮疹也在体温下降时消退。约有50%～70%的患儿出现单侧或双侧颈部淋巴结肿大，少数病例可出现轻度黄疸、肝肿大，以及烦躁嗜睡、昏迷抽搐，约有15%～25%的患儿可伴发冠状动脉损害，甚则造成死亡。

从发病情况来看，本病属中医温病范畴。为感受风热湿毒引起，以风热毒邪为主。发病之初，邪毒从肺卫而入，并蕴滞肺胃气分，表现为卫气同病，故见发热、咳嗽、流涕，湿热较著者面黄（或黄疸）、腹痛、腹泻，由于肺主气，胃主四肢，邪郁肺胃则三机不畅，湿热毒邪瘀阻四肢之末而见手足肿胀、指趾关节肿痛、指趾尖端及掌跖面出现红斑。热毒炼液为痰，瘀阻经络，发为热毒痰核瘰疬，布于颈项。由于本病主要为婴幼儿发病，易从阳化热化火，传变迅速，故很快进入营血，出现气营两燔之证，而症见壮热不退、烦躁不宁、目赤唇红出血、口腔红赤、乳蛾红肿、皮肤出疹发斑，甚则内陷心肝，而见神昏抽搐之症。部分患儿由于热毒稽留，瘀阻血脉，导致心脉瘀阻、心阳暴脱。本病由于热毒炽盛，稽留日久，伤耗阴液，也损伤气津，后期表现为气阴两虚，筋脉爪甲失养而荣枯脱皮。

【辨证要点】

本病属中医温病范畴，有卫气营血的传变规律可循，但由于发病年龄小，传变快，临床表现往往卫气同病或气营两燔，甚或一起病即直入营血分。因此，临证时重在分辨卫、气、营、血的轻重缓急。另一方面，由于本病病因为风、热、湿毒之邪，在临床表现上也有所不同，临证时应详析病邪之属性及其转化。兹将临床常见的三大证候类型的辨证分述如下：

1. 卫气同病证

症见发热恶风，咳嗽流涕，目赤唇红，口腔黏膜潮红，乳蛾红肿，皮肤出疹瘙痒，或面黄神滞，或呕吐泄泻，腹痛，小便短黄，舌质红，舌苔薄黄或黄腻，脉浮数，指纹浮红。

此为疾病初起，既卫气同病，又风、热、湿相兼。肺卫郁遏则发热恶风、咳嗽流涕，气分热盛则热增烦躁、唇口红赤皮肤出疹，疹痒为风盛，目赤乳蛾、口赤唇红为热毒上攻，面黄神滞、吐泻腹痛、苔腻，为湿滞。以上诸症均在卫气为主，若皮疹发斑、唇口黏膜红赤出血，即为营血证候。若见手足肿胀、指趾肿痛也为湿热之毒瘀滞，仍属肺胃气分证候，若掌跖面红赤发斑，说明热毒炽盛，有入营分之象。

2. 气营两燔证

症见壮热不退，烦躁不安，目赤唇红，斑疹漫布，咽峡嫩红，乳蛾红肿，颈淋巴结肿大，掌跖红肿，舌质红绛，苔少或剥苔，或杨梅舌，脉数，指纹红紫。

此证最为常见，卫气证之后即进入气营。气营两燔证以壮热持续不退、皮肤黏膜红赤、舌质红绛、杨梅舌为主要症状。由于气营两燔，除热邪充斥外，热毒稽留瘀滞征象突出，如颈部淋巴结肿（瘰疬毒核）、发斑、口腔咽峡及扁桃体（乳蛾）红肿突出。由于此症持续时间久，易耗伤阴液，因此要注意唇口舌的津液及口干便结尿少等症状。

在气营两燔阶段，还要注意邪陷心肝而出现神昏抽搐之症。另外，还要注意由于热毒瘀滞，可造成血瘀症象，如心脉瘀阻而出现的心悸脉涩（或结代）、舌唇瘀暗等症状。

3. 气阴两虚证

症见身热已退或低热缠绵，神疲乏力，自汗盗汗，心烦少寐，口干便结，纳食不香，掌跖脱皮，爪甲失荣，舌质干红或淡红，少苔或无苔，脉细数，指纹细隐。

此为恢复期，急性期热毒炽盛阶段已过，耗伤阴液，也损气津。临证时应分辨伤阴重还是气阴两伤。若伤阴重，则往往见阴虚内热，如低热盗汗、心烦少寐、口干便结、爪甲失荣、舌质干红无苔（或少苔）、脉细数；若气阴两伤，则低热不定、自汗纳呆、舌淡苔少等气虚症状兼而有之。

恢复期阶段，也可存在血瘀症象，宜注意唇舌瘀暗，心悸脉涩（或结代）等。

【论治心法】

清热解毒是本病的基本治则，应贯彻始终。之所以要强调清热解毒，是因为热毒瘀滞是本病的基本病理。在初期，由于热毒初犯，邪郁肺卫，还应配合疏邪透表；若夹湿邪，则宜疏利化湿。在极期多属气营两燔，以清热解毒为主，配合凉营散血，通利血脉，不使热毒稽留造成血脉瘀滞。在后期恢复阶段，清热解毒是为了清除余邪，应侧重益气养阴，同时配合活血化瘀，以利康复。

1. 卫气同病证

治宜疏利宣透，清热解毒。常用方剂如大连翘汤（《婴童百问》：连翘、防风、荆芥穗、蝉蜕、木通、瞿麦、滑石、车前子、山栀子、黄芩、赤芍、柴胡、紫草、当归、甘草）去当归，加金银花、野菊花、蒲公英等。该方疏风解表、清热利湿、解毒化瘀，适宜本证风热湿毒杂合为病。若热势较高，烦躁有汗，加石膏、知母；咽喉不利加桔梗、牛蒡子、薄荷。

若湿热偏重，面黄（或黄疸）神滞、发热不扬、汗出不透、小便不利（黄短）、舌红苔黄腻（厚），可用甘露消毒丹（《温热经纬》：茵陈、滑石、木通、黄芩、连翘、石菖蒲、川贝母、射干、麝香、白蔻仁、薄荷），加车前、竹叶、金银花（或忍冬藤）。若泄泻腹痛加黄连、木香，或用葛根芩连汤加减。

2. 气营两燔证

治宜清热解毒，清气凉营。常用方剂如清瘟败毒饮（《疫疹一得》：石膏、知母、黄连、黄芩、连翘、生地黄、犀角、栀子、赤芍、玄参、丹皮、竹叶、甘草、桔梗）。热毒盛，颈淋巴结肿大，加蒲公英、白花蛇舌草、夏枯草；手足肿胀疼痛，加滑石、木通、车前子；咽喉赤肿，加蚤休、马勃、僵蚕；大便干结不通，加大黄、枳实。犀角用水牛角代。

若见邪陷心肝，出现神昏抽搐，加石菖蒲、郁金、远志，吐剧加竹沥，并合用安宫牛黄丸。若见热毒瘀滞，心脉痹阻，合用通窍活血汤（《医林改错》：赤芍、川芎、桃仁、红花、生姜、大枣、老葱、麝香），还可用复方丹参注射液、脉络宁注射液、川芎嗪注射液作静脉滴注。

3. 气阴两虚证

治宜益气养阴，清热活血。常用方剂如养血润肤饮（《外科证治全书》：黄芪、当归、生地、熟地、天冬、麦冬、天花粉、黄芩、桃仁、红花、升麻），适加沙参、五味子、赤白芍。若以阴虚为主，出现阴虚火旺，宜养阴清热，可用知柏地黄丸（《医宗金鉴》：知母、黄柏、地黄、山萸肉、泽泻、怀山药、丹皮、茯苓）加味，低热盗汗加地骨皮、银柴胡、秦艽、青蒿，大便干结加火麻仁、瓜蒌仁。若阴虚内燥，兼有血瘀包块，可用活血润燥生津汤（《医方集解》引丹溪方：当归、白芍、熟地黄、天冬、麦冬、瓜蒌、桃仁、红花）。

恢复期气阴两虚证，以正虚为主，但也要注意驱除余邪、活血化瘀。活血化瘀之品如丹参、桃仁、红花、赤芍之类可适当选用；若余热留恋，常选用连翘、忍冬藤、栀子、桑枝、银花、菊花之类；若淋巴结肿大不易消除，属痰核瘀留，适加浙贝母、天花粉、皂角刺、昆布、海藻、夏枯草之类。

恢复期若出现心动悸脉结代，属气血受损、心神不宁，可用复脉汤（《伤寒论》：炙甘草、大枣、阿胶、生姜、人参、生地黄、麦冬、桂枝、火麻仁）。若以阴虚为主者，用加减复脉汤（《温病条辨》：炙甘草、地黄、白芍、麦冬、阿胶、火麻仁）。心悸甚，加五味子、龙骨、磁石。

第23讲 夏季热

夏季热是婴幼儿发生在夏季的一种特有的季节性疾病，临床以长期发热不退、口渴多饮、多尿、汗闭或汗少为特征。发病地区以夏季炎热地区，特别是我国东南、中南等地区为主，由于全球气候的变化，北方地区也有发病。发病时间多为6、7、8月份，与气候炎热关系密切，气温越高发病率越高，气温越高患儿的体温也越高，随着气温转凉，病情逐渐好转，故自秋凉后本病可自愈。

发病年龄以3岁以下小儿多见，5岁以后极少见。多数患者自第1年患病后，可连续2~3年发病，但次年的发病症状较上一年为轻，病程上也较上一年为短。

本病在中医古籍中未见明确记载，至20世纪30年代始被认识，以后逐渐被重视，是小儿的一种常见时令病证。好发于体弱儿，或因他先天不足，后天失养，或因病日久，病后失调，导致脾肾不足，气阴两亏，不耐暑热熏蒸，而罹患本病。

在发病机制上，内因为体质虚弱（王玺为脾虚），外因为感受暑邪。发病初期为暑伤肺胃，病理表现既肺胃热甚又腠理郁闭；随着病情发展，则肺胃气阴两伤，表现为虚实相兼；日久不愈则由脾及肾，发展为脾肾两虚，表现为肺胃热甚于上而脾肾亏损于下的上盛下虚。

在症状表现上，一般多在进入夏季后开始发病。患儿多体质较弱，或在某些病后，比如泄泻、肺炎、麻疹等病后，渐起发热，体温多持续在38℃~40℃，随气温升高发热加重，兼见精神稍烦，口渴饮水，小便增多，无汗或少汗；随着病程迁延，上述症状也逐渐加剧，患儿精神较差，或烦躁不宁，夜寐不安，饮食减少，日见消瘦，面色苍白，四肢不温，大便不调等。病程可持续整个夏季，至秋凉后则自然转愈。至第2年入夏可再次发病。

诊断夏季热，应排除其他疾病。因此，夏季热虽有上述诸多症状，但体检与化验均属正常。从中医学角度来认识，大致可分为暑伤肺胃、气阴两虚、脾胃气虚、上盛下虚四个病理阶段（或称四大证候类型）。

【辨证要点】

本病的辨证，要从发病原因和病理改变上去分析。发病原因之一为外因暑热，感受暑热首伤肺胃，特别是"夏暑发自阳明"，因此阳明胃热炽盛是本病的重要病理，无论在病初、病中、病末，均存在。其主症为发热口渴多饮，甚则烦躁唇红面赤，脉象洪数；若在中后期，胃热亢盛导致心火上炎，则见心烦不寐，舌尖红赤。暑为温邪，温邪上受，首先犯肺，故在病初，肺卫郁遏之症也较明显，患儿可见畏寒鼻塞、咳嗽流涕等表卫症状，特别是发热无汗或少汗，是邪郁肺卫，腠理闭塞。故初起可用透表发汗治法，汗出则热可降。但随着病程进展，气阴受伤，则肺脾两虚，不能敷布津液，而致无汗或少汗，不可再行发汗。又暑常兼湿，临证时还需特别注意有无湿象，如病初暑湿郁表，可见面色苍黄，肢体困倦，少言懒动，甚则困倦嗜睡，湿郁中焦则脘腹痞闷，大便不调，舌苔浊腻。

发病原因之二为内因体弱，随着病程进展也由实致虚。应分辨脾虚、肾虚、气虚、阴虚。脾虚，症见面色苍白，精神软弱，形体消瘦，或肌肉松软，食欲减退，食后腹胀，大便溏薄，舌质淡，脉细弱；肾虚，症见面色㿠白，精神萎靡，形寒肢冷，小便频多，夜尿或遗尿，大便清稀，完谷不化，口鼻气凉，舌淡有齿痕，脉沉细而弱；气虚，症见与脾虚相近，但以精神倦怠，表情淡漠，懒言少动之症较为突出；阴虚，症见形体消瘦，手足心热，皮肤干燥，心烦少寐，唇舌干燥而红，脉象细数。口渴之症在夏季热多属阳明热甚，但阴虚津伤也致口渴，由于热甚伤阴，二者常兼而互见。发热之症在夏季热也多因肺胃热炽属实，但上述诸虚证也可发热，脾虚气虚者，发热起伏不定，无一定规律；阴虚发热常低热如潮，且以午后或夜间热甚；肾阳虚弱则朝热暮凉。临证时应予鉴别。

兹将夏季热常见的 4 个证候类型分述于下：

1. 暑伤肺胃证

症见发热持续不退，多呈稽留热，无汗或少汗，口渴引饮，小便增多，烦躁不安，口唇干燥而红，面色泛红，舌质偏红，舌苔微黄，脉象数大。此为肺胃热盛，多见于初、中期。若初起兼有表郁，则可见微恶风寒，鼻塞流涕，咳嗽嚏喷，面色苍青或苍白，脉浮；若夹湿，则见面色苍黄，倦怠嗜睡，肢体沉重，懒言少动，脘腹满闷，不思乳食，大便溏泻，舌苔浊腻，脉濡。

2. 气阴两伤证

症见发热持续不退，无汗或少汗，口渴多饮，尿频尿多，形体消瘦，虚烦少寐，精神软弱，少气懒言，手足心热，皮肤干燥，脉象细数。若偏气虚，则发热起伏不定，不规则，精神软弱，小便频数清长，大便溏稀，舌质淡红，脉象细数而无力；若偏于阴虚，则发热如潮，午后夜间热甚，虚烦少寐，手足心热，皮肤干燥，唇舌干燥而红，小便频数，但尿短或黄，大便偏干，脉象细数。此证虚实夹杂，气阴两伤，肺胃热甚，多见于中期。

3. 脾胃气虚证

症见发热不退，起伏不定，无汗或少汗，口渴多饮，小便清长频数，形体或消瘦或虚胖，面色苍白，手足欠温，精神倦怠，少气懒言，食欲不振，食后腹胀，大便溏薄，肌肉松软无力，舌淡苔白，脉象细弱。此为脾胃素虚而致夏季热者较为多见，也常见于中期。

4. 上盛下虚证

症见发热不退，朝盛暮衰，口渴多饮，无汗或少汗，小便清长频多，夜尿较多，或遗尿，面色㿠白，四肢不温，甚或肢冷，精神萎靡，发热高时呈虚烦状，且面部泛红如戴阳，食欲低下，舌淡有齿痕，舌苔薄黄，脉沉细而数。此为肾阳虚弱于下，心火亢盛于上，虚多实少，多见于病程日久的后期。若心火较甚，虚烦不宁，少寐或不寐，舌质虽淡但舌尖红，发热较高。

【**论治心法**】

由于夏季热的发病内因为脾胃虚弱，外因为暑热熏蒸，而暑热又易伤气阴，加之病程日久，多表现为虚实夹杂，因此，在治疗时应注意扶正祛邪的灵活应用。初病时，邪郁卫表宜清暑透邪，适当发汗，但不可过汗，过汗则伤阴液。肺胃热盛，重在清暑泄热，宜用甘寒，不可过用苦寒，以防败胃化燥伤阴。暑热易伤气耗阴，故在治疗中应处处注意护养气阴，宜用甘润，但不宜过于滋腻，以防滞邪；又不可滥用峻补，以免助热。因此，清泄宣透与甘润滋养相结合，是治疗夏季热的重要治则。若病久不愈，卜盛下虚，水火不相济者，则应温下清上，潜阳镇纳。

1. 暑伤肺胃证

治宜清暑泄热，佐以益气生津。常用方剂为王氏清暑益气汤、白虎加人参汤。清暑益气汤（《温热经纬》：西洋参、麦冬、知母、甘草、竹叶、石斛、黄连、荷梗、西瓜翠衣、粳米）适用于发热不高之暑伤肺胃证。方中竹叶、荷梗、西瓜翠衣能清暑透邪使暑邪从表而出，西洋参、麦冬、知母、石斛等益气养阴，黄连清心胃之火，因此本方寒凉直折之力较弱，而侧重于清透滋养，适用于里热不甚，暑伤肺胃，气阴受伤之证。若里热炽甚，气阴受伤较轻，发热较高，烦渴引饮，可用白虎汤加人参（石膏、知母、粳米、甘草、西洋参或白参），此方中石膏、知母甘寒清胃泄热，宜重用。若里热甚，气阴两伤亦甚，可用白虎汤合生脉散（人参、麦冬、五味子）。

若初起兼有表郁，属风寒郁表，腠理闭塞，暑热内郁，兼见恶寒无汗、鼻塞流涕、咳嗽喷嚏等表证，可用新加香薷饮（《温病条辨》：香薷、金银花、扁豆花、厚朴、连翘）加藿香、紫苏、桔梗、荷叶，宣散表郁，发汗达邪，往往汗出热降。但此证虽汗出表郁得解，但暑热伤于肺胃，故汗出后继以清暑益气汤治疗，以收全功。

若初起兼有湿郁，暑湿郁滞，治宜清暑化湿，芳香宣透，可用甘露消毒丹（《温热经纬》：滑石、茵陈、石菖蒲、黄芩、川贝母、连翘、藿香、射干、木通、白蔻仁、薄荷）。若暑热夹湿伤于肺胃，热势偏甚，损伤阴液，症见发热较高，烦躁口渴，舌红苔黄腻，可用清热甘露饮（《医宗金鉴》：生地黄、麦冬、石斛、知母、石膏、黄芩、茵陈、枇杷叶、灯心草、甘草）。

2. 气虚两伤证

治宜益气养阴，清暑泄热。常用方剂为生脉散加葛根、竹叶、知母、黄芩、西瓜翠衣。若热重，生脉散合白虎汤。王氏清暑益气汤也可用于本证。夏季热气阴两伤证与暑伤肺胃证的区别在于，气阴两伤以虚证为主，暑伤肺胃以实证为主。故在使用上述方剂时应调整药物用量，即可达到对症治疗的目的。若病程较久，气阴两虚，胃气受损较重，或素体胃气虚弱，兼见干呕虚烦，身热不甚，口渴舌红，可用竹叶石膏汤（《伤寒论》：石膏、竹叶、半夏、麦冬、人参、甘草、粳米）。

3. 脾胃虚弱证

治宜健脾益气，助运生津。常用方剂为七味白术散（《小儿药证直诀》：人参、白术、甘草、茯苓、葛根、木香、藿香），可适加连翘、知母以加强清热作用。钱乙制此方，谓能益气健脾，生胃中津液，治脾虚久泻、发热烦渴之症，以此治疗夏季热脾胃气虚、暑湿郁滞，疗效甚佳。方中人参、茯苓、白术、甘草健脾益气；葛根鼓舞胃气，生津止渴，并能解肌清热除烦，宜重用；藿香芳香宣透，解脾化湿，与木香同用增强行气化湿运脾功用。

4. 上盛下虚证

治宜温下清上，温下即温补肾阳，清上即清泄心火。常用方剂为温下清上汤（《儿科名家徐小圃学术经验集》：附子、黄连、龙齿、磁石、补骨脂、菟丝子、覆盆子、桑螵蛸、白莲须、缩泉丸、天花粉、蛤粉）。徐小圃为上海已故儿科名医，也是在 30 年代初最早发现并认识夏季热的医生之一，他对此病的治疗具有独到经验，创制此方功效显著。方中以黄连清心泄火，附子温肾扶阳，为全方之主药，佐磁石、龙齿镇潜浮阳，覆盆子、菟丝子、桑螵蛸、缩泉丸等温肾固涩，蛤粉、天花粉清热生津止渴。据原方载随症加减：无汗或少汗者，加香薷发汗祛暑；暑邪夹湿者，加藿香、佩兰芳香化湿，或加羌活解表胜湿；身热甚者，加石膏泄热；发热经久者，加银柴胡、青蒿、白薇清热透邪；烦躁者，加莲子心、玄参、带心连翘清心除烦；泄泻者，加葛根升提，诃子、肉果、乌梅炭涩肠止泻；真阴不足，舌光不寐者，加阿胶、鸡子黄、石斛、西洋参育阴生津。

小儿夏季热是一种随气温变化而变化的病证，因此改善居住环境，避免炎热高温，降低室温，保持凉爽是行之有效的预防和治疗措施，易地避暑，或采用空调降温，能使病情很快好转。然而，小儿体质素弱是造成夏季热的内在因素，因此在夏季过后，特别是在次年初夏到来之前，应适当服药增强体质，可从调补脾肾入手，常服生脉散、六味地黄丸、七味白术散之类，也有预防和减轻次年复发的作用。

【简便验方】

一、内治方

方 1：用于暑伤肺胃证：鲜荷叶、苦瓜叶、丝瓜叶、南瓜叶各 30g，煎汤饮；或用金钱草 30g，煎汤饮。

方 2：用于气阴两伤、上盛下虚证：蚕茧、红枣各 10 枚，乌梅 10g，煎汤饮。

方 3：预防方：鲜荷叶、炒陈米、伏龙肝（即灶心土）各适量，煎汤代茶。或用绿豆汤、西瓜汁、银花露代茶饮。

二、外治方

绿豆皮（晒干）500g，干菊花 100g，拌匀，纳布袋作枕，名豆菊药枕，有清热祛暑、明目宁神作用。

三、推拿

推拿治疗本病以清热、健脾为主。方法为：推三关，退六腑，分阴阳，推脾胃及三焦，清天河水，揉内庭、解溪、足三里、阴陵泉，摩气海、关元。

第24讲　麻　疹

麻疹是由麻疹病毒经呼吸道感染而引起的急性出疹性传染病。临床以发热、口腔麻疹黏膜斑、规律有序地全身布发红色丘疹、疹退后留有脱屑和色素沉着为特征。本病一年四季均可发病，但以冬春季节为好发季节，6个月至5岁的小儿发病率高，易造成流行，是古代儿科四大证之一。目前，由于普遍进行计划免疫，麻疹的发病率已大为减少，预计在不久的将来本病能得到完全控制。当前麻疹的发病有以下二个特点：一是典型麻疹的发病已大为减少，非典型麻疹发病增加；二是发病年龄有逐渐增大的趋势，学龄期儿童发病率增加。

中医认为，麻疹由麻毒所致，麻毒为阳毒、热毒，属疫疠之邪。麻毒经口鼻而入，先伤肺卫，继而蕴于肺胃，发于肌肤，而见麻疹。本病初起，为邪郁肺卫，类似风热肺卫表证，如发热、咳嗽、喷嚏、流涕等，但与一般风热表证不同的是，麻毒为阳热疫疠之邪，易于化火内炽上炎，上炎则目赤流泪、畏光羞明，内炽则肺胃热盛，而见发热继增、咳嗽增剧、烦躁口渴。肺主皮毛，胃主肌肉，麻毒内蕴肺胃，由里达外，发泄于肌肤，则肌肤出疹，所谓疹出隐隐于皮肤之下，磊磊于肌肉之间。疹点外透则毒随疹泄，故麻疹以透达为顺。在麻疹蕴热外透的过程中，阴液受伤，故后期表现为热去津亏，肺胃阴伤之证。

麻疹以外透为顺，而疹的透达与机体正气津液的充足、肌腠的开泄相关。若素体虚弱，正气不足，或护理失宜，复感外邪郁遏，均可导致疹出不利，或麻毒内陷，造成逆证。若感受麻毒太盛，迅速化火化热，也可造成麻毒内陷的逆证。麻疹逆证，主要有因麻毒闭肺而出现的肺炎喘嗽，因麻毒攻喉而出现的喉痹肿痛，因麻毒内陷大肠而出现的协热下利，因热毒内陷厥阴而出现的神昏惊厥等。

【临床表现】

一、典型麻疹

典型的麻疹，根据临床经过可分为三期，临床表现如下：

1. 前驱期（疹前期）

自发热至出疹之前，约 3～4 日。症见发热恶寒、喷嚏咳嗽、流涕流泪、目赤畏光，婴儿可伴见呕吐、泄泻，此期的症状特点是发热逐渐增高，涕泪较多，逐渐出现烦躁哭吵不安，口腔黏膜出现麻疹黏膜斑。麻疹黏膜斑是麻疹早期的重要体征之一，一般在发热第 2～3 日起，患儿口腔颊部近白齿处黏膜上出现针头大小沙粒状白色疹点，周围有红晕，即麻疹黏膜斑。初起为稀疏数点，渐而密布两颊黏膜，并可融合成片，甚至蔓延至口腔上颚、齿龈、口唇黏膜等处，待皮肤出现麻疹后迅速消失。

2. 出疹期

自皮疹出现至全部出齐，约 3 日。此时发热继增，可达 40℃ 以上，皮疹自耳后发际部位开始，渐蔓延至头面、颈项、躯干、四肢，自上而下，最后手足心及鼻尖部出疹，为出齐。感染麻毒较轻者，皮疹出至肘、膝以下，也为出齐。皮疹为红色丘疹，压之褪色，细小如麻粒状，分布均匀，也可融合成片，但疹与疹之间为正常皮肤。出疹时除热增外，患儿烦躁口渴，咳嗽加剧，目眵增多，口腔分泌物增多，大便或秘或泻，小便短黄。

3. 恢复期（疹回期）

自皮疹隐退至全部症状消失。麻疹出齐后即开始隐退，按出疹先后顺序逐渐消退，为时约 3 日。疹退后，皮肤留有色素沉着，或糠皮样脱屑，皮肤色素沉着大约需 1～2 周逐渐消失，并恢复正常皮肤。此期发热渐退，咳嗽等全身症状逐渐消失。

二、非典型麻疹

非典型麻疹主要有轻型麻疹、重型麻疹、出血性麻疹等。

一般来说轻型麻疹主要由于感受麻毒较轻，或接种过麻疹疫苗者；重型麻疹和出血性麻疹多因感受麻毒较重者。

1. 轻型麻疹

多见于较小婴儿，发热不高，体温多在39℃以下，皮疹稀疏细小，1～2日即消退，疹退后也无色素沉着。其他症状较轻，麻疹黏膜斑可有可无，或可仅见口腔颊部黏膜粗糙。此型麻疹症状轻、病程短，易与幼儿急疹、风疹相混淆，临证时宜加以鉴别。目前因预防接种不规则等原因，轻型麻疹的发病率增高。

2. 重型麻疹

主要特点为症状重、病程长，发热高，体温持续39℃～40℃以上，出疹期较长，皮疹鲜艳密布，融合成片，布满全身，或皮疹不易透发，或突然隐退，全身中毒症状重，常伴见谵妄，或嗜睡，甚至昏迷抽搐，咳嗽气促，口唇发绀，并发肺炎或休克。相当于中医认为的麻疹逆证。

3. 出血型麻疹

主要表现为皮疹出血，出现大量瘀斑，常伴有口、鼻、消化道及泌尿道出血，中毒症状重。也属中医的麻疹逆证范围，为热毒壅盛，迫血妄行。

【辨证要点】

首先要辨顺、逆。着重从发病经过、发热、出疹、精神、咳嗽、汗出及二便等方面进行辨别。

顺证，一般具有典型麻疹的发病经过，三期发展转归经过良好。从症状及体征而言，发热体温适中，在39℃～40℃上下，神志清楚，出疹时虽有烦躁咳嗽，但精神安定、咳而不喘，出疹按顺序透发，疹点红活，疏密均匀，微有汗出，二便调和通畅。此外，涕、泪、唾、涎诸液俱见，疹回热降之后诸症渐平。对于非典型麻疹中的轻型麻疹，由于症状轻微，临床经过良好，也是顺证。

逆证，也称变证，凡临床经过不良，发热过高过低，或该退不退，或降而复升；出疹不利，或逾期不出，或过期不回，或暴出突隐；疹色暗淡不红，或紫瘀发斑，分布疏密不匀；神志不清，或躁扰谵妄，或昏迷抽搐，或精神萎靡；咳嗽气急，痰鸣喘促，或咳声嘶哑，或咽喉肿痛；皮肤干燥无汗，或出汗太多，或肢厥湿冷，或面色苍白；便秘腹胀，或泄痢不止；小便短少，涕、泪诸液俱无，皆属逆证。临证时宜辨清何种逆证，是由何因所致（如复感外邪、表气郁闭，麻毒过盛、火热内炽，正气虚弱、气阴不足等）以及麻毒内陷何脏何腑。

　　发热是麻疹的重要症状，疹前期、出疹期的发热是邪郁肺卫、热蕴肺胃，正气抗邪有力的表现，热增出疹是热毒由里外泄，毒随疹泄，故发热宜高。若发热不高，或不发热是正气抗邪无力，往往出疹不利；若发热兼见恶寒无汗，是表气郁闭，腠理不开，疹不易出，或出而突隐；若发热过高，多为麻毒太盛，化热化火。疹回期热势渐降而退，是毒泄邪衰。若低热不退多因阴虚邪恋、余热未清；若热降复升，亦为热毒内蕴而复燃。

　　咳嗽也是麻疹的必见症状，疹前期、出疹期随着热增咳嗽亦剧，是麻毒郁肺，肺气失于清肃，咳嗽也是病机向外的一种表现，有助于透疹。若咳嗽过于频繁剧烈、痰涎涌盛、甚或咳而兼喘，为痰热闭肺、肺气上逆；若咳嗽喉痹、咽喉肿痛，为热毒攻喉。疹回期咳嗽渐减，肺气趋于清肃，若久咳不愈为肺虚邪恋。

　　患者的体液，如涕、泪、汗、涎、尿的排泄也是麻疹辨证的重要依据，五液俱见说明津液充足，有利于麻毒的透泄，故疹前期、出疹期涕泪较多、口腔分泌物较多。出疹期宜遍身微汗，腠理开泄，疹出顺利。若汗少或无汗，多因复感外邪，表气郁闭，腠理不得开泄，故出疹不利；若汗出过多，又易伤津伤表，多致变证。大小便的通利同样有助于出疹和麻毒的排泄，顺证麻疹多见大便轻泻，小便畅利。若大便干秘不通，小便短赤不利，为热毒内结，或热盛伤津；若大便泄利过度，或兼见下痢脓血，小便短赤，为麻毒内陷大肠，协热下利。

一、顺证

1. 麻毒郁表证（疹前期）

症见发热，微恶风寒，汗出不透，喷嚏流涕，咳嗽声浊，目赤流泪，畏光羞明，轻烦口渴，大便溏稀，小便尚利或黄，口腔可见麻疹黏膜斑，舌尖红，苔薄黄，脉浮数，指纹浮红。

麻疹疹前期顺证以此证为主，为麻毒初犯，郁于肺卫，与风热郁于肺卫表证相似。不同的是麻毒疫邪易化热内蕴，故发热渐增，目赤口渴、烦躁尿黄等症状越来越显著。但病机重心仍在肺卫表郁，故以表证为主。待热毒内蕴肺胃由里外泄则见出疹，进入出疹期。

若在疹前期复感他邪，如风寒、寒湿、暑湿犯表，则兼见风寒郁表、寒湿郁表、暑湿郁表的表证。风寒郁表，症见恶寒无汗，面色苍白或苍青，咳声重浊，口渴不显，舌苔白或白腻，脉象浮数而紧。寒湿郁表，则大多在风寒郁表基础上夹湿，兼见精神困倦嗜睡，肢体沉重，面色苍黄，恶心呕吐，脘腹痞闷，舌苔厚腻，脉象浮濡。暑湿郁表，症见面色苍黄，发热不扬，汗出不透，脘腹痞满，呕恶泄泻，小便短黄，舌红苔薄黄腻，脉浮濡而数。上述风寒、寒湿、暑湿外感，多与当时气候变化有关，应结合病史。无论复感何邪，由于造成表气郁闭，影响麻毒外泄，因此在临床上共同的表现均使疹前期延长，疹不易透出。

若因素体虚弱，比如脾气虚弱，也常使疹前期延长，由于气虚托毒无力，疹不易出，而且在疹前期表现为发热不高，面色苍白，精神萎软，四肢欠温，大便溏泻，舌淡苔白，脉象细弱。

2. 肺胃热盛证（出疹期）

症见壮热不退，起伏如潮，烦躁不安，口渴引饮，咳嗽频频，痰多色黄，目赤眵多，疹出有疹，疹点红活密布，大便或溏或干，小便短赤，舌红苔黄，脉数有力，指纹红紫。

麻疹出疹期顺证以肺胃热盛证为主，由于麻为阳热之毒，从表入里，由卫分入于气分，其病位主要在肺胃，一方面表现为肺胃热盛证如高热烦渴、咳嗽痰黄、舌红苔黄、脉数有力，一方面表现为热毒由肺胃外泄肌肤如全身出疹、疹点红活密布。辨证宜辨其热势之轻重，以及有无由气入营的趋势。若热毒炽盛，由气分内迫营血，则主要表现为疹出暴涌，疹色红艳，甚至出血发斑；若再进一步发展，则心肝受邪出现昏痉变证。

此期辨证还应注意有无复感他邪，如风寒、寒湿、暑湿郁表，影响出疹不利。症状表现参见前述疹前期有关内容。体虚患儿也同样出疹不利。除了这些兼证表现外，疹出不利主要表现为疹点不易透出，或透发缓慢，疹点疏稀，疹色淡暗，皮疹根盘收紧而不红活，或疹出而突隐。

3. 肺胃阴伤证（疹回期）

症见身热已退，或低热未清，皮疹渐退，留有棕褐色色素或脱屑，两颧发红，虚烦盗汗，咳嗽痰少而稠，口干食少，皮肤干燥，尿黄便干，唇舌干红少津，脉象细数，指纹细红而隐。

麻疹恢复期疹回伤阴，主要表现为肺胃阴液受伤，症如上述。临证时尚须注意有无余邪（热）留恋，余热未清主要表现为低热不退、虚烦少寐、咳嗽有痰，虚烦少寐为热扰心神，咳嗽有痰为肺热未清。若伤及气阴，除上述症状外，兼见面白神疲，少气懒言，易自汗出，四肢欠温，食少便溏，舌淡脉细而弱。素体虚弱者，后期易出现气阴两虚的证候。

二、逆变证

从广义而言，麻疹疹出不利，暴涌突隐，疹出疏密不匀，或稀疏色淡，或密集成片，发斑出血，均属逆证范畴。如果仅仅为上述疹出不常而无其他严重兼变证，则可归入顺证中辨证治疗，随症加减，症如顺证所述。本项所述"逆变证"，是指临床上合并出现严重并发证，如麻毒闭肺的肺炎喘嗽、麻毒攻喉的喉痹肿痛、毒陷心肝的昏迷抽搐、热迫肠腑的泄泻痢疾以及麻后口疳的口舌生疮、麻毒入眼的目翳目盲、麻后疹癞的皮肤疮痒等，兹分述如下。

1. 麻毒闭肺证

症见壮热不退，烦躁不安，咳嗽痰鸣，气急喘促，鼻翼煽动，唇周紫绀，面赤口渴，便秘腹胀，小便短赤，舌红苔黄腻，脉滑数有力，指纹紫滞。此证可见于疹前期、出疹期和疹回期，以出疹期和疹回期较为多见。见于疹前期者，皮疹尚未出现，往往疹不易出，出疹推迟。见于出疹期者，皮疹或出而骤隐，或出疹不利，不能按序如期透达，疹点疏稀，或暴出暴涌，或疹点密集，成片成斑，疹色紫暗。见于疹回期者，往往热降而复升，皮肤干燥，咳喘痰鸣，舌质红绛。

2. 麻毒攻喉证

症见咽喉红肿疼痛，或溃烂化脓，吞咽不利，饮水呛咳，咳如犬吠，声音嘶哑，喉间痰鸣，呼吸困难，烦躁不宁，或壮热不退，舌红苔黄腻，脉滑数有力，指纹紫滞。此证可见于麻疹三期之中，以出疹期较多见，皮疹表现同麻毒闭肺证。此证为热毒壅结咽喉，严重者可造成喉头水肿而出现窒息。

3. 毒陷心肝证

症见壮热不退，烦躁谵妄，神昏抽搐，喉间痰鸣，腹胀便秘，面赤唇红，舌质红绛，舌苔黄腻或焦黄起刺，脉弦数有力，指纹紫滞。此证主要出现在出疹期，皮疹密集，成片成斑，疹色紫暗，暴出暴涌，成片成堆。为麻毒化热化火，内陷心肝，痰热蒙闭心包，引动肝风。

4. 热迫肠腑证

症见发热烦渴，腹胀腹痛，大便泄泻次频，粪质稀黄如水，或夹黏液，或脓血下痢、里急后重，小便短少，舌红苔黄，脉数有力，指纹紫滞。此证可见于麻疹三期之中，以出疹期、疹回期为多见。皮疹表现同麻毒闭肺证。本证临证时除分辨泄泻、痢疾外，还应注意伤阴情况，大量泄泻易伤阴液，表现为眼窠凹陷、皮肤干瘪、烦渴不已、啼哭无泪、尿少或无尿、口唇干绛、齿龈干燥、脉象细数，严重者由伤阴导致伤阳,阳气暴脱。

5. 麻后口疳证

症见麻疹恢复期(疹回期),口舌生疮,甚则溃烂,齿龈红肿,疼痛衄血,口中气臭,烦躁不宁,或低热不退,或热降复升,口渴饮冷,大便或干秘或溏稀,小便短黄,舌红苔黄腻,脉数。此证为麻毒未清,蕴热留恋,并上炎口舌。由于疹回期阴液已伤,故辨证应注意分辨热毒与伤阴的轻重程度。

6. 麻毒入眼证

主要见于麻疹恢复期,症见两目干涩,视物不清,目睛云翳,甚则夜盲目盲,或眼睑赤烂,目眵增多,舌红苔黄,或舌苔光剥,脉细数或弦数,指纹细紫而滞。此证辨证属肝阴不足,目失所养,或热毒攻目。眼睑赤烂、目眵苔黄、舌红脉数,属热毒上攻于目,常兼烦躁口渴、便结尿黄等症。肝阴不足、目失所养为目涩生翳、视物不清、夜盲目盲。

7. 麻后痧癞证

见于麻疹恢复期,阴液受伤,血分虚热,症见麻后皮肤瘙痒,生疱疹如疥,心烦不宁,睡眠不宁,口干唇红,舌红少津,舌苔薄黄,脉象细数,指纹细紫。

【论治心法】

治疗麻疹首先要掌握依期施治的原则,即疹前期以宣透达邪为主,出疹期以清解透疹为主,疹回期以养阴清热为主。

治麻素有"麻不厌透"、"麻喜清凉"之说,是因为麻为阳毒,以透为顺,以清为要。在麻疹未全部透达之前,均宜透疹,疹透则毒泄。病之初期(疹前期)由于肌表郁遏,重在宣散表郁、畅达营卫、开泄腠理,使麻毒有外达之机。至疹出之后,一方面宜继续透疹达邪,另一方面宜清解里热之毒,使麻毒得以清解透泄。后期(疹回期)热伤阴液,以养阴为主,佐以清解以除余邪。在具体用药上,还宜注意:①透疹不可过用辛散升提,以防伤阴耗液,尤其在出疹期热毒炽盛时更要注意;②清热不可过用寒凉,以免凉遏疹陷,尤其在疹前期不可肆用寒凉；③养阴不可过于滋腻，以免滞邪碍脾。

上述依期施治的原则，既适用于顺证，也适用于逆证。逆证无论发生在何期，均宜在该期治法原则的基础上，结合所犯何逆进行治疗。

一、顺证

1. 麻毒郁表证（疹前期）

治宜辛凉解表，达邪透疹。常用方剂如宣毒发表汤（《医宗金鉴》：升麻、葛根、防风、荆芥、薄荷、竹叶、牛蒡子、桔梗、前胡、枳壳、木通、连翘、甘草、芫荽）。该方辛温辛凉同用，意在解散表郁、透达疹毒，组方甚为合理。方中升麻、葛根为主药，辛凉解毒、解肌透疹，防风、荆芥辛温轻宣，薄荷、竹叶、牛蒡子辛凉透泄，以散表郁，连翘、芫荽加强清热透疹，桔梗、前胡、枳壳宣肺气开腠理，木通、甘草通淋利尿，使上下气机宣畅，有利于透疹泄毒。全方仍辛凉为主，佐辛温加强解表之邪，以利于透疹。

若风寒郁表较重，加紫苏、羌活、麻黄，适减连翘，或用开豁腠理汤（《幼科折衷》：防风、荆芥、紫苏、羌活、葛根、升麻、桔梗、前胡、枳壳、陈皮、天花粉、甘草）。若为寒湿郁滞，可用藿香正气散合三仁汤加减，常用药如：藿香、紫苏、羌活、白芷、茯苓、杏仁、桔梗、厚朴、通草、滑石、薏苡仁、蔻仁、竹叶、甘草。若为暑湿郁滞，可用新加香薷饮（《温病条辨》：香薷、银花、扁豆花、厚朴、连翘）加藿香、滑石、木通、甘草。以上几种情况，由于复感外邪，郁遏肌表，表气郁闭，使麻毒内郁，易生内热。因此，首重祛邪解表，开泄腠理。但在运用解表祛邪药物时，时刻注意麻毒内蕴化热情况，一方面解表不使助热，一方面适时解毒透疹。

若素体虚弱，脾胃气虚，托毒无力，可用人参败毒散（《太平惠民和剂局方》：人参、茯苓、羌活、独活、桔梗、柴胡、前胡、川芎、甘草、薄荷、生姜）加减。

2. 肺胃热盛证（出疹期）

治宜清热解毒透疹。常用方剂如化毒清表汤（《麻科活人全书》：葛根、前胡、桔梗、牛蒡子、竹叶、防风、薄荷、连翘、黄芩、黄连、栀子、知母、玄参、木通、灯心、甘草、天花粉、地骨皮）。本方的组成主要有三大部分：一为透疹达邪，如葛根、竹叶、防风、薄荷、牛蒡子；一为清热解毒，如黄芩、黄连、栀子、连翘；一为养阴生津，如玄参、知母、天花粉、葛根；另外还有宣肺之桔梗、前胡、地骨皮，利尿之灯心、木通，宣肺利尿有利于透疹泄热、排毒达邪，组方甚好，针对整个出疹期的病机。但在具体应用上应根据出疹的情况有所侧重变化。若在疹出之初，以透疹为主，上述透疹达邪药物应重用外，还可适加蝉蜕、芫荽、西河柳、黄连、玄参、地骨皮则可减。若出疹已达肘膝以下，则透疹之品适减，而以清解养阴为主。

在出疹期，若出疹不利，则除了加强透疹药物的应用外，还应找出造成出疹不利的原因进行治疗。如因复感外邪，或体虚托毒无力，则应解表达邪、扶正达邪，用药参照出疹期所述；若热毒内闭，腹胀便秘，表里不通，则加大黄、枳实，通里达表；若疹出暴涌，出血发斑，为热毒内迫营血，可用清瘟败毒饮（《疫疹一得》：犀角、生地黄、玄参、赤芍、丹皮、黄连、黄芩、连翘、栀子、石膏、知母、竹叶、桔梗、甘草）大清气营、凉血散血，方中犀角可用水牛角或人工牛黄代。紫草是一味凉血透疹的好药，无论疹出不利、稀疏色淡，或暴出发斑，均可应用，据现代研究尚有抗麻疹病毒作用。

另外，在出疹期若壮热烦渴较甚，可加石膏；咽喉肿痛较甚，可加马勃、僵蚕、蚤休、夏枯草；咳嗽痰盛，可加桑白皮、全瓜蒌、贝母之类。

3. 肺胃阴伤证（疹回期）

治宜养阴清肺。常用方剂如宁肺汤（《杂病源流犀烛》：沙参、天冬、桑白皮、知母、川贝、杏仁、天花粉、黄芩、枇杷叶）。若咽喉疼痛，加玄参、马勃；大便干结，加全瓜蒌，火麻仁、郁李仁；低热盗汗，加地骨皮、银柴胡；虚烦少寐，加连翘、栀子、黄连清心，加五味子、酸枣仁、柏子仁安神；食欲不振，加生山楂、生谷麦芽。若为气阴两虚，可用人参五味子汤（《幼幼集成》：人参、白术、茯苓、五味子、麦冬、炙甘草、生姜、大枣）加减。

二、逆变证

1. 麻毒闭肺证

治宜宣肺开闭，清热解毒。结合本证发生在疹前期、出疹期、疹回期的不同，予以透疹、清解、养阴为治。常用方剂如麻杏石甘汤加味：麻黄、杏仁、石膏、桑白皮、葶苈子、苏子、鱼腥草、黄芩、蒲公英、甘草。此方用药主要用于出疹期麻毒闭肺证，若痰多涌盛加竹沥、浙贝母、天竺黄；腹胀便秘加大黄、枳实、厚朴、黑白牵牛子；疹出不透，或疹出而隐，加葛根、升麻、僵蚕、紫草、芫荽、西河柳等；疹出发斑、疏密不匀，加紫草、赤芍、丹皮、生地黄。若为疹前期，或复感风寒郁闭，加紫苏、羌活。若正气不支，疹出而陷，加人参、黄芪、紫草、当归。若热毒内陷心肝，出现昏痉，合用羚角钩藤汤、安宫牛黄丸、紫雪丹等。若心阳虚脱，急以参附龙牡救逆汤救治。若在疹回期，则适加沙参、麦冬、天冬、知母等。

2. 麻毒攻喉证

治宜清热解毒，利咽消肿。常用方剂如清咽栀豉汤（《疫喉浅论》：栀子、豆豉、金银花、薄荷、牛蒡子、马勃、蝉蜕、僵蚕、犀角、连翘、甘草），犀角用水牛角代，适加玄参、浙贝、板蓝根、山豆根、蚤休、蒲公英等，可配合六神丸服。若大便秘结不通，加大黄、玄明粉，通下启上。若喉头水肿严重，造成窒息者，应及时作气管切开术。

3. 毒陷心肝证

治宜清热解毒，清心开窍，凉肝息风。常用方剂如神犀丹（《温热经纬》：犀角、石菖蒲、生地黄、连翘、银花、玄参、黄芩、板蓝根、天花粉、豆豉、紫草、粪清)，犀角以水牛角或牛黄代，适加羚羊角、钩藤、郁金、竹沥、天竺黄等。或用安宫牛黄丸、紫雪丹之类。此证主要发生在出疹期，疹毒壅盛内陷心肝，因此在大剂清热解毒基础上清心开窍、凉肝息风，同时还要注意清热透疹。

4. 热迫肠腑证

治宜清热解毒，行气化湿。常用方剂如葛根芩连汤加味，常用药如：葛根、黄芩、黄连、连翘、木香、滑石、甘草。若下痢脓血、里急后重、腹痛，加白头翁、秦皮、地榆、白芍。若因大量泄泻，造成脱水伤阴，可用大剂生脉散（人参、麦冬、五味子）合葛根芩连汤；若导致阴竭阳脱，宜急以参附龙牡救逆汤（人参、附子、龙骨、牡蛎）回阳固脱。

5. 麻后口疳证

治宜清热解毒，养阴泻火。常用方剂如泻心导赤汤（《医宗金鉴》：黄连、生地、木通、灯心、甘草），适加青黛、儿茶，配合冰硼散、锡类散涂患处。若热毒重，大便干秘，加大黄通腑泻火；若阴伤较重，加玄参、麦冬。

6. 麻毒入眼证

治宜滋阴养肝，清热泻火。常用方剂如清热退翳汤（《医宗金鉴》：栀子、胡黄连、木贼草、生地、赤芍、龙胆草、羚羊角、银柴胡、蝉蜕、甘草、菊花、蒺藜、灯心）。若迎风流泪，加防风、荆芥、羌活；眼睑赤烂，加连翘、黄连。若肝阴受伤为主，用杞菊地黄丸（菊花、枸杞子、生地黄、山萸肉、怀山药、茯苓、泽泻、丹皮）合羊肝散（《普济方》：谷精草、菊花、木贼、甘草、黄连、羊肝）。

7. 麻后痧癞证

治宜滋阴润燥，疏风清热。常用方剂如消风清燥汤（《外科正宗》：生地、白芍、当归、川芎、天花粉、防风、蝉蜕、苦参、黄芩、黄连、威灵仙、甘草），适加白鲜皮、白蒺藜、野菊花。并配用外洗方煎水洗擦，常用方如洗痒疮方（《外科正宗》：苦参、公猪胆汁），有清热解毒、止痒愈疮、净润肌肤之效。

【简便验方】

一、外治方

方 1：紫苏、浮萍各 15g，西河柳 30g，煎水，趁热熏洗。

方 2：葱白 30g，煎水，趁热熏洗。

方 3：芫荽、西河柳各 60g，煎水，趁热熏洗。

以上 3 方适用于出疹期，有促进透疹作用。注意在熏洗时避免受风寒，各方也可加黄酒或白酒少量同煎。

方 3：生杏仁、生桃仁、生栀子各 15g，共研细末，用鸡蛋清调成糊状，敷胸部。适用于麻毒炽盛，内陷心肝之证。有清热解毒、宣肺导滞、清心凉血作用。

二、内服方

方 1：鲜芫荽、浮萍各 30g，煎水代茶饮，适用于疹前期、出疹期，有助透疹。

方 2：鲜芦根、鲜茅根各 20～30g，煎水代茶饮，适用于出疹期和疹回期，有清热、宣透、生津作用。

三、食疗方

方 1：芹菜（或芫荽菜）、粳米各 50g，加水煮粥（先煮米成粥，再加芹菜或芫荽菜煮片刻），每日食 1～2 次，趁温食服，适用于出疹期，有助透疹。

方 2：红白萝卜各 50g，粳米 50g，加水煮粥，每日食 1～2 次，适用于疹回期，也可用于出疹期。

方 3：五汁饮，甘蔗汁、西瓜汁各 50ml，荸荠汁、白萝卜汁、梨汁各 30ml，和匀，代茶饮，每日 1～2 剂，适用于出疹期和疹回期。

第25讲　水　　痘

　　水痘是由水痘病毒引起的急性出疹性传染病，临床以发热、皮肤黏膜分批出现丘疹、疱疹、结痂为特征。四季皆可发病，但好发于冬春两季，发病年龄则以 1～6 岁小儿为多见。本病传染性强，容易造成流行，尤其在幼儿园、小学校内流行。本病的预后一般良好，愈后皮肤不留疤痕。但若在治疗中误用皮质激素，或因患某些疾病（如肾病、风湿病、血液病等）正在使用激素治疗而染患水痘者，则往往导致出血性水痘，病情凶险，应严密注意，积极救治。

　　中医认为，本病病因为风湿热时行邪毒，由口鼻而入，郁于肺卫，故初起见发热咳嗽、流涕喷嚏等症。继而蕴于肺胃，发于肌肤，故出现壮热口渴、皮肤出疹。皮疹为丘疹、疱疹、结痂依次演变，疱疹呈椭圆形，大小不一，内含液体晶亮如水，形为豆，周围有红晕，而且瘙痒。皮疹的这些特点也说明邪毒为风湿热三气杂合而成。若因素体虚弱，调治失宜，邪毒太盛，由肺胃（卫气）内陷营血，造成气营两燔，迫血妄行，则皮疹密集，暴涌暴出，发斑出血，即出血性水痘，同时兼见高热烦躁，甚则神昏抽搐。若因瘙痒抓破感染化脓，则皮疹兼见红肿化脓，也为热毒炽盛。

【辨证要点】

　　本病的诊断主要根据症状和体征，一般在起病之前 2～3 周有水痘接触史，起病时有发热、咳嗽、流涕、喷嚏、精神倦怠、不思饮食等症状，发热 1～2 天头面、发际及全身其他部位散在出现红色丘疹，很快演变为水疱疹，呈椭圆形如豆状，疱疹根盘红晕，瘙痒，易被抓破，继而疱疹靥陷结痂，随后脱落不留疤痕。由于皮疹为分批出现，此起彼落，故在同一皮肤上丘疹、疱疹、结痂并见，皮疹虽散发全身皮肤黏膜上，但以躯干部位较多,四肢较少。整个病程约为1~2周。

中医辨证要点在于:一是明辨病位,是邪郁肺卫(兼见表证),还是邪蕴肺胃(不兼表证,以出疹为主),还是气营两燔(表现为皮疹密集、发斑出血、壮热烦渴、甚则昏痉);二是明辨病性,是风盛(为表证,皮疹瘙痒显著,甚或引动肝风出现昏痉),还是湿盛(水痘疱疹晶亮饱满,以及湿邪郁困之证如面黄苔厚腻、困倦纳呆、小便不利、胸腹痞闷等),还是热盛(水痘根盘红晕显著,甚则出血发斑,以及热毒炽盛之证如壮热烦渴、便结尿黄、舌红苔黄等)。

根据临床经过,本病主要有以下三大证候类型:

1. 邪郁肺卫证

症见发热,或微恶风寒,咳嗽流涕,鼻塞喷嚏,面色苍黄,困倦懒动,不思饮食,起病约1~2天出疹,皮疹散在稀疏,瘙痒,丘疹、疱疹、结痂并见,但以丘疹、疱疹为主,疹色红润,疱浆清亮,舌苔薄腻,黄白相兼,脉浮数,指纹浮红。

此证为邪郁肺卫,以风热表证为主,若夹湿象明显则面黄困倦、纳呆苔腻。又由于此证属水痘初期,皮疹稀少,且以丘疹、疱疹为主,是因为病程尚短,结痂不多。

2. 毒蕴肺胃证

症见壮热烦渴,面红目赤,水痘皮疹较密,根盘红晕较著,疱疹晶亮饱满,瘙痒明显,大便干结,小便短黄,舌红苔黄,脉象滑数,指纹紫滞。

此证为水痘初期过后,表证已除,而以热毒炽盛肺胃为主。热盛则壮热烦渴,面红目赤,便干尿黄,舌红苔黄,脉数,指纹红紫瘀滞,水痘密布,根盘红晕显著。有相当多的患儿,表证除后,发热渐退,而表现为水痘皮疹为主,且兼见上述症状表现者,也属此证。皮疹瘙痒明显为风盛。若水痘晶亮饱满而大,大便溏稀,小便不利,舌苔厚腻,脉滑,为湿盛。若湿热蕴滞,胃气上逆,还可兼见呕恶。

3. 气营两燔证

症见壮热不退，烦躁口渴，面红唇赤，甚则谵语神昏，四肢抽搐，水痘密集，暴涌暴出，根盘红紫，疱浆浑浊渗血，大便干结，小便短赤，舌红绛，苔黄糙，或焦黄起刺，脉洪数，指纹红紫而滞。

此证为重证水痘，出血性水痘属此证，多因服用激素导致病情恶化。水痘之证，本属肺胃气分证，但热毒太盛，内窜营血，迫血妄行故使水痘皮疹呈发斑出血，若热陷心肝则见神昏抽搐。

【**论治心法**】

水痘的治疗，以清热解毒、疏风利湿为原则。邪郁肺卫者，结合解表透邪；邪蕴肺胃者，重在清解疏利；邪入气营者，宜重剂清气凉营，解毒泄热；若内陷心肝，则急以清心开窍，凉肝息风。

1. 邪郁肺卫证

治宜疏风解表，清热利湿。常用方剂如银翘散（《温病条辨》：银花、连翘、荆芥、薄荷、桔梗、牛蒡子、芦根、淡豆豉、竹叶、甘草）加白鲜皮、蝉蜕、滑石。头痛加白芷、蔓荆子；咽喉肿痛加板蓝根、僵蚕；咳嗽有痰加杏仁、前胡；恶寒明显，加防风、紫苏。

2. 毒蕴肺胃证

治宜清热解毒，疏风利湿。常用方剂如银翘败毒汤（《温热经纬》：银花、连翘、石膏、板蓝根、葛根、牛蒡子、马勃、僵蚕、蝉蜕）去马勃、僵蚕，加滑石、竹叶、灯心、黄芩。若咽喉红肿疼痛，加马勃、僵蚕；皮疹瘙痒重，加白鲜皮、丹皮；皮疹密集，红赤明显，加紫草、丹皮、赤芍、生地；大便干结，加大黄、槟榔；呕恶，加黄连、紫苏、竹茹；若湿盛，加薏苡仁、木通、苍术。

3. 气营两燔证

治宜清热解毒，凉营渗湿。常用方剂如清瘟败毒饮（《疫疹一得》：生地、犀角、玄参、丹皮、赤芍、石膏、知母、黄芩、黄连、栀子、连翘、桔梗、甘草、竹叶）加紫草、木通、灯心，犀角用水牛角或人工牛黄代。大便干结，加大黄、玄明粉、枳实；若内陷心肝，出现神昏抽搐，配合安宫牛黄丸、紫雪丹，并予方中加羚角、钩藤、菖蒲、郁金之类，喉中痰盛加竹沥、天竺黄。气营两燔证，实为水痘之危重变证，一经发现即及时予大剂清热凉血，并注意养阴生津，不使热陷心营、引动肝风。若邪陷心肝，安宫牛黄丸宜频进。

若在水痘发病过程中，由于瘙痒抓破皮疹导致感染化脓，应加用并重用清热解毒之蒲公英、紫花地丁、野菊花、银花、连翘、黄芩、黄连之类。

水痘的护理也很重要，要注意皮肤清洁卫生，注意勿抓破皮疹，让皮疹结痂自然脱落。饮食宜清淡易消化，并富有营养的食物。禁用激素，对长期使用激素的患儿应减少至维持量，待水痘愈后再恢复原剂量，对此类患儿要严密观察，加强治疗。

【简便验方】

一、内服方

方1：蜡梅花6g，连翘、银花、赤芍、木通、菊花、紫花地丁各10g，板蓝根15g，蝉蜕、甘草、黄连各3g，水煎服，日1剂，适用于毒蕴肺胃证。

方2：板蓝根30～50g，水煎服，日1剂，适用于轻证水痘。

二、外治方

方1：苦参、芒硝各30g，浮萍15g，煎水外洗，日2～3次，适用于水痘皮疹密集，瘙痒明显者。

方2：青黛30g，煅石膏、滑石各50g，黄柏15g，冰片、黄连各10g，共研细末，和匀拌麻油调搽患处，适用于水痘疱浆浑浊或抓破化脓者。或单用青黛、冰片研末亦可。

方3：锡类散、冰硼散、珠黄散，任选一种涂患处，日2～3次，适用于口内黏膜水痘破溃者。

三、食疗法

方1：胡萝卜、白萝卜各50g，洗净切碎，薏苡仁30g，洗净，共煮粥，适加冰糖拌匀食用，日2次。

方2：鲜马齿苋50g，鲜荸荠50g（洗净去皮），捣汁，适加冰糖拌匀食用，日2次。

第26讲　风　疹

风疹是由风疹病毒引起的急性出疹性传染病，临床以轻度发热，咳嗽，皮肤出现淡红色斑丘疹，耳后及枕部淋巴结肿大为特征。好发于1～5岁小儿，病后可获持久性免疫。一年四季均可发病，常在冬春季节引起流行。临床经过大多良好，预后亦佳，极少数病例可导致重证，若孕妇在妊娠早期感染风疹病毒也可引起风疹，并可传给胎儿，影响胚胎发育，造成先天性风疹，常出现死胎、胎儿畸形如白内障、心血管畸形、聋哑、生长发育迟缓（障碍）等先天性疾病，应引起高度重视。

中医认为，风疹是感受风热时邪引起的时行疾病。风热邪毒由口鼻而入，首犯肺卫，故初起见肺卫风热表证；继而内蕴肺胃，与气血相搏，发于肌肤，而见皮肤出疹。由于感受风热时邪轻微，故热轻疹细，若受邪热毒较重，不但蕴滞肺胃之热势较重，而且内扰营血，而见壮热烦躁、皮疹密集、疹色艳红而深。热毒与气血相搏，发于肌肤则为疹，瘀滞经络，郁结气血则结为痰热核肿，表现为耳后及枕部淋巴结肿大。

本病诊断应注意与其他出疹性疾病加以鉴别。诊断本病时应根据以下临床表现：①有风疹接触史，潜伏期为2～3周；②初起类似感冒，发热1～2天后皮肤出疹，疹点为细小淡红的斑丘疹，1天内即可遍及全身，发热出疹，2～3天后热退疹隐，疹退后无脱屑及色素沉着；③耳后及枕部淋巴结肿大，病后迅速消退。化验检查：鼻咽分泌物可分离出风疹病毒，先天性风疹则在患儿尿、血液、脑脊液、骨髓中分离出风疹病毒；双份血清抗体阳性，出生时如有特异性高效价 IgM 抗体，可诊断为先天性风疹。

【辨证要点】

本病临床证候可分为邪郁在表和邪毒内盛两类。辨证重在辨其在表、在里及其轻证、重证。邪郁肺卫肌表者轻，邪毒内炽在里者重。兹分述于下：

1. 邪郁在表证

症见发热恶风，咳嗽流涕，纳少轻烦，疹出细小，散在全身，颜色浅红，伴有痒感，耳后及枕部淋巴结肿大，二便可，舌稍红，苔薄白或薄黄，脉浮数，指纹浮红。

此为初起或轻证患儿，邪郁肺卫肌表为主，风热之邪毒不盛，故症状较轻。临证辨证要注意以下几点：①表郁的程度，表郁重则出疹不利，多见于年长儿，常因风寒束表，症见恶风寒、发热无汗、舌不红苔薄白，前驱期延长，疹不易透出；②化热透疹的情况，化热明显则热增烦躁、口渴舌红、苔黄脉数、疹点红艳量多；③热毒郁滞经络的情况，主要表现耳后及枕部淋巴结的肿大，或有轻度压痛，肿大明显、压痛明显为热毒郁结较甚，常伴化热之证较重。④皮疹瘙痒为风盛。

2. 邪毒内盛证

症见壮热口渴，烦躁不宁，疹出较密，可融合成片，疹色艳红或紫，瘙痒，大便或秘或泻，小便短黄，舌红苔黄，脉数，指纹紫滞。

此证邪热内炽，肺胃热盛，内扰营血。肺胃热盛则壮热烦渴，热毒夹风则瘙痒，内扰营血则疹密色艳或紫。但此虽为热盛重证，但不及麻疹、猩红热、出血性水痘等重证之热入营血，故病机重点仍在肺胃气分，营血受扰。

先天性风疹，由于已造成后果，损伤胎儿，先天受损，不属上述辨证范畴。

【论治心法】

治疗以疏风、透疹、清热、解毒为原则。初起宜透疹达邪为主，表郁重则解表透疹；邪毒内盛以清热解毒为主，适佐凉营养阴。

1. 邪郁在表证

治宜疏风透疹，清热解毒。常用方剂银翘散（《温病条辨》：银花、连翘、薄荷、竹叶、牛蒡子、桔梗、芦根、甘草、豆豉、荆芥）加蝉蜕、白鲜皮。表郁寒束，加紫苏、羌活；咽喉肿痛，加大青叶、板蓝根；耳后及枕部淋巴结肿大明显、疼痛，加夏枯草、蒲公英、蚤休、浙贝母；出疹不利，加紫草；化热明显，加黄芩、栀子。

2. 邪毒内盛证

治宜清热解毒，佐以凉营散血。常用方剂透疹凉解汤（验方：桑叶、菊花、薄荷、连翘、牛蒡子、赤芍、红花、紫花地丁、黄连、蝉蜕）加紫草、丹皮、黄芩、栀子。皮疹密集红艳，加生地黄、生石膏；大便秘结，加大黄、芒硝；小便短赤，加滑石、车前子；淋巴结肿大疼痛，加夏枯草、蒲公英、浙贝母。后期疹退伤阴，可用沙参麦冬汤（《温病条辨》：沙参、麦冬、桑叶、天花粉、玉竹、甘草、扁豆），食欲不振加生谷麦芽、山楂、莲子肉。

【**简便验方**】

一、外治方

方1：紫背浮萍、地肤子、荆芥穗各30g，煎汤外洗，有疏风透疹止痒作用。

方2：花生油50g，煮沸后稍冷加入薄荷叶30g，完全冷却后过滤去渣，以药油外涂，有止痒作用。

第27讲 猩红热

　　猩红热是由具有红斑毒素的乙型溶血性链球菌引起的急性出疹性传染病，以发热、咽喉肿痛或溃烂、杨梅舌、猩红色皮疹及疹后脱皮为临床特征。少数病人在发病2～3周后可发生急性风湿热或肾小球肾炎。一年四季均可发病，但好发于冬春季节。任何年龄均可发病，尤以3～7岁小儿多见。传染性强，可造成流行。

　　中医称本病为丹痧，又名喉痧、烂喉丹痧、疫痧，感受温毒疫邪所致。早在《金匮要略》中就有"阳毒发斑"的记载，所述证候与本病极为相似。清代，本病流行甚烈，论述甚详，《丁甘仁医案》附叶天士烂喉痧医案中云："雍正癸丑年间以来，有烂喉痧一证，发于冬春之际，不分老幼，遍相传染。发则壮热烦渴，痧密肌红，宛如锦纹，咽喉疼痛肿烂，一团火热内炽。"

　　本病的发病机制为：温毒疫邪由肺卫而入，内蕴肺胃气分，热毒循肺胃经脉外泄，上则致咽喉肿烂，外则皮疹涌现；热毒化火，由气分而内返营血，气营两燔则见皮疹红艳如朱如丹，壮热烦渴，甚则谵语神昏抽搐；后期热毒伤阴，而见阴虚津伤之证。痧毒之病，以外透为顺，内陷为逆，神昏抽搐为热毒内陷心肝；若热毒流窜，可引起骨节肿痛；热毒损伤心气，导致心悸怔忡；热毒内归，肺脾肾三脏失调，三焦不畅，可酿成水肿之证。

　　根据本病的发病过程和传变机制，可分为常证和变证。常证，初起为邪郁肺卫，继则为肺胃热盛和气营两燔，后期为热毒伤阴。变证主要有：热毒流注，心气损伤，水湿停渍。

【辨证要点】

一、常证

1. 邪郁肺卫证

症见恶寒发热，继而高热头痛，面赤，咽喉红肿疼痛，或乳蛾红肿白腐，或伴呕吐，或腹痛，皮肤潮红，丹痧隐隐，舌红，苔白而干，或薄黄，脉象浮数。

此证为温毒郁表，表气郁怫。若恶寒无汗、咳声重浊，为寒郁表闭，肺气不宣。由于肺卫郁闭，温毒疫邪不得外透，而见憎寒壮热、心烦胸闷、咽痛口渴、或呕吐腹痛，此为外寒内热。风寒郁表除上述恶寒（甚则憎寒）无汗、头痛鼻塞、咳声重浊外，舌苔白是重要依据，若舌苔白腻，为风寒夹湿。此为本病初起常见之证。

由于温毒内郁，必然化热化火，故发病一二日后烦躁口渴，热势增高，咽喉红肿，乳蛾肿大，并见皮疹隐隐欲出，是热毒上熏外透之象。此时汗出则腠理开泄，热毒得以透达。舌红苔黄，为热毒内盛之征。

2. 肺胃热盛证

症见壮热烦躁，面赤口渴，咽喉红肿赤烂，吞咽不利，皮疹涌现红艳，尿黄便干，舌红苔黄，脉象数而有力。

此证为表郁已解，热毒外泄，肺胃热盛。丹痧显露，咽喉红肿赤烂，壮热烦渴，尿黄便结，均属肺胃热盛之症。肺胃热盛，外泄为顺，故宜汗出而透，二便畅利。若汗出不透，或壮热无汗，是热毒内闭、腠理不开。若腹胀便秘不通，是热结肠腑，此时常见舌苔黄腻，或黄厚而干，均为痧毒不得外透之象。肺胃热盛阶段，还可见舌上红点，状如杨梅，称为杨梅舌，是心经有热，亦是热毒外达之象，但宜舌红苔薄有津。若舌质红绛而干，或紫绛，或干红起刺，均为热毒炽盛，逼迫营血。

3. 气营两燔证

症见壮热不退，烦渴面赤，咽喉红肿赤烂，皮疹密集成片，如朱如丹，或见出血点或紫斑，严重者烦躁谵妄，或神昏抽搐，舌质红绛起刺，脉象弦数。

此证为猩红热之重证，以壮热不退，皮疹如丹，甚或出血，舌质红绛为主症，为热入营血；严重者谵妄神昏抽搐，为热陷心肝。

4. 阴虚余热证

症见低热如潮，夜间盗汗，皮疹消退脱皮，皮肤干燥，虚烦口干，咽喉干燥，或有疼痛，或干咳少痰，或食欲不振，大便偏干，舌红少津，苔少，或光剥无苔，脉象细数。

此证为热毒渐除，阴液受伤，病在肺胃为主。为肺胃阴虚，余热未尽。因此除阴虚症状外，尚有咽喉不利，干咳少痰，或食欲不振，大便干结等肺胃余热之症。

二、变证

1. 热毒流注证

症见发热不退，或四肢关节灼热肿痛，或颈项淋巴结灼热肿痛，或耳道流脓肿痛，烦躁口渴，小便短黄，舌红苔黄，脉象滑数。

此证为热毒未能透泄而流窜体内，造成局部红肿疼痛，甚至化脓。发生在早期多见于年幼体弱患儿，发生在后期者多见于较大儿童。

2. 心气损伤证

症见低热不退，心烦盗汗，精神软弱，或萎靡不振，心悸怔忡，动则加剧，面色苍白，唇舌淡或干红，脉细数或细弱。

此证为热毒损伤心神，心之气阴两虚，多发生在猩红热后期恢复阶段。

3. 水湿停渍证

症见颜面及四肢浮肿，小便短少黄赤，伴咳嗽，烦躁，纳少，舌质红，舌苔黄腻，脉象滑数。

此证为热毒内归，影响肺脾肾三脏失调，通调水道失职，发为水肿，辨证属湿热蕴滞。多发生于猩红热后期恢复阶段。

【论治心法】

本病治疗以清热解毒、透泄邪毒为大法。初期宜辛凉透表，中期（或极期）宜清热泄毒、凉营清气，后期宜养阴生津。

一、常证

1. 邪郁肺卫证

治宜辛凉透表，宣肺利咽。常用方剂为解肌透痧汤（《喉痧症治概要》：荆芥、牛蒡子、蝉蜕、浮萍、僵蚕、射干、豆豉、马勃、葛根、甘草、桔梗、前胡、连翘、竹茹）。此方以葛根、荆芥、豆豉、浮萍、蝉蜕、僵蚕解肌透表，宣畅腠理，使温毒疫邪得以从肌表腠理外泄，牛蒡子、射干、桔梗、甘草、前胡宣肺利咽，配以马勃、连翘解毒消肿，使温毒蕴结咽喉之病证得以消除，竹茹有清胃平降之力。全方针对性强，即针对温毒郁滞肺卫，腠理表气郁闭，咽喉热毒壅滞。意在开泄腠理、宣畅肌表为主，兼以内清温毒、利咽消肿。丁甘仁在《喉痧症治概要》中说："烂喉丹痧，以畅汗为第一要义。"陈耕道《疫痧草》也认为："以有汗为吉，无汗为凶。"但同时他又指出："得汗虽吉，然汗后必得痧点渐足，喉烂渐退为吉。若不得汗，疫毒内郁，痧点无自而达。若一味疏达，则更无汗，痧隐喉烂盛，而神机呆，往往不治。"实为经验之谈。本病发病之初，表气郁遏，解表发汗即可透邪外出，发汗是为了透邪出疹，不能因为温疫毒邪而早用寒凉清下，使疫毒郁遏内陷。但发汗也不可一味辛温发散，辛温过汗又可助热伤阴，也致变证。解肌透痧汤所用发表透汗之药辛温辛凉同用，宣通疏达得宜，并配合清泄解毒之品，组方甚为严谨合理。若寒郁表闭之证较重，则应加强疏风散寒解表，适加紫苏、羌活；若风寒夹湿郁滞卫表，还应加藿香、佩兰、滑石、厚朴，以宣散风寒，疏利湿滞。

若温毒内郁化热化火，咽喉肿痛赤烂严重，适加山豆根、蚤休、玄参；口渴甚，加天花粉、芦根、石膏；咳嗽剧，加浙贝母、杏仁、瓜蒌。

2. 肺胃热盛证

治宜清热解毒，泻火利咽。常用方剂如清心凉膈散（《温热经纬》：连翘、甘草、黄芩、栀子、桔梗、薄荷、石膏、竹叶）加玄参、生地、紫花地丁。此证表证已除，重在清泄肺胃，解毒利咽。咽喉赤肿疼痛甚，加山豆根、马勃、僵蚕、蚤休；壮热烦渴甚，重用石膏、栀子、黄芩，加知母、天花粉；若咳嗽痰多，加桑白皮、竹沥、浙贝母、瓜蒌；若腹胀大便不通，加大黄、芒硝、槟榔；若伤阴重，舌红少津，或舌质红绛而干，或干红起刺，重用生地、玄参。

3. 气营两燔证

治宜清气凉营，解毒利咽。常用方剂如清瘟败毒饮（《疫疹一得》：石膏、知母、生地、犀角、丹皮、赤芍、黄芩、黄连、栀子、连翘、桔梗、玄参、甘草、竹叶）。此证为热毒重证，宜大剂清热解毒、凉营救阴。犀角改用水牛角或人工牛黄代。咽喉赤肿腐烂明显，加山豆根、马勃、蚤休，若热陷心肝，谵妄神昏抽搐，合用安宫牛黄丸、紫雪丹；神昏者，可于方中加菖蒲、郁金、远志，重用人工牛黄，或用天然牛黄；抽搐频繁，加钩藤、羚羊角、石决明、僵蚕；喉间痰多（昏迷痰多），加天竺黄、竹沥。若热陷营血为主，症见皮疹发斑出血、壮热神昏、舌质红绛，可用神犀丹（《温热经纬》：犀角、石菖蒲、连翘、银花、生地、玄参、黄芩、板蓝根、天花粉、紫草、淡豆豉）。

4. 阴虚余热证

治宜养阴清热，利咽解毒。常用方剂如清咽养荣汤（《疫喉浅论》：西洋参、生地、麦冬、天冬、玄参、知母、天花粉、白芍、茯神、甘草），适加黄连、连翘清解余毒。此证邪衰阴伤，以养阴为主，配合清热解毒利咽。若低热不退，加青蒿、鳖甲、银柴胡；若盗汗明显，加地骨皮、白薇、秦艽；若干咳、咽喉不利，加桑白皮、川贝母、桔梗；若大便干结，加火麻仁、瓜蒌仁；若食欲不振，加石斛、玉竹、生谷麦芽、生山楂。

以上各证咽喉赤肿溃烂者，均可配合外治，详见外治方。

二、变证

1. 热毒流注证

治宜清热解毒，消肿散瘀。根据热毒流注的部位，以及发生在本病病程的不同阶段，分别选方用药。若发生在本病早期、中期，则应以透疹解毒为主；发生在后期，则应配合养阴。表现为颈项淋巴结灼热肿痛，可用普济消毒饮（《医方集解》：黄芩、黄连、板蓝根、马勃、牛蒡子、僵蚕、薄荷、玄参、桔梗、升麻、柴胡、陈皮、甘草），也可用五味消毒饮（《医宗金鉴》：金银花、野菊花、蒲公英、紫花地丁、天葵子），可适加夏枯草、猫爪草、白花蛇舌草等解毒消肿散结之品。若表现为耳道流脓肿痛，也可应用上述方剂，适加柴胡、菖蒲、龙胆草、通草等引经泻火、通窍排脓。若表现为四肢关节肿痛，可用仙方活命饮（《外科发挥》：穿山甲、白芷、天花粉、皂角刺、当归尾、赤芍、乳香、没药、防风、贝母、陈皮、金银花、甘草）合五味消毒饮加减，活血排脓的药物如桃仁、薏苡仁、红藤、败酱草、忍冬藤之类可选用。

2. 心气损伤证

治宜益气养阴，养心安神。常用方剂如生脉散（《内外伤辨惑论》：人参、麦冬、五味子）加味。心悸怔忡，加龙骨、牡蛎、珍珠母、磁石；汗多，加黄芪、浮小麦、牡蛎；心烦少寐，加酸枣仁、柏子仁、连翘、夜交藤、远志、菖蒲；面色不华晦暗，舌质暗紫，加丹参、当归、赤芍、川芎。若表现为心气虚为主，可用炙甘草汤（《伤寒论》：炙甘草、大枣、阿胶、生姜、人参、地黄、桂枝、麦冬、火麻仁）。若表现为心血虚为主，可用归脾汤（《严氏济生方》：人参、白术、茯神、龙眼肉、酸枣仁、远志、当归、黄芪、木香、甘草、生姜、大枣）。若表现为心阴虚为主，可用天王补心丹（《摄生秘剖》：人参、玄参、丹参、生地、天冬、麦冬、五味子、远志、茯苓、柏子仁、酸枣仁、当归、桔梗、朱砂）。

3. 水湿停渍证

治宜清热解毒，利尿消肿。常用方剂如五味消毒饮合麻黄连翘赤小豆汤（《伤寒论》：麻黄、连翘、赤小豆、杏仁、生梓白皮、生姜、大枣、甘草），生梓白皮可用桑白皮代。并可适加利尿之品，如车前、滑石、石韦、萹蓄、木通之类。血尿明显，加生地、丹皮、旱莲草、侧柏叶、白茅根、水牛角之类。水牛角用于血尿，清热凉血止血，宜重用，沸水煎服。猩红热合并水肿（即并发肾炎），主要为热毒内归，以清热解毒利尿为主，并宜配合养阴凉血，可参照肾炎辨证论治。

【简便验方】

一、内治方

方1：土牛膝、板蓝根各30g，水煎服，日1剂。

方2：穿心莲30g，甘草15g，水煎服，日1剂。以上二方适用于本病急性期热毒炽盛阶段，有清热解毒利咽作用。

方3：紫草、车前草各15～30g，水煎服，日1剂。

方4：黄芩15g，穿心莲15g，水煎服，日1剂。以上二方适用于邪郁肺卫证和肺胃热盛证，并可用于预防。

方5：银花适量煎汤漱口；或用山豆根、夏枯草、松果茶、薄荷叶各适量，煎汤漱口。

方6：青黛、儿茶各10g，煎浓汁，含服。以上二方适用于咽喉赤肿溃烂。也可服六神丸，有清热解毒、消肿散瘀、化腐生肌作用，适用于咽喉赤肿溃烂。

二、外治方

方1：可选用锡类散、冰硼散、珠黄散、双料喉风散吹喉，日3～4次。适用于本病各证中咽喉赤肿溃烂者。

方2：玉钥匙散（《喉痧症治概要》）：西瓜霜、硼砂各15g，白僵蚕10g，冰片、朱砂各2g，共研极细末，适量吹喉，日3～4次。适用于咽喉赤肿而尚未腐烂者。

三、针刺疗法

方1：发热咽痛者，针刺风池、天柱、合谷、曲池、少商、膈俞、血海、三阴交，每次选2～3穴，用泻法，日1次。

方2：咽喉肿痛者，实热证以大肠、肺、胃经取穴，可选翳风、合谷，或少商、尺泽、合谷、陷谷，或少商（或商阳，或委中）三棱针刺出血；阴虚证以肾经取穴，可选太溪、照海、鱼际，便秘加丰隆。

第28讲 流行性腮腺炎

流行性腮腺炎是由流行性腮腺炎病毒引起的呼吸道传染病，临床以发热、耳下腮部弥漫性肿胀疼痛为特征，严重者可并发脑炎（高热、神昏、抽搐）和睾丸炎（睾丸肿痛）、卵巢炎（少腹疼痛）。本病主要发生在小儿，青少年也可发病，以3~8岁小儿多见。四季均可发病，但以冬春季节发病率高。由于传染性强，常可造成流行。并发脑炎者，多发生在年幼儿；并发睾丸炎或卵巢炎者，多发生在青少年。本病中医治疗有很好的经验和疗效。

中医称本病为痄腮，认为因感受风温邪毒疫疠之气，由表入里，邪毒蕴结于少阳经脉所过之耳下腮腺，引起腮部漫肿疼痛。若热毒炽盛，可内陷厥阴，年幼者脏腑娇嫩，热毒内陷易入脏腑，则心肝受邪，而见神昏抽搐；年长儿则以内陷厥阴经脉受邪为主，而见厥阴经脉所过之睾腹肿痛症状。以腮部漫肿疼痛为主症者，为常证；兼见神昏抽搐、睾腹肿痛者，为变证。常证中，由于风温邪毒由表入里，故又有温毒郁表和热毒蕴结的证候。

【辨证要点】

一、常证

1. 温毒郁表证

症见恶寒发热，头痛咽痛，耳下腮部漫肿，疼痛拒按，咀嚼不便，张口困难，面色苍黄泛红，口渴烦躁，舌质红，舌苔白或微黄，脉象浮数。

此证为病之初起阶段，风温邪毒侵袭由表入里，初起邪郁太阳之表，故恶寒发热、头痛无汗之症较为显著；继而毒邪壅于少阳，出现腮部漫肿疼痛，往往先见于一侧，后延及对侧。

由于肿痛则咀嚼不便、张口困难，并可见口腔颊部黏膜腮腺管口红肿，腮肿的轻重说明温毒壅结的程度。由于温邪疫毒传变迅速，即使疾病初起也常化热入里，而见阳明里热之证，如口渴烦躁呕吐等。上述证候，实为三阳合病，但以少阳为中心，而太阳表证较为突出，并非单纯表证。恶寒无汗，为风寒外束；若困倦肢重、舌苔厚腻，为兼夹湿邪。

2. 热毒蕴结证

症见壮热不退或已退，耳下腮部肿胀疼痛，坚硬拒按，张口、咀嚼困难，烦躁不安，口渴引饮，面赤唇红，头痛呕吐，便结尿黄，舌质红，舌苔黄腻或黄糙起刺，脉滑数。

此证表证已除，但见少阳、阳明证。即热毒壅结于少阳，故腮部肿痛拒按为主症，腮部漫肿疼痛、坚硬拒按说明热毒壅盛；热毒内炽，阳明里热盛则壮热烦渴、面赤唇红、便结尿黄。舌苔黄腻，说明热毒夹湿；舌苔黄糙起刺，说明热毒伤津。头痛呕吐，在此证为热毒上冲所致。也有壮热已退，而以腮肿为主要症状，并见烦渴唇红、尿黄便结者，仍属此证。若腹胀便秘不通，为热结肠腑，腑气不通。

热毒蕴结证也有轻重之别，重证为壮热不退，腮部肿甚，烦躁谵语，易内陷心肝导致变证。另外，壮热已退，仅见腮部漫肿剧甚，甚至颈项皆肿，连及胸乳，也属热毒壅盛，病情较重。

二、变证

1. 邪陷心肝证

症见高热不退，烦躁谵妄，嗜睡神昏，四肢抽搐，腮部肿胀疼痛、坚硬拒按，头痛呕吐剧烈，舌质红，舌苔黄厚，脉象弦数。

此为邪毒炽盛，内陷心肝，除腮部漫肿外，高热烦躁、头痛呕吐、神昏抽搐为其主症，若持续高热、长时间昏迷、反复抽搐，为心肝受邪深重。

2. 毒窜睾腹证

症见壮热不退或已退，腮部肿痛或肿渐消，睾丸肿胀疼痛灼热，或少腹疼痛，甚则拒按，舌红苔黄，脉象滑数。

此证多见于年长儿，以青少年为主，热毒内陷厥阴经脉，可发生在腮肿阶段，也可发生在腮肿渐消的阶段。发生在腮肿阶段者，常伴壮热烦躁，甚则谵妄，面赤口渴，男孩睾丸肿胀疼痛，并有灼热感，常先发一侧，也可延及两侧，剧烈者疼痛难忍，女孩则少腹疼痛，也有灼热感，可发生在一侧，也可延及两侧，还常兼大便干结、小便短赤等症。

【论治心法】

本病的治疗，以清热解毒，消肿散结为大法。初起兼表证者，配合疏风解表；热毒内陷心肝者，以清心开窍、平肝息风为先；热毒内窜睾腹者，佐以清肝泻火、行气活血。治疗过程中结合外治疗法，可提高疗效。

一、常证

1. 温毒郁表证

治宜疏风散表，清热解毒。常用方剂如柴胡葛根汤（《外科正宗》：柴胡、葛根、连翘、牛蒡子、桔梗、黄芩、石膏、天花粉、升麻、甘草）。若风寒郁表较重，加羌活、白芷、荆芥；若腮部肿胀明显，加马勃、板蓝根、僵蚕；若伴咳嗽，加前胡、瓜蒌；若兼夹湿邪，加藿香、薏苡仁、滑石、厚朴。

此证表郁重，应重在解表，柴胡、葛根、羌活、荆芥之类均可疏风散表透邪外出，若湿邪郁表则藿香、紫苏之类，夏暑湿热郁表则配合祛暑化湿，如藿香、浮萍、竹叶、香薷之类，总之，以解表为先。同时，腮部漫肿为温毒壅滞，清热解毒消肿散结之品亦应适当加入，如板蓝根、蚤休、紫花地丁、蒲公英之类，僵蚕、天花粉、夏枯草消散之品也可应用。

2. 热毒蕴结证

治宜清热解毒，消肿散结。常用方剂如普济消毒饮（《东垣十书》：黄芩、黄连、玄参、板蓝根、马勃、牛蒡子、僵蚕、升麻、柴胡、陈皮、桔梗、甘草、薄荷）。普济消毒饮为治疗流行性腮腺炎的常用效方，重在清热解毒，消肿散结。热毒重，腮肿甚者，加蒲公英、紫花地丁、蚤休、野菊花之类清热解毒，加夏枯草、浙贝母、海藻之类消肿散结；热甚口渴烦躁者，为热在阳明气分，加石膏、知母；热甚伤津，重用玄参、天花粉；大便秘结，加大黄、芒硝、枳实；小便短赤，加滑石、木通。此证由于热毒壅盛，清热解毒之品用量宜重，且应联合应用，以挫其热毒炽盛之势。又由于热毒蕴结于少阳，导致腮部漫肿坚硬，故不可一味寒凉，更宜疏通经络壅滞，以消散其肿，僵蚕、马勃、升麻、柴胡之类，以及天花粉、薏苡仁、忍冬藤、夏枯草、赤芍等也可选用。

普济消毒饮作为治疗流行性腮腺炎的常用效方，还可用于初起兼表之证，可去黄连、玄参。

二、变证

1. 邪陷心肝证

治宜清热解毒，开窍息风。常用方剂如清瘟败毒饮（《疫疹一得》：石膏、生地、犀角、黄连、黄芩、栀子、桔梗、知母、玄参、赤芍、丹皮、连翘、竹叶、甘草）加菖蒲、郁金、钩藤、羚角等清心开窍、平肝息风之品，犀角用水牛角代，或用人工牛黄代。安宫牛黄丸、紫雪丹、至宝丹之类也可合用。若昏痉之症较重，安宫牛黄丸频服，或用清开灵注射液。

2. 毒窜睾腹证

治宜清热解毒，清肝泻火，行气活血。常用方剂如龙胆泻肝汤（《兰室秘藏》：龙胆草、黄芩、栀子、泽泻、木通、车前子、当归、柴胡、甘草、生地黄）加减，常用药物如：龙胆草、黄芩、黄连、青黛、栀子、柴胡、木通、紫花地丁、蒲公英、败酱草、丹皮、橘核、荔枝核、桃仁、夏枯草。大便干结，加芦荟，甚则加大黄、芒硝；少腹疼痛显著，加香附、木香、枳壳、赤芍、红花、玄胡索之类行气活血止痛；睾丸肿痛较剧者，加昆布、海藻、皂刺、赤芍、木瓜、川楝子。

【简便验方】

一、内服方

方1：夏枯草、板蓝根各15g，水煎服，日1剂。

方2：紫花地丁、蒲公英各30g，水煎服，日1剂。

方3：忍冬藤、板蓝根各30g，水煎服，日1剂。以上三方均用于轻证患儿。

二、外治方

方1：青黛粉3g，醋调，或蛋清（以鸭蛋清为佳，鸡蛋清亦可）调，涂敷腮肿部位，日2～3次。

方2：新鲜仙人掌1块，去刺，捣烂成泥状，或切成薄片，贴敷腮肿部位，日2～3次。

方3：鲜蒲公英、鲜芙蓉花叶、鲜马齿苋、鲜败酱草，可任选一种，也可两种或几种合用，捣烂敷腮肿部位，日2～3次。

方4：芒硝3g，青黛8g，研匀，醋调，敷腮肿部位，日2次。

方5：赤小豆不拘多少，研末，蛋清或醋调，敷腮肿部位，日2次。

方6：紫金锭（即玉枢丹），或金黄散，或玉露膏，水调敷腮肿部位，日2次。

方7：大黄5g，胡黄连、胆南星各6.5g，吴茱萸10g，共研细末，以醋或清水调匀，敷贴双足涌泉穴，日1次。

方8：对睾丸肿痛者，也应配合外治，可用芙蓉花叶（鲜）、败酱草（鲜）各适量捣烂，青黛10g，大黄10g，皂刺10g，荔枝核10g，研细末调匀，与上述捣烂的药泥混合，敷睾丸肿痛部位，并用布带托起睾丸，药干燥则用清水调湿，继续托敷，每日换药1次。

方9：对腮腺炎高热者，可用吴茱萸 10g 研末，用唾液调成饼状，敷双足涌泉穴，包扎固定，24 小时后取下，退热效果好。

方10：塞耳方：蛇蜕、雄黄各适量，共研细末，和匀，薄帛或棉纸包裹，塞患侧耳道，有祛风解毒消肿作用。

三、针刺疗法

方1：针刺翳风、颊车、合谷，发热加刺曲池，并发睾丸肿痛加刺血海、三阴交，每日1次。

方2：针刺主穴取少商、合谷、商阳，配穴取颊车、风池、大椎，强刺激，捻转进针，不留针，日1次。

方3：用三棱针挑刺角孙穴 1~3 下，轻轻挤出少量血液，左侧腮肿刺右穴，右侧腮肿刺左穴，双侧腮肿刺双侧穴，日1次。

方4：取穴少商、太冲，用细三棱针分别点刺出血 5~10 滴，日1次。

四、耳穴压迫法

用探针找出耳穴敏感点：腮腺（双）、耳尖和神门（单），将生王不留行子分别压在各敏感点上，以胶布固定，每日按压王不留行子 4~5 次，待腮肿消退后取下，一般疗程约 2~4 日。

第29讲　百日咳

　　百日咳是由百日咳杆菌引起的呼吸道传染病，临床以阵发性痉挛性咳嗽，痉咳后伴有吸气时特殊的鸡鸣样回声为特征。一般呈散发性发病，四季均可发生，但以冬春季节为多。5岁以下小儿最易发病，年龄愈小，病情大多愈重，10岁以上儿童较少发病。本病发病之后，病程较长，可持续2~3个月，或者更长时间。临床上根据病程可分为初咳期、痉咳期、恢复期。重症或体弱患儿可并发肺炎，脑病等合并证。

　　中医称本病为顿咳，亦称顿嗽、时行顿呛、疫咳、天哮、天哮呛、鹭鸶咳等。明代沈时誉《治验·顿嗽》一文中对本病的描述十分全面，他说："其嗽亦能传染，感之则发作无时，面赤腰曲，涕泪交流，每顿咳至百声，必咳出大痰乃住，或所食乳食尽皆吐出乃止。咳之至久，面目浮肿，或目如拳伤，或咯血，或鼻衄……此症最难速愈，必待百日后可痊。"

　　中医认为，本病病因为外感时行疫疠之气，内有痰浊蕴伏，内外相感而发病。外感时疫之邪，首伤肺卫，进而与伏痰相搏结，阻于气道，造成肺气上逆，发为痉咳。病之初起，以肺失清肃的肺卫表证为主（或风寒，或风热）；继而邪痰相搏，交阻于肺，肺气上逆，或表现为寒痰阻肺，或表现为热痰阻肺，小儿纯阳之体易于化热，故痉咳期以痰热阻肺较为多见。由于百日咳病程较久，痰火内郁可影响他脏，犯胃则胃气上逆而见呕吐，犯肝则肝气横逆化火而见胁痛胁胀、目睛出血；伤及血络则可见衄血、痰中带血，由于肺气上逆，治节失司，水道不畅，膀胱大肠失约，痉咳严重时可见二便失禁、两目浮肿。以上为百日咳常见的症状表现，均为肺阻气逆所致。更有甚者，痰热内闭于肺，而发咳喘痰嗽，成为肺炎；痰热内陷心肝，而致神昏抽搐，并发脑病。二者为百日咳之变证，好发于年幼体弱儿。百日咳后期，因痉咳日久，损伤肺之气阴，导致肺气虚弱或肺阴虚损，正虚邪恋。

【辨证要点】

根据百日咳的病变过程和传变机制，其病位以肺为主，但可影响他脏，如脾、胃、心、肝。初、中期为邪实，后期为正虚。邪实之初常兼表证，有风寒，风热之别；邪实之盛为痉咳，为邪痰交阻，肺气上逆，有寒痰、热痰，但多从热化；正虚为邪衰正虚，有伤气为主者为肺脾气虚，伤阴为主者为肺阴不足。临床上，一般采用分期辨证论治。

一、初咳期

自发病至痉咳出现之前，历时约 1～2 周，症状表现类似感冒，可有寒热表证，但咳嗽逐日加重，且日轻夜重，痰涎不易咳出。本病辨证重在分辨风寒、风热的病性，以及表郁肺逆的轻重。

1. 风寒郁肺证

症见恶寒发热无汗，或寒热不显，喷嚏，流清涕，咳嗽声浊，日渐增剧，面苍唇淡，舌苔薄白或白滑，脉浮，指纹淡红而滞。

本证与风寒感冒咳嗽相似，有风寒表证及寒痰郁肺症状，但寒痰郁肺逐渐加重，即使表证已除而咳嗽反剧。

2. 风热郁肺证

症见发热咳嗽，咳声亢扬，逐日加重，鼻流浊涕，面色或红，唇色多赤，舌尖红，舌苔薄黄，脉象浮数，指纹浮红而紫。本证与风热感冒咳嗽相似，有风热表证及痰热郁肺症状，但痰热症状较为显著，且表证虽除而咳嗽痰阻症状反剧。

二、痉咳期

从出现典型的痉咳症状开始，至痉咳逐渐消失，历时约 4～6 周，或更长时间。患儿连咳不已，每次发作连咳十数声或数十声，咳末有特殊的高音调鸡鸣样吸气性回声，最后呕吐出痰涎或胃内容物。由于疫邪易于化热化火，故此期以痰火胶结、肺气上逆之痰热阻肺证为多，而热象不显之痰浊阻肺证较少。本期的辨证，重在分辨痰阻肺逆之寒热属性，以及痰阻肺逆之轻重程度。由于痰火胶结，可影响他脏，如痰火犯胃则呕吐；犯肝则胁痛目赤，甚则目睛出血；伤及血络可见衄血、痰中带血。肺阻气逆则水道通调不畅，可致面目浮肿。这些均是辨证要点。更有甚者，痰热炽盛可内陷于里，造成变证：或闭阻于肺，导致痰热闭肺而见壮热、咳嗽、喘促鼻煽；或内陷心肝导致神昏、抽搐。

1. 痰热阻肺证

症见痉咳不已，痰稠难出，咳必作呕，涕泪交流，面赤唇红，目睛出血，或齿衄鼻衄，或痰中带血，心烦不眠，口渴尿黄，舌下系带红肿溃烂，舌红苔黄腻，脉象滑数，指纹红紫而滞。此证患儿平素体质较为壮实，无论初咳期为风寒或风热，均可化热导致此证。

若痰热炽盛可致变证：

痰热闭肺：在上证过程中兼见发热不退，咳喘气促，鼻翼煽动，口唇紫绀，两肺部湿性啰音，即合并肺炎，为痰热内闭于肺，肺气闭塞。

热陷心肝：兼见高热呕吐，谵语神昏，四肢抽搐，目睛窜视，为痰热内陷心肝，心窍蒙闭，肝风内动，即合并脑病。

2. 痰浊阻肺证

症见痉咳不如痰热证剧烈，痰液较稀薄，面色苍白或苍黄，目胞浮肿，大便溏薄，小便不利，舌质淡或正常，舌苔白腻或白滑，脉象滑，指纹青紫而滞。本证多由初咳期风寒证发展而成，此类患儿平素痰湿较盛，或素体脾虚。

三、恢复期

从痉咳缓解至咳嗽完全消失，历时约2周。此证咳嗽症状由痉咳转为单声咳嗽，诸症逐渐好转。但在此过程中，由于久咳伤肺，邪衰正虚，表现为肺气虚弱和肺阴不足，临证时宜分辨。

1. 肺气虚弱证

症见痉咳缓解，仍有咳嗽，咳声无力，少痰或痰液稀薄，面白气弱，神疲自汗，手足欠温，食少腹胀，或作干呕，大便溏薄，舌质淡，舌苔薄而润滑，脉象细弱，指纹淡细。本证多见于素体脾虚，痰浊阻肺证之痉咳缓解后，以久咳伤肺气为主，同时脾气亦虚，也可称为肺脾气虚证。

2. 肺阴不足证

症见痉咳缓解，仍有咳嗽，干咳少痰或无痰，咳声嘶哑，面唇潮红，皮肤干燥，虚烦盗汗，睡眠不安，手足心热，口干便结，舌质红绛，舌苔少而乏津，脉象细数，指纹细紫。本证多为痰热阻肺证之痉咳缓解后，肺阴受损，虚热内扰。

【**论治心法**】

本病的治疗，一般以分期论治。初咳期以宣肺化痰、疏风散邪为主；痉咳期以泻肺涤痰降逆为主，痰火者清化痰热，痰浊者温化痰浊，同时根据所犯脏腑，分别配合降胃、平肝、泻火、凉血、利尿治疗，恢复期以益气养阴、清肃余邪为主。在本病治疗过程中，特别要强调化痰降逆，尤其在初咳期和痉咳期，痰阻气逆是造成咳嗽日重、连咳不已的主要原因，这是与一般咳嗽不同之处。

一、初咳期

1. 风寒郁肺证

治宜疏风散寒，宣肺化痰。常用方剂如杏苏散（《温病条辨》：紫苏、杏仁、桔梗、前胡、枳壳、陈皮、法半夏、茯苓、甘草、生姜、大枣），或金沸草散（《类证活人书》：金沸草、前胡、法半夏、细辛、荆芥、茯苓、甘草、生姜、大枣）。上述二方用法：一般症状较轻者用杏苏散，重者用金沸草散。金沸草散祛寒降气化痰的力量较强，金沸草即旋覆花全草，可用旋覆花代。二方均可适加百部、紫菀、款冬花之类温肺化痰止咳。若风寒表证较重，可加麻黄、防风之类；若痰阻甚，加苏子、莱菔子、南星之类；若寒郁化热，加黄芩、知母、青黛之类。

2. 风热郁肺证

治宜清宣肺卫，化痰降逆。常用方剂如桑菊饮（《温病条辨》：桑叶、菊花、连翘、薄荷、桔梗、杏仁、甘草、芦根），或麻杏石甘汤（《伤寒论》：麻黄、杏仁、石膏、甘草）加减。桑菊饮用于轻证，麻杏石甘汤用于重证，并宜适加桑白皮、苏子、瓜蒌、贝母之类清肺化痰降逆之品。还可适加百部、紫菀、枇杷叶等化痰止咳之品，以加强止咳作用。

二、痉咳期

1. 痰热阻肺证

治宜清热泻肺，化痰降逆。常用方剂如桑白皮汤（《古今医统》：桑白皮、法半夏、苏子、杏仁、贝母、栀子、黄芩、黄连、生姜）、清宁散（《直指小儿方》：桑白皮、葶苈子、茯苓、车前子、栀子、甘草、生姜、大枣）及千金苇茎汤（《金匮要略》：芦根、薏苡仁、桃仁、冬瓜仁）加减。常用药物如：桑白皮、葶苈子、苏子、芦根、桃仁、杏仁、贝母、车前子、栀子、黄芩、甘草、百部。热重，加黄连、鱼腥草；痰稠难出，加青黛、海蛤粉、瓜蒌、桔梗；痉咳剧烈，加僵蚕、地龙、钩藤、蝉蜕；咳逆吐剧，加旋覆花、代赭石、牵牛子；面目浮肿、小便短少，加薏苡仁、木通、麻黄，重用车前子；目赤流泪、两胁胀痛，加龙胆草、柴胡、赤芍、枳壳，或用丹栀逍遥散、龙胆泻肝汤适加化痰清肺之品；痰中带血、目睛出血、衄血，适加生地黄、赤芍、丹皮、玄参、白茅根、藕节、仙鹤草、侧柏叶等凉血止血之品；痰热伤阴，加天冬、麦冬、玄参、知母。

变证：痰热闭肺证，治宜清热解毒，宣肺化痰。方用麻杏石甘汤合桑白皮汤加减。常用药物如：麻黄、桑白皮、葶苈子、黄芩、黄连、石膏、杏仁、贝母、苏子、鱼腥草、甘草等。若大便干结、腹胀气急，加牵牛子、大黄、枳实之类通腑泻肺；口唇发绀明显，加桃仁、丹参、赤芍之类活血化瘀。

热陷心肝证，治宜清热解毒，清心开窍，平肝息风。常用方剂如羚羊钩藤汤（《通俗伤寒论》：羚羊角、钩藤、桑叶、川贝母、竹茹、生地黄、菊花、白芍、茯神、甘草）加减。常用药物：羚羊角、钩藤、石菖蒲、远志、郁金、川贝母、桑白皮、黄芩、黄连、葶苈子、竹沥、天竺黄、甘草等，可合用安宫牛黄丸、紫雪丹之类。

2. 痰浊阻肺证

治宜温肺化痰，行气降逆。常用方剂如小青龙汤（《伤寒论》：麻黄、芍药、桂枝、细辛、半夏、五味子、干姜、炙甘草）。痰多合三子养亲汤（《韩氏医通》：苏子、莱菔子、白芥子）；痉咳较剧，加百部、紫菀、僵蚕、地龙；面目浮肿，加薏苡仁、车前子、茯苓；呕吐甚，加旋覆花、代赭石。

痉咳期的治疗，在辨证论治基础上应抓住以下三方面用药：①重用宣利肺气、降逆化痰之品，使肺气得以宣降，用药如麻黄、瓜蒌、桑白皮、葶苈子、苏子、莱菔子、竹沥等；若腑气不通应及时通腑泻肺，以通降肺气，用药如牵牛子、大黄、枳实、芒硝等。②祛风止痉药物如僵蚕、钩藤、蝉蜕、地龙，甚则全蝎、蜈蚣、乌梢蛇等，能缓解痉咳。③活血化瘀药物如丹参、桃仁、赤芍、川芎、红花等。以上三方面的用药，有助于缓解痉咳，缩短病程。

三、恢复期

1. 肺气虚弱证

治宜健脾益气，温肺化痰。常用方剂如六君子汤（《世医得效方》：党参、茯苓、白术、炙甘草、陈皮、法半夏），适加百部、紫菀、款冬花、杏仁等止咳化痰之品，以祛余邪。若汗多，加黄芪、牡蛎、浮小麦；久咳不愈，加诃子、马兜铃；不思饮食，加砂仁、白蔻仁、神曲；四肢欠温，加附子、当归；食后作呕，加丁香、苏梗。

2. 肺阴不足证

治宜养阴润肺，清热化痰。常用方剂如宁肺汤（《杂病源流犀烛》：桑白皮、黄芩、川贝母、杏仁、知母、天花粉、麦冬、天冬、枇杷叶）。盗汗，加五味子、地骨皮、银柴胡、白薇；久咳不愈，加马兜铃、乌梅、诃子；痰稠，加黛蛤散（青黛、海蛤粉）；声音嘶哑，加桔梗、玄参、诃子；食欲不振，加扁豆、生谷麦芽、生山楂；大便干结，加火麻仁、郁李仁、全瓜蒌。

恢复期以扶正为主，佐以祛邪，使肺气安宁。由于百日咳病程日久，久咳伤肺，恢复期在扶正驱邪的同时，要注意收敛肺气。

【简便验方】

一、内治方

方1：马齿苋、鹅不食草、百部、白屈菜、侧柏叶，或单味用，或二、三味联合用，水煎服。单味用量鲜品为30～60g，干品为20～30g，联合用每味药用量减半。适用于初咳期、痉咳期。

方2：百部、白前各10g，白梨1个（连皮切碎），水煎服，日1剂。适用于痉咳期，恢复期。咳嗽日久不愈也可服用。

方3：蜈蚣、甘草等分为末，每次1～2g，每日3次，蜜水调服。适用于痉咳剧烈者。

方4：大蒜疗法，取紫皮大蒜制成50%糖浆，5岁以下每次5～10ml，5岁以上每次10～20ml，每日3次。适用于初咳期和痉咳期。

方5：胆汁疗法，取新鲜鸡胆汁，加白糖适量，调成糊状，蒸熟服食。用量按每日每1岁1/2只鸡胆计算，最多不超过3只，分2次服。如无鸡胆，用猪胆、牛胆、鸭胆均可，用量参照上述剂量。适用于初咳期和痉咳期。

方 6：冰硼散，每支 0.3g，1~3 岁每次 1/4 支，4~7 岁每次 1/2 支，8 岁以上每次 1 支，每日 2 次。适用于初咳期和痉咳期。

二、外治方

方 1：阿魏 10g，研细末，置于伤湿止痛膏上，贴敷天突穴。

方 2：麻黄 2g，研末，面粉、甜酒各 10g，调和成饼状，贴敷肺俞穴。

以上二方适用于初咳期风寒郁肺证和痉咳期痰浊阻肺证。

方 3：大蒜适量，剥去蒜皮，捣烂备用，洗净双脚后在脚底抹上油脂或凡士林，再将蒜泥敷在双侧涌泉穴，每晚睡前敷，晨起除去，连敷 3~5 日。若局部起水泡则停止，起水泡者疗效佳。适用于初咳期、痉咳期。

三、食疗方

方 1：大蒜白糖饮，大蒜子 15g，白糖（或冰糖）30g，先将大蒜剥皮捣烂，加入白糖（或冰糖），冲入开水浸泡或稍煮，分 3 次服，连服 5 日。适用于初咳期、痉咳期。

方 2：四汁饮，雪梨、荸荠、甘蔗、白萝卜各 50g，捣烂挤汁，分 2 次服，连服 5 日。适用于百日咳各期。

四、针刺疗法

方 1：肺俞（双）、大椎、合谷（双）为主穴，风池（双）、风门（双）为配穴，徐缓刺入后每穴捻转约 1 分钟即起针。适用于痉咳期。

方 2：少商、商阳点刺出血，每日 1 次，连用 7~10 日。

五、推拿疗法

取穴：逆运八卦 10 分钟，退六腑 10 分钟，清胃 5 分钟，揉小横纹 10 分钟，每日 1 次。

第30讲　脊髓灰质炎

脊髓灰质炎又称小儿麻痹症，是由脊髓灰质炎病毒引起的，以损害神经系统为主的传染病，其主要病变在脊髓灰质。急性期典型的临床表现为：发热（双峰热），肢体疼痛、进而肢体瘫痪，肢体瘫痪呈非对称性、弛缓性。部分患儿肢体瘫痪经6个月后仍不能恢复，则进入后遗症期，而造成终身残废。

本病多见于温热带地区，好发于夏秋季节，发病年龄以1~6岁小儿最为多见，6个月以下小儿少见。目前，在全球范围内推行免疫预防，新发病例已极为少见，世界卫生组织预测在2000年可望消灭本病。

中医认为，本病由风湿热疫毒之邪引起，属温病范畴，发生肢体瘫痪则属痿证范畴。风湿热疫邪由口鼻而入，初起病在脾胃，既见肺卫表证，又见气分热证，如发热有汗、头身疼痛、咳嗽流涕、恶心呕吐、腹痛腹泻，若机体抗邪有力，则邪去热解，病不再深入。若病邪稽留不解，则蕴滞肺胃，流注经络，痹阻筋脉肌肉，而症见发热再起（双峰热），肢体疼痛，进而肢体瘫痪。日久不复，精血亏虚，则肢体更失濡养，肌肉筋脉萎缩，弛缓不用，造成后遗症。中医认为，其病位以脾胃为中心，胃为气血之海，主宗筋而外合四肢肌肉，本病急性期发热、肢体疼痛、肢体瘫痪，以及伴其他症状，均说明风湿热邪毒蕴滞肺胃，而以胃为主。后遗症期肢体瘫痪萎缩，也是胃之气血不足，继而导致肝肾亏虚，故见骨骼畸形。古人云：治痿独取阳明，对于本病来说，很有临床指导意义。

【辨证要点】

根据病程，本病分为前驱期、瘫痪前期、瘫痪期、恢复期和后遗症期。前驱期、瘫痪前期、瘫痪期统称急性期。中医辨证根据上述病期的不同，分为以下五证：

1. 邪犯肺胃证（相当于前驱期）

初起症见发热，咳嗽流涕，全身不适，或有呕吐，腹痛腹泻，头痛汗出，纳呆咽红，舌质偏红，苔薄白或薄黄，脉浮数或濡数，指纹浮红。

此证为风湿热疫邪初犯，郁于肺胃，既有肺卫表证，又有胃热里证，但以肺卫表证为主。临证时应注意与风热感冒、暑湿感冒的肺卫表证相区别。此证为风、湿、热三邪杂合为犯，既有风热、又有湿热，故初起发热有汗、困倦不适、呕恶腹泻、头痛咳嗽，舌苔薄白为热象不显，薄黄则热显，脉浮数为风热郁表，濡数则夹湿邪郁滞。临证当辨风、湿、热之偏盛。

2. 邪注经络证（相当于瘫痪前期）

症见再度发热，肢体疼痛，转侧不利，拒绝抚抱，项背强直疼痛，烦躁不安，汗多尿黄，舌质红，苔黄腻，脉濡数，指纹紫滞。

此证为风、湿、热三邪蕴滞肺胃，而流注经络。胃主宗筋，外合四肢肌肉。此证以肢体疼痛、筋脉拘急、转侧不利为主症，属邪注经络，但湿热蕴滞于胃，实为其本，故见发热汗多、烦躁不安、舌红苔黄腻、脉濡数。临证宜分辨其轻重缓急。

3. 气虚血瘀证（相当于瘫痪期和恢复期）

症见身热已退，肢体瘫痪无力，面色萎黄，倦怠多汗，舌稍紫暗，苔薄，脉细涩，指纹隐滞。

此证邪衰正虚，湿热邪毒已衰减，气血亦虚，以气虚为主。气虚则血脉瘀滞。临证时尚宜辨察是否有湿热余邪留滞，比如低热不退、汗出不均、小便不利、舌苔黄腻，多见于瘫痪期。

4. 肝肾亏虚证（相当于后遗症期）

症见长期肢体瘫痪无力，肌肉萎缩，骨骼畸形，患肢皮肤不温，脉细。

此证瘫痪日久，经脉闭阻，气血失养，损及肝肾，肝肾亏虚又进一步导致筋骨失养。此证虽为肝肾亏虚证，除主要为瘫痪、筋骨萎畸症状外，不见其他肝肾亏虚症状。

【论治心法】

急性期以清热利湿，疏风通络为主要治则。初起邪郁肺胃，肺卫表证重者加强解表达邪；邪注经络，经络痹阻重者加强通络达邪。总之，以祛邪为主。由于风、湿、热三邪杂合为犯，祛邪要使邪有出路，故应注意疏风解表、利尿渗湿、清热解毒。再者，风、湿、热能相互转化，且多转为湿热蕴滞，脾胃受病，治痿独取阳明就是要重在清化脾胃之湿热，疏利流注瘀滞经络之湿热。即使在瘫痪期或恢复期之气虚血瘀证，也应除邪务尽，有利于促进恢复，减少后遗症。

恢复期和后遗症期以益气通络、活血化瘀、补益肝肾为主。要抓紧恢复期的治疗，恢复期和后遗症期配合针灸、推拿、外治等综合疗法。

1. 邪郁肺胃证

治宜疏风解表，清热利湿。常用方剂为甘露消毒丹（《温热经纬》：滑石、茵陈、石菖蒲、黄芩、川贝母、连翘、藿香、射干、木通、白蔻仁、薄荷）合葛根芩连汤（《伤寒论》：葛根、黄芩、黄连、甘草）加减。常用药如：连翘、银花、藿香、薄荷、竹叶、滑石、木通、黄芩、葛根、黄连、甘草。若兼风寒郁表，发热无汗、头痛身痛，加荆芥、紫苏、羌活、白芷；若风热壅结咽喉，咽红肿痛、咳嗽，加桔梗、牛蒡子、板蓝根、蚤休；若湿滞困阻，呕恶腹泻、身重困倦、面色苍黄、舌苔厚腻，加陈皮、法夏、菖蒲、蔻仁、薏苡仁。

2. 邪注经络证

治宜清热化湿，疏利通络。常用代表方剂为三妙丸（《医学正传》：黄柏、苍术、牛膝）合三仁汤（《温病条辨》：杏仁、薏苡仁、白蔻仁、滑石、通草、竹叶、厚朴、半夏）加减。常用药如：苍术、黄柏、牛膝、防己、薏苡仁、滑石、通草、黄芩、连翘、竹叶、甘草、葛根。若里热亢盛，壮热烦渴，加石膏、知母；若肢体疼痛、面色苍黄、舌苔厚腻，为湿热痹阻经络，加桑枝（上肢疼痛）、木瓜、秦艽（下肢疼痛）、萆薢、地龙、伸筋藤、忍冬藤；若痰热壅肺，咳嗽气促痰涌，加桑白皮、葶苈子、天竺黄、竹沥；若热陷心肝，昏迷抽搐，合用安宫牛黄丸，并予方中加入石菖蒲、钩藤、羚羊角。

3. 气虚血瘀证

治宜益气通络，活血化瘀。常用代表方剂为补阳还五汤（《医林改错》：黄芪、当归尾、赤芍、川芎、地龙、桃仁、红花）加减。

此证治疗应注意如下几点：①继续清热利湿，清除余邪，在瘫痪期和恢复初期往往余邪留恋，湿热瘀滞经络，宜加连翘、忍冬藤、萆薢、秦艽、丝瓜络，并合用三妙丸（黄柏、苍术、牛膝）。若小便不利，加木通、滑石、薏苡仁。除邪务尽，对于促进肢体功能恢复，减少后遗症，十分重要。②注意益气养阴，在瘫痪期和恢复初期，多见气阴两伤，宜加沙参、麦冬之类，但避免滋腻恋邪。恢复后期，若阴伤不显者，宜以益气通络为主，黄芪重用，还可适加党参、白术、茯苓、甘草之类；若气虚及阳，瘫痪肢体不温、软弱无力、舌淡脉细，可适加温阳通络之品，如附子、细辛、桂枝。③根据肢体瘫痪情况选用药物：上肢瘫痪加桑枝、桂枝、姜黄，下肢瘫痪加独活、桑寄生、牛膝、木瓜。

4. 肝肾亏虚证

治宜滋养肝肾，强筋壮骨，通利经络。常用代表方剂为虎潜丸（《丹溪心法》：知母、黄柏、熟地黄、龟板、陈皮、白芍、干姜、锁阳、虎骨）加减，虎骨用豹骨代。适加黄芪、赤芍、巴戟天、当归、川芎，以增强益气活血通络。肢冷不温，加桂枝、威灵仙、独活、通草。本证属后遗症期，宜配合其他疗法，并加强锻炼，改善功能。

【简便验方】

一、内服方

方1：牛膝、党参各30g，蕲蛇（干）100g，甘草20g，共研细末，水泛为丸，每服2~3g，日3次。适用于肢体瘫痪，行走不正。

方 2：金刚丸（中成药），每次 1/2~1 丸，日 2~3 次，淡盐水送服。适用于肝肾亏虚证。

方 3：桑枝、丝瓜络各 15g，野菊花、鲜扁豆花、忍冬藤各 20g，水煎服，每日 1 剂。适用于邪郁肺胃、邪注经络证。

二、外治方

方 1：桑枝 15g，川芎、当归、桑寄生、土牛膝各 10g，水煎，加黄酒 1 盅，待温洗擦瘫痪部位，每日 2~3 次。适用于瘫痪期和恢复期。

方 2：透骨草、麻黄、当归、地肤子、甲珠、桂枝、红花、牛膝、露蜂房各 15~20g，日 1 剂，煎水，浸洗瘫痪肢体，每日 2~3 次。适用于瘫痪期和恢复期。

方 3：伸筋草 30g，鸡血藤 50g，络石藤 20g，草乌、艾叶各 15g，桂枝 10g，加水 3kg，煎沸，待温，浸洗瘫痪肢体，日 1 剂，浸洗 2~3 次。适用于瘫痪期和恢复期。

方 4：红花 10g，地龙粪、炭灰各 120g，共炒热，加米酒 20ml，分 2 包布包，交替熨瘫痪肢体，1 日 2 次。适用于瘫痪期和恢复期。

三、针灸疗法

上肢瘫痪，主穴取曲池、肩贞、肩髃、外关，配穴取合谷、内关、手三里、尺泽。

下肢瘫痪，主穴取环跳、风市、血海、足三里。配穴取阳陵泉、阴陵泉、绝骨、解溪。

腹肌瘫痪，主穴取足三里、中脘、气海、天枢，配穴取三阴交、关元、曲骨。

四、推拿疗法

擦法：上肢瘫痪者取坐位，由大椎开始向患肢肩井→肩髃→曲池→阳池，往返擦 5~10 分钟，1 日 1 次。下肢瘫痪者取平卧位，自腰部肾俞向患肢下擦前后侧至踝部 5~10 分钟，1 日 1 次。

拿法：上肢瘫痪者拿患肢内外侧，下肢瘫痪者自患肢的内外侧向下，拿至跟腱，反复进行，每次 3~5 分钟，1 日 1 次。

第31讲　病毒性肝炎

病毒性肝炎是由肝炎病毒引起的导致以肝脏损伤为主的传染病。临床主要表现为：黄疸或有或无，食欲减退，恶心，脘腹胀痛，疲乏倦怠，肝脏肿大，肝功能损害等。按病因可分为甲型、乙型、丙型、丁型、戊型肝炎，根据病情和病理变化临床上分为急性肝炎、慢性肝炎、重症肝炎、瘀胆性肝炎、肝炎后肝硬化，还有根据黄疸的有无分为黄疸型、无黄疸型肝炎。

小儿病毒性肝炎的发病一般为散发性，在学校、幼儿园等集体机构可见流行。发病年龄以学龄前和学龄期儿童较多。由于小儿肝细胞再生能力较强，急性肝炎大多数预后良好，呈迁延性、转成慢性或肝硬化者较少，急性重症肝炎的病情严重，预后差。从病因分类看，甲型肝炎预后佳，乙型肝炎、丙型肝炎预后较差，易转成慢性或迁延不愈。

中医对病毒性肝炎的认识，有黄疸者属黄疸病范畴，有阳黄、阴黄、急黄之分；无黄疸者归属胁痛、肝郁等病证。但无论有无黄疸，其病因主要为湿热邪毒。湿热蕴滞，湿从热化者则湿热熏蒸，发为阳黄；湿从寒化者则寒湿郁滞，发为阴黄；若湿热疫毒深重，则迅速化热化火，充斥三焦，内陷营血，发为急黄，症见黄疸迅速加剧，壮热谵妄、神昏出血等。中医认为，黄为脾病，湿热蕴滞，脾胃受病，熏蒸肝胆则胆汁外溢发为黄疸，胆汁不外溢者则不见黄疸。但湿热蕴滞，脾胃运化失健，肝之疏泄失常，气机失利，不论黄疸有无，均可见肝郁气滞、脾困失运之证，久则气滞血瘀发为癥积；湿则伤气，可致脾虚；热则伤阴，可致肝肾阴虚。

由上可知，本病急性期以邪实为主，湿热蕴滞脾胃，肝胆气滞血瘀，甚则热陷营血；慢性期以虚实夹杂多见，实为湿滞、热蕴、气滞、血瘀，虚为脾胃气虚、肝肾阴虚。

【辨证要点】

本病的辨证重在虚实辨证，分辨其病机变化。由于本病分类较多，临床上可以按照急性、慢性的分类进行辨证，也可按照甲、乙、丙、丁、戊型肝炎进行辨证，但病毒性肝炎总的来说有共同的发病机理和传变规律。根据中医传统的辨证规律，临床上一般以黄疸的有无来辨证论治，更能体现中医对本病发病的认识，较为切合临床应用，提纲挈领，能更好地发挥中医治疗的优势。

黄疸型，包括阳黄（湿热蕴蒸）、阴黄（寒湿郁滞）、急黄（热毒炽盛），主要见于急性肝炎，也可见于慢性或迁延性肝炎；无黄疸型，包括湿热困脾、肝郁脾虚、肝郁血瘀、肝肾阴虚等，主要见于迁延性、慢性肝炎，也可见于急性肝炎。兹分述如下。

一、黄疸型

1. 阳黄（湿热蕴蒸）证

症见面目肌肤俱黄，鲜明如橘，烦热口渴，恶心呕吐，脘腹胀闷，神倦乏力，纳呆食少，便秘尿黄，舌质红，苔黄腻，脉弦数。此为湿热蕴滞，熏蒸发黄，脾胃肝胆受病。热偏重者，黄疸色泽深黄鲜明，烦热口渴、尿黄便秘、唇舌干红少津之症显著，甚或壮热烦渴引饮。湿偏重者，黄疸色泽稍为暗晦，不如热重鲜明，脘腹胀闷、呕恶纳呆、神倦肢重、大便稀溏、小便不利、舌苔腻滞之症较为显著，若有发热亦多低热缠绵，脉象濡数。

2. 阴黄（寒湿郁滞）证

症见面目及全身黄疸，色泽暗晦苍黄，恶心呕吐，脘腹胀闷，倦怠困睡，畏寒肢冷，大便溏薄，小便不利，舌苔白腻，脉象沉迟。此为寒湿蕴滞，湿从寒化，热象不显。此类患儿往往素体脾气虚弱，或脾肾阳虚，若兼脾肾气阳虚弱者，则精神萎靡、形寒畏冷、唇舌色淡、脉象沉细而弱。

3. 急黄 (热毒炽盛) 证

症见起病急暴，或湿热发黄证病情进展迅速，面目肌肤金黄，高热烦躁，甚则谵妄神昏，胸腹胀满，呼吸气粗，面红唇赤，便秘尿赤，或见衄血便血，皮下斑点，舌质红绛，舌苔黄燥起刺或干裂，脉象弦数或细数。此证为湿热疫毒炽盛，化热化火，不仅热毒充斥三焦，闭阻蕴滞发为黄疸；而且内陷营血，迫血妄行导致出血症状，甚则内陷心肝出现谵妄神昏、抽搐之症；热毒内炽，损伤营血，还可见阴血受损，比如脉象细数、舌质红绛而干等。因此，本证辨证应注意热毒内炽蕴滞闭阻所致的重度黄疸外，还需分辨血热妄行、内陷心肝及热灼阴液等证。

急黄证相当于重症肝炎，病情严重，除上述热毒炽盛外，尚有秽浊内闭一证，症见黄疸深重，晦暗色滞，神识昏蒙，时清时昧，恶心呕吐，脘腹闷胀，身热不扬，喉中痰鸣，尿黄而少，甚则无尿，舌苔灰腻或淡黄垢浊，舌质暗红，脉象涩促。此为湿热疫毒内闭，湿浊偏盛，导致秽浊蕴滞，闭阻三焦，蒙闭清窍。此证亦为黄疸急剧加深，而热象不甚明显，湿浊内盛，蕴滞闭阻。

二、无黄疸型

1. 湿热困脾证

症见精神倦怠，疲乏乏力，食少纳呆，厌食油腻，恶心呕吐，脘腹闷胀，面色苍黄，或见低热，小便短黄，大便或溏或秘，舌质偏红，舌苔黄腻，脉象弦滑或弦数。此证虽无黄疸，但湿热内滞，困阻脾胃，临证时亦宜分辨热偏重或湿偏重。热偏重，可见唇红口干，舌红苔黄，脉数尿黄，还可见虚烦发热；湿偏重，则倦怠嗜睡，恶心呕吐，脘腹闷胀，大便溏薄，舌苔腻滑。

2. 肝郁脾虚证

症见面色萎黄，精神抑郁或烦急，胁肋胀痛，口淡乏味，脘痞腹胀，纳呆便溏，恶心欲吐，四肢乏力，舌质淡或紫暗，舌苔白或薄黄，脉象弦细。此证以慢性肝炎较为多见，肝气郁结，脾气亦虚。由于肝气郁结，可致郁热，故见苔黄尿黄，或口苦咽干，或烦急少眠；肝气郁结，还常致气滞血瘀，多表现为胁肋胀痛，或刺痛，肝脏肿大，触之疼痛，并见舌质紫暗有瘀（以舌边紫瘀为主）。若脾虚显著，则以精神软弱不振，四肢乏力，食后腹胀，食后腹泻，舌淡脉细，或脉象无力。

3. 肝郁血瘀证

症见面色暗晦不华，或面部赤缕红斑，胁肋下痞块质硬，刺痛胀痛，固定不移，形体消瘦，口苦口干，舌质紫暗或有瘀斑，脉沉细而涩，或脉细弦而涩。此证多为慢性肝炎，尤其是有肝硬化者，以右胁下痞块刺痛胀痛，舌质紫暗瘀斑等为主要见症，由肝气郁结日久，导致气滞血瘀。此证常兼夹湿热，症见舌苔黄腻、小便短黄、纳少腹胀、大便不调。

4. 肝肾阴虚证

症见头晕耳鸣，目涩口干，失眠多梦，午后烦热，两颧潮红，手足心热，右胁隐痛，唇舌干红少津，舌苔光剥，脉象细数。此证多见于慢性肝炎、肝硬化，由肝脾湿热内蕴日久，耗伤阴液所致。此证也常兼夹湿热，症如上述。也可与血瘀证相兼而现。

无黄疸型肝炎，即急慢性肝炎和肝硬化病例中不出现黄疸者，多为虚实夹杂，实证主要有湿热、肝郁、血瘀，虚证主要为脾虚、肝肾阴虚，故上述数证可兼而相见，辨证时宜分清标本主次。

【论治心法】

病毒性肝炎的治疗应掌握二条原则，一是有黄疸者以退黄为先，二是黄疸退后或无黄疸者以调理为主，调理之法贵在掌握好扶正与祛邪的关系，扶正即健脾益气柔肝和滋肾养阴柔肝，驱邪即清热利湿、行气活血，并宜始终注意解毒。

一、黄疸型

1. 阳黄（湿热熏蒸）证

治宜清热解毒，利湿退黄。常用方剂如茵陈蒿汤（《伤寒论》：茵陈、栀子、大黄）、甘露消毒丹（《温热经纬》：茵陈、滑石、黄芩、石菖蒲、木通、川贝母、射干、连翘、薄荷、白豆蔻、藿香）。

茵陈蒿汤用于热偏重证。方中茵陈为退黄要药，无论阳黄、阴黄、急黄均可用，且宜重用，可加金钱草、车前草（子）、滑石、木通之类协同茵陈利湿退黄；栀子清热解毒，可加黄芩、黄连、连翘之类增强清热解毒作用，若壮热烦渴，加石膏、知母；大黄清热通便排毒，也是退黄要药，尤其是热毒瘀结、腑气不通时更为适宜，大黄能散结通瘀，多用于阳黄、急黄，也用于顽固性黄疸，有热瘀血结者，若大便通利则可不用，或用制大黄。茵陈蒿汤用于阳黄时，可适加行气化湿之品，以疏泄肝气、助运脾气，增强退黄之力，如厚朴、藿香、川楝子、青皮、陈皮、枳壳、槟榔、大腹皮之类。

甘露消毒丹用于湿热俱重而湿象明显者，方中茵陈、滑石、木通清热利湿退黄，黄芩、连翘清热解毒，薄荷透热外泄，石菖蒲、白豆蔻、藿香醒脾化湿，射干、贝母宣肺化痰。由于本证湿象明显，除直接利湿外，从肺脾入手，达到宣肺利水、健脾化湿，使气机得以运转，肝气得以疏泄，湿热可去。此方尤其适用于阳黄初起，湿热内蕴兼有表证者，薄荷、射干、连翘、藿香能宣散郁表之湿热。薄荷、射干、贝母还可利咽化痰，若无表证，无咳嗽咽红疼痛之症，可去之。另外，若无肺卫表证还可用茯苓栀子茵陈汤（《卫生宝鉴》：茵陈、茯苓、栀子、黄芩、黄连、苍术、白术、泽泻、猪苓、青皮、陈皮、枳实、汉防己）。

2. 阴黄（寒湿郁滞）证

治宜温中散寒，行气利湿。常用方剂如茵陈胃苓丸（《片玉心书》：茵陈、苍术、白术、陈皮、厚朴、甘草、猪苓、泽泻、茯苓、桂枝、草果仁）作汤服。此方即茵陈五苓散合平胃散增草果仁而成，较茵陈五苓散行气化湿、温中醒脾力量强，故阴黄轻证者可用茵陈五苓散。若阴寒内盛，脾肾阳气受损，可用茵陈术附汤（《医学心悟》：茵陈、附子、白术、干姜、炙甘草、肉桂）。

3. 急黄（热毒炽盛）证

治宜清热解毒，凉血退黄。常用方剂如龙胆散（《太平圣惠方》：龙胆草、木通、土瓜根、石膏、犀角、栀子、大黄、芒硝、白茅根），方中犀角改用水牛角，或牛黄（人工牛黄）代，适加生地、赤芍、升麻、紫草，以凉血散血，加茵陈利胆退黄，并宜重用，再加石菖蒲通利开窍。若内陷心肝，合用安宫牛黄丸、紫雪丹。

急黄热毒炽盛，有类气营两燔温病，但气营两燔以温热为主，而急黄则湿热之毒充斥三焦，内陷营血，虽亦有气营之症，但湿热之毒闭阻不通。故治疗宜大剂清热解毒、通利开闭，同时宜凉血散血、化瘀退黄。常用药物：清热解毒如黄连、龙胆草、栀子、连翘、板蓝根、升麻之类，通利开闭如利小便之茵陈、琥珀、菖蒲、木通、通草，通大便之大黄、芒硝，凉血散瘀如生地、赤芍、水牛角、人工牛黄、白茅根、紫草、桃仁，甚则水蛭、虻虫之类，热毒炽盛易伤阴液，又宜注意养阴救液，药物如生地、玄参、麦冬之类。急黄热毒炽盛内闭之证为急重危证，要注意虚实突变，治疗中不可过于泄利，以免由实转虚导致虚脱。

急黄若表现为秽浊内闭、湿浊壅盛者，治宜辛开苦降、辟秽泄浊、开窍醒神。常用方剂如菖蒲郁金汤（《温病全书》：石菖蒲、郁金、栀子、连翘、菊花、滑石、丹皮、竹叶、牛蒡子、竹沥、姜汁、玉枢丹）合苏合香丸。汤药中适加檀香、沉香、茵陈、青皮，以增强辛开苦降、泄秽开闭之功。

二、无黄疸型

1. 湿热困脾证

治宜清热利湿，疏肝理脾。常用方剂如清脾汤（《重订严氏济生方》：柴胡、茯苓、青皮、厚朴、黄芩、法夏、草果、白术、甘草）加滑石、茵陈等。若热偏重，加栀子、黄连、龙胆草，或用龙胆泻肝汤（《医方集解》：龙胆草、黄芩、栀子、泽泻、木通、车前子、当归、生地、柴胡、甘草）。若湿偏重，加车前、泽泻、藿香、苍术。

此证虽无黄疸，但湿热内滞，困阻脾胃，气机郁滞，肝气郁结，因此治疗上重在治脾，兼以疏肝，疏理条达气机十分重要。常用的理气解郁药物如青皮、陈皮、厚朴、枳壳、柴胡之类自可加入，气行则湿化，气行则郁解。此证由于脾困，食纳不开，可适加神曲、麦芽、山楂之类开胃消食，加藿香、苍术、砂仁、蔻仁之类芳香开胃。

2. 肝郁脾虚证

治宜疏肝解郁，健脾理气。常用方剂如柴胡疏肝散（《景岳全书》：柴胡、芍药、川芎、陈皮、枳壳、香附、甘草），或用逍遥散（《太平惠民和剂局方》：柴胡、芍药、当归、白术、茯苓、甘草、生姜、薄荷）。二方均有疏肝理气作用，能消除肝区胀痛。柴胡疏肝散侧重疏肝理气活血，逍遥散侧重疏肝健脾。若肝郁化热，可加丹皮、栀子、黄连。若长期肝郁肿大疼痛，甚或刺痛，可加红花、桃仁、丹参消瘀止痛。若脾虚之证显著，还可用柴芍六君子汤（经验方：柴胡、芍药、党参、白术、茯苓、甘草、陈皮、半夏）。

3. 肝郁血瘀证

治宜疏肝理气，活血化瘀。常用方剂如疏肝散（《寿世保元》：黄连、柴胡、当归、青皮、桃仁、川芎、白芍、红花、枳壳），或疏肝散瘀汤（《丹台玉案》：柴胡、白芍、当归、红花、山楂、苏木、青皮、乌药、桂枝、甘草）。疏肝散用于肝郁血瘀有瘀热者，而疏肝散瘀汤则用于偏寒者。肝郁血瘀证，瘀血症状较为明显，往往肝脏肿大硬化，肝区刺痛，活血化瘀之品如桃仁、丹参、红花、赤芍应坚持应用，有祛瘀生新之效。另外，鳖甲、三棱、莪术、五灵脂等，也可选入。肝体阴而用阳，由于病程长，应配合柔肝养肝之品，如鳖甲、龟板、白芍、枸杞、首乌、地黄等。若肝硬化顽固不消，还可适当选用虫类活血化瘀药物如水蛭、虻虫之类。若兼有湿热，或出现腹水，应配合清利湿热、利尿消肿治法。

4. 肝肾阴虚证

治宜滋养肝肾，育阴柔肝。常用方剂如一贯煎（《柳州医话》：北沙参、麦冬、当归、生地黄、枸杞子、川楝子），可适加五味子、丹参、白芍、鳖甲。若头晕目眩较为显著，可用杞菊地黄丸（《医级》：枸杞子、菊花、生地黄、山萸肉、茯苓、怀山药、丹皮、泽泻）。若阴虚火旺，五心烦热，面红掌赤（蜘蛛痣）明显，用知柏地黄丸（黄柏、知母、生地黄、怀山药、丹皮、泽泻、山萸肉、茯苓）。肝肾阴虚证多见于慢性肝炎、肝硬化，病程日久，多兼血瘀和湿热，故在滋养柔肝的基础上配合活血化瘀，清利湿热。

三、针对肝功能等化验检查异常的用药参考

1. 血清胆红素增高的用药

茵陈、金钱草、田基黄、鸡骨草、糯稻根、六月雪、败酱草、虎杖、垂盆草、车前草、玉米须、海金沙等，以上药物具有清热解毒、利湿退黄作用，可根据病情联合应用。另外，大黄、赤芍也是退黄要药，对于血清胆红素持续增高不退，常与血瘀相关，大黄、赤芍有活血化瘀、解毒退黄作用。

2. 血清谷丙转氨酶增高的用药

垂盆草、鸡骨草、山豆根、蒲公英、黄芩、夏枯草、平地木、连翘、板蓝根、龙胆草、虎杖，以及丹皮、丹参、五味子等。谷丙转氨酶的增高多为湿热之毒蕴结，在急性期以清热解毒利湿为主，慢性期配合活血化瘀。

3. 蛋白代谢异常的用药

能改善蛋白代谢异常的中草药有：黄芪、人参、白术、山药、黄精、灵芝、冬虫夏草、蚕蛹、紫河车、鹿胎、丹参、三七、丹皮、当归、水牛角、连翘、蒲公英、羊蹄根、炮山甲、鳖甲等。从上述药物来看为补益气血、活血化瘀、清热解毒三大类，临床应用时可辨证选用，对于慢性期注意攻补兼施。

4. 乙肝病毒感染 e 抗原阳性的用药

对乙肝病毒感染 e 抗原阳性者，可在辨证论治基础上选用清热解毒药物如：龙胆草、黄连、黄柏、黄芩、山栀子、银花、连翘、板蓝根、虎杖、苦参、土茯苓、茵陈、大黄，以及活血化瘀药物如紫草、丹皮、赤芍、生地等。

对乙肝 e 抗原有抑制作用的药物有：黄柏、人黄、黄连、黄芩、胡黄连、山栀子、败酱草、虎杖、土茯苓、蚤休、贯众、红藤、升麻、桑寄生、肉桂等。

5. 抗肝纤维化的用药

桃仁、红花、丹参、赤芍、当归、三七、百合、山慈菇、柴胡、鳖甲、䗪虫、水蛭等。

6. 调节免疫机能的用药

增强免疫的以扶正培本药物为主，如仙灵脾、冬虫夏草、巴戟天、黄芪、人参、白术、当归、猪苓、枸杞子、何首乌、女贞子等；抑制免疫的以凉血活血药物为主，如丹皮、赤芍、生地、红花、桃仁、大黄、益母草等。

【简便验方】

一、内治方

1. 用于急性肝炎黄疸湿热证的单验方

方1：茵陈、玉米须各30g，水煎服，日1剂。

方2：茵陈、白花蛇舌草各30g，水煎服，日1剂。

方3：茵陈、白马骨、金钱草、马兰、白茅根、甘草各10～15g，水煎服，日1剂。

2. 用于慢性肝炎肝功能不正常的单验方

方1：五味子研末，每次 5g，蜜调服，日 2～3 次。

方2：佛甲草 30g，当归 10g，红枣 10 枚，水煎服，日 1 剂。

方3：垂盆草 30g，水煎服，日 1 剂。

3. 用于乙肝表面抗原阳性的单验方

方1：黄芪 30g，虎杖、白术各 20g，黄芩、土茯苓、紫草各 10g，水煎服，日 1 剂，连用 3 个月。

方2：生大黄、黄柏、贯众、艾叶、甘草各 6g，虎杖、丹参各 15g，白术、女贞子、苍术各 10g，水煎服，日 1 剂，连用 3 个月。

二、外治方

方1：瓜蒂搐鼻散，适用于急性肝炎黄疸，瓜蒂 6g，丁香、赤小豆各 3g，共研细末，临睡时搐入鼻内，次日取下，鼻流黄水，有退黄作用，连用 5～10 日。也可单用瓜蒂研末，搐鼻。

方2：生理盐水 200ml，加入食醋 6ml，（试纸测定 pH 值在 4～5 之间），溶液加温至 37℃～39℃，保留灌肠，日 1 次，用于重症肝炎，有降血氨作用。

方3：姜黄、红花各 20g，滑石 60g，栀子 150g，猪肝 200g（焙干研粉），全部研末，用黄酒，或 15%～20% 的酒精调成糊状，敷肝区，日 1 剂。有清热利湿、活血化瘀作用，可适用于急慢性肝炎。

第32讲　传染性单核细胞增多症

　　传染性单核细胞增多症简称传单，是由疱疹病毒中的 EB 病毒引起的，以侵犯淋巴系统为主的急性或亚急性感染性疾病。临床以发热、咽峡炎、淋巴结肿大和肝脾肿大、周围血象中淋巴细胞总数增多及出现较多异形淋巴细胞为特征。本病好发于青少年，以 10 岁以上较多见，但 2~10 岁的儿童发病亦不少，6 个月以下小儿较少见，年幼儿病情较轻。发病季节以春秋为主，可散发，也可在集体机构如幼儿园、小学校等造成流行。带病毒者为主要传染源，通过口咽分泌物接触传染，患病后可获终生免疫。

　　本病起病急缓不一，病情表现较为复杂。起病初始，可有恶寒发热、全身不适、恶心呕吐、乏力纳差等前驱症状。继而出现不规则发热（约 1~3 周）、咽喉红肿疼痛、扁桃体肿大溃疡、颈及全身淋巴结肿大、肝脾肿大（以脾肿大为主）、皮疹（少数病例出现）等典型症状，由于病变可累及肝、肾、肺、脑等器官，还可出现黄疸、血尿、咳喘、惊厥及瘫痪失语痴呆等并发证。因此，临床上根据主症表现分为腺肿型（以淋巴结及脾肿大为主）、咽峡炎型（以咽峡炎和发热为主）、热型（以发热、皮疹为主）、肝炎型（以黄疸、肝功损害为主）、肺炎型（以发热、咳喘为主）、脑型（以脑神经症状为主）等。恢复期症状消退，但精神疲软、淋巴结和脾肿大逐渐消退。整个病程约数周至数月。

　　诊断此病除根据上述临床表现外，化验检查主要有：外周血象淋巴及单核细胞增多，占白细胞总数 50% 以上，异形淋巴细胞高于 10%（1.0×10^9/L 以上）；血清嗜异性凝集试验 > 1：64，豚鼠肾吸附后 >1：40，牛红细胞吸附后为阴性；EB 病毒壳抗体中的 IgG、IgM 增高。

　　从本病的发病及病情经过来看，属中医温疫病范畴，病因为温疫时邪，侵犯人体从口鼻而入，先犯肺卫而见肺卫表证，继而壅于肺胃（气分），甚则内传营血。由于温疫之毒易于化热化火，小儿纯阳之体，又化火最速，因此热毒从表入里之后，上攻咽喉则咽喉肿痛溃烂，流注经络则淋巴肿大（热毒瘰疬）、肝脾肿大（痞块癥瘕），外达肌肤则发为皮疹，内陷心肝则昏迷抽搐，痰热壅闭于肺则咳嗽痰喘，痰火流窜脑络则口眼㖞斜、失语瘫痪、痴呆，湿热蕴滞肝胆则发为黄疸。因此，热毒痰瘀是本病的基本病理特征。后期则气阴损伤，余毒留恋。

治疗本病，目前尚无有效的抗 EB 病毒的药物，一般以对症治疗。中医中药治疗本病，通过清热解毒、活血化瘀、消痰散结等治疗，有较好疗效，在消除症状、恢复血象、缩短病程、促进康复方面，显示良好前景。

【辨证要点】

本病的辨证，要抓住两大关键。一是根据中心证候病机进行辨证，本病的中心证候为发热、咽喉肿痛、淋巴结及肝脾肿大、皮疹，由感染温疫时邪引起，既有卫气营血的一般传变规律，更因热毒化火，造成热毒痰瘀的基本病理。因此在辨证上，既要根据发病经过辨卫气营血的传变，更要抓住热毒痰瘀的共性特征，上述中心证候表现即是热毒痰瘀之证。二是根据主症辨证分类，由于本病临床表现不一，往往以某一方面症状突出（主症），构成了不同的临床分型，也构成了不同的中医证候。比如咽峡炎型属热毒攻喉；腺肿型属痰热流注；肺炎型属痰热闭肺；肝炎型属热瘀肝胆；脑型属痰热（浊）阻络及热陷心肝；热型属湿热蕴滞。

兹将临床上常见的证候类型分述于下：

1. 邪郁肺卫证

症见发热，微恶风寒，微有汗，咳嗽鼻塞，流涕，头身痛，咽红疼痛，舌尖或舌边红，苔薄黄或薄白而干，脉浮数。

此证为本病初起前驱症状阶段，病位在肺卫，温疫时邪郁于肺卫，故以肺卫风热表证为主症。但与一般风热表证不同的是：由于疫毒化火最速，故咽喉红肿疼痛，淋巴结肿大可在初期出现，这是热毒化火所致。另外，还应注意有无兼寒夹湿之邪，兼夹寒邪者面苍苔白、恶寒无汗之症明显，兼夹湿邪者面黄苔腻（滑）、困倦身重、胸痞泛恶之症显著。

2. 热毒炽盛证

症见壮热烦渴，咽喉红肿疼痛，乳蛾肿大，甚则溃烂，口疮口臭，便秘尿赤，皮疹显露，淋巴结肿大，舌红苔黄糙，脉洪数。

本证相当于咽峡炎型，以咽喉肿痛、壮热烦渴为主症，为热毒内炽肺胃，上攻咽喉，病位在肺胃气分。由于热毒炽盛化火，充斥表里，除咽喉见症外，皮疹、淋巴结肿大（疼痛）、便秘尿赤等症均明显。若热毒内结，肠腑闭阻则腹胀便秘，甚则谵语。若热毒内陷营血，则心肝受邪，可见神昏抽搐，则病位由气分传入营血。

3. 痰热流注证

症见不规则发热，颈、腋、腹股沟等处淋巴结肿大疼痛，以颈部为甚，脾肿大，舌红苔黄腻，脉滑数。

本证相当于腺肿型，以淋巴结及脾肿大为主要表现，为热毒壅滞，痰热互结，流注经络，发为热毒痰核，病位以经络为主。辨证注意分辨痰、热的偏重。热重者壮热不退、淋巴结肿痛明显、或兼腹胁胀痛，并见烦渴尿黄，舌红苔黄；痰浊偏重者，热势不甚，淋巴结肿大但疼痛不著，舌稍红或淡红，苔白腻或微黄腻。

4. 湿热蕴滞证

症见发热持续，缠绵不退，身热不扬，汗出不透，头身重痛，面黄困倦，呕恶纳呆，渴不欲饮，胸腹痞闷，红疹白痦，大便黏滞不爽，小便短黄不利，舌偏红苔黄腻，脉濡数。

本证主要见于热型，以发热皮疹为主症，淋巴结肿大往往在发热10~20天之后，病位在气分三焦，属热毒蕴滞夹湿为患。临证时应注意分辨湿、热的偏重。湿偏重者发热不高，缠绵不退，面色土黄，困倦肢重，纳呆苔腻滑等症状较为突出；热偏重者热势较高，烦躁口渴，皮疹尿黄，舌红苔黄脉数之症较为显著。

5. 痰热闭肺证

症见壮热不退，咳嗽气急，痰涎壅盛，烦躁不安，咽喉肿痛，淋巴结肿大，肝脾肿大，口唇紫绀，舌红苔黄腻，脉滑数。

本证相当于肺炎型，以壮热、咳嗽、喘促、痰涌为主症，病位在肺，为热毒瘀滞，炼液为痰，痰热闭肺所致。临证时除辨别热盛、痰盛外，还应注意肺闭及气滞血瘀的情况。肺闭主要表现为咳喘气促，可因肺中痰热郁闭，也可因热痰内结，腑气不通，肺与大肠相表里，肠腑不通，则肺气更为闭塞，症见腹胀便秘、胸高气促。肺闭甚则气滞血瘀，症见口唇紫绀、肝脏肿大等。

6. 热瘀肝胆证

症见身热目黄，皮肤发黄，小便黄短不利，胁肋下痞块肿大明显（肝、脾肿大），并兼胀痛，恶心呕吐，食欲不振，大便或溏或干，肝功能异常，舌红苔黄腻，脉弦数。

本证相当于肝炎型，以身热黄疸、肝脏肿痛、肝功异常为主症，为热毒瘀滞，肝胆疏泄不利，导致肝胆湿热发黄，病位主要在肝胆。临证时也应分辨湿、热的偏盛以及热瘀血滞的情况。湿偏重者，黄疸色晦滞，困倦纳呆，痞闷不舒，小便不利，大便溏滞，舌苔腻厚；热偏重者，黄疸色鲜明，壮热烦渴，便结尿黄，舌红苔黄糙；血瘀者，肝脾肿大显著，且伴胀痛、刺痛，胀痛属气滞，刺痛属血瘀，舌边紫瘀。

7. 瘀毒阻络证

症见除发热、咽喉肿痛、淋巴结及脾肿大外，主要表现有肢体瘫痪，口眼㖞斜，吞咽困难，失语痴呆，若急性发病重者可见壮热谵妄，神昏抽搐，颈项强直，角弓反张，舌红苔黄腻，脉数。

本证相当于脑型，表现较为复杂。发病急重者，为热毒内陷心肝，以神昏抽搐为主症；发病以肢体瘫痪、口眼㖞斜、半身不遂为主症者，为热毒瘀阻经络，且常兼湿邪瘀滞；病程日久，热势已退，则属气血受伤，瘀滞不利；吞咽困难、失语痴呆，为湿热余毒瘀阻心络。

8. 正虚邪恋证

症见病程日久，发热渐退，或低热留恋，神疲气弱，口干唇红，大便或干或稀，小便短黄，咽部稍红，淋巴结及肝脾肿大逐渐消退，舌红绛或淡红，苔少或剥苔，脉细弱。

本证相当于疾病后期或恢复期，病程日久，气阴受伤，余毒未尽。气虚者，神疲气弱，易汗头晕，低热起伏，舌淡脉弱；阴虚者，低热盗汗，五心烦热，口干唇红，舌红苔剥，脉细数。邪恋方面，主要根据淋巴结、肝脾肿大、咽峡部充血，以及舌脉等分辨湿热余毒、气血瘀阻的情况。

【论治心法】

温疫毒邪是本病的主要致病因素，热毒痰瘀是基本病理特征，无论何证均要抓住这一基本病理进行治疗，因此，清热解毒、化痰祛瘀是本病的基本治则。在此基础上，结合疾病发展的不同阶段，不同证候表现，辨证论治。又由于本病病程较长，易于反复，故治疗中应坚持不间断用药，除邪务尽，是防止复发，提高疗效的关键。

1. 邪郁肺卫证

治宜疏风清热，清肺利咽。常用方剂为银翘散加减，常用药物如：银花、连翘、竹叶、薄荷、桔梗、牛蒡子、荆芥、芦根、甘草、马勃、板蓝根。本证治疗以透邪外出为主，但毕竟病邪为温疫邪毒，易于化火，因此，解毒清热应予加强，这是不同于一般风热表证治法的地方。咽喉肿痛，加蝉蜕、僵蚕、山豆根；淋巴结肿大，加蒲公英、夏枯草、蚤休；高热烦渴为化热入里之症，加生石膏、知母、黄芩；咳嗽痰多，加浙贝母、杏仁、前胡；若兼寒邪郁表，加紫苏、羌活；兼湿邪郁表，加藿香、苍术、厚朴、滑石。

2. 热毒炽盛证

治宜清热解毒，泻火利咽。常用方剂如普济消毒饮加减，常用药物如：黄芩、黄连、连翘、板蓝根、牛蒡子、桔梗、玄参、马勃、僵蚕、生石膏、知母、甘草。本证为热毒炽盛，充斥表里，但以肺胃气分为主要病位，因此，重在清泄肺胃气分热毒，清热解毒药物宜联用重用。咽喉红肿溃烂严重，加青黛、儿茶、山豆根、土牛膝，重用玄参、板蓝根、马勃、僵蚕，还可合用六神丸；淋巴结肿大明显，加蒲公英、夏枯草、浙贝母；大便秘阻不通，加大黄、芒硝、枳实；若热陷心肝，神昏抽搐，则宜清气凉营，可用清瘟败毒饮（《疫疹一得》：石膏、知母、黄连、栀子、黄芩、生地黄、犀角、丹皮、赤芍、玄参、连翘、桔梗、甘草、竹叶），犀角用水牛角或人工牛黄代，适加羚羊角、钩藤、龙胆草、石菖蒲，以开窍息风，也可合用安宫牛黄丸、紫雪丹等。

3. 痰热流注证

治宜清热化痰，通络散瘀。常用方剂如黛蛤散（青黛、海蛤粉）合清肝化痰汤（《医门补要》：生地、丹皮、海藻、昆布、柴胡、贝母、海带、夏枯草、僵蚕、当归、连翘、栀子）加减。常用药物如：青黛、海蛤粉、牡蛎、僵蚕、夏枯草、浙贝母、连翘、蒲公英、山慈菇、牛蒡子、海藻、昆布、白花蛇舌草。热甚，加石膏、黄芩、板蓝根，可去海藻、昆布；胁肋胀痛、肝脾肿大，加柴胡、川楝子、三棱、莪术、丹参、桃仁之类疏肝理气、活血化瘀；淋巴结硬肿不痛，日久不消，热势不甚，加桃仁、红花、皂角刺、天花粉，适减青黛、连翘、蒲公英。

4. 湿热蕴滞证

治宜清热解毒，行气化湿。常用方剂如甘露消毒丹（《温热经纬》：滑石、茵陈、石菖蒲、黄芩、川贝母、连翘、射干、薄荷、藿香、木通、白蔻仁）。湿热蕴滞，发热缠绵，治宜清热利湿，宣透达邪，甘露消毒丹正合病机，而且又具有清热解毒、利咽化痰、消肿散结作用。若咽喉红肿显著，加马勃、僵蚕、山豆根、板蓝根；皮疹湿著，加紫草、升麻、丹皮；淋巴结肿大，如夏枯草、浙贝母、蒲公英；高热烦渴，化热显著，加生石膏、知母。湿偏重者，常用三仁汤（《温病条辨》：杏仁、薏苡仁、白蔻仁、厚朴、法半复、通草、滑石、竹叶）加藿香、苍术、连翘。

5. 痰热闭肺证

治宜清热解毒，宣肺化痰。常用方剂如麻杏石甘汤加味，常用药物如：麻黄、杏仁、生石膏、鱼腥草、连翘、浙贝母、桑白皮、葶苈子、全瓜蒌、甘草。高热烦渴，加知母、天花粉，重用石膏、黄芩；腹胀便秘，加大黄、芒硝、朴实、厚朴；痰涎壅盛，加竹沥、天竺黄、苏子、牵牛子；痰涎粘稠，加青黛、海蛤粉、皂角刺；口唇紫绀，加桃仁、红花、丹参；淋巴结肿大，加夏枯草、蒲公英；咽喉肿痛，加马勃、僵蚕、板蓝根、山豆根。

6. 热瘀肝胆证

治宜清热解毒，行瘀利湿。常用方剂如茵陈蒿汤（《伤寒论》：茵陈、大黄、栀子）加黄芩、黄连、滑石、车前、郁金、赤芍、桃仁。茵陈、大黄皆为退黄要药，茵陈利尿退疸，无论湿偏重、热偏重均可应用；大黄祛瘀退疸，用于顽固性黄疸，但大便稀泄者不宜。热重者，上方加龙胆草、虎杖、蒲公英、田基黄、败酱草；湿重者，加泽泻、茯苓、薏苡仁、苍术；腹胀加厚朴、枳壳、川楝子、槟榔；肝脾肿大疼痛，加柴胡、枳壳、桃仁、丹参、乳香、鳖甲。

7. 瘀毒阻络证

发病急重，邪陷心肝者，治宜清热解毒，化痰开窍，平肝息风。常用方剂如清瘟败毒饮（《疫疹一得》）：石膏、知母、黄芩、黄连、栀子、生地黄、犀角、丹皮、赤芍、玄参、连翘、桔梗、竹叶、甘草），犀角用水牛角或人工牛黄代，适加羚羊角、钩藤、僵蚕、龙胆草等，合用安宫牛黄丸、紫雪丹。若热毒阻络，可用犀角清络饮（《重订通俗伤寒论》：犀角、丹皮、赤芍、生地黄、菖蒲、连翘、竹沥、生姜、桃仁）。

病程日久，湿热瘀毒阻络，肢体瘫痪，治宜清利湿热，活血通络。常用方剂为通络利湿汤（《马培之医案》：防己、赤芍、秦艽、川牛膝、萆薢、地龙、当归须、黄柏、桑枝、大豆卷、白茄根），可适加薏苡仁、苍术、忍冬藤。上肢瘫痪重用桑枝，加姜黄、羌活；下肢瘫痪，加独活、桑寄生；口眼㖞斜，加僵蚕、全蝎、白附子；肢体振颤瘈疭拘急，合大定风珠。

病程日久，气血亏虚，肢体痿废，肌肉萎缩，治宜益气活血，舒筋通络。常用方剂如补阳还五汤（《医林改错》：黄芪、当归尾、赤芍、川芎、地龙、桃仁、红花），重用黄芪。失语痴呆者，治宜清心开窍，活血通络，常用方剂如菖蒲丸（《医宗金鉴》：人参、石菖蒲、麦冬、远志、川芎、当归、乳香、朱砂），适加丹参、益智仁、郁金，朱砂可去不用。

8. 正虚邪恋证

治宜益气生津，兼清余热，佐以通络化瘀。气虚邪恋者，用竹叶石膏汤（《伤寒论》：竹叶、石膏、人参、麦冬、半夏、粳米、甘草），适加连翘、夏枯草、牡蛎、茯苓。易汗，加黄芪；心悸，加龙骨、五味子；肝脾肿大，加桃仁、丹参、当归尾。阴虚邪恋者，用青蒿、鳖甲汤（《温病条辨》：青蒿、鳖甲、生地黄、知母、丹皮），适加连翘、丹皮、麦冬、玄参、夏枯草。大便干结，加火麻仁、瓜蒌仁、郁李仁；食欲不开，加生山楂、生谷麦芽；淋巴结肿大，加海藻、昆布；肝脾肿大，加桃仁、红花、丹参；血尿，加大小蓟、白茅根、蒲黄、水牛角。

本病虽证型较多，但中心证候为发热、咽喉肿痛、淋巴结肿大、肝脾肿大，因此在用药上，除辨证论治外，对咽喉肿痛、淋巴结肿大、肝脾肿大的用药应注意以下几点：①咽喉肿痛：急性期为热毒上攻，重用清热解毒，并可选用马勃、板蓝根、山豆根、僵蚕、蝉蜕、蚤休等；病程较久，或恢复期，为阴液受伤，应配合玄参、知母、生地黄等；若为初起，肺卫表郁，则加强宣透达邪利咽，用药如薄荷、桔梗、牛蒡子、荆芥、射干等；若肿甚痰多，则注意化痰消瘀，可配合浙贝母、土牛膝、天花粉。②淋巴结肿大：急性期为热毒痰瘀，可选用蒲公英、白花蛇舌草、败酱草、浙贝母、皂角刺、天花粉、薏苡仁、夏枯草、山慈菇、僵蚕等；病程日久，或热势不甚，为痰结血瘀，可选用海蛤粉、牡蛎、昆布、海藻、桃仁、赤芍、乳香、没药等。③肝脾肿大：为血瘀所致，可选用桃仁、赤芍、丹参、乳香、没药、三棱、莪术、鳖甲、穿山甲等；后期气阴受伤，注意配合扶正化瘀，气虚配合黄芪、党参、怀山药，阴虚配合龟板、白芍、鳖甲。

【简便验方】

一、内服方

方1：大青叶、板蓝根各15g，金银花、黄芩各12g，甘草6g，日1剂，水煎分服。适用于热毒炽盛、痰热流注证，也可用于本病的预防，有一定作用。

方2：板蓝根、蒲公英、紫花地丁、玄参各15g，沙参、地骨皮、生地黄各10g，甘草6g，日1剂，水煎分服。适用于热毒炽盛、痰热流注证。

二、外治方

方1：锡类散，或冰硼散，或珠黄散，适量，喷吹于咽喉部位。适用于咽喉肿痛溃烂者。

方2：黄连、黄柏、生大黄、乳香、没药各适量，共研末，先用浓茶汁调匀，湿敷肿大的淋巴结，干后换贴，后用香油调敷，日2次，直至淋巴结消失。适用于淋巴结肿大。

第33讲　新生儿黄疸

新生儿黄疸是由于新生儿时期血清胆红素增高，而引起巩膜、皮肤、黏膜发黄的临床现象。引起新生儿黄疸的原因很多，临床上将新生儿黄疸分为生理性黄疸和病理性黄疸两大类，绝大多数为生理性黄疸，仅极少数为病理性黄疸。

生理性黄疸，一般在婴儿出生后 2～3 天出现，4～7 天最显著，足月儿约在 10～14 天能自行消退，早产儿、体弱儿则可延迟至第 3～4 周，多无其他典型症状，饮食、睡眠均良好。病理性黄疸，黄疸出现或早或迟，有在出生 1 天内即出现者，也有生理性黄疸消退后再出现者，若不进行及时治疗，则黄疸逐渐加重，并伴有精神萎靡不振、纳呆呕恶、腹胀癖块，或兼发热等症状。病理性黄疸主要包括溶血性黄疸、梗阻性黄疸、肝细胞性黄疸及败血症等疾患。

若血清胆红素足月儿超过 239.4μmol/L，早产儿超过 171μmol/L 为重症黄疸，必须积极查明原因，及时治疗，以免贻误病情，造成患儿死亡或引起核黄疸等后遗症。

中医认为，本病与胎孕有关，称为胎黄，或胎疸。有阴黄、阳黄之分。阳黄者，主要由于孕母内蕴湿热，传于胎儿，或因分娩之际感受湿热邪毒，蕴滞脾胃，熏蒸肝胆，疏泄失常，发为黄疸。若湿热化火，内陷厥阴，可致神昏抽搐。阴黄者，多由婴儿禀赋不足，阳气虚弱，寒湿内盛，郁滞脾胃，气机不畅，肝失疏泄，发为黄疸。无论阴黄、阳黄，蕴滞日久，均可导致气滞血瘀，邪瘀互结，加重黄疸，称为瘀结发黄。

【辨证要点】

1. 湿热蕴蒸证

症见面目皮肤发黄，颜色鲜明如橘子色，小便深黄，大便干结，精神倦息，或烦躁不安，唇色深红，口干腹胀，舌红苔黄腻，脉弦数，指纹紫滞。

此为阳黄证，湿热蕴蒸，临证应分辨湿重、热重、湿热俱重。湿重者，黄疸色深稍晦，困倦嗜睡，呕恶腹胀，舌苔厚腻；热重者，黄疸色鲜，烦躁口渴，或兼发热，唇红舌红，苔黄脉数，指纹红紫显露；湿热俱重者，可两者相兼，病情较重。若湿热化火，内陷厥阴，则见神昏抽搐。

2. 寒湿郁滞证

症见面目皮肤发黄，色泽晦暗，小便深黄，大便或溏，或呈灰白色，精神困倦嗜睡，四肢欠温，恶心呕吐，腹胀纳呆，舌淡苔白腻，指纹青紫而滞。

此为阴黄证，寒湿郁滞，脾阳受困，往往病情迁延，黄疸持续日久。气阳虚损严重者，可见虚寒之证，如神萎肢凉，口鼻气冷，脉象沉细而弱。若寒郁血瘀，则腹膨癖块，舌质紫暗。

3. 瘀积发黄证

症见面目皮肤发黄，色泽深而晦，逐渐加重，右胁下癖块渐增而硬，肚腹膨胀，甚则青筋暴露，或见瘀斑、衄血，唇色暗紫，舌质紫暗，或有瘀斑，舌苔黄厚或白，脉弦涩，指纹紫滞。

此证可见于上述二证转变而来，可夹杂出现，也可以瘀积发黄为主证出现。久病入络，久病多瘀，往往病程较长，黄疸持续，或逐渐加重。

【论治心法】

治疗原则以利胆退黄为主。阳黄者，治以清热利湿退黄；阴黄者，治以温中化湿退黄；瘀积发黄者，治以化瘀消积利疸。黄疸为瘀滞有余之证，总宜行气行瘀、利尿退黄。

1. 湿热蕴蒸证

治宜清热利湿。常用茵陈蒿汤（《伤寒论》：茵陈、栀子、大黄）加黄芩、连翘、车前草、滑石、青皮、大腹皮。茵陈为利胆退黄的主药，配合栀子清热解毒，大黄导滞通瘀利胆退黄，增加黄芩、连翘以加强清热解毒，车前、滑石利尿退黄，青皮、大腹皮行气解郁导滞，还可适加郁金、枳壳。若大便通利，大黄减量，或炙用，或不用。但是，大黄退黄作用较强，若有瘀积者，大黄能推荡去积化瘀，甚为适用。热重者，加黄连、龙胆草；湿重者，加金钱草、海金沙；气滞腹胀痛者，加厚朴、枳壳、莪术；血瘀者，加丹参、桃仁、红花、赤芍。属肝炎综合征，由病毒引起者，加强清热解毒，适加蒲公英、垂盆草、败酱草、夏枯草之类。若湿热壅盛，内陷心肝，出现高热、神昏、抽搐者，合用安宫牛黄丸、紫雪丹、至宝丹之类。

湿热发黄证，若经过治疗，黄疸退去十之七八，脾虚征象渐现，则苦寒通利之品适减而配合健脾化湿、助运和胃，适加茯苓、白术、山楂、麦芽、陈皮。

2. 寒湿郁滞证

治宜温中化湿。常用方剂为茵陈五苓散（《金匮要略》：茵陈、茯苓、白术、泽泻、猪苓、桂枝），适加苍术、苡仁、厚朴、大腹皮、青皮以增强行气化湿利尿。若脾胃虚寒明显，可用茵陈理中汤（《伤寒论》：茵陈、人参、干姜、白术、甘草），适加茯苓、泽泻、车前。甚则加附子。腹胀呕吐，加陈皮、半夏、生姜、藿香；纳食呆滞，加神曲、麦芽；寒郁血滞，面色暗晦，舌质紫暗者，加川芎、丹参、三棱、莪术。

3. 瘀积发黄证

治宜活血化瘀，利尿退黄。常用方剂如茵陈地黄汤（《幼幼集成》：茵陈、生地黄、赤芍、川芎、当归、泽泻、赤茯苓、猪苓、天花粉），适加大黄、桃仁、郁金、枳壳。若瘀滞日久，黄疸持续不退，导致气虚，可加黄芪、党参（或太子参）益气活血；若瘀热伤阴，重用生地，适加玄参、麦冬、鳖甲。

以上诸证，黄疸消退即注意实脾，健运脾胃，疏泄肝胆，清利湿热瘀滞余邪，以巩固疗效。

新生儿黄疸由于发病原因很多，中医治疗重在辨证论治，但也宜结合现代检查诊断。比如生理性黄疸及新生儿溶血症，治以清利湿热、利胆退黄为主，茵陈、金钱草、车前草、木通、滑石、薏苡仁、泽泻、茯苓等利湿之品应予重用，热重则黄芩、栀子，黄疸深瘀血重者大黄、丹参、赤芍均可应用。

新生儿梗阻性黄疸，应以行气通瘀、清利退疸为主，行气通瘀之品常用郁金、枳壳、青皮、三棱、莪术、赤芍、虎杖，以及桃仁、红花、丹参之类，清利退疸如茵陈、大黄、车前草、金钱草、海金沙等。由于病程较久，常由实致虚，虚实夹杂，注意扶正补虚，常用黄芪、党参益气健脾，当归、益母草、白芍养血柔肝，附子、桂枝温阳化气。

新生儿肝炎综合征（包括乙肝、巨细胞病毒等感染）和新生儿败血症，则应以清热解毒为主，常用药物有黄芩、黄连、栀子、大黄、败酱草、蒲公英、野菊花、连翘、夏枯草、垂盆草、白花蛇舌草、鸡骨草、板蓝根、大青叶、龙胆草、升麻等，并配合利湿退疸，如茵陈、车前草、滑石、木通、茯苓、泽泻、海金沙、金钱草等。

【简便验方】

一、内服方

方1：茵陈15g，黄芩、大黄、甘草各10g，水煎服，日1剂，适用于新生儿溶血症的防治，孕妇可用上述剂量，有预防作用，新生儿减量服。有人观察给Rh血型不合妊娠史再次妊娠者服用，可降低重度新生儿溶血病的发病率。若在妊娠前即开始服用，至抗体下降至一定水平后再妊娠，然后继续服用，效果更佳。

方2：益母草2份，归尾、川芎、白芍、木香各1份，研末为丸，每服10g，日2～3次，可预防ABO新生儿溶血症的发生，或降低其发病率，孕妇服至分娩。

方3：茵陈10g，赤芍、枳壳（实）、郁金、茯苓各6g，金钱草 10g，腹胀便秘加大黄 3～5g，水煎服，日 1 剂，适用于新生儿梗阻性黄疸，若患儿体弱上述剂量适减，脾气虚者加黄芪 10g。

二、外治方

方 1：阔叶十大功劳叶 250g，切碎煎汤，待温后洗浴患儿，有利胆退黄作用，洗浴后大便稀泻，有利于退黄。

方 2：黄柏 50g，茵陈 100g，煎汤，待温洗浴患儿，有利胆退黄作用。

第34讲　新生儿硬肿症

新生儿硬肿症是指婴儿出生后皮肤和皮下脂肪硬化、水肿的一种病证。临床以全身皮肤发凉，肌肉硬肿，或伴哭声低微，吸吮困难为特征。常见于出生1周以内的新生儿，早产儿、体弱儿更易罹患。好发于寒冷季节和寒冷地区。患儿皮肤硬肿，先从小腿、大腿外侧开始，继而累及臀部、面颊、上肢，甚至波及全身，但一般不波及眼睑、阴囊等皮下组织松弛处，皮肿部位肤色紫暗，不能用手捏起，四肢或躯干皮肤冰凉，体温不升或低下（35℃以下），或伴不吃不哭，反应低下。

中医认为，本病内因主要为先天不足，元阳不振，外因为护理不当，保暖不够，感受寒冷，或由他病影响，导致阳气失于温煦，气血运行不畅，寒凝血滞，结于肌肤，发生肤冷硬肿。

【辨证要点】

重在辨明虚实，虚者阳气虚弱，主要见于早产儿、体弱儿，个体弱小，反应迟钝，哭声低微，气息微弱，口鼻气凉，肌肤冰冷，体温低下；实者寒凝血涩，主要见于体质尚好，皮肤紫暗硬肿，受寒冷冻者。虚实之证常相互转化，兼而并见。

1. 阳气虚弱证

症见体质虚弱，个体弱小，肌肤冰冷，僵卧少动，昏昏多睡，气息微弱，哭声低微，吸吮无力，口鼻气冷，关节不利。皮肤硬肿苍白，范围较广，体温低下，舌淡白，苔薄白，指纹淡隐，脉细沉而弱。多见于早产儿、低体重儿，先天不足患儿。

2. 寒凝血涩证

症见全身欠温，四肢发凉，皮肤硬肿紫暗，范围局限，但随病情发展严重者，则硬肿扩展。舌质暗红或瘀紫，苔薄，指纹青紫而滞，脉细涩或沉涩。多见于出生时体重正常，体质尚可，但受寒冷刺激，保暖护理失宜者。

以上两证，可相互转化。先天禀赋不足，阳气虚弱，则生内寒，故除见阳虚外，寒象亦盛。若寒凝则血滞，血脉鼓动无力，气血瘀滞，又导致心阳不振，阳气衰弱。因此，阳虚证者也可见寒凝血涩之象，寒凝证者也出现阳气虚弱。临床辨证在于分别轻重缓急。

【论治心法】

治疗大法为益气温阳，温经散寒，活血通络。宜药物治疗与复温护理结合进行。

1. 阳气虚弱证

治宜益气温阳，温经通络。常用方剂如通脉四逆汤（《重订严氏济生方》：附子、肉桂、吴茱萸、细辛、通草、当归、白芍、炙甘草、生姜、大枣）加人参。赤芍易白芍。若肌肤肿甚，加薏苡仁、车前仁。若硬肿部位瘀紫，加川芎、红花。口吐泡沫，呼吸不匀者，用参附汤加石菖蒲、郁金、僵蚕、胆南星等。

2. 寒凝血涩证

治宜温经散寒，活血通络。常用方剂如当归四逆汤（《伤寒论》：桂枝、细辛、赤芍、当归、炙甘草、木通、大枣）。寒甚，加附子、吴茱萸、艾叶；气虚，加黄芪、党参（甚则用红参）；气虚血瘀显著，用补阳还五汤（《医林改错》：黄芪、当归尾、赤芍、川芎、桃仁、红花、地龙）；腹胀气滞，加木香、乌药。

【简便验方】

一、内服方

党参、附片、干姜、当归、麻黄、川芎、赤芍、丹参、泽泻、茯苓、桃仁、红花，水煎服。适用于阳气虚弱证。

二、中成药

方1：生脉注射液5ml，加入10%葡萄糖液40ml中，静脉滴注，1日1次。适用于阳气虚弱证。也可用黄芪注射液治疗。

方2：复方丹参注射液，每次每公斤体重0.1～0.3ml，加入10%葡萄糖注射液20～30ml中，静脉滴注，每日2～3次。适用于寒凝血涩证，也可配合其他药物应用于阳气虚弱证。

三、外治方

方1：复温疗法，复温是治疗本病的重要措施，方法多种，可因地制宜采用各种复温和保暖方法，在12～24小时内使体温逐渐恢复。有条件者，先置患儿于26℃～28℃室温中，1小时后置28℃暖箱中，每1小时提高箱温1℃，至30℃～32℃，使皮肤温度达到36℃左右。病情较轻者，或无暖箱复温者，可先使室温升至26℃～28℃，置热水袋（隔衣）于患儿两侧，盖被保温，注意升温不可太快，特别注意不要烫伤皮肤。

方2：中药药浴：附子、桂枝各60g，干姜、甘草、丹参、赤芍各30g，煎水成2000ml，将药液温度从36℃增至40℃，患儿仰卧药浴盆中浸浴，每次10～20分钟，每日1～2次。入浴、出浴注意保温，提高室温至24℃～26℃。

方3：熨敷法：大葱50g，生姜30g，红花15g，艾叶15g，麻黄10g，炒热布包，热熨硬肿部位，然后敷10分钟，每日3～4次。

四、推拿疗法

万花油推拿法能改善血液循环，改善皮肤温度，达到活血化瘀的功效。方法是：

①双下肢肿块明显，用抚、摩两法。患儿置成人怀中，盖好被。抚法：施术者以温手指腹和鱼际肌涂上万花油，手掌略

弯曲，让五个指腹、掌根部及鱼际接触患儿皮肤，轻柔地抚双下肢，由下而上5~7遍。然后再行摩法：用拇指或鱼际涂上万花油，对肿块逐个轻揉，节奏缓慢，盘旋摩动，着力均匀，使患部有热感。再施抚法2~3遍。每日2~3次。

②整个双下肢似硬橡皮状，伴水肿者，用抚、搓两法。患儿置成人怀中，盖好被。抚法同上。抚法完后施搓法：用手掌涂万花油，在患儿下肢来回搓动，并上下揉动，力要均匀，速度宜缓，待皮肤稍有热感再施抚法。每日2~3次。

第35讲　小儿湿疹

　　湿疹是由多种因素引起的一种具有明显渗出倾向的皮肤炎症反应。其临床特征是：皮疹多样，形态呈红斑、丘疹、水疱、糜烂、渗液、结痂，瘙痒剧烈，反复发作，日久不愈。可发生于任何年龄，以过敏体质者好发，婴儿湿疹及儿童期湿疹（即异位湿疹）占较大比例。本病发病无明显季节性，但冬季常易复发。

　　湿疹的病理机制，西医认为主要是变态反应所致。其致敏原可以是食物、药物、寄生虫、细菌、病毒、花粉、动物皮毛，或冷、热、日光等因素，此外还可能与消化不良、内分泌障碍、精神因素、病灶感染等有关。婴幼儿发病有时还与预防接种有关。

　　中医称本病为湿疮、浸淫疮、粟疮、血风疮等。根据发病的部位不同，又有不同的病名。如发于面部，称为面游风；发于鼻部者，称为鼻匿疮；发于耳部，称为旋耳风；发于手部，称为痼疮；发于乳部，称为乳头风；发于脐部，称为脐疮；发于阴囊部，称为肾囊风，或绣球风；发于小腿部，日久不愈者，称臁疮，或湿毒疮。婴儿湿疹，称为胎瘷疮，或奶癣；儿童期湿疹，以腘窝、肘窝为主者，称为四弯风。

　　临床上根据发病过程，可分为急性、亚急性和慢性。急性者，皮疹呈多形性，即红斑、丘疹、水疱、糜烂、渗液、结痂可同时存在，皮疹边缘浸淫不清，多呈对称性分布，瘙痒剧烈，初起常局限一处，以后即迅速泛发扩散，去除病因或经治疗可愈，但易复发。慢性者，多由急性演变而成，皮疹浸润肥厚，干燥粗糙，色素沉着，或呈苔藓样变，边缘较清楚，自觉剧痒，搔抓后少量渗液或出血，病程缠绵，时轻时重，日久不愈。亚急性者，界于急性与慢性之间，皮疹红肿渗出不如急性者，浸润肥厚又不如慢性者，病程迁延。

婴儿湿疹，多发生于出生 1～6 个月，皮疹常对称发于面颊、额部、两眉及头皮，少数可浸及胸背、颈项及上臂等处，形态亦见红斑、丘疹、水疱、糜烂、渗液、结痂、脱屑，在头皮、眉部可有黄色脂性痂皮覆盖，皮疹反复发作，痒甚，一般在 2 岁以内可愈。

儿童期湿疹，即异位性湿疹，大多从婴儿期开始发病，表现为婴儿湿疹，并延续至 2 岁以上，主要表现为粟粒至黄豆大小丘疹，淡红色，对称分布在四肢伸侧，或局限于肘窝、腘窝，为红斑、丘疹，上有鳞屑、薄痂，日久苔藓样变，瘙痒甚，抓破后形成糜烂、渗液，若合并感染则红肿。若再延续至12 岁以上，进入青少年期，皮疹干燥，浸润肥厚，苔藓样变，瘙痒剧烈，表现呈播散性神经性皮炎型。

中医认为，本病因素体湿热内蕴，外因风邪相搏，结于肌肤，以致血行不畅，营卫失和而发。造成素体湿热的原因很多，婴儿者常因胎热之毒遗留，或乳母嗜食炙煿辛热厚味之品，幼儿及少年者，可因饮食失节，脾胃失调，积滞化热。大凡急性发病，风、湿、热三者为患；日久不愈，反复发作者，或脾胃受损，脾虚湿滞之证，或湿热郁滞化火，导致血热化燥，血虚风燥之证。

【辨证要点】

急性发病者，多属实证，为风、湿、热邪滞肺胃，发于肌肤。风胜者，皮疹多呈丘疹、粟粒疹，瘙痒甚；湿胜者，皮疹多糜烂、渗液；热胜者，皮疹红肿明显。

亚急性或慢性发病者，多属虚实夹杂，或见脾虚湿盛，皮疹皮淡或暗红，渗液较多，缠绵不愈；或见血虚风燥，皮疹增厚粗糙，干燥脱屑，瘙痒剧烈。

1. 风湿热盛证

症见皮疹红斑、丘疹、水疱、渗液、糜烂、结痂并见，皮疹广泛，剧烈瘙痒，唇红口干，便结尿黄，烦躁不宁，舌红苔黄腻，脉濡数或滑数，指纹紫滞而显露。多见于急性期及婴儿湿疹的发作期。临证时，还应分辨风、湿、热之偏盛。风胜者，皮疹广泛，呈丘疹粟粒疹，瘙痒甚，渗液较少。湿胜者，皮疹糜烂渗液多，或水疱累累，兼见纳呆便溏，面黄神滞。热胜者，皮疹泛红焮热，或感染化脓，渗液气味腥臭，兼见唇红面赤，便结尿黄，舌红苔黄，或见发热烦渴。

2. 脾虚湿盛证

症见反复日久，皮疹暗红或淡红不鲜，水疱为主，渗液较多，久不愈合，兼见面白肌软，或面黄消瘦，纳少便溏，舌苔白滑或白腻，脉濡滑，指纹淡。多见于亚急性期及婴儿湿疹日久不愈，患儿体质较弱。

3. 血虚风燥证

症见皮疹反复发作，日久不愈，皮疹肥厚干燥，结痂脱屑，色素沉着或苔藓样变，瘙痒不止，尤以夜间痒甚，抓破后少量渗液渗血，心烦少寐，口干便结，肌肤失荣，舌质偏红，苔薄或少苔乏津，脉细数，指纹细隐。多见于慢性期及儿童湿疹反复发作者。若皮疹渗液糜烂，为兼湿热。

【**论治心法**】

以疏风利湿、清热解毒、养血润燥为治疗大法。急性发作属实，重在清热解毒、疏风利湿；慢性缠绵不愈者，宜佐养血润燥，血行风自灭。

1. 风湿热盛证

治宜疏风利湿，清热解毒。常用方剂如消风导赤汤（《医宗金鉴》：生地、赤茯苓、牛蒡子、白鲜皮、金银花、薄荷、木通、黄连、甘草、灯心）。风胜者，加蝉蜕、荆芥、防风；热胜者，加连翘、苦参、黄柏；湿胜者，加草薢、地肤子、薏苡仁、滑石。若合并感染，壮热烦渴，皮疹焮红化脓，除加用热胜的药物外，再加石膏、野菊花、蒲公英等。若大便结，加大黄。

2. 脾虚湿盛证

治宜健脾化湿。常用方剂如除湿胃苓汤（《医宗金鉴》：

苍术、厚朴、陈皮、猪苓、泽泻、赤茯苓、白术、滑石、防风、山栀子、肉桂、甘草、木通）加减。可去肉桂，适加白鲜皮、地肤子。兼热者，加连翘、苦参。纳呆，加砂仁、神曲。

3. 血虚风燥证

治宜养血滋阴，祛风润燥。常用方剂如养血定风汤（《外科证治全书》：生地、当归、赤芍、川芎、天冬、麦冬、僵蚕、何首乌、丹皮、桑枝）加减。适加蝉蜕、白蒺藜、白鲜皮。皮疹肥厚，呈苔藓样变，加桃仁、槐花、丹参。皮疹渗液，加泽泻、薏苡仁；心烦不寐，加夜交藤、酸枣仁、珍珠母、黄连；大便干结，加火麻仁、瓜蒌仁。

【简便验方】

一、内服方

方1：威灵仙、猪苓、栀仁、黄芩、黄连、连翘、归尾、泽泻、丹皮各6～10g，紫草、赤苓皮、茜草各10g，白鲜皮、生地黄各10～12g，水煎服，日1剂。适用于湿热偏盛。

方2：薏苡仁、扁豆、山药各10～15g，芡实、枳壳、萆薢、黄柏、白术、茯苓、大豆黄卷各6～10g，水煎服，日1剂。适用于脾虚湿盛证。

二、外治方

方1：外洗方：蛇床子、苦参各30g，威灵仙、苍术、黄柏、明矾各10g，煎水熏洗患处。适用于风湿热盛，皮疹瘙痒渗液甚者。

方2：外洗方：苦参、黄柏、黄芩各15～30g，或马齿苋30～50g，煎水熏洗并湿敷，适用于风湿热盛，皮疹红肿渗液显著者。

方3：涂膏方：五倍子炒黄，研细末，用凡士林调成10%～15%软膏，涂患处。或用蛇床子70g研细末，凡士林

100g 调成膏，涂敷患处。或青黛 30g，麻油调敷患处。均适用于急性、婴儿湿疹。

　　方4：涂膏方：生苍术、生黄柏、雄黄等量，研细末，生鸡蛋或香油调成软膏，敷患处。适用于儿童期湿疹。

　　湿疹患儿在饮食方面要注意忌食辛辣、肥腻、鱼腥食物，乳儿则要求乳母注意上述饮食禁忌。

第36讲　丘疹性荨麻疹

丘疹性荨麻疹是好发于小儿的常见皮肤病，临床以皮肤出现大小均匀的红色丘疹，或丘疹样水疱性皮疹，瘙痒为特征，常绵延不愈，或反复发作，由于瘙痒严重可使患儿吵闹不安，若因抓破皮疹可继发感染而引起化脓。本病以婴幼儿多见，全年均可发病，以春夏秋季发病率高，可因虫咬过敏所致，或因肠道寄生虫、肠道功能紊乱等因素有关。

本病的诊断，主要根据皮疹表现，皮疹为纺锤形、水肿性红色丘疹，开始为小粒状丘疹，继而发展成黄豆至花生米大，有时丘疹中央有水疱，偶见血疱，周围红晕明显，皮疹常成批出现，好发于腰背、四肢，群集或疏散分布，皮疹奇痒，抓擦后疱破糜烂，易招致继发感染，单个损害的皮疹约10天左右消退，留有浅褐色色素沉着，但新损害的皮疹常不断发生，故同一皮肤内可见不同期的皮疹。

中医认为，本病为感受风热湿毒引起；或因饮食不节，蛔虫蕴滞，导致湿热内蕴引起；或因虫螨叮咬，导致风热之毒引起。总之，为风热、湿热、或风湿热三气相杂，蕴滞脾胃，搏结气血，发于肌肤，而成皮疹。

【辨证要点】

本病的临床证候可分为风热、湿热两大类型，也可风湿热相互兼见，临床根据皮疹特征及兼见症状进行辨证。

皮疹丘粒状突起而红，奇痒，属风盛。风盛之候，常兼见外感风邪表证，如鼻塞流涕、咳嗽咽痛咽红，或伴低热。皮疹较大，上有水疱明显，属湿盛。湿盛之候，常兼见面黄神倦，纳呆便溏，小便不利，舌苔厚腻。皮疹红晕红肿显著，属热盛。热盛之候，常兼见烦躁口渴，尿黄便结，哭闹不安，唇红舌红，舌苔黄，脉数。若皮疹抓破化脓，也属热毒炽盛，常兼发热。

1. 风热蕴滞证

症见皮疹成批出现，丘疹色红，坚硬如粒，瘙痒明显，哭闹不宁，舌尖或舌边红，苔薄黄，脉浮数。或兼见恶风发热，鼻塞流涕，咽红咽痛，咳嗽等症，为兼夹外感风邪。

2. 湿热蕴滞证

症见皮疹较大，上有水疱，痒痛较甚，面黄烦躁，或精神困倦，大便不调，小便短黄，食欲不振，舌红苔黄腻，脉滑数。若热偏重，则烦渴便结（干），甚或发热唇红面赤。

3. 积滞蕴热证

症见皮疹反复发作，皮疹色红而痒，面黄唇赤，口臭口干，时作腹痛，大便干秘秽臭，夜间磨牙，或见大便下虫，纳呆食少，舌红苔厚黄腻，脉滑数。

【论治心法】

总的治则是疏风清热，利湿导滞。若兼虫积，应配合驱虫。

1. 风热蕴滞证

治宜疏风清热解毒。常用代表方剂如消风散（《外科正宗》：荆芥、防风、牛蒡子、蝉蜕、苦参、当归、生地、知母、胡麻仁、苍术、石膏、木通、甘草）加减。无烦热口渴，可去知母、石膏，大便通利可去麻仁；瘙痒甚，加白鲜皮、地肤子，并重用蝉蜕、苦参；皮疹艳红量多，唇红烦躁，加连翘、黄芩、丹皮、栀子，去当归、苍术；大便干结，加枳实、大黄；小便不利，短黄灼热，加滑石、灯心；兼外感风邪，加紫苏、桔梗。

2. 湿热蕴滞证

治宜清热利湿解毒，常用代表方剂如二妙散加味：黄柏、苍术、白鲜皮、地肤子、滑石、灯心、连翘、蝉蜕、苦参、丹皮。湿重，加苡仁、藿香、厚朴；热重加生地、黄芩、银花、连翘；大便干结，加枳实、大黄。

3. 积滞蕴热证

治宜清热解毒，消积导滞。常用代表方剂如枳实导滞丸

（《内外伤辨惑论》：枳实、大黄、神曲、黄芩、黄连、白术、泽泻、茯苓）加减，可去白术，加白鲜皮、地肤子、槟榔。若有虫积，加使君子、川楝子、乌梅、川椒。

上述诸证，若因皮疹瘙痒抓破化脓感染，均可加清热解毒之品如：蒲公英、紫花地丁、野菊花、千里光。

若反复发作，除上述辨证用药外，适当配合益气养血，如当归、赤芍、丹皮、西洋参（或太子参、沙参）。若患儿反复发作，有气虚血虚之象，可配合黄芪、党参、当归、白芍之类。若虚象不显，可不用，或少用。

本病的发生，原因甚多，要注意皮肤清洁护理，勤换洗衣服，衣被篼褥宜在阳光下晾晒，或煮沸消毒，杀灭虫菌。居室环境，勤打扫，避免湿阴发霉，滋生虫螨。饮食注意不吃引起发病的食物，尤其是鱼、虾、蟹。食物宜清淡，忌油腻、海鲜。

【简便验方】

一、内治方

银花、连翘各10~15g，地肤子、白鲜皮、蝉蜕、甘草、黄柏、苦参各5~10g，水煎服，日1剂。

二、外治方

方1：苦参、枯矾、野菊花、苍耳子、白鲜皮、川椒各15~30g，煎水洗患处，日3次。

方2：蛇床子、丁香、白芷各20g，细辛、苍术、艾叶、香附、雄黄、硫黄各10g，共研细末，加入冰片5g，混匀，分为4份，每份用布袋装好，每次用两袋，一袋装入患者贴身口袋，一袋放于枕头下或床单下，每2个月换一袋。用于本病的防治。

方3：米醋适量，生姜数块，先将米醋小火烧热，生姜切片，用生姜片蘸醋擦摩患处。

方4：活蟾蜍3只，将蟾蜍煎煮，以汤洗涂患处，每日2~3次。

下篇　研究心得

第37讲 小儿体质与临床

中医十分重视体质在疾病的发病、传变、转归、治疗、预后上的重要作用，研究体质与临床的关系，一直是中医学的重要课题之一。由于小儿先天禀赋不足，后天环境有异，体质上的差别是明显的。本文根据临床多年的观察，认为小儿体质类型大致可分为五类，即正常质、痰湿质、气虚质、内热质、气阴两虚质，兹分述如下。

一、正常质

体质表现：小儿形体胖瘦适中，或略胖，或略瘦，面色红润，头发乌黑，精神活泼，表情自如，声音响亮，肌肉结实，饮食、二便均可，睡眠安宁，平时较少生病，指纹不红不淡、隐隐而见，舌苔正常，脉有力。

形成因素：先天禀赋充足，后天调理适宜。

发病及病理特点：小儿处于生长发育阶段，古有"稚阴稚阳"和"纯阳"之说，正常质的小儿虽是发育、营养正常，抗病能力尚好，但毕竟稚幼，脏腑气血未充，易受六淫疬气及饮食所伤，以肺脾系统病证为常见。发病之后容易传变，由表入里，易虚易实，易寒易热。

治疗宜忌：此类患儿在治疗上重在针对病因病机，一是驱除外邪，二是适当调整机体机能，不宜大补大攻。因为正常质患儿的再生康复力强，只要祛除了病因，调整了脏腑功能，就易于康复，即所谓"脏气清灵，易于康复"。

平时保健：宜从寒温、饮食方面予以调摄，一般不必多服药物，以免造成体质上的变化。比如，多服温补，易生内热；过用寒凉，易伤阳气。

二、痰湿质

体质表现：小儿形体偏胖，肌肉松软，面色白或苍白少华，表情较淡漠迟钝，畏寒易汗，四肢末梢欠温，喉中常有痰鸣，睡时痰鸣加剧，多涎滞颐，食欲较差，易作腹胀，大便多溏，尿清，易患感冒咳嗽，痰多，或素有哮喘，唇舌淡白，苔多滑腻，脉细濡，指纹青滞。

形成因素：多因禀赋不足，素体阳气虚弱，脾阳不运；也可因病后失调，脾气未复，而致痰湿内停；也有因恣食肥甘，内困脾胃而致。

发病及病理特点：易受寒湿所侵和饮食所伤，造成痰饮咳嗽、哮喘、吐泻、肿胀等疾病。发病之后，易伤阳气，造成脾肾阳气虚弱，痰湿内停，致肺脾气机失利等多种病理变化。

治疗宜忌：治宜温阳化气，健脾化湿，疏利气机为主，结合病证特点辅以宣肺、化痰、降逆、利水等。忌滋腻黏滞、阴柔之品。

平时保健：可常服健脾化湿之剂，如异功散、六君子丸之类。少食滋腻难化之食物及水份过多之食物。忌食易生痰饮之物。

三、气虚质

体质表现：小儿形质较弱，面白气弱，精神萎靡，目光少神，肌肉不丰，四肢乏力，形寒畏冷，四末欠温，纳少腹胀，大便溏稀，小便清利，或有遗尿，易自汗出，易感冒，唇色淡白，舌淡苔少，脉细弱，指纹淡隐。

形成因素：多因禀赋不足，后天失调，或久病大病之后，致脾肾气虚。

发病及病理特点：此类小儿体弱气虚，不耐外邪及饮食所伤，容易发病，经常罹患感冒及肺脾病证。发病之后，虚实夹杂，损气伤阳，病理变化以寒化为主。

治疗宜忌：始终宜扶正补虚，益气助阳。在兼有邪实的阶段，注意祛邪不伤正，补虚不恋邪。忌苦寒攻伐，亦忌辛温窜散。

平时保健：可常服玉屏风散、四君子丸、异功散之类以健脾益气，强壮御邪，提高免疫力。适当锻炼和户外活动，增进食欲，注意饮食调节，宜富于营养，又易消化吸收，不使脾胃负担过重。

四、内热质

体质表现：小儿形体多瘦，少数偏胖而壮实，唇面多赤，脾气急躁好动，精神亢奋，口干口渴，食少便结，或食多易汗，睡眠不宁，辗转反侧，龂齿咬牙，夜惊梦多，或潮热盗汗，或遗尿，手足心热，皮肤较干燥，小便黄而腺臭，口中气臭，易患感冒发热，热势往往较高，或见高热惊厥，苔黄燥，脉数，指纹红紫。

形成因素：多因先天胎热，或后天饮食失节，积滞内蕴，造成内热蕴伏；也因病后热郁，调理失宜所致。

发病及病理特点：易发温热病证。发病之后，易化热化火，动风生痰，或耗血动血，也易耗伤津液，造成阴虚内热。

治疗宜忌：治宜清化内热，消积导滞，使肠胃调畅通利。但不宜过于苦寒，而致化燥或败胃。在清泄内热的同时，注意调达脾胃，脾胃运化正常，滞热则无以内生。

平时保健：在饮食方面宜清淡，忌滋味肥甘，宜多吃蔬菜，保持大便通畅，不致食滞内蕴，胃肠功能正常，则蕴热之源不复存在。

五、气阴两虚质

体质表现：小儿形质瘦弱气怯，面色苍白，目睛少神，表情淡漠或急躁，精神不振，纳少，口干，皮肤干燥，盗汗潮热，手足心热，睡眠不宁，唇色淡红或干红，舌淡红或红而少津，脉细数，指纹细而红紫。

形成因素：先天禀赋不足，或病后气阴两伤，调理失宜所致。

发病及病理特点：此类小儿易受外感，感邪之后，最易入里，或直中内陷，形成表里相兼、虚实夹杂，以致阴阳两虚，病往往严重。

平时保健：根据虚者补之的原则，可常服生脉散制剂，以益气育阴。同时适当增强营养，饮食宜易于消化，注意避免受寒感冒和过于疲劳。

上述 5 种体质类型是比较常见的，这些体质类型一般以单一出现为主，也有相兼而见的，即有的小儿可同时兼见二种类型的体质特点。这些体质类型也不是一成不变的，可以互相转化。比如正常质的小儿，由于疾病、或用药过量、或饮食等调节失宜，也可转化为他型；痰湿质往往容易转成气虚，气虚也可兼见痰湿；内热质则容易变成气阴两虚，气阴两虚也可转而兼见内热。同样，不正常质在某些特定的条件下也可转化为正常质。

掌握小儿的体质类型，有助于临床诊断、预后和治疗护理，有助于提高疗效。另外，由于小儿处于生长发育阶段，可塑性很大，掌握了小儿的体质类型，就可针对其成因，做好保健调理，以起到转化和调整体质类型的作用，使不正常质逐渐趋于正常，最终达到提高机体免疫力，减少疾病发生的目的。近年来不少地方采用健脾益气之剂如玉屏风散等对气虚（脾虚）易感儿进行调理，均有调整体质、增强免疫、预防疾病的作用，即是一个例子。

第38讲　小儿脾胃与临床

脾胃为后天之本，气血生化之源。脾胃对于小儿的生长发育和疾病防治，都起着重要作用，为历代医家所重视。深入地研究和认识小儿脾胃的特点，探讨其在临床上的治疗应用，是中医儿科的一大课题。

一、"脾常不足"是小儿脾胃的基本特点

早在隋代，《诸病源候论》就提出："小儿肠胃嫩弱"，"不胜药势"。唐宋医家皆从之。至元代，朱丹溪始创"肝常有余，脾常不足"说，然而，把"脾常不足"作为小儿脾胃的特点来认识，并以此作为探讨小儿脾胃治疗保健的基础，是明代著名的儿科医家万密斋，他在《幼科发挥》中明确指出："云肝常有余，脾常不足者，此却是本脏之气也。"

我们知道，小儿处于生长发育阶段，生机蓬勃，对水谷精微的需求十分迫切，全赖后天脾胃的滋养。李士材说："一有此身，必资谷气。"但小儿脏腑娇嫩，脾胃机能尚未完善健全。这就形成了脾胃功能嫩薄与机体对水谷精微需要迫切的矛盾状态，这是小儿脾胃基本的状态。万密斋把这种状态，称之为"脾常不足"，并进一步指出："此所谓有余不足者，非经之虚实之谓也。"就是说，这种"不足"并不是病理的虚弱，而是生理的特点——"本脏之气"。在健康状态下，虽然小儿脾胃存在这种"常不足"的矛盾状态，但它还是能够适应机体生长发育对水谷精微的消化和吸收的，只要调摄适宜，并不发生疾病。万氏进一步指出："乳食能进，大小便调，此肠胃之气足，是谓无病易养。……乳食减少，吐利频并，此肠胃不足，是儿多病难养。"因此，"脾常不足"其实是"肠胃之气足"，而只有在病态的时候，才会真正出现"肠胃不足"（即脾胃受损）。不能把小儿"脾常不足"理解成病理的不足。

小儿脾常不足的生理状态，不是静止的停留在一个水平上，它在不断地向健全完善的方向发展。从小儿喂养需要循序渐进这一点，也可以得到说明。若喂养不当，就易损伤脾胃而发生疾病。因此，小儿脾常不足的状态，又是造成脾胃失调产生疾病的内在因素。饮食不知自节，寒温不知自调，稍一不慎，即易损伤脾胃，以致临床上小儿脾胃之疾较多。万氏在《育婴家秘》中说："儿之初生，脾薄而弱，乳食易伤，故曰脾常不足。"巢氏《诸病源候论》也说："小儿肠胃嫩弱，因解脱逢风冷，乳哺不消，而变吐利。"由此可知，小儿脾常不足，不仅仅有生理方面的含义，而且还包含病理方面的含义。

二、小儿脾胃病理失调的主要特点

小儿脾常不足的特点，造成了好发脾胃疾病的内在因素，也使得小儿脾胃的病理表现方面有它自己的特点。结合临床上的情况，归纳起来有以下几个方面：

1. 胃肠积滞

"小儿肠胃嫩薄，饮食易伤。"（《片玉新书》）。小儿伤食，脾胃运化失常，水谷不化，积滞肠胃，久则可造成脾胃损伤。而脾胃虚损，荣卫不固，常易招致外感，而外感内侵，又可影响脾胃功能，造成积滞内停。

2. 脾湿不运

小儿疾病"非外感风寒，即内伤饮食"（《景岳全书·小儿则》），外感六淫或内伤饮食，均可伤脾，脾失健运则湿自内生，如泄泻水肿，腹胀纳呆，痰饮喘嗽，呕恶疳痢等，皆为儿科临床常见证候。湿为阴邪，其性黏滞，既可阻滞气机，影响脾胃升降失常；又易伤人阳气，导致脾气虚弱。而这种脾气虚弱更使脾运失健、脾湿内停。

3. 胃热伤阴

阳明胃经是外感疾病转归的重要枢纽。《外感温热论》指出："三焦不得从外解，必致成里结，里结于何？在阳明胃与肠也。"小儿外感之病，最易化热入里，而见阳明胃热之证。

这是小儿脾胃病理变化中的一个不可忽视的重要内容。且邪热伤胃，首伤胃阴，叶天士在《幼科要略》中说：小儿温热"阴伤为多，救阴必扶持胃汁"。也说明了这一点。胃阴受伤，又往往导致邪热久恋不退。

4. 脾胃虚弱

这里所谈的脾胃虚弱，主要指脾胃的气阳而言，以上诸种病理均可导致脾胃虚弱，日久还可及肾。另一方面，小儿先天禀赋不足，他病影响，也可由肾及脾，或他脏及脾，造成脾胃虚弱。脾胃虚弱，又可导致上述诸种脾胃的病理失调。

上述四类情况，是临床上十分常见的，它们之间又是相互影响、相互转化的。简言之，既有实证，也有虚证，而且往往虚实互见。这也是由于小儿脾常不足的特点，致使在病理上易于发病，易于传变的结果，这也启示我们，在理解小儿脾常不足在病理方面的意义的时候，不能只理解为脾胃虚弱。

三、小儿脾胃治法的临床应用

临床上应当根据小儿脾胃本身的特点，以及它在疾病传变转归中所起的作用，因势利导，促进疾病的尽早痊愈和脾胃功能的尽快恢复。结合临床，应注意两个原则。

1. 宜扶（护）脾，不宜伐脾

《诸病源候论》指出：小儿"肠胃脆嫩，不胜药势"。钱乙《小儿药证直诀》更进一步指出"小儿易虚易实，下之既过，胃中津液耗损，渐令疳瘦。"在运用攻邪治疗时，不可损伤脾胃，而应当护卫和扶助脾胃之气，不然就会使脾胃既伤于病，再伤于药，加重病情。兹分述如下：

（1）关于积滞的治法方面，饮食积滞肠胃，而致腹胀纳呆，呕吐泄泻，或大便秘结，或泄利不爽，低热口臭，舌苔垢腻，脉象沉实有力。病情较轻者，用保和丸；病情较重者用枳实导滞丸；甚者可用小承气汤。然而下积或消磨之品皆易伤伐胃气，临床应用时宜暂用不宜久用，宜缓下不宜峻下，积滞去后，宜甘淡养胃。另外，调节饮食亦十分重要，古人对于小儿伤食证认为："伤之轻者，损谷即愈。"所谓"损谷"即是减食，俟脾胃之气渐运，积滞之证则可自消，又可避药性之偏。但探吐一法，小儿胃气尚薄弱，在临床上较少应用。

如果积滞日久化热，损伤脾胃，可见虚实夹杂之证，如肌肉不丰，纳少腹胀，或能食而不消化，大便或溏或秘，潮热汗多，夜眠不宁，喜俯卧，常龂齿，手足心热，肚腹热等。对于这类积滞证候，消导则伤脾，补脾则碍滞，治当理脾和胃，佐以消导，常用胃苓汤加减，适增藿香和焦三仙之类，加强悦脾消导作用。若滞热较著，加连翘、黄连（或胡黄连）；热伤胃阴，加知母、地骨皮、石斛，去辛燥之品；热扰肝旺，加夏枯草、菊花、桑叶、钩藤之类，亦去辛燥之品；若以脾气虚弱为主，则宜七味白术散。

（2）关于脾湿的治法方面，湿浊内停，证多复杂，偏于上者，有呕恶胸痞、痰喘咳嗽之证；偏于中者，有腹胀纳呆、困倦多卧之证；偏于下者，有泄利肿胀、小便不利之证等等。治湿大法，有温燥、芳化、渗利之类。一般来说，苦温燥湿，多用于证偏上焦，方如平胃散、二陈汤；芳香化湿，多用于证偏中焦，方如吴鞠通加减正气散；淡渗利湿，多用于证偏下焦，方如五苓散。另外，尚有升降气机一法，亦是治疗脾湿的重要方法，气行则湿亦行。但是，上述芳香之品每多辛窜，温燥之品易损阴液，淡利之品又伤阳气，小儿脾胃嫩弱，具体应用时注意不可过剂。若脾湿之邪已去十之七八，就当扶脾健运为主。若脾湿久困以致脾虚，或小儿素体脾虚兼见湿滞，证多虚实夹杂，治宜扶脾健运为主，如七味白术散、参苓白术散。此两方为儿科常用的健脾化湿的方剂，疗效甚好，也常用于病后的调理。然前者偏于芳化升运，后者偏于淡渗分利，临床应用时又当有所区别。

（3）关于胃热的治法方面，常用清胃、通腑、平降三法。小儿各种热病中出现阳明气分热盛者，当直清其胃，如白虎汤；若热结胃腑，宜急下通腑，如承气汤。寒凉虽易伤败脾胃，然不可不用，而且当用不用，就会贻误病机，更伤脾胃。

结合小儿脾胃嫩弱的特点，在运用清下两法时更应注意，既要积极驱邪，又要不伤胃气。白虎清胃，寒凉中更有粳米、甘草护胃，承气急下，可以存阴救胃，但不宜过用。清、下又要注意护胃，邪热衰退，则以扶胃为主，如石斛、花粉、怀山药、扁豆、茯苓之类自可加入。

平降胃热法，主要用于胃热上泛之吐逆证，常用温胆汤、橘皮竹茹汤之类。呕逆最易伤胃，故临床应用时以扶胃为本，降逆为标，标本结合。若热盛胃阴受伤，治以清热养胃法，方如竹叶石膏汤之类，多用于热病后期。甚者，可用生脉散益气养阴。

2. 贵运脾，不贵补脾

对于脾胃虚证，在临床上一般有甘温建中、甘淡健胃、甘润养阴以及益气升提、益气摄血等法。甘温建中，适用于脾胃虚寒之证，方如黄芪建中汤、理中汤；甘淡健胃适用于一般性脾胃虚弱证，方如四君子汤、五味异功散；甘润养阴适用于脾胃阴伤之证，养胃阴如沙参麦冬汤，养脾阴如四君子加怀山药、扁豆、莲子肉之类。若脾气虚弱，清阳下陷，用益气升提法，如补中益气汤，也可用于气虚发热；若脾气虚弱，血不归经，用益气摄血法，如归脾汤。应用上述治法时，尚应从小儿脾胃特点出发灵活运用。原则是：补不碍滞。因为小儿脾胃生生之气旺盛，宜助运而不宜壅补。"脾宜升则健，胃宜降则和"，健脾贵在运化，不能把健脾单纯地理解去"补"。而且补脾之品，甘厚壅中，反易使小儿嫩弱的脾胃负担加重。

钱乙创益黄散，用青陈皮、丁香、诃子、甘草，温中化湿、理气悦脾，不用一味补药，而名曰"补脾散"，治脾胃虚寒。其意亦在温运脾气。他的七味白术散和五味异功散，其制方也遵从"补不碍滞"，而且牢牢把握小儿脾胃特点的，所以用之甚广，疗效卓著。尤其值得提出的是他用七味白术散治脾胃虚弱，吐泻热渴之证，以此"生胃中津液"，不用甘凉直接养阴生津，反用甘平微温之品疏通鼓舞，待脾胃健运，津液自生。其中重用葛根，鼓舞胃气，可见钱乙是多么注重脾胃运化

"动"的一面，助运其气。

调气即可助运，疏通脾胃气机，调整其升降功能，是小儿补脾疗法中不可忽视的重要一环。凡芳香理气、升清降浊之品皆有运脾之功，如藿香、苏梗、厚朴、枳壳、陈皮、桂枝、葛根、木香之类，可随证选用。《本草崇原》还载有"补脾用白术，运脾用苍术"之说，当代著名中医儿科学家江育仁教授以苍术为主药组成运脾之剂治疗小儿厌食、泄泻、疳证等多种疾病，取得很好疗效。

调理脾胃，在儿科临床上十分重要。而治脾胃之法，不外攻补两端。攻不伤正，补不碍滞，是正确运用小儿脾胃治法的关键所在。以上所论，只谈了其概略，值得我们在临床上进一步的研究。

第39讲 论钱乙的脾胃观

钱乙是一位祖国医学发展史上具有重大影响的医家。他所创立的五脏虚实辨证纲领、五脏补泻治法与方剂，已为人们所熟悉，他虽然以儿科名，但是他的学术思想、学术成就，远远超出了儿科的范围。在脾胃学术思想方面，他同样独具卓识，而且对后世脾胃学说的形成，产生了巨大的影响。

一、倡"脾胃虚衰、诸邪遂生"之说，强调脾胃在发病学上、治疗学上的重大意义，为后世脾胃学说的立论开创了先声

钱乙在《小儿药证直诀》中说："脾胃虚衰，四肢不举，诸邪遂生。"重视脾胃在发病学上的意义，强调脾胃在疾病转归中的作用，治疗上时时以脾胃为重，照顾脾胃的生生之气，是钱乙脾胃学术思想的重要内容。在《小儿药证直诀》所论及的病证中，大多数都涉及到脾胃。他不但把伤食、积癖、疳证、吐泻、腹胀、虚羸、慢惊风、虫证等病都从脾胃论治，而且对于伤风、咳嗽、疮疹、黄疸、肿病、夜啼等病，也认为与脾胃相关，从脾胃论治。例如，认为积癖（"腹中有癖"）是"由乳食不消，伏在腹中"，"脾胃不能传化水谷"所致；认为诸疳"皆脾胃病，亡津液之所作也"；腹胀由"脾胃虚，气攻作也"；虚羸是"脾胃不和，不能食乳致肌瘦，亦因大病或吐泻后脾胃尚弱，不能传化谷气"所致；夜啼是因"脾脏冷而痛"；伤风兼手足冷、自利、腹胀，是由于"脾胃虚怯"所致；咳嗽关乎肺也关乎脾，从肺脾而治，若"痰盛者，先实脾"；黄疸有因"胃热"，也有因"胃怯"；肿病是由于"脾胃虚而不能制肾"；疮疹自利也是"脾虚不能制肾"，等等。可见，钱乙对于脾胃发病的深刻认识。被誉为脾胃学说创始人的李东垣的《脾胃论》，立论的基础就是"诸病从脾胃而生"，

而这一学术观点，早在宋代钱乙的著作中就已开创了先声。

"诸病从脾胃而生"，治疗上重视脾胃。钱乙对于许多病证，在治法上往往采用先调理脾胃，使中气恢复后再治其本病，比如治伤风吐泻、肺热咳嗽、腹胀等病，都是如此。即使有可下之证，也是先实脾而后下，如肺病，钱乙云："假令肺虚而痰实，此可下。先当益脾，后方泻肺也。"当然，钱乙也有用先攻下后再补脾之法的，比如治吐泻，若"实食在内，乃可下之，毕，补脾必愈。"值得提出的是，这里虽然因于食滞内阻，但下积之后仍予补脾调理，而且强调要补脾，以使痰病痊愈。不补行不行？钱乙没有明示，但从字义上看显然是不妥的。为什么？这就是在于脾胃在发病及病机传变转归上的重要作用。这些类似的提示，在《小儿药证直诀》中见之甚多，比如治疗伤食吐泻壮热，"当下之，后和胃"；治腹胀"宜先补脾，后下之，下后又补脾即愈也"等等，在他所治的验案中也谈到这类情况。这就说明，钱乙不仅在理论上充分认识到脾胃在发病、传变、转归上的重要意义，而且在实践中已经体会到调补脾胃的重要作用。

二、创"脾主困"之论，高度概括了脾胃的病理特点，为后世脾胃学说的形成奠定了理论基础

脾胃主要的生理特点，《内经》中已予以高度概括，那就是"脾主运化"。而运化机能的正常发挥，与脾胃燥湿、升降、纳化等方面的协调一致相联系。倘若某一方面（或某一环节）出现失调，即可能导致脾失健运，产生疾病。然而，脾胃的病理特点是什么呢？《内经》里没有象论述生理特点那样予以概括，钱乙提出"脾主困"。他说："脾主困，实则困睡、身热饮水，虚则吐泻生风。"

什么叫脾主困？脾主困的含义是什么？历代医家对此未予充分认识。对于"脾主困"的含义，大多都从直观的意义上去理解，即困者眠也，谓困睡倦怠之意，是指病证而言。其实，从钱乙的原文来看，他更多的是指病理。他在提出"脾

主困"之后，随即从"虚"、"实"两方面加以分析，这就说明脾主困包括虚、实两方面的内容。《素问·脏气法时论》云："脾病者，身重、善饥、肉痿、足不收、行善瘈、脚下痛，虚则腹满、肠鸣、飧泄、食不化。"由此看来，钱乙关于"脾主困"的虚实病理含义是依据于此的。

我们认为，以"脾主困"作为病理特点，与"脾主运化"的生理特点相对而言，是十分恰当的。在临床上，脾胃失健有虚实两个方面，实证包括食滞内阻、脾为湿困、升降失常等等，虚证包括脾胃虚弱、运化失司。丹溪说："脾具坤静之德，而有乾健之运"。无论是因于邪实，还是因于内虚，都可造成脾胃运化失职的病理，亦即导致脾困。明代医家万密斋在《幼科发挥》中说："脾主困，谓疲惫也，非嗜卧也。"又说："吐泻久则生风，饮食伤则成疳，易致疲惫也。"意思就是说脾主困，不是指症状而是指病理，是因为虚实的因素导致脾运失健，脾气疲惫。

因此，"脾主困"作为脾胃主要病理特点的概括，应予肯定，它包括脾胃燥湿、升降、纳化诸方面的失调引起的虚实变化。但是，在后世张洁古倡导"脾主湿"后，而逐渐被取代、被埋没。只是少数医家如万密斋、王肯堂等加以引用。现在看来，有必要提出来加以讨论和研究，以恢复它的价值和意义。

实际上，钱乙"脾主困"的学术思想为脾胃学说的形成，产生了巨大的影响，奠定了理论基础。钱乙从"脾主困"的观点出发，治脾（尤其是补脾）强调助运，强调气机的升运，具有重大意义。李东垣论脾胃，就是重视脾胃的升降，重视脾胃的阳气；叶天士在脾胃学说上也是具有重大贡献的医家，他主张"脾宜升则健、胃宜降则和"，都是从调整气机的角度来健运脾胃，解除脾困的目的的。如果说，东垣的《脾胃论》治脾除湿思想直接受到他的老师张洁古"脾主湿"的影响的话，那么，他的关于脾胃升降的理论不能说没有受到钱乙"脾主困"的启发。

三、立种种脾胃治法，堪称轨范，为后世脾胃学家所效法

1. 助运与升阳

钱乙基于脾主困的观点，在治疗脾胃时特别强调助其运化，即使脾胃虚弱，也是如此。这不仅因为小儿的生理特点是生机旺盛，康复能力强，只要去除了引起脾胃受损的因素，适当地调理脾胃，脾胃的功能就会很快恢复。而且，这种贵在助运的观点对于成人老年，也同样适用的。李东垣治劳倦内伤的著名补脾方剂补中益气汤，就是补中有运，强调升运脾阳的治则的。

在《小儿药证直诀》中，钱乙创制的补脾方剂有益黄散、异功散、白术散为代表。三方虽各有侧重，但却有一共同的立意，即重视运脾，不一味壅补。比如益黄散，又名补脾散，"治脾胃虚弱，及治脾疳腹大身瘦"。虽曰"补脾"，但方中（陈皮、丁香、诃子、青皮、甘草）无一味补脾之品，而是采用芳香燥湿、行气助运之味。《张氏医通》指出："益黄不用补益中州，反用陈、青二橘，辟除陈气，其旨最微。"再如异功散，即由《和剂局方》四君子汤变化而成，四君子汤为补脾益气之代表方剂，而钱乙却加一味陈皮，立法就为之一变。张山雷《小儿药证直诀笺正》评曰："此补脾而能流动不滞，陈皮一味，果有异功，以视《局方》四君子，未免呆笨不灵者，询是放一异彩。"白术散是钱乙用之甚广的补脾方剂，方中以四君补脾，葛根、藿香、木香行气助运。而葛根、藿香之用，更增一层意思，脾的运化，重在脾阳的升运，葛、藿有鼓舞升阳之功，所以能治疗"脾胃久虚"吐泻、烦渴发热等症。清代医家沈金鳌在评论此方时说："此方助脾和胃，调中益气，良圣药也，"周学海也说："此理脾之大法也，故脾胃久虚，呕吐诸症统能治之。"温阳升运以补脾益气的治疗法则，在脾胃学说中占有突出的地位，李东垣补中益气汤治脾胃虚弱，"阴火上冲"，用辛甘温之品；钱氏白术散治脾胃久虚，吐泻烦渴，"胃中虚热"，所用也是辛甘温之品。钱乙认为这

种发热，是由于"脾胃虚而热发"（《小儿药证直诀·腹中有癖》），在小儿是因伤于乳食所致；而东垣所论成人是因于劳倦所伤，但都致脾胃虚弱。因此，钱氏用白术散，李氏用补中益气汤，目的都在健补脾胃的基础上，佐以升阳助运，使脾运得健则津液自生，津液充足则水可济火，其热可除，虽然两方在主治用药上有所差异，但立法内旨是一致的。

　　在这里还有必要提出升阳散火的治则。钱乙认为"风药散郁火"，其所立泻黄散、泻青丸用防风、羌活、藿香叶即是此义。李东垣善用升阳散火之法，在组方中也常用羌活、防风、葛根、升麻、柴胡之类，其所创的升阳散火汤、升阳除湿汤、补中益气汤、清胃散等，是受了钱乙的"风药散郁火"的影响的。另外，李东垣在《脾胃论》中还直接引用钱乙的甘露散、泻黄散、白术散等。所以，有人指出："金元名医李东垣擅用升阳散火法，钱氏恐是其师。"（傅衍魁等主编：医方发挥，辽宁科技出版社，1984）

2. 生津与养阴

　　阴阳是互根的，也是互为消长的，脾胃亦然。滋养脾胃之阴，归纳起来有两大治则：一为甘寒养阴，一为甘温（平）生津。

　　甘寒养阴，这是正治之法，世人多用之。自张仲景提出麦门冬汤之后，后世医家多在此基础上化裁发展。钱乙在《小儿药证直诀》中用甘寒之法以治脾胃阴虚有热的藿香散（麦冬、半夏曲、甘草、藿香，一云有石膏），就是在麦门冬汤（麦冬、半夏、人参、粳米、甘草、大枣）的基础上化裁的。叶天士是一位善于救养胃阴的医家，他说："主以甘寒，重则如玉女煎，轻则如梨皮、蔗浆之类。"

　　甘温（平）生津以滋养脾胃之阴，是钱乙在脾胃治法上的另一个贡献。他提出用白术散"生胃中津液"，李东垣在《脾胃论》中引述钱乙白术散时，也特别指出："如不能食而渴，洁古老师倍加葛根；如能食而渴，白虎汤加人参服。"所谓能食而渴，仅是胃受伤，甘寒滋养即可，用白虎汤加人参；所谓不能食而渴，是脾胃虚弱，不能化生津液而致阴津亏虚，需甘温之法健脾以化生。李氏崇尚洁古之法，而洁古之法又源于钱乙，用白术散倍葛根。连善用甘寒养阴的叶天士也指出："胃津伤而气无化液的，当用炙甘草汤，不可用寒凉药。"也即是主以甘温。钱乙在白术散用法中还提出，渴甚倍用葛根，"热甚发渴去木香"这就进一步说明脾胃阴液受伤较甚时，要注意避免辛燥伤津，而使全方趋于甘平。毫厘之间，实发人深省。联系到后世明清脾胃学家多择怀山药、白扁豆、粳米、人参、莲子肉之类以补养脾阴，亦是甘平之味，而不用甘寒滋腻，其义也在于化生。

甘寒养阴与甘温（平）生津，是治疗脾胃阴虚的两大法则，不可偏废。

3. 治脾胃宜乎中和适乎寒温

钱乙说："脾虚不受寒温，服寒则生冷，服温则生热，当识此勿误。"这是钱乙脾胃观的另一重要内容，不仅对小儿是如此，对成人老年也是如此。在临证用药时，力避燥烈，力避寒凉，意在保护脾胃之气。《小儿药证直诀》中许多方药的服用方法与众不同，采用"米饮下"，这是钱乙用药上的一个特色。之所以用"米饮下"是为了保护脾胃。分析钱氏用米饮下的诸方，大抵有两类：一类是疾病的发展渐伤脾胃，一类是药物的寒热偏性可能损伤脾胃。用米饮下药有"先安未受邪之地"之义，米饮乃中和之性，最助脾胃，又不碍邪，可见钱氏用意之深。在治疗中，钱氏十分注意勿使汗、吐、下太过，调治脾胃宜乎中和，适乎寒温，告诫"当识此勿误"，可见他的重视程度。李东垣也十分强调保护脾胃之气，他在《脾胃论》中说："胃虚元气不足，诸病所生"，尤其要注意不伤于"饮食劳役"，不伤于"汗下"。他说："予所以谆谆如此者，盖亦欲人知慎也。"一个是"当识此勿误"，一个是"谆谆如此"，其观点是多么一致。

4. 脾胃与他脏兼病治有标本先后

注意脏腑间的相互关系，辨别本病与兼病，在治法上注重标本先后，是钱乙学术思想的特点之一。对于脾胃与他脏兼病的标本先后治疗，论述尤多，概括起来有以下两种：

一为先治脾胃，后治他脏。比如肺病，脾与肺是母子之脏，母虚则子不能胜邪，钱乙多先实脾后治肺，前引肺虚痰实之证，"先当益脾，后方泻肺"即是其例。再如"肝病秋见，肝强胜肺，肺怯而不能胜肝"，也采用"益脾"之法，脾旺则"母令子实"，肺气得旺再泻肝为治，也是其例。李东垣在《脾胃论》中同样十分重视肺与脾的关系，专辟"肺与脾胃虚论"，其中也谈到秋令之病，用人参、白术、山药之类补脾以补肺，同时还指出："脾胃虚，则肺最受病。"

二是先治他脏，后治脾胃。并以此作为善后调理收功的重要环节。其例如前引的治吐泻"食实在内，乃可下之，毕，补脾必愈。"等等。应当指出的是，钱乙论治侧重于五行生克关系和主客标本的先后。涉及到脾胃时，总是以护脾实脾为法。这一思想在东垣《脾胃论》中得到进一步的发展，后世明清的脾胃学家在这个基础上进一步发展为"调脾胃即是安五脏，安五脏即是调脾胃"的治疗原则，也是一脉相承的。

钱乙的脾胃学术思想内容是丰富的，多方面的。就《小儿药证直诀》而言，论脾胃之证几达半数以上篇幅，治疗大法及方剂，东垣《脾胃论》采撷甚多，如补脾之白术散、异功散，清胃之甘露饮、三黄丸等等。限于篇幅就不一一赘述。李东垣之所以崇尚钱乙，是有其渊源的，东垣的老师张洁古就崇尚钱乙，他的课徒之作《医学启源》以及《脏腑标本用药式》就是根据钱乙的五脏虚实辨证和五脏补泻立论的，其用方也基本上套用钱乙的。可以说，张洁古、李东垣基本上是继承钱乙而又有发展。

本文所论，仅仅就钱乙的关于脾胃的几个较为突出的观点加以评述，具体的病症治疗基本上未予涉及。然而，从中就可看出他对后世脾胃学说形成的影响。因此，在研究脾胃学说时，不能忘记或忽视钱乙的地位和作用。

第40讲　万全小儿脾胃学术思想评析

　　明代儿科医家万全，字密斋，湖北罗田人。三世家传儿科，临床经验丰富，学术上有独到见解。主要著作有《育婴家秘》、《幼科发挥》等。

　　万氏在儿科学上的贡献很大。他提出的小儿五脏有余不足说（即肝常有余、脾常不足、心常有余、肺常不足、肾常不足），高度地概括了小儿五脏的特点，对于小儿的保育和疾病的防治，均有重要的指导意义。他十分重视脾胃，认为小儿脾常不足尤当调理，对于小儿脾胃的生理病理、脾胃疾病的调治以及保健等方面，颇有创见。本文仅就其关于小儿脾胃的学术思想作一评析。

一、关于小儿脾常不足的意义

　　小儿脾常不足，源于丹溪的"肝常有余、脾常不足"说，但是丹溪并不是专论小儿。万氏经过长期的实践研究，把丹溪此说应用于小儿，并作为小儿脏腑的特点加以阐发。事实证明，万氏的这一认识是正确的，有意义的。

　　首先，万氏认为小儿脾常不足，乃其"本脏之气"。《幼科发挥》云："云肝常有余，脾常不足者，此却是本脏之气也。盖肝乃少阳之气，儿之初生，如木方萌，乃少阳生长之气，以渐而壮，故有余也；肠胃脆薄，谷气未充，此脾所以不足也。"脾胃为后天之本，小儿的生长发育全赖脾胃的生化滋养。李士材说："一有此身，必资谷气。"小儿处于生长发育阶段，对水谷精微的需要迫切，但是小儿脏腑娇嫩，脾胃亦尚未健全，小儿"脾常不足"即是指脾胃的这种生理状态，万全称之为"本脏之气"。显然，它不是病理性的。《育婴家秘》指出："此所谓有余不足者，非经之虚实之谓也。"所谓"经之虚实"，即是"邪气盛则实，精气夺则虚"。这就进一步说明了，小儿脾常不足不是病理的虚弱。

这种对于小儿脾常不足是生理性的认识，十分重要。它不但为临床上小儿脾胃的治疗提供了理论依据，而且说明了小儿脾常不足的状态不是静止的，停留在一个水平上，而是在不断地发育健全，以适应小儿生长发育对水谷精微的消化和吸收。所以在正常情况下，虽然小儿脾胃存在这种"需"（指机体生长发育对水谷精微的大量迫切需求）和"供"（指小儿脾胃嫩弱，机能尚未健全）的矛盾状态，但只要调摄适宜，并不发生疾病。

然而，小儿这种"脾常不足"的状态又是造成脾胃失调、产生疾病的内在因素。加之小儿饮食不知自节，寒温不知自调，稍一不慎就容易损伤脾胃，以致在临床上小儿脾胃疾病较多。因此，万氏在《育婴家秘》中指出："儿之初生，脾薄而弱，乳食易伤，故曰脾常不足也。"这是小儿脾常不足所包涵的另一层意义。

二、"脾主困"的发挥

"脾主困"，是宋代名医钱乙提出来的，是对小儿脾胃病理特点的高度概括。但由于论之过简，加之词义笼统，未引起后世医家的足够重视。自张洁古易为"脾主湿"后，而被取而代之。

"脾主困"的含义是什么？脾胃的病理究竟是应该用"脾主困"来概括，还是用"脾主湿"来表达？这是一个值得提出来讨论的问题。众所周知，脾主运化是脾胃最基本的生理机能；与此相对，它的病理就应该是脾不健运，也即脾困。又，脾胃运化机能的正常与否，取决于脾胃的燥湿、升降、纳化等方面是否协调，倘若有一个环节产生失调，即可导致疾病，而出现脾不（失）健运的病理现象。这种病理变化用"脾主困"来概括，显然是合适的。它包括了脾胃燥湿的失调、升降的失司、纳化的失常等诸方面，应该说，"脾主困"较为全面地表达了脾胃的病理变化。

"困"，在《辞源》里的解释，有困堵、窘迫、贫乏、困倦等含义。就词义的虚实而论，困堵、窘迫属实，贫乏、困倦属虚。"脾主困"，也同样包括了脾胃病理的虚实二个方面，钱乙说："脾主困，实则困睡、身热饮水，虚则吐泻生风。"就简要地说明了"脾主困"的虚实内容。综观万密斋之书，我们发现万氏不但继承了钱乙之说，而且有所发挥。《育婴家秘》说："脾属土，其体静，故脾病喜困。"《幼科发挥》又说："钱氏曰：脾主困，谓疲惫也。吐泻久则生风，饮食伤则成疳，易至疲惫也。此与肾主虚同。"从这两段文字可以看出，前者从脾的属性来说明脾多困病（包含病证上的困顿和病机上的脾困不运）；后者则明确指出脾虚至困。有实证，又有虚证，而最终都表现脾困的病理现象。丹溪说，脾具坤静之德，而有乾健之运。无论是邪实或是正虚，影响到脾，则乾运之能失健，而呈脾困之象。

可见，"脾主湿"不能代替"脾主困"，万密斋从虚实二方面阐发"脾主困"的含义，是有价值的。对于小儿来说，由于脾常不足的特点，一旦因邪实或正虚影响脾胃生生之气，则出现脾困不运的病理变化，是符合临床的实际情况的。

三、对脾胃疾病的认识和治疗

万氏对小儿脾胃疾病的论述，也是在钱乙认识的基础上，又有所发挥。

《幼科发挥》将脾胃疾病分脾经主病、脾经兼证、脾所生病三大类。"脾经主病"为：脾主困，实则日晡身热饮水，虚则吐泻生风。"脾所生病"列有：肿病、胀病、腹痛（有虫有积）、积痛、吐泻、呕吐、泄泻、痢疾、疟、疳、疸。对于脾胃本病的治疗，《育婴家秘》说："脾热者泻黄散，胃热者人参白虎汤，脾胃寒者理中汤丸，脾胃虚者异功散、调元汤、人参白术散、养脾丸，伤食者消积丸、保和丸，宿食成积者枳朴大黄丸，湿胜者胃苓丸，欲成疳者肥儿丸，已成疳者集圣丸。"并说："此吾家秘之法也，不可轻泄。"说明万氏经过几代的实践探索，形成了一套行之有效的小儿脾胃疾病的治疗方法。从上述方药来看，补不碍滞、消不伤正是其特点，十分切合小儿脾胃的特点。

对于"脾经兼证"，万密斋认为：诸困睡、不嗜食、吐泻，皆脾脏本病。兼见肝证，初伤风吐泻、恶风发热、烦急顿闷，宜发散，惺惺散主之；若先吐泻后变慢惊风者，预后不好。兼见心证，发热昏睡、梦中惊悸，宜东垣安神丸；渴饮水，辰砂五苓散。兼见肺证，发热昏睡、气促而喘，宜葶苈丸。兼见肾证，羸瘦痿弱、嗜卧不起，宜脾肾兼补，补肾宜地黄丸，补脾宜养脾丸；如泻久便脓血，为由脾及肾，预后不良。总之，万氏根据病情的不同，或以治兼脏为主，如惺惺散之治肝，葶苈丸之治肺；或以治本脏为主，如调元散扶脾以治项软不举、兼肾之证一案（《幼科发挥》载）。灵活地运用了"安五脏调脾胃"和"调脾胃安五脏"的治疗原则。万氏还认为，"如五脏有病，或泻或补，慎勿犯其胃气"；对于久病，主张"只以补脾为主，补其正气，则病自愈"。这些都说明万密斋能抓住脾胃与其它脏腑的关系，着眼于脾胃，扶（护）助脾胃，促进疾病痊愈，以利机体恢复。

白术散是钱乙治疗小儿脾胃虚弱，吐泻烦渴的效方，万氏对于白术散的应用尤有心得：一是倍用葛根以鼓舞胃气；一是作大剂代饮，"常与无间"，使脾胃生生之气渐复。可谓深刻领会了钱乙制方的微旨奥义。补脾重在健运，他在《幼科发挥》中说："小儿泄泻，依法治之不效者，脾胃已衰，不能转运药性以施变化……白术散主之。"从白术散组方来看，用药平和中正，助脾健运，以起脾胃之疲衰。

治脾胃重在助运，贵乎中和，是万密斋关于小儿脾胃治疗的学术思想的宝贵之处。小儿脾胃虽本质嫩弱，但生生之气旺盛，不可峻补，也不可峻攻。影响脾胃的因素消除了，脾胃的功能就会很快得到恢复。他针对当时的一些流弊，指出："今之调脾胃者，不知中和之道，偏之为害。喜补而恶攻，害于攻者大，害于补者岂小小哉？"又说："病有可攻者，急攻之。"但要注意"虽有可攻，犹不可犯其胃气"，如"轻粉之去痰、硇砂之消积、硫黄之回阳，有毒之药皆宜远之"。这些宝贵的经验，在今日仍有其现实意义。他还对钱乙益黄散补虚之说，进行了辨正。他赞同李东垣的观点，认为益黄散偏于辛燥助火，用于脾胃虚弱而寒湿内盛之证十分适宜。倘若一般的脾胃虚弱，则以五味异功散代之。还进一步指出：脾喜温而恶寒，胃喜清凉而恶热。用药偏寒则伤脾，偏热则伤胃，制方之法宜五味相济、四气俱备。这些都是十分可取的。

四、调理脾胃重视将护调摄

《难经》云：损其脾者，调其饮食，适其寒温。万密斋认为，小儿脾常不足，尤当调理，"调理之法，不专在医。唯调乳母，节饮食，慎医药，使脾胃无伤，则根本固矣。"外邪的感染和饮食所伤，是小儿脾胃疾病发病的主要原因，做好将护调摄对于预防小儿脾胃疾病十分重要。

万密斋还针对世人囿于小儿脾常不足，而喜服补药健脾的情况，指出：小儿无病，不可服药。无病服药，如壁中安柱。事实上，这种喜服补药健脾，是没有益处的。究其因，还是对小儿脾常不足之说缺乏正确的全面的认识。

总之，万密斋对于小儿脾胃的学术思想十分丰富，从小儿脾常不足立论，应用于临床治疗和保健预防，很有实用价值，值得我们加以深入研究。

第41讲　论七味白术散

七味白术散，原名白术散。出自《小儿药证直诀》，为宋代名医钱乙所制，是临床上应用甚广，疗效很好的健脾要方。

一、健运升阳补脾

《小儿药证直诀》载："白术散，治脾胃久虚，呕吐泄泻，频作不止，精液苦竭，烦渴躁，但欲饮水，乳食不进，羸瘦困劣，因而失治，变成惊痫。不论阴阳虚实，并宜服。人参2钱5、白茯苓5钱、白术5钱炒、藿香叶5钱、木香2钱、甘草1钱、葛根5钱、渴者加至1两，右㕮咀，每服3钱，水煎。热甚发渴去木香。"（聚珍本：葛根2两、余各1两）

虚则补之。脾胃虚弱，首当扶补。但如何补脾，其中又自有深义。

脾胃一脏一腑，互为表里，又互相为用。胃为燥土、喜润而主司受纳，脾为湿土、喜温而主运化，脾胃为五脏六腑之枢，最忌困滞。故脾宜升，胃宜降。脾胃调和，气机条达，则运化有力而生津液化气血，以充养全身。因此，脾贵健运，健脾以助运为要。在用药上忌滋腻燥烈，宜中和平正。钱乙说："脾虚不受寒温，服寒则生冷，服温则生热，当识此勿误。"白术散就是依据这些原则拟定的。方中以白术为主帅，辅茯苓、藿香，甘淡芳香，健运而不壅滞，用量较重；人参、甘草，功专补益，助白术补脾，但有甘厚之虞，用量亦轻，是取其长而避其短也；木香量少，以避辛燥；葛根量大，意在鼓舞。合而观之，方中四君补益脾胃而滋化源，藿香、木香、葛根，芳香条达，轻清鼓舞，悦脾助胃，能理气化湿而更行其津液。全方甘辛微温，助阳气而无刚燥之弊，滋化源又无腻滞之害，寓消于补，意在扶脾助运。更用散剂多服，则脾胃生生之气充而足矣。所以沈金鳌说："此方助脾和胃，调中益气，良圣药也。"周学海也说："此理脾之大法也，故脾胃久虚，呕吐诸证，统能治之"。

脾贵健运，其理明而其义显矣。一味壅补，非但无益，反可致害。不能一谈健脾，仅想到参、芪、术、草。在临床上，我们也常常遇到不少病例，屡施补益，而脾虚困顿之证仍然不解，此时若适加一二味斡旋疏通之品，则可使食纳顿开，精神爽朗，脾胃之气随之渐旺。

补脾在于健运，这是白术散的方义所在。也是钱乙有关脾胃学术思想的一个重要内容。

二、健运化生津液

用白术散"生胃中津液"，是钱乙制方所反复强调的一点。《小儿药证直诀》说："以药下之太过，胃中虚热，饮水无力也，当生胃中津液，多服白术散。"又说："小儿之藏府柔弱，不可痛击，大下必亡津液，而成疳。凡有可下，量大小虚实而下之，则不致为疳也。初病津液少者，当生胃中津液，白术散主之，惟多则妙。"闫季忠也说："惊风或泄泻等诸病，烦渴者，皆津液内耗也，不问阴阳，宜煎钱氏白术散，使满意取足饮之，弥多弥好。"

一般治法，生胃中津液当施甘寒滋润，而此却反投甘辛微温、健运脾胃阳气之品。为什么补脾胃阴液可以从健脾胃阳气入手呢？这是和脾胃本身的化气生津的特殊机能分不开的。脾胃为生化之源，脾胃弱则生化无力，津液亦是匮乏。脾胃津液的化生，要靠脾胃阳气的健运，《内经》云："饮入于胃，游溢精气，上输于脾，脾气散精。"白术散扶脾助运，鼓舞胃气，津液当可自生。而且白术散用药中和，特别是提出热甚发渴去木香之辛燥，渴者加重葛根之用量，使全方趋于甘平，有生津之能而无伤津之害。可见钱氏制方用意至深。后世医家多择怀山药、扁豆、人参、粳米、白术、莲子肉等补养脾阴，意义实与白术散相仿。由此可以看出，钱氏用白术散生脾胃津液的观点和方法，实际上为后世补养脾阴学说提供了胚形。

　　甘寒养阴，自叶天士大力提倡后，已成为脾胃的一大治法。常用方剂如沙参麦冬汤、五汁饮之类。这与白术散助运生津是大不相同的，各自的主治范围也不一样。甘寒养阴用于邪热伤胃，津液受损，为滋润补充之法；白术散则主要用于脾气受伤，津液不能自生而内耗之证，为健运滋生之法，津液生而烦渴躁热之证可除。所以，钱氏用它治"胃中虚热"。

　　温阳升运而除烦热止燥渴的，还有李东垣补中益气汤。考李氏治饮食劳倦内伤，脾胃气虚，阴火上冲之证，立补中益气汤，以此"辛甘温之剂，补其中而升其阳"。脾胃得以健运，则津液生，津液充足而水可济火，大热可除。这与白术散之理相同，二者皆辛甘温之剂，同归脾胃，共治身热燥渴之证。但补中益气汤重用温补，而升阳用量较轻；白术散则专在健运，而着重鼓舞。

　　从白术散和补中益气汤的组方来看，二者的制方之义实有相通之处，这对于我们进一步认识"甘温除热"的机理，不能说没有启发和帮助。

第42讲　痢疾治法方药谈

中医所称的"痢疾",是以下利脓血赤白、里急后重为主症的疾病,它既包括现代医学的细菌性痢疾、阿米巴痢疾,也包括某些肠道疾患等。痢疾,古称肠澼,又称滞下。其因有风寒暑湿、疫毒秽浊、积滞生冷。其证有表里虚实寒热、伤气伤血、耗阴损阳。在小儿则易见内陷厥阴昏厥之证。其治疗有疏表、攻里、清热、散寒、消导、利湿、调气、和血、升提、补涩等。治法方药甚多,今择其要者,加以分析归纳,以利临床参考应用。

一、解表疏邪法

适用于痢疾初起,表证较重者,临床上常见风寒、风热、暑湿三种情况。

风寒束表:证见恶寒发热,无汗不渴,头痛体疼,鼻塞流涕,腹痛,下痢粪便中夹杂黏液白冻、或夹杂脓血赤白,舌苔薄白而润,脉浮紧。治宜辛温发汗,解表疏邪。常用方剂如荆防败毒散。药物如荆芥、防风、葛根、羌活、独活、柴胡、桔梗、紫苏、枳壳等。

风热犯表:证见恶寒轻发热重,口渴汗出,微烦,咳嗽,下痢粪中夹杂赤白,腹痛,尿黄,苔薄黄,脉浮数。治宜发散风热、辛凉透邪。常用方剂如银翘散。药物如连翘、银花、桑叶、菊花、荆芥、葛根、薄荷、芦根等。

暑湿困表:证见身热微恶风,"无衣则凛凛,着衣则烦",心烦汗出不透,口渴不欲饮,头身重痛,胸腹胀满,下痢黏液秽臭,面垢苔腻,或苔如积粉,脉浮濡。治宜祛暑化湿,解表疏邪。常用方剂如新加香薷饮、藿香正气散、黄连香薷饮等。药物如藿香、香薷、厚朴、豆卷、佩兰、连翘、荷叶、竹叶、滑石、甘草、黄连等。

按：痢疾本为里证，但病邪外侵，初起常兼表证，表邪重者当先解表，后清里。"若不发散，径治其痢，必乱其经脉，逆其气机，病转剧矣。"（《医学正传》）而"解其外"，则可"遂畅其内"，往往汗出表解则下痢之证亦随之缓解。这是因为痢病初起，正气尚旺，虽见下痢，但正气仍欲祛邪出表。若患者体壮，正气抗邪旺盛，疏达可驱邪出表；若患者体弱，正气较弱，亦可扶正驱邪，仓廪汤用人参即此之义，喻嘉言喻之为"逆流挽舟"。若痢疾内毒熏蒸，自内达外，亦可见发热等证，此非表邪，不可发汗。汗之则反热炽劫阴，以致热毒胶结不解，古有"痢忌发汗"之戒，又不可不知。

二、表里双解法

适用于痢疾邪毒入里，而表证未除之证。

偏于湿热：证见下痢赤白夹杂，里急后重，发热汗出，口渴心烦，舌苔黄白相兼而滑腻，脉滑数而浮。治宜清热解毒，疏肌达邪。常用方剂如葛根芩连汤。药物如葛根、黄芩、黄连、厚朴、木香、竹叶、滑石、甘草等。

偏于寒湿：证见下痢赤白，以黏液稀白为主，腹痛肠鸣，里急后重，喜暖喜熨，微恶风寒，或发热，口不渴，舌苔白腻，脉濡缓。治宜散寒化湿。常用方剂如不换金正气散（《和剂局方》方）、雷氏温化湿邪法（《时病论》方）。药物如苍术、厚朴、藿香、半夏、佩兰、陈皮、生姜、枳壳等。

食滞夹表：证见恶寒发热，口渴口臭，腹胀满痛，里急后重，下痢黏液脓血，夹杂不消化残渣、秽臭，痢后腹痛稍减，苔厚腻，脉滑而浮。治宜消导疏表。常用方剂如治痢散（《医学心悟》方）、治痢保和丸（《幼幼集成》方），药物如葛根、薄荷、神曲、山楂、槟榔、枳壳、莱菔子、黄连、连翘等。

按：前法解表疏邪，病机重心在表。而本法表里双解，则病邪进一步深入，表里同病，且里证较为显著。表里同病在临床上最为多见，所举方剂也很常用，重点在于辨别寒热虚实。若表邪未解，又见里虚寒证，可用《伤寒论》桂枝人参汤。

另外张锡纯燮理汤（《衷中参西录》方：怀山药、白芍、银花、黄连、牛蒡子、甘草、肉桂），也是表里同治的较好方剂，不过偏于治热之剂。

三、清解热毒法

适用于表证已除，湿热内蕴成毒下痢之证。证见热痢下迫，赤多白少，或脓稠秽臭，肛门灼热，腹痛，里急后重，小便短赤，或见壮热烦渴，舌苔黄厚，脉滑数有力。治宜清热解毒，清肠止痢。常用方剂如白头翁汤、黄连解毒汤等。药物如黄连、黄芩、黄柏、白头翁、秦皮、苦参、山栀子、枳实等。

按：白头翁、黄连、苦参、秦皮等皆为治痢要药，重在清热解毒，清化肠间湿热。《温热经纬》汪按："痢疾大抵皆由暑热，其由于寒者千不得一。"诚经验之谈。但苦寒之品，容易败胃，用量过大过久，应根据患者情况，适当伍以助胃之品。

四、攻下通腑法

热结：证见腹痛烦躁，下痢脓血或纯下血水，里急后重，口渴，或壮热汗出，或呕吐口噤，或谵语潮热，神昏痉厥，舌红苔黄厚起刺，脉沉数有力。治宜泻热通腑，急下存阴。常用方剂如大承气汤，药物如大黄、芒硝、枳实、厚朴、槟榔、黑白丑等。

寒结：证见滞下脓血色暗，腹痛面白，四肢欠温，或下痢黏液秽浊而腥，舌苔厚腻而润，脉沉涩。治宜温通攻下。常用方剂如温脾汤、大黄附子汤等，药物如附子、干姜、肉桂、大黄、黑白丑、槟榔、厚朴、巴豆霜等。

按：热毒秽浊壅结肠胃，非推荡不能散其积，非攻下不能泄其毒，此等证候多属危急，故应用攻下时一定要掌握时机，适时而施，适可而止。使用得当，一下可以扭转病机，转危为安。若使用不当，反而徒伤胃气，变生他疾。"百病以胃气为本，而痢证尤要"，古云"痢忌大下"即是此意。若在小儿，或体虚之人，更应注意。

五、消积导滞法

适用于饮食积滞，郁蕴交蒸而下痢者。证见下痢黏液，秽浊较多，或便如酱色，或夹杂不消化残渣，腹痛胀拒按，痢后稍减，得食则痛增，里急后重，嗳腐恶心，口臭，或身热，舌苔厚腻，脉沉滑。治宜消食导滞，清热去积。常用方剂如枳实导滞丸、木香槟榔丸，甚则可用朴黄丸、承气汤攻下；药物如枳实、木香、槟榔、神曲、麦芽、山楂、厚朴、莱菔子、黄连、连翘、大黄等。

按：古人说："无积不成痢。"小儿痢疾尤多积滞，故《幼科发挥》云："痢不分赤白，皆从积治。湿热者，食积之所生也，治法以以积为先务。"排除肠道积滞，对于排除毒素，促进痢病向愈，十分重要，所谓"痢无止法"，"痢以通为要。"

六、调气和血法

适用于一切痢疾，可与其它治法结合应用。尤其以下痢脓血、腹痛、里急后重症状明显，而其它症状不明显者为适应证。治宜调气和血。常用方剂如香连丸、芍药汤，药物如木香、槟榔、枳壳、陈皮、青皮、芍药、当归、川芎、地榆、丹参等。

按：痢乃肠胃气血瘀滞蒸腐之证，气滞则腹痛，里急后重，血瘀腐蒸则化为脓血赤白，故"调气则后重除，和血则便脓愈。"香连丸重在调气，芍药汤则调气和血。芍药汤是张洁古在仲景黄芩汤的基础上加减而成的，方中黄连、黄芩清化湿热，大黄荡积排毒，芍药、当归和血，木香、槟榔、肉桂调气，湿热除，气血和平，则痢疾安有不愈之理？故临床上常以此作为治痢的基本方加减运用，效果很好。

七、凉血滋阴法

适用于热盛动血伤阴之证。痢毒壅盛，可动血伤阴，证见痢下赤多，或纯血下痢，烦躁口渴，舌红绛少津，脉数。治宜凉血清热，止痢养阴。常用方剂如地榆丸、凉血地黄汤（《脾胃论》方），药物如生地、丹皮、赤芍、地榆、槐花、黄连、黄柏、山栀、苦参、知母等。

若血痢久痢，阴血受损，症见午后潮热，体虚心烦，口干，尿短赤，腹痛绵绵，下痢脓血，或赤多白少，或日久不愈，或虚坐努责，舌绛少苔，或苔剥如镜，脉细数。治宜滋阴养血止痢。常用方剂如驻车丸、连梅汤等，药物如阿胶、地黄、麦冬、石斛、乌梅、丹皮、地榆、知母、石榴皮等。

八、升提举陷法

适用于脾胃受损，清阳下陷之证。证见肛门坠胀，滑痢脱肛，痢下多黏液秽浊，或痢下清稀，兼见四肢困倦，少气懒言，面黄少食。治宜鼓舞胃气，升举清阳。常用方剂如升阳除湿汤、补中益气汤，药物如葛根、升麻、防风、柴胡、羌活、黄芪、桔梗等。

按：痢疾为壅滞有余之证，宜通利开泄，但清阳下陷则宜升举。李东垣《脾胃论·肠澼下血论》指出："举其阳，则阴气自降。"升阳除湿汤宜于实多虚少之证，补中益气汤则宜于实少虚多之证。

九、降逆化浊法

适用于痢疾浊气上逆之证。症见下痢脓血秽浊，里急后重，呕吐腐酸，口中气秽，噤口不食，舌苔垢腻。乃肠中秽浊熏蒸上攻于胃口。治宜芳香化浊，降逆和中。常用方剂如玉枢丹、藿香安胃散（《类证治裁》方），药物如丁香、柿蒂、半夏、厚朴、竹茹、陈皮、菖蒲，如化热加连翘、黄连、大黄等。

按：秽浊壅阻，浊气上逆，以降逆化浊为法，甚则可用大黄通下逐秽。若胃气已虚当扶胃降逆如藿香安胃散。

十、温补固涩法

中焦虚寒：症见痢下白多赤少，腹痛肠鸣，口不渴，舌淡苔白或白腻，脉迟。多因生冷伤脾，中焦不运，寒湿内盛。治宜温中散寒止痢。常用方剂如理中汤，药物如干姜、党参、白术、木香、豆蔻、桂枝、附子等。

脾肾两虚：证见久痢不愈，下痢清稀，或夹杂完谷不化，或脱肛滑痢，四肢不温，面白形寒，舌淡苔白，脉沉缓无力。治宜温补脾肾，固涩止痢。常用方剂如桃花汤、真人养脏汤、大断下汤等，药物如益智仁、诃子、赤石脂、附子、肉桂、干姜、石榴皮、黄芪、白术等。

按：本法主要用于痢疾晚期，脾肾受损之证。但非阳虚内寒不得用温补，无虚陷滑脱不得用固涩，过早兜涩，邪毒瘀留则贻害无穷。

十一、健运脾胃法

适用于痢疾后期，或恢复期，邪毒将尽，脾胃受伤之证。症见下痢渐除，腹痛隐隐，喜揉喜按，面白纳少，口淡无味，精神倦怠，少气懒言，舌淡苔薄，脉细。治宜健运脾胃。常用方剂如五味异功散、香砂六君汤，药物如砂仁、陈皮、木香、茯苓、白术、党参、莲子肉、甘草、怀山药等。

按：痢疾后期的调理，宜用本法。但在健脾扶正的同时应注意疏理肠道、清除余邪，不宜峻补。若阴血受损，可适加养阴和血之品。

以上，是痢疾的一般常用治法方药。另外还有救治疫毒痢毒陷厥阴、阴阳两脱的息风开窍法（方如安宫牛黄丸、紫雪丹、至宝丹、苏合香丸等）和回阳救逆法（方如独参汤、四逆汤、生脉散等），在临床上也较常用，但毕竟是痢疾的变证变法，故未作重点分析。

应当指出，痢疾在临床上是一个较复杂的病证，治疗也不可偏执一法一方，而应谨守病机，灵活运用，才能达到较好的效果。用药时应注意以下几点：①注意护养胃气，苦寒攻伐不可过用；②注意辛开苦泄，寒温同用，痢非纯寒纯热，寒温同用既可两解寒热，又互相制约，防止苦寒败胃；③慎用分利，古人往往痢利不分，其实大异，《类证治裁》云："水泻由清浊不分，可利小便。痢则邪毒胶滞，津液枯涩，大忌分利。"但若湿热壅盛，津液未涸，亦可稍加清利之品，如六一散之类。

中医治痢，在长期的医疗实践中积累了丰富的经验。上面所论，仅试图从表里气血、虚实寒热的角度，对痢疾的基本治法及方药进行归纳分析，痢疾的治法方药还有很多，兹再录几则疗效较好的方药以备参考：

乌梅丸（《伤寒论》方）：乌梅、细辛、干姜、黄连、附子、当归、川椒、桂枝、人参、黄柏。治久痢不愈，寒热错杂之证。

四逆散（《伤寒论》方）：柴胡、芍药、枳实、甘草。治邪热内蕴，郁遏气机，腑气失于疏泄，而见下痢后重、四肢不温、脘腹胀痛之证。

倪涵初治痢三方：①初起方：黄连、黄芩、白芍、山楂、枳壳、厚朴、槟榔、青皮、当归、地榆、甘草、红花、木香、桃仁。如痢纯白去地榆、桃仁，加橘红、木香，如滞涩甚加酒大黄，煎汤空腹服。治赤白痢，里急后重，身热腹痛皆宜。在三五日内最效，旬日亦效，半月后用加减方。②加减方：黄连、黄芩、白芍、桃仁、山楂、陈皮、青皮、槟榔、地榆、甘草、红花、当归、木香。煎服。延至月余，脾胃虚弱滑泄，当补理。③补理方：黄连、当归、人参、白术、炙草、黄芩、橘红、白芍。煎服。以上三方如妇人有胎，去桃仁、红花、槟榔服。

东坡姜茶饮（《苏沈良方》方）：生姜、细茶叶，浓煎服。适用于赤白痢疾，也可当茶作辅助治疗。

山楂（《幼幼集成》方）：山楂肉研末，红痢蜜拌，白痢砂糖拌，红白相兼蜜、砂糖各半拌，白汤空腹服。治痢疾不分虚实久近皆效，其稳其验。

中草药单味治痢：鸦胆子、苦参、黄连、马齿苋、地锦草、铁苋、石榴皮、辣蓼、大蒜等。

第43讲　小儿外治法临床应用研究

中医小儿外治法目前在临床上的应用越来越受到重视，实践证明，外治法疗效可靠，使用方便，是儿科治疗的一条较好途径。各地在临床应用研究中，取得了一些可喜的进展，为儿科制剂改革和给药方法改革开辟了新的前景。

一、关于继承和发掘

中医小儿外治法的现状如何？应用和研究的前景如何？应该有一个大概的估计。我以为这里仍然是一个继承与发扬的问题。目前的现状，首先仍然是继承不足。中医儿科自古以来就十分重视外治法，而且许多疗效卓著的外治方法与方药历代流传，如用白芥子、甘遂等研末作穴位敷贴治疗哮喘，五倍子敷脐治疗盗汗、夜啼，吴茱萸或天南星醋调敷脚心治疗小儿口疮，食盐炒热布包熨腹治疗腹痛等等，一直沿用至今。但是，仍有许多前人的经验有待进一步发掘和继承。这些前人的经验，现成的古方古法，疗效确切，如果失传或不能推广应用，实为可惜。兹录数首，以供参考。

小儿痰喘贴足心法：用生白矾 1 两研末，面粉少许，好醋调和成药饼，敷两足心，其痰自下。

一捻金贴脐治肺胀喘急：黑白丑半生半炒 1 两，大黄 1 两，槟榔 2 钱半，木香 1 钱半，研末，入轻粉 1 字，和匀，蜜水调饼贴脐，微利为度。

通圣饼治腹满便秘、气逆闷乱：净黄连 2 钱为末，巴豆、生蒜各 1 个，生盐半钱，共研末作饼贴脐，以艾灸之。

肿胀丹方治水肿：真轻粉 2 钱，巴豆 5 钱，生硫黄 2 钱，共研为饼，敷脐。

乌附膏治气虚囟陷：川乌、附子各 2 钱，雄黄 1 钱，研末，葱白煨热，捣成饼，贴囟上。

二、关于改革与创新

应用现代科学技术，改革传统的外治方法和方药，以及创立新的外治疗法，以提高疗效，扩大治疗范围，也是十分必要的，是把外治法推向新的阶段的重要措施。近年来这方面发展较快，目前较为突出的有小儿直肠给药的改革、敷贴疗法的改进、雾化吸入疗法、磁疗、中药电离子导入以及激光穴疗等。笔者认为，直肠给药、敷贴、雾化吸入的改革，是解决小儿服药难，提高疗效，扩大治疗范围的儿科疗法，实用性强，很有前途。值得深入研究和广泛应用。

1. 直肠给药法

是将药液通过肛门直接注入直肠吸收，它较传统的栓剂塞肛和肛门导法大大扩大了治疗范围，既可治疗肠胃疾病，还可用于全身性疾病，特别在儿科急症、重症的治疗中发挥作用。直肠给药法，可分为小剂量药物的保留灌肠和大剂量药物的直肠滴注，直肠滴注是 80 年代开展起来的一种改良的保留灌肠法，其优点是给药量大、吸收充分、作用迅速，可代替口服给药，而且能避免药物口服对上消化道的刺激，很适宜于小儿。除作为一种较好的给药途径之外，这种疗法本身还能起到通腑泻便、疏泄三焦的作用，故对邪毒内结壅盛的危重症的治疗尤为其长。目前临床上对高热、急性肾衰、中毒性肠麻痹、肺炎、腹泻、痢疾等的治疗应用研究较多，疗效颇佳。

小儿高热，多为外感，我们在治疗外感高热时，根据临床见证多表现为表里同病、寒热互见的情况，予以双解退热散（麻黄、青蒿、生石膏、葛根）直肠滴注，一般给药后 0.5 ~ 1h 即能发汗，并于 1h 左右排便，表里宣泄而退热。如见里热壅盛，甚或并见惊厥者，可直接予以清泄通腑的方药直肠滴注，疗效均优于口服。

肾功能衰竭及中毒性肠麻痹，是邪盛内结之证，更宜通泄。以大黄、黄芪等组方制成的结肠灌注液Ⅰ号直肠滴注治疗肾衰，以及采用枳壳、厚朴、木香、槟榔、莱菔子等煎汤直肠滴注治疗中毒性肠麻痹，疗效均佳，并可避免由于此类疾病引起呕吐所致的服药困难。

腹泻、痢疾是肠胃本病，直肠给药能直达病所，药物作用快而充分。肺炎以及肺系病证，采用直肠给药能起到通大肠、利肺气，上病下取的治疗效果，在泻肺平喘方面疗效其捷。

2. 雾化吸入给药

这是对古代传统的蒸气熏喉疗法的继承和改进。目前应用的有蒸气雾化吸入和超声雾化吸入，使药液转化成气雾状小颗粒，通过口鼻咽喉吸入，而直接作用于病灶，对口鼻、咽喉、气管及下呼吸道的病证疗效甚好。对痰稠者，能稀释排痰。有人用炙麻黄、川贝母、鱼腥草、僵蚕、大青叶等煎液超声雾化吸入治疗小儿急性肺炎，可与西药抗生素、激素、α-糜蛋白酶等超声雾化治疗相媲美。还有人将鱼腥草注射液超声雾化与肌肉注射对比，经统计学处理前者疗效显著优于后者。

3. 敷贴给药

药物敷贴可采用冷敷或热敷。近年来对热敷不断改进，如治疗小儿腹泻，在药物敷贴的基础上，外加穴位热疗器加热，或另用场效应弱挡热量敷脐，疗效优于普通敷贴（即冷敷）。此外，还有利用磁场中药离子导入等。

目前在临床应用研究中较有苗头的敷贴方剂不少，值得进一步研究和应用。比如：消胀散治中毒性肠麻痹，用苍术、白芷、细辛、牙皂、丁香、肉桂，葱白捣烂敷脐，用药2~3h即排矢气；还有以葱白、头发、橘叶、皂荚为主，热毒盛加栀子、滑石、冰片、鸡蛋清，气虚加肉桂、小茴香、苡仁、麝香、麻油，敷脐治疗小儿麻痹性肠梗阻，据报道用药10min后肠鸣音恢复，30min排矢气，40min腹胀减退；遗尿散治遗尿，用白芥子、公丁香、益智仁、乌药、细辛等量研末，醋调，用伤湿止痛膏敷贴中极、大赫、三阴交，一次即可获效；治小儿厌食，用大黄、槟榔、白蔻仁、麦芽、神曲、山楂、良姜、陈皮研末，凡士林调敷脐，有效率达97%。

三、关于外治用药的选择

外治用药的选择是提高外治疗效的重要一环，应抓住三个方面。

1. 坚持辨证用药

辨证用药是中医的精华，外治疗法同样应遵循此原则。古代中医外治疗法专著《理瀹骈文》对此论述十分透彻，近年来疗效较好的小儿外治研究也在辨证用药的基础上形成了系列化用药。比如治小儿腹泻，有报道辨证分寒证、湿热证、伤食证、阳虚证敷脐治疗 663 例，总有效率达 91.1%。寒证用丁香、肉桂各 3g；藿香正气水调敷；湿热证用三黄粉（黄芩、黄连、黄柏）各 5g，大蒜液调敷；伤食证用芒硝 30g，阳虚证用丁桂粉（丁香、肉桂），生姜汁调敷。

2. 窜透性药物的应用

体表给药在辨证的基础上一定要配合足量有效的窜透性药物，以利于体表的吸收和疏通经络脏腑，否则事倍功半。这类药物首先是辛辣芳香、气味浓烈的药物，如丁香、肉桂、细辛、川乌、草乌、白芷、厚朴、藿香、苍术、藁本、薄荷、樟脑、茴香、艾叶、山奈、冰片、麝香等；其次是活血化瘀力强的药物，如红花、川芎、当归、乳香、没药、血竭、三棱、莪术等。根据病情适当选用。

3. 用药宜精宜专

针对主要矛盾解决主要问题是外治疗法用药的重要原则，也是其优势所在。比如腹胀、腹痛的敷脐疗法，药物通过脐腹部直接作用于病所，用药就宜专重于理气通泄，易于取效。又如雾化吸入治疗咽喉及肺部疾病，若主症为局部肿痛，用药重在消肿解毒；若主症为痰黏胶稠，则集中化痰排痰；若主症为哮喘气逆，则重在宣肺降逆、解痉平喘。又如直肠给药治疗邪毒内结、腑气不通之证，用药当重在泻毒通腑。

四、关于外治方法的选用

除用药外，用法也很重要，应注意两点：

1. 辨病辨证相结合

比如肺系病证，根据咽喉为肺之门户、肺与大肠相表里、肺的经络输布特点，可选用雾化吸入、直肠给药疗法、肺经穴位敷贴等法。再比如采用直肠滴注疗法，若为肺热壅盛、肺气不降，则直肠滴注速度宜快，药液宜冷却，有利于清泄通降，取效迅速。辨病辨证相结合选择外治方法，即体现了中医特色，也是提高外治疗效的重要手段。

2. 注意小儿生理病理特点

小儿皮肤嫩薄，皮肤给药较易吸收，特别是囟贴、脐敷、足心敷贴尤具优势。这是因为小儿囟门未闭、脐阙未密、足底皮薄，药物易于吸收，经络容易疏通。囟贴，古代多用于解颅肾虚之证，对于现代所称的颅内压增高症（囟填）、脱水症（囟陷），以及脑部疾病的后遗症、先天性脑病，均可采用囟贴疗法，能直接起到疏通脑络，调整功能的作用，为危重症、疑难症的治疗开辟了一条新路。皮肤擦浴，西医采用酒精擦浴退热，而中药煎液擦浴还能辨证论治，比如用柴胡、荆芥、薄荷、紫苏、防风组成疏风解表剂，也有用生石膏、葛根、连翘、钩藤、羌活、黄芩、蒲公英、大黄组成表里双解剂，煎汤擦浴，疗效甚佳。还有用中药制成滴鼻剂滴鼻治疗小儿发热，一般在滴药2h内体温降至正常，疗效与安乃近滴鼻相近。另外，香囊药袋、药物肚兜、背心、药枕等等，都十分适合小儿。有用山柰、桂皮、砂仁、蔻仁、冰片、薄荷脑制成防感香袋，经多年临床应用，预防呼吸道反复感染疗效很好，实验证明可提高免疫机能，还有显著的增进食欲的作用。还有人用磁肚兜（铈钴磁片）治小儿蛔虫病，排虫率达95%，取穴以神阙为中心，兜盖中脘、天枢、气海、关元。类似这方面的研究，很有发展前途。

第44讲　先师王伯岳学术思想与
临证经验撷英

一、王伯岳学术思想简介

先师王伯岳（1912～1987），中国中医研究院研究员，北京西苑医院儿科研究室主任，全国著名老中医，著名中医儿科学家，历任中华全国中医学会儿科专业委员会主任委员，卫生部中华人民共和国药典委员会委员，中国中医研究院学术委员会副主任委员，第七届全国政协委员，全国政协医药卫生工作委员会副主任委员等。学问渊博，学术造诣精深，临床经验十分丰富，尤以儿科著称，北京群众誉为"小儿王"。余有幸于70年代中叶，拜先生为师，临证写作，备受教益，登堂入室，耳濡目染，深得其传。兹将先生学术思想简介如下：

（一）学有所宗　渊源有自

先生祖籍四川，三代业医成都，均以儿科闻名，誉满蜀锦。先生自幼读私塾，攻习文史，二八之年立志于医学。先生父亲王朴诚当时已是成都妇孺皆知的儿科名医，但他主张易子而教，主张先学药后学医。于是，先生先在成都一家著名的药店学徒，后从成都名医廖蠸阶先生学医，最后才随父侍诊。

先生自幼聪敏，过目成诵，十年私塾打下了坚实的古文学基础，四书五经、诸子百家，先生年逾古稀仍能诵背如流。三年的药店学徒，又为以后的学医用药，奠定了基础。从药物的识别加工、到性味炮制，无不熟悉。而且在此期间，完成了中医基础性书籍的学习，如《医学三字经》、《药性赋》，以及《内经》、《难经》等，从易到难，反复阅读。从廖师学医之后，更是日益上进。廖先生不仅是名医，治病高手，而且是教学名师，理论与临床均造诣深厚，又善于因才施教，长于解说。针对学生的上述学习经历，把《伤寒论》作为第一门功课进行讲授。廖师认为：《伤寒论》上承内、难，下启后世，是理法方药齐备的临床实用医学。从《伤寒论》入手，结合临床，再精研《灵》、《素》，能收到事半功倍之效。

先生对《素问》、《灵枢》、《伤寒论》的研究很深，并融会贯通，应用于临床。他常说：不学好《内经》，辨证就无"法"可依；不懂得仲景，治疗就无"方"可循。他精于儿科，专业有专攻，但一定要有坚实的基础。古人说："六岁以下，经所不载"，是不符合事实的。钱乙关于小儿生理特点"五脏六腑，生而未全，全而未壮"、"脏腑柔弱，肌肤薄弱"，就是从《素问·奇病论》"婴儿者，肉脆血少气弱"的认识中发展而来的，并由此而悟出"易虚易实，易寒易热"的病理特点。钱乙贡献最大的小儿五脏虚实寒热辨证，即是源于《内经》，本乎仲景，仲景《金匮要略》就是脏腑辨证运用于临床的先导。至于钱乙运用五脏生克关系来治疗疾病和推断预后，则更是《内经》的精神。

先生认为，仲景之学是继承与发扬的典范，仲景"勤求古训，博采众方"，善于运用。《伤寒杂病论》没有一处引经据典，但又处处依据《内经》，发《灵》、《素》之未发。学习《伤寒论》，就要学仲景的这种治学精神，联系实际，灵活运用。记得先生曾治一植物神经功能紊乱，身体半边出汗的患者，用桂枝汤原方治愈。仲景桂枝汤治外感风邪，畏风自汗表虚之证，以之疏风达邪，调和营卫。先生认为此例虽不因外感风邪，但汗出不透，阴阳不利，营卫不调则与桂枝汤义是相符的，重在调营卫，故桂枝汤取效甚速。有人说，仲景方对儿科不太适用，先生的看法正好与此相反。他说，钱乙的许多立论和制方，都是依据《伤寒杂病论》的，著名的六味地黄丸即是金匮肾气丸化裁而来的，钱乙的调中丸、温中丸、麻黄汤、甘桔汤、泻心汤、二圣丸、三黄丸、玉露散等，都是源于仲景，《小儿药证直诀》钱氏87方，就有10个以上是仲景方的基础上发展而成的或完全引用的，加上闫氏附方43首中就有

8首是仲景原方或化裁方。这都说明儿科临床不能脱离仲景学说，先生在临床上也多师法仲景，同时也博采众家之长。

(二) 为我所用 博采众家之长

金元四大家学说，在整个中医学术上占有重要地位，对临床有积极的指导意义。同样，对儿科也具有深远的影响。先生将四大家学说运用于儿科，从理论到临床均有阐发。

丹溪学说中最著名的论点是"阳常有余，阴常不足"，丹溪认为"天主生物，故恒于动，人有此生，亦恒于动。"然阳主乎动，阴主乎静，人的生命活动即处于阳动的状态，而对于生机蓬勃、发育迅速的小儿来说，更是阳动不已，阳气是旺盛的。但是，小儿机体形质又是幼小的，加上由于生长发育的需要对水谷精微的需求就更为迫切，这些都构成了阴不足的状态。因此，小儿的这种生理特点，即是"动多静少，阳旺阴弱"，也就是"阳常有余，阴常不足。"

需要指出的是，小儿这种阳动不已、生机旺盛，是生理上的一种功能。但是，任何生理的功能都是有它的物质基础的，而这种物质基础，正是机体本身。根据《内经》的观点，"人生有形，不离阴阳"（《素问·宝命全形论》），"生之本，本于阴阳"（《素问·生气通天论》），即是说，机体本身这个物质基础包含着阴阳二气。由于"阳生则阴长"，推动机体生长发育的只能是机体的阳气。在这个意义上说，阳气并不仅仅指功能，它也是机体的物质基础。因此，小儿"阳常有余"就不仅仅代表机体功能一个方面，它和"阴常不足"一样，共同构成了小儿机体内在的状态，即在正常健康情况下，小儿机体的特点是"阳旺而阴弱"的。

那么，或许会问：这种观点与《内经》的"阴平阳秘，精神乃治"的阴阳平衡是否矛盾呢？先生认为，这是不矛盾的。任何一种事物，都不是绝对平均的，阴阳在人体也只是保持某种动态的平衡，"阴平阳秘"并不是"阴和阳平"，不是阴等于阳。我们在讨论体质学说时，在成年人当中，也有阳体、阴体、火体、寒体等等，西医也有兴奋型、抑制型、忧郁型等认识，这都属于中医的阴阳偏盛。这种阴阳偏盛，并不是病态的，而是生理性的体质类型，都在《内经》"阴平阳秘"的总的阴阳动态平衡的范围之内。由此可知，小儿的"阳常有余，阴常不足"和"阴平阳秘"是不矛盾的，阳只是相对的有余，阴只是相对的不足。正是由于这种生理特点，对阴的要求就愈为迫切，使机体的生长更加旺盛。

儿科古有"纯阳"之说，最早见于《颅囟经》，但也是自《颅囟经》以至后世医家对"纯阳"的含义的解释各有不同，以致造成了许多混乱。"纯阳"二字，就其词义本身而言，也未能正确表达小儿体质的生理特点，因此先生认为"阳常有余，阴常不足"表达的更为完整，也更为确切。

由于有这种"阳常有余，阴常不足"的生理特点，因此在发病上常出现"阳易亢，阴易乏"的病理反应，如小儿热病多，易化火动风，易伤津耗液，丹溪总结为"肝只是有余，肾只是不足"，"小儿易怒，肝病最多"，这是符合儿科临床的。"阳常有余"则多从热化，"阴常不足"则多耗阴液，因此护养阴液，清热泻火，平肝息风，是儿科常用的治法，为儿科医家所重视。

丹溪学说的形成及其之所以能适用于儿科，溯其源，大概与钱乙的学术思想的影响有关。钱乙倡导柔润养阴，制六味地黄丸成为养阴的代表方剂，丹溪崇尚钱乙，创立"阳常有余，阴常不足"理论并应用于儿科，又对后世产生了巨大而深远的影响，最为典型的是明代儿科医家万全在此基础上，结合小儿五脏生理特点，提出五脏的二有余三不足的学说理论。

河间学说的核心是六气为病多化火热，故有河间"主火热"之说，同样适用于儿科。小儿之证，热证多，实证多，河间云："大概小儿病者纯阳，热多冷少也。"清代名医叶天士在《幼科要略》中说："六气之邪，皆从火化；饮食停留，郁蒸化热；惊恐内迫，五志动极皆阳。"并指出："襁褓小儿，所患热病最多。"清代石寿堂《医原·百病提纲》认为："六气伤人，因人而化。"可见这种小儿热证多，易化火，是小儿体质特点决定的，河间所说的"纯阳"也即是后来丹溪提出的"阳常有余"。先生还对河间创立的双解散等著名方剂的组方原则十分赞赏，小儿之病非外感风寒即内伤饮食，表里兼病十分常见，表里双解、肺胃并治是儿科临床上的重要治疗大法，双解散的治法原则为儿科治疗开一法门。

东垣学说以脾胃立论，而脾胃对于小儿来说尤显重要，历代医家十分重视小儿脾胃，明代儿科医家万全提出小儿"脾常不足"，是继东垣脾胃学说在儿科方面的发展。实际上，东垣对于脾胃升降治则的阐发与运用，与钱乙的脾胃观最为密切。著名方剂七味白术散、五味异功散以及益黄散（均为钱乙所制），所体现的温运升健脾胃的治疗大法，为东垣所继承，并在此基础上创制补中益气汤等诸多脾胃名方。万全调治脾胃贵在中和的学术思想，又是继承上述学术思想基础上的发展。先生治小儿脾胃见解独到，认为不可壅补，而应调理为主，调理之法贵在健运。脾胃寒湿者，治以温燥升运；脾胃燥火者，治以甘寒滋润；脾胃壅滞者，行滞以助运；脾胃虚弱者，温养以健脾。

子和学说以汗、吐、下攻邪而著称，初看起来，小儿体质柔嫩不耐汗、吐、下攻伐之法，实则不然。张景岳说："小儿之病，无非外感风寒，内伤饮食。"小儿热病多，实证多，皆宜祛邪除实。邪在表者，宜汗宜表；邪在里者，宜攻宜下；饮食内停，可引而吐之，亦可导而下之。万全说：小儿之病，"不可喜补而恶攻"，亦"不可喜攻而恶补"。关键在于把握病机，适时而施，适可而止。张子和虽以汗吐下著称，但对小儿之治也很注意不可攻伐伤正，他说："凡治小儿之法，不可用极寒、极热之药及峻补峻泻之剂"，"小儿易虚易实，肠胃嫩弱，不胜其毒。"先生治小儿疾病，单纯用补的时候不多，而是十分重视祛除病邪，调整机能。先生还常告诫我们，治小儿要特别注意"攻不伤正，补不碍脾。"

先生认为，金元四大家的学术思想对儿科学的影响是巨大而又深远的，虽然他们的理论各有侧重，但应用于儿科却能相互补充，为我所用。除金元四大家之外，对历代儿科医家如钱乙、陈文中、万全、薛己、鲁百嗣、夏禹铸、陈复正、谢玉琼等的学术思想和医疗经验，更是深入研究，融会贯通。另外，对于温病学说尤有造诣，他的老师廖赏阶老先生就是温病专家，对他的影响很深很大。先生常说，小儿外感之病，十之七八属温病，历史上许多著名的儿科医家都有精深的温病学术造诣，而许多温病学家又是儿科高手，如叶天士、吴鞠通等。叶天士的名篇《三时外感伏气篇》就是王孟英将叶天士原著《幼科要略》删节而成的，《幼科要略》是叶氏唯一亲手撰著的传世之作，被后人评价为"字字金玉，可法可传"。因此，博采众家之长，为我所用，是先生治学的特点。他常用历史上的秦越人"入咸阳之妙"、钱乙"为方博达，不名一师"来要求自己，来教育后学，"上溯灵素下汉唐，更喜仲景与仲阳，金元四家承妙蒂，勤求博采实青囊。"这是先生勉励学生们学习的一首诗，也是他一生治学的真实写照。

博采众长，还包括博览群书、博学广识。先生从小读私塾，师教、家教严明，文字、文学功底深厚，喜好书画，工于诗文，对文、史、哲均有研究。先生常说，治学问就要像蜜蜂采百花之精华而酿成蜂蜜一样，只有博采，才能达到术业的精专。

（三）注重实践　辨证精而用药审

先生在学术理论方面的造诣是十分深厚的，但他更注重实践，强调理论联系实际，强调实践出真知。他说，作为一个中医，首先是要会看病，医学本身是一门应用科学，只有通过实践才能加深理解，才能使理论深化和发挥。否则，就会走向"读书三年，便谓天下无病可治"的可笑境地。他经常用自己的亲身体会来教育后学，他谦虚地说："我的学医道路，经历了初期如初生之犊，继则如鼠五技而穷，最后才歧途知返的曲折过程，也即是知与行的过程。实践告诉我们，只有理论联系实际才行。"

辨证论治，辨证是前提，论治是实施。李中梓说："病不辨则无以治。"先生重视基本功的训练，八纲辨证、六经辨证、卫气营血辨证、三焦辨证、脏腑辨证、病因辨证等，都是中医辨证的基本功。对每一个病证，必须从掌握它的基本病机传变规律入手，知常才能达变。临证应辨病辨证相结合。中医有认识疾病的理论和规律，如《伤寒论》有太阳病、少阳病、阳明病等，《金匮要略》有水气、痰饮、黄疸、中风、历节、肺痿、肺痈、胸痹等，《金匮要略》第一篇即谈"脏腑经络先后病脉证"，就是先识病，掌握疾病病机传变规律这个"常"，才能进一步辨证因地、因时、因人制宜而达其"变"，这样辨证才精细准确。

儿科辨证，刘四诊的原始资料要注意去伪存真，去粗取精。比如有一次接诊一女孩，照例先由学生初诊，学生见患孩面色有些苍黄，就在病历上记载"面色苍黄"，先生复诊时却在教学病历上批曰："此例面色尚红润，并不苍黄，女儿多静，加上外面风冷，初时或可见青苍之色，非病之色也，不可不辨。"待我们再次观察时，患孩的面色的确不苍黄。又一例咳嗽患儿，家长诉"患儿咳嗽已两个月多，时作时休，好一阵坏一阵"，有位同学接诊就在病历上记载"阵咳两月余"。先生说：咳嗽有久渐之分，病家代诉"阵咳两月余"，是指在两个月中反复感冒，反复咳嗽而言，非"阵咳"、"久咳"。"阵咳"为"顿咳"之征，与一般咳嗽有异此例咳嗽、流涕、发热，为风邪犯表，郁遏肺卫，法宜疏风宣肺，断不可作久咳伤肺治。他说，辨证不精，审证不细，开口动手便错。真是经验之谈。

在论治上，先生立法严谨，用药审慎。中医治法虽有八法（汗、吐、下、和、温、清、消、补）之不同，但不外《内经》所云"损有余、补不足"二大法。"邪气盛则实，精气夺则虚"，凡是以祛邪为目的者，可统称为泻法；以扶正为目的者，统称补法。在实际运用当中，如通便、利尿、清热、降火、发汗、催吐、降逆、涤痰、祛瘀、除湿、软坚、散结、解郁、导滞、消食、逐饮……均是泻法，不能将泻法简单理解为泻下。仲景的五个泻心汤，钱乙的泻白散、泻黄散，以及龙胆泻肝汤等，都不是专于通便的，但都名曰"泻"，即是此意。又如滋阴、补血、益气、温阳、敛汗、固精、养心、健脾、补肾、润肺、柔肝……均是补法，仲景的肾气丸，钱乙的地黄丸，东垣的补中益气汤，以及四君子汤、四物汤等，皆为补法的代表方剂，也未必皆用血肉有情之品。对于这些治法和方剂，就需要我们严格选择。补泻是总纲，根据阴阳表里虚实寒热的变化，或先补后泻，或先泻后补，或攻补兼施，或寓攻于补，或寓补于攻，分别轻重缓急、标本先后、正邪消长，注意扶正与祛邪的关系。

先生用药知常达变，十分精辟。他从小学药，对药物的形态功用、炮制采集均十分熟悉，生前长期担任国家药典委员会委员。他的处方，看似平淡无奇，却内涵深刻，切中病机，丝丝入扣。今举例说明：一小儿患哮喘，经清肺平喘治疗后症状缓解，肺气初复，表卫不固，营卫失调，予益肺育阴、调和营卫，处方仿生脉散、桂枝汤意出入。由于肺气初复，哮喘甫息，不用五味子，恐其酸敛留邪，又以桑枝易桂枝，辟其辛燥耗阴。这样一来，整个处方就专于益肺育阴、调和营卫，性味功能和谐一致。先生说，桑枝易桂枝乃一变法耳，非一定之法，就桂枝汤而论，还是应该用桂枝。从这一点也可看出他用药的灵活和审慎，而且确有独到的见解。又如用麻杏石甘汤，先生的经验是麻黄与甘草等量，麻黄辛以开之，甘草甘以润之，合乎肺之生理需要，等量应用以防麻黄辛散之偏，相辅相成。临床实践证明，效果良好。再如用姜：生姜散寒止呕，用于风寒外袭或胃中停饮之证；干姜温里祛寒，用于虚寒内盛之证；炮姜经过炮煨，去其辛燥之弊而专力于温中止泻，小儿脾胃虚寒腹泻多用炮姜，是因其性味较干姜温和而与脾胃无碍；干姜则温阳祛寒之力强峻，适用于脾肾阳虚而偏于肾阳虚寒者，如四逆汤；干姜也常用于寒痰哮喘如小青龙汤，取其辛燥峻烈以温化寒痰内饮。又如治小儿积滞，常用行气导滞之品，槟榔力峻，体质尚壮盛者多用之；体虚胃弱则多用枳壳；其他行气导滞之品如厚朴、枳实、莪术、三棱，以及木香、香附、陈皮、佛手，均量其虚实大小而用之，做到攻不伤正。先生常说："工欲善其事，必先利其器。"治病用药，应充分了解药物性味功效、炮制用法，以期药证相符，提高疗效。

（四）擅长儿科　颇多真识卓见

先生三世中医，均以儿科见长，具有丰富的经验和学术见解，兹择要分述如下：

1. 重视表里

儿科辨证，自明代张景岳大力倡导表里寒热虚实辨证论治之后，对后世医家影响很大。先生认为，表里寒热虚实辨证言简意赅，切合儿科临床应用，便于掌握。以往医家多重视寒热虚实，而忽略表里，或对表里重视不足，其实在儿科临床上，表里十分重要，应引起重视。他说，表里不单指外感内伤，也不单指疾病的部位层次深浅，而且是疾病的发生发展的病机变化关系着表里，疾病的轻重缓急治法关系着表里，一部《伤寒论》就是围绕着表里，治法用药也以表里为准绳，是先当救表，还是先当救里，还是表里兼治，在表里当中又细分层次。小儿之病外感居多，而且往往表里相兼，表里辨证论治就显得尤为重要。治疗得当，真是随拨随应，一药可愈。

如何辨治表里？先生认为《伤寒论》、《温病条辨》、《温热经纬》论述甚详，可资借鉴。这些经典名著，有的虽然没有明确标出表里，但所论病证层次分明、缓急标本，十分精辟。

2. 注重四时气候变化

《内经》云："治不本四时，不知日月，不审逆从，故病未已，新病复起。"（《素问·移精变气论》）小儿外感之证多，六淫不同，证治各异。大抵春伤风、夏伤暑、秋伤燥、冬伤寒，这是其常。还有节气交替，非时之气杂至，则六淫之邪为患更甚。小儿稚阴稚阳，卫外不固，尤易发病。临床辨证，应察四时气候变化，所谓"必先岁气，勿伐天和"，时病的辨治要察四时气候变化，杂病的辨治也离不开时令气候。先生临证中，往往结合时令气候变化加减用药。如冬春寒甚，多用荆防紫苏辛温发散，甚则麻桂细辛；夏多暑湿，常伍藿佩香薷芳香透泄，以及滑石芦根薏苡扁豆之类淡渗疏利；秋多燥气，常用桑菊芦根、沙参麦冬之类辛凉甘润。某些慢性疾病，若病情变化与时令相关，则必须结合时令主气予以治疗。比如一肾炎患儿，在恢复阶段，予以滋肾健脾利湿调理，但因近日秋燥风胜，小便化验又出现红血球增多，而患儿自觉症状无异，先生分析认为由于风燥则血动，肾阴受损纳摄不固，于是在滋肾纳摄的基础上佐以清燥，适加桑叶、菊花、玄参、麦冬，使红血球很快转阴。这类的例子很多。

3. 补不碍滞，攻不伤正

小儿易虚易实，治疗疾病应注意攻不伤正，补不碍滞。先生认为，小儿幼弱，虽然易虚，但生长再生之力强，虚证当补时，不宜过于壅补，只要机体功能调整好了，就会很快恢复，这是与成人特别与老人是大不相同的。比如哮喘病，缓解期的治疗小儿与成人和老人就不同，小儿以健脾利湿化痰为主，祛除生痰之源则能巩固疗效，预防或减少发作，以治脾为主；而成人或老人，则非温肾填精固摄敛纳不可，应以治肾为主。若小儿温肾固摄用之过久，则有可能导致弊端。对于实证，由于小儿稚阴稚阳，不可妄肆攻伐。《儿科醒》曾指出："所谓芽儿者，如草木之萌芽，其一点方生之气甚微，栽培护养，惟恐不及，而堪加之以剥削之挠，施之以斧斤之利乎？"

先生用药，十分注意药物的"宜"与"忌"。比如寒凉药适用于热证，过于寒凉则可败胃；若是苦寒，则苦可化燥，均可损伤正气。如滋补药适用于虚证，但滋腻厚味易损脾胃，造成脾困壅滞，而且滋腻留邪。在临证处方时，特别注意这些宜忌的用药搭配，使攻不伤正，补不碍滞，攻则中病即止，补则扶养为度。

4. 调理脾胃的经验

先生调理脾胃经验丰富，尤具特长，见解精辟独到。调理脾胃从脾胃的生理病理特点入手，一方面脾胃是一对具有升降、燥湿、纳化既矛盾又协调的脏腑，对脾来说，化（利）湿即和脾，升阳则健运；对胃来说，清热即清胃，养阴即养胃。另一方面小儿脾常不足，这种脾常不足不完全是虚证，在生理上是脾胃功能尚未健全，而机体对水谷精微的需求尤为迫切的状态，在病理上既有实证，又有虚证，而且虚实夹杂。因此小儿脾胃调理要特别注意祛邪（实）和扶正（虚）的关系，做到攻不伤正，补不碍滞，而以理脾助运为目的。

关于祛邪护脾。小儿脾常不足，易为外邪所侵，外邪侵袭又常影响脾胃功能，此时的治疗以祛邪为主，调脾为辅，而且在祛邪的同时要特别注意护脾，即祛邪安正。比如外感风寒暑湿，影响及脾胃，则表里兼病，邪重者以祛邪为主，但一定要护卫脾胃。藿香正气散就是常用方剂之一，在疏散外邪的同时兼以芳香化湿、行气助运，维护脾胃的正常功能，促进疾病康复。若外邪化热入里，导致胃热亢盛，则应在清泄阳明气分热盛的同时，注意护卫胃之气阴。常用的白虎汤中的粳米、甘草，葛根芩连汤中的甘草、葛根，均是护卫滋养胃气胃阴的药物，不可忽视。再如钱乙常用的二圣丸（黄连、黄柏）、三黄丸（黄芩、黄连、大黄）的用法，均以米汤饮下，也即是护养胃气。先生对上述用法甚为赞赏，并在临证应用中有所发挥，常用生稻芽、生麦芽来护养胃气；另一方面清热祛邪之品不过用，中病即止，或衰其大半，而及时护胃护脾。稻芽、麦芽，炒用则消食，生用则养胃气。

关于利水和脾。水气痰饮均为脾胃所生，又困阻脾胃，治之法化痰湿、利小便、运脾胃。二陈汤是化痰湿的代表方，五苓散是利小便的常用方，这些方剂中除祛除痰湿水饮之邪的药物外，还往往佐以行气健脾助运的药物，所谓气行则水行，脾运则痰除。先生在临证时十分强调行气健脾助运的用药，这是他调理脾胃的特点之一。

关于消导运脾。饮食所伤，积滞内停，阻碍脾胃运化，脾胃运化失常又使积滞加重。先生在治疗这类病证时，强调消导与运脾相结合，而且注意在使用消导时护扶脾胃。积滞重者用木香槟榔丸或枳实导滞丸，消食、导滞、通下相结合，但须注意中病即止，然后调养脾胃健运收功，避免壅补碍脾；积滞轻者用保和丸，消食导滞，亦不可久用消导之品，以免损伤脾胃；虚实相兼者，即积滞伤脾，或脾虚夹积，用枳术丸或曲麦枳术丸，健脾与消导并用。积滞多兼化热，有形之积热者可清下并施，大黄生用、炒用，视病情而定。

关于健运补脾。补脾之法用于脾虚之证，而补脾之要在于健运而不在壅补，常用方剂如七味白术散、五味异功散。这类方剂除用参、术补脾益气外，更有行气之陈皮、木香、藿香之类，能悦运脾胃。这也是小儿脾胃特点所决定的。若脾气下陷，可用补中益气汤；若脾胃虚弱，气血不足者，可用归脾汤。但对于壅补厚腻之品的运用，宜配合行气悦脾助运。对于胃阴虚弱，宜用甘润养阴，如沙参麦冬汤、生脉散，亦应注意避免过于滋腻碍脾。

5. 注重预防，强调"三分医药，七分调理"

明·万全《万氏家藏育婴秘诀》说："医道至博，幼科最难。如草木之芽兮，贵于调养；似蚕之苗兮，慎于保全。"先生认为，所谓调养，简单地说就是"慎风寒，节饮食"。慎风寒，就是顺乎四时气候变化，虚邪贼风，避之有时。节饮食，就是注意饮食调节，特别强调蔬菜对小儿营养和脾胃的重要作用。膏粱厚味，易伤脾胃，导致积滞内热，古今皆然。蔬菜瓜果，对调节脾胃运化功能，十分重要。

先生还主张小儿患病之后也应重视调理，"三分医药，七分调理"，不是不要医药，而是说调理很重要，即使用药也要注意药物的调理性应用。小儿生机旺盛，再生康复能力强，只要把致病因素消除了，机体就会很快恢复，在这个恢复过程中，调理（包括医药调理）就显得十分重要了。

二、王伯岳儿科经验撷英

先生儿科临床经验十分丰富，今撷其要介绍如下：

（一）小儿外感发热的治疗

外感发热，小儿最多。小儿肌肤薄，脏腑嫩，易于感触，易于传变。但总的一条规律是由寒化热、由表入里，因此在临床上每易见到寒热互见，表里相兼之证。基于此，提出辛温辛凉并用和表里双解的治疗大法，用之临床，卓有效验。

1. 辛温辛凉并用

适用于以表证为主的发热。外感为病，有感于风寒者，也有感于风热者，更有风寒风热相兼而形成寒热杂感之证者。若感受风寒，而从热化；或素有里热，热为寒闭，均造成寒热夹杂之证。但无论何种原因引起，此时病机重心在表，其临床表现主要为：发热无汗、烦躁啼哭、鼻流清涕、咳嗽重浊、头身疼痛、舌苔薄白或转黄、脉象浮数、指纹浮红。习用方为：偏于表寒明显的，用荆防葱豉汤（荆芥、防风、羌活、苏叶、白芷、葱白、淡豆豉、薄荷、竹叶、黄芩、甘草）。偏于表热明显的，用银翘散加减（银花、连翘、牛蒡子、淡豆豉、竹叶、防风、大青叶、黄芩、薄荷、荆芥穗）。夏月感触暑湿的，用加减二香散（香薷、藿香、连翘、银花、黄芩、竹叶、枳壳、滑石、甘草）。流行性感冒，寒郁热重的，用银菊解毒汤（银花、菊花、薄荷、板蓝根、黄芩、连翘、荆芥、羌活、生石膏、甘草。热毒重者，加蒲公英、大青叶、山栀子之类；寒郁重者，加紫苏、防风、白芷；兼夹湿邪者，加藿香、苍术、丝瓜络）。

小儿一般多里热，一经感冒易寒从热化，或热为寒闭，形成寒热夹杂之证。单用辛凉，往往汗出不透；单用辛温，又往往汗出而热不解。鉴于此况，则采用辛温辛凉同用，自能风寒风热两解。在具体应用时，应权衡轻重，灵活掌握，寒邪重则辛温应重于辛凉，热邪重则辛凉应重于辛温。

2. 表里双解

适用于表邪入里，表里同病之外感发热。临床表现除上述表证外，尚兼唇红、口渴、烦躁较著、腹胀、腹痛、拒按、便秘、口臭、纳呆、痰多而黄、呕吐、腹泻、舌质较红、舌苔黄糙、脉数、指纹红紫而滞。具体可分三种情况：由寒化热入里，或素体内热，里热明显，在解表方的基础上酌加生石膏、寒水石（热盛者二药同用）、知母、黄芩、天花粉。里热甚，除寒凉直折外，还应注意逐邪外出，如利尿导赤（合用导赤散），攻下泻火（合用承气汤），同时加强透散之力，用竹叶、薄荷之类。若热邪郁而成毒，则重用紫花地丁、大青叶、板蓝根、银花、连翘、黄芩、黄连、黄柏之类，或以三黄石膏汤为主治之。兼夹里滞，由于食滞内蕴，治以消导清热，轻则合用保和丸，重则加用承气汤，或枳实导滞丸。兼有痰盛，多见于肺炎喘嗽，以麻杏甘石汤为主，合葶苈子、莱菔子、槟榔、瓜蒌、贝母、黛蛤散等，便秘加黑白丑、生大黄。

小儿外感发热总以热证、实证为多，并往往兼夹里热，或兼夹食滞，形成表里同病，或表里不和，单独使用解表药往往汗出热退，但汗后又复热，所以用解表药的同时，必须佐以清里热药，如夹有食滞则应佐以消食导滞之味。

在辨小儿外感时，要注意不可以发热的高低、久暂来区分寒热的属性，而是应辨别寒郁热闭的轻重程度。寒郁于表，应从小儿的面色苍黄、畏寒无汗等方面去辨别。寒郁表闭越重，发热则越高，这时应不失时机地重用辛温表散，发汗达邪。荆芥、防风是一对药，用于一般表寒郁闭；紫苏、羌活又是一对药，用于表寒郁闭较重；若更有甚者，则四药同用，兼喘则麻、桂也可酌用。我初随师时，甚感纳闷，为何越是高热，越重用辛温？后来老师点破，再证之于临床，果然汗出热解，取效甚捷。

（二）小儿长期发热的治疗

1. 长期低热

除热病后的阴虚内热、大病后的体虚发热之外，一些不明原因的低热在儿科临床上常见有以下二种情况：

积滞发热：其证见盗汗潮热，夜热早凉，肚腹热，手足心热，口臭口干，睡眠不宁，辗转反侧，龄齿，便秘，大便秽臭，尿黄，脉滑实，苔厚腻。习用方为：连翘、胡黄连、槟榔、枳壳、莱菔子、焦三仙、熟大黄、知母、甘草，汗多加地骨皮、桑白皮。

湿热蕴滞：其证见发热，面黄神滞，纳呆，尿黄不利，便干或便溏，舌苔薄腻而黄，或黄白相兼。用疏泄清利之法，习用方为蒿芩清胆汤合清络饮加减（青蒿、秦艽、滑石、木通、丝瓜络、忍冬藤、黄芩、知母、桑枝、甘草、侧柏叶）。若舌苔中心黄腻厚积，体质较壮实的，可用达原饮加黄连治疗。

2. 长期高热

其证为发热日久，或持续高热，或忽高忽低，或寒热往来，神识尚清，表情呆滞，面色苍黄，或见烦躁，舌苔中心厚腻，或满舌厚腻苔。习用方为达原饮加黄连、石膏。

先生善用达原饮治疗高热，或久热。先生经验，小儿体质尚实，用清、用利、用通下，效果都不好者，可用吴又可溃邪法，予达原饮，往往一、二剂后体温反增，然后汗出而解。

（三）小儿咳嗽的治疗

小儿腠理不密，易感风邪，首先犯肺，肺失清肃则发为咳嗽；又因伤食积滞而致脾湿生痰，痰湿内蕴，肺气郁而不宣也发为咳嗽。肺为水上之源，肺气不宣又影响水津的输布，加重脾湿，以致恶性循环。若久咳伤肺，虚火上泛，肾气亏损而成虚痰。

《内经》云：五脏六腑皆令人咳，非独肺也。但其治法，总括起来不外三法，即《小儿卫生总微论方》指出的：风则散之，盛则下之，久则补之。

所谓"风则散之"，就是发汗法，即丹溪的"行痰开腠理"。小儿咳嗽，多发于冬春季节，多为表证，治宜宣发肺气，疏通腠理，使病邪外达，风从表散，即发汗解表法。肺气不宣常致脾胃郁热，湿痰内生，又影响肺气，因此，疏风发表，还应注意清热化痰。同时，解表不宜过于发散，泻热要注意存阴。

所谓"盛则下之"，小儿最易饮食伤脾，积滞化热，腹胀食减，痰湿阻滞，影响肺气，咳即作呕作吐。咳即作吐是为胃咳，朱丹溪说："五更咳多者为胃中有食积"，"上半日咳多者此属胃中有火"等等，这类咳嗽属肺胃不和，积热内蕴。如见大便干结，腹胀气粗，可用下法，往往一经泻下即热去咳止，肺与大肠相表里也，即"盛则下之"。但须注意，不能峻下，只宜轻下。泻下之义不单是通大便，清热、泻火、利小便，使邪从下达，都为泻下，临床上常用之泻白散、导赤散、葶苈大枣泻肺汤等都属于此。

所谓"久则补之"，久咳伤肺，又常常累及脾肾，形成虚证。临床上常见久咳不止，咳声无力，体弱消瘦，纳少便溏，是为肺脾两虚，宜补脾益气，即培土生金之法。若虚热上泛，口燥咽干，潮热多汗，甚或咳血颧红，是肺肾阴虚，宜养阴清肺。皆属"久则补之"。

总之，治咳之法不外解表、泻下、清补三法，根据兼证之不同，配合清燥、除湿、滋阴、降火、扶脾、补肾、泻大肠、利小便等，才能收到较好的效果。

1. 风寒咳嗽

症见咳嗽痰稀，喷嚏鼻塞或流清涕，畏寒发热，头痛，或有汗或无汗，苔薄白，脉浮。多见于冬春。用杏苏散加减，以疏风散寒，化痰止咳：杏仁、紫苏、桔梗、枳壳、前胡、荆芥穗、薄荷、黄芩、甘草，方中杏仁宣降肺气，紫苏疏风散寒以解表，辅以芥穗、薄荷，加强解表以冀风寒风热两解之法，黄芩清解伏热，前胡辅杏仁以降气化痰兼散表邪，桔梗、枳壳即枳桔散，有宣肺化痰之义。

冬季无汗，加麻黄，以加强宣肺发表；热甚加知母、淡竹叶清热养阴；痰多加橘红、瓜蒌降气行痰。

2. 风热咳嗽

症见咳嗽痰黄，因于燥者则干咳，痰黏不爽，咽干咽痛，微热或发热，有汗，脉数，苔薄微黄。治以祛风清热，止咳化痰。用甘桔汤加味：桔梗、甘草、荆芥穗、薄荷、杏仁、瓜蒌、黄芩、连翘、芦根。咽部红肿加牛蒡子、板蓝根；气粗口渴加生石膏、知母；鼻衄加丹皮、山栀子；痰多加枳壳、莱菔子；咳甚作呕加枇杷叶、竹茹以肺胃两清；大便干燥加熟大黄轻下之。

3. 食滞咳嗽

症见咳嗽作呕，口臭痰稠，午后发热，手足心热，滋煎不安，脉数苔黄腻。用双解汤加减，以消食导滞，清肺和胃：桔梗、枳壳、杏仁、瓜蒌、炒三仙、黄芩、陈皮、甘草。腹胀痞满加厚朴、青皮；口渴喜饮加天花粉、石斛；发热甚加生石膏、知母；烦躁津少加葛根、麦冬；大便干结加熟大黄；小便短赤加车前草、滑石；潮热多汗加地骨皮、桑白皮。

4. 暑湿咳嗽

症见伤暑倦怠，低热汗多，咳嗽痰多，面垢黄腻。用清肺汤加减，以清暑祛湿，化痰止咳：杏仁、冬瓜仁、连翘、桑叶、茯苓、橘红、桔梗、甘草、鲜荷叶。气短虚烦加沙参、麦冬、五味子。

5. 肺燥久咳

症见咳嗽低热，胸闷痰黏，或痰中带血，或经常鼻衄，舌红少苔，脉细数。治以清燥润肺，滋阴降火。清肺汤加减：茯苓、生地、杏仁、浙贝母、栀子、知母、麦冬、桑白皮、地骨皮、甘草。鼻衄甚加生地榆、侧柏叶。

6. 肺虚久咳

症见久咳痰少，低热，不耐风寒，脉细。治宜养阴润肺。紫菀汤加减：炙紫菀、款冬花、沙参、麦冬、知母、茯苓、川贝母、甘草、地骨皮。

7. 脾虚久咳

症见久咳痰多，纳差腹胀，面黄肌瘦，便溏，唇白，脉弱。治宜补脾益肺，止咳化痰。百合汤加减：百合、紫菀、党参、白术、茯苓、半夏、陈皮、五味子、款冬花、炙甘草。气弱多汗加黄芪、浮小麦。

8. 肾虚久咳

此证见于久咳，导致营养障碍，症见形羸潮热，苔少伤津，脉沉细。治宜滋阴纳肾，润肺止咳。用地黄汤加味：生地、怀山药、丹皮、茯苓、山萸肉、泽泻、白前、紫菀、百部，虚寒甚加附子、肉桂，烦躁不寐阴虚加知母、黄柏。

（四）小儿吐泻的治疗

吐泻之证，在儿科临床极为常见，小儿脾常不足，六淫外邪及饮食内伤均易使脾胃受损，胃不伤则不吐，脾不伤则不泻，脾胃互为表里，吐泻之证常同时出现，也可单独出现，临证时当有所侧重，辨其虚实寒热。

1. 呕吐

有因于寒者，有因于热者，有因于积食成滞或虫积者。胃为燥土，喜润而恶燥，以降为顺。寒、热、积滞（包括虫积）均可伤胃，扰乱气机，升降失调，浊阴上泛是为呕吐。

（1）寒吐：多为外感风寒，影响胃气，或素体胃寒疼痛，易感寒而发。若因外感风寒，除呕吐外尚有风寒表证，若胃寒则兼见脘痛喜暖，四肢冷，口唇白，舌苔薄白，脉沉缓。理中汤加减，兼有痰饮则合二陈汤。半夏、陈皮、丁香、柿蒂、干姜等经常选用，寒甚可姜附同用，外感则藿香、紫苏、生姜，虚寒白术、党参，外有寒而内有热者，生姜、黄连同用。

（2）热吐：较为多见，兼见面赤唇红，口鼻出气热，或发热甚或高热惊厥。常用竹茹汤、藿香散加减。药物如橘皮、竹茹、葛根、黄芩、生石膏，以清为主，兼以降逆。若为虚热上泛，则加沙参、麦冬、石斛、玉竹之辈。

（3）积滞：在小儿多为食积，水湿停滞，浊阴上泛。朱丹溪说："食积作吐，食即作吐，其积在上，宜清；食下一、二时而吐，其积在中，宜消；早食晚吐，晚食早吐，其积在下，宜先温后消。"若有虫积可见吐蛔腹痛，则有安蛔、驱虫之法。

此种积滞所致，治以消导为主，兼以芳香醒脾化浊，保和丸、枳实导滞丸等均可选用。若大便秘结，腹胀腹痛，可用大黄推荡。

呕吐之症，重点是分清虚实寒热，治之之法除热者寒之、寒者温之、虚者补之、实者消之以外，尚须重视理气降逆，疏通气机，升清降浊。由于临床上往往虚实互见、寒热错杂，治疗时亦应兼而顾之，尤其是攻削之品不宜过剂，做到中病即止，以免伤伐胃气。

2. 腹泻

有因于外感六淫者，特别是暑湿的侵袭；有因于饮食所伤者；有因于素体脾胃虚弱，或久泻伤脾而致脾虚证者。

脾为湿土，喜燥而恶湿，宜升，过湿则脾困。"脾伤不泻"，"湿胜则濡泻"，脾伤与湿困是腹泻的病机所在。

小儿腹泻发病后，在临床上多是虚实夹杂，先生在临诊时十分重视小儿舌诊，舌质淡而苔少苔薄者是为脾虚，舌苔厚腻即使体弱也有积滞，分辨脾虚与积滞是治疗上的关键，否则就会犯虚虚实实之戒。脾虚有因于积滞伤脾，或湿困脾虚，有素体脾弱，证见神疲，不活泼，食则腹胀，食已则泻，舌质淡，四肢不温。积滞则有食积、虫积之别，尚须辨其有无化热。虫积者或有虫斑，或舌上红点，脐周经常疼痛。食积者厌食呕恶，腹痛即泻，泻后痛减，或便而不畅，苔腻厚或垢。若舌质红，苔转黄色，兼见低热烦躁，夜寐不宁，汗多，是有化热之象。

根据临床所见，一般可分为寒湿泻、湿热泻、伤食泻、脾虚泻四个类型，因此治疗上有寒者温之，热者清之，湿者燥之，也有分利升提之法，食滞者消导之，虚者补之等几种治法，由于小儿易寒易热、易虚易实，应注意用药时寒热并用，消补兼施。尤宜要注意"补不碍滞，消不伤正"，既不能过于辛燥峻补，也不宜过于苦寒攻伐。夹有表邪，一定要解表驱邪，做到表里双解，否则表邪未除，里证腹泻也不愈。

（1）寒湿泻：症见面色苍白，四肢不温，泻下清冷，腹痛隐隐，口不渴，舌苔白或白腻。用理中汤合五苓散加减：白术、茯苓、桂枝、苍术、泽泻、党参、炮姜、陈皮、生稻芽、猪苓、甘草，寒甚肢冷加附片，腹部寒痛甚加吴茱萸、木香。

（2）湿热腹泻：症见发热面赤，口渴溲短，或暴注下迫，或泻下肛门灼热，脉数，苔腻黄或燥。用香朴散加减：藿香、厚朴、陈皮、茯苓、泽泻、苍术、黄芩、黄连、六一散、木通、炒三仙。

热偏重，高热烦渴，汗多溲赤而短。用葛根芩连汤加味：葛根、黄芩、黄连、木香、连翘、厚朴、焦槟榔、藿香、苍术、甘草。大便泄泻不爽，有黏液者，加熟大黄。

暑偏重，腹泻暴注，发热口渴，头痛烦闷。用二香散加减：藿香、香薷、生稻芽、连翘、白术、厚朴、陈皮、大腹皮、茯苓、六一散、黄连、黄芩。暑热伤气，气弱神疲者，合生脉散。

（3）伤食泻：症见微热或无热，不思饮食，腹胀，泻下酸臭，或呕吐，面黄，苔腻厚。用保和丸加味：神曲、山楂、莱菔子、茯苓、泽泻、黄连、苍术、陈皮、连翘、桔梗、甘草。干呕者加藿香、葛根。

（4）脾虚泻：症见久泻不止，面黄肌瘦，神倦肢凉，面色淡白，多食则胀则泻，或下利清谷，苔薄，脉沉弱。用钱乙白术散加减：太子参、白术、茯苓、陈皮、藿香、木香、葛根、黄芪、生稻芽、炙草。手足不温，腹中痛，加白芍、桂枝。泻止后，可用五味异功散调理。

下面再将先生临床上常用的治泻方剂归纳说明：

①理中汤：党参、干姜、甘草、白术。温中散寒，健脾燥湿。

②五苓散：白术、桂枝、泽泻、茯苓、猪苓。以利湿散寒

为主。

③平胃散：苍术、厚朴、陈皮、甘草。以燥湿为主。

④藿香正气散：藿香、白芷、紫苏、大腹皮、厚朴、白术、茯苓、陈皮、半夏、桔梗、甘草、姜、枣。是表里双解之剂，用于外感风寒，内伤食滞，未化热者。方中桔梗既有宣肺，也是升提之意。

⑤香朴散：藿香、苍术、厚朴、陈皮、甘草、滑石、木香、黄芩、泽泻、茯苓、焦三仙。也是表里双解之剂。治湿滞化热，燥湿与分利同用，导滞与清解并施。

⑥二香散：藿香、香薷、厚朴、半夏、紫苏、陈皮、大腹皮、茯苓、甘草、白术。也是表里双解之剂，此以治暑湿伤脾，多用于暑湿腹泻并有寒热者。

⑦葛根芩连汤：葛根、黄芩、黄连、甘草。此仲景方也，也是表里双解之剂，而偏于里热下迫。方中甘苦相合，既能清肠，又能和胃。常加藿香、苍术，芳香化浊燥湿；加焦槟榔、焦三仙、厚朴、木香行气导滞；若热入血分，损伤血络，而见下红，则加银花、连翘之类；若热结旁流，滞泻不爽，腹胀腹痛，可加大黄推荡泻热，亦通因通用之法。

⑧六一散：滑石、甘草。清湿热、利小便。

⑨保和丸：山楂、神曲、半夏、茯苓、陈皮、连翘、莱菔子。消食导滞，清热和胃。若积滞较甚，加槟榔、大黄、枳实之类。

⑩钱乙白术散：藿香、木香、葛根、白术、党参、茯苓、甘草。消补兼施，治久泻伤脾，虚实夹杂之证。由于党参、甘草，有壅中横中之弊，若脾虚不甚，则可去之，先生在临床上常常将方中之四君易为四苓，既健脾利湿，分利升提，又无甘壅之弊，屡用屡验。

⑪异功散：党参、白术、茯苓、甘草、陈皮。此以补为主，以消为辅也。多用于泄泻后期，脾虚气弱者。若气虚下陷，大肠失固，久泻不止，可加木瓜、诃子、乌梅、分心木，以酸敛之。

⑫生脉散：太子参、麦冬、五味子。湿热伤耗气阴，致气阴两虚，以此方为主，酸甘化阴。

以上所举是先生治疗小儿腹泻常用的法与方，在用药时，十分注意辛开苦降，辛苦甘相合，酸甘相合。

辛，能散能燥，散表邪，燥脾湿，化秽浊，疏通升提气机。药物如：藿香、紫苏、大腹皮、干姜（生姜）、桔梗、葛根。

苦，能清能降，亦能燥坚，清热解毒固大肠。药物如：黄芩、黄连、黄柏、连翘、银花、苦参、大黄。而枳实、槟榔、苍术、厚朴、木香、陈皮本身即是辛苦相合之品了。

甘，甘淡渗利，能和中缓急，渗淡利湿。药物如：茯苓、薏苡仁、滑石、车前仁、灯心草、猪苓、泽泻、甘草、石斛等。

酸，能敛能涩，能缓急止痛。药物如：乌梅、白芍、五味子、马齿苋、木瓜、石榴皮。特别是久泻伤阴，尤宜酸甘化阴。在初期、中期，尤其是夹有表邪者则不宜。

脾胃为一对表里关系，一湿一燥，一升一降，一阴一阳，对立统一，辛开苦降是调理脾胃的大法，而甘入脾，健脾和胃，辛苦甘相合共奏燮理脾胃之阴阳，疏理升降之气机的功用。若脾弱则肝旺，久泻伤阴，则应加入酸敛。

（五）　小儿虫证的治疗

治虫之法有三，一曰直接驱虫法，适用于体质较壮实之患儿。一曰理中安蛔法，用于体质较弱或脾胃不和患儿，先扶脾和胃，佐以安蛔，候机驱虫，虫下后再甘淡养脾，调理脾胃。一曰安蛔法，此则蛔虫内扰上窜，腹痛剧烈，甚则肢冷汗出，先安蛔，后驱虫。

蛔虫习性，喜甘而恶酸苦，所谓遇甘则动，遇酸则止，遇苦则安，遇辛辣则麻痹。驱虫之剂，应辛苦酸相合，佐以轻下，使虫随大便排出。直接驱蛔法，常用驱蛔连梅汤：黄连（或胡黄连）、乌梅（缺则改白芍）、榧子、雷丸、芜荑、青皮、使君子、槟榔、川楝子、熟大黄、川椒，空腹服，一般二三剂即可，若虫仍未下，则隔两周再服。理中安蛔法，用理中安蛔汤加减：党参、白术、干姜、乌梅、花椒、青陈皮、炒三仙、茯苓、炙草，虫下后改五味异功散加味调理脾胃：太子参、白术、茯苓、陈皮、山药、乌梅、使君子、炙甘草。安蛔法，由于蛔虫内窜乱扰上泛，不宜直接驱杀，以免变证，先安之，用乌梅丸全方，大热大寒大辛大苦大酸之品，煎汤频服。

先生常用治蛲虫方：

内服百部汤：百部、槟榔、使君子、青皮、苍术、黄柏、甘草。

外洗方：鹤虱、苦参、百部各15g，川椒6g，煎汤外洗肛门周围，或用米醋少许，临睡涂之亦可。

（六）小儿癫痫的治疗

癫痫的主要临床特点是突然昏倒，继之抽搐，喉中发出异声，口吐涎沫，片刻即醒，醒后一如常人。时发时止，静止期多无异常病态。中医论痫，有惊痫、痰痫、食痫、瘀血痫等，从发病脏腑来看，不外心、肝、脾、肾。急性发作期，着重止痫，一般以清肝定搐、清心开窍为主。清肝必须降火，清心必须豁痰。若素体脾虚，宜酌加健脾养血之品。养血则风自灭，健脾则痰自化。反复发作，历久不愈者，重在调治脾肾，佐以疏理肝气，调和气血。

1. 痰热逆阻证

症见突然昏倒，面色红紫，拘急屏气，手足抽搐，搐动强劲，口吐涎沫，片刻即醒，平时烦急易怒。唇红口干，大便干结，小便偏黄，臊臭异味，舌质偏红，苔黄腻，脉弦数或弦滑，指纹紫滞。

治法清肝泻火，祛痰定搐。习用千金龙胆汤加减，常用药物为：龙胆草、钩藤、天麻、柴胡、黄芩、赤芍、胆南星、天竺黄、远志、地龙、甘草。痰多、大便干结，加青礞石、大黄，大便通畅后以郁李仁易大黄；头痛目胀，加菊花、夏枯草、蔓荆子，并适当加重龙胆草用量；纳差腹胀，加神曲、莱菔子、枳实、槟榔；热重，烦躁口干，加栀子、连翘、木通、生地；抽搐甚，加地龙、僵蚕，甚则全蝎、蜈蚣。

2. 痰浊逆阻证

症见突然昏倒，面色或青或白，目睛上窜，手足抽搐，口吐涎沫，喉中痰鸣，醒后头晕，平时痰多，饮食时好时差，大便多溏，舌淡苔白，脉滑弦，指纹隐滞。

治法涤痰开窍，理气和中。习用涤痰汤加减，常用药为：姜半夏、胆南星、橘红、枳实、茯苓、菖蒲、竹茹、甘草、天麻、钩藤、薏苡仁。痰多涌盛，加猴枣散、皂荚、枯矾；腹胀便秘，加全瓜蒌、厚朴、郁李仁，甚则加牵牛子；抽搐甚，加地龙、僵蚕，甚则加全蝎、蜈蚣；心烦不寐或少寐，加珍珠母、琥珀、酸枣仁、柏子仁；兼汗多加龙骨、牡蛎。

3. 脾虚肝旺证

症见癫痫经常反复发作，但以小发作为主，发作时屏气抽搐，目睛上窜，四肢欠温或发凉，发作后四肢无力，精神软弱，饮食懒进，睡眠不安，平时面色苍黄或苍白，肌肉消瘦或肌肉松软，大便多溏，舌淡苔白，脉细弦，指纹隐细。

治法疏肝理气，健脾安神。习用钩藤饮加减，常用药为：钩藤、天麻、茯苓、太子参、远志、菖蒲、柴胡、白芍、牡蛎、生麦芽、炙甘草、陈皮、半夏、神曲。抽搐频，加地龙、蝉蜕、僵蚕；四肢欠温，加附子、肉桂。

此证发作停止之后，在静止期可用六君子汤加味调理，重在健脾化痰、理气和血，适加神曲、麦芽消食，加当归、白芍、丹参和血，加枳壳、香附理气，加地龙化痰。

4. 气血两虚证

症见癫痫缓解后，不经常发作（或偶有发作，以静止为主），面色苍白，唇淡，精神欠振作，舌偏淡，脉细弱或沉细，指纹淡隐。

治法益气养血，安神定志，佐以化痰。习用养荣汤加减，常用药为：党参、白术、茯苓、当归、白芍、法半夏、陈皮、天麻、钩藤、香附、川楝子、甘草。

（七）急、慢性肾炎，肾病的治疗

1. 治疗原则

小儿急性肾炎，系由于外感风邪，引起肺气不宣，影响脾的运化，以致水湿停滞，使肾气受损，不能通调水道，而出现浮肿。加之风湿相搏，水为风激，湿热积滞，迫血外溢而出现血尿。因此，小儿急性肾炎，不等于一般的外感，也不只是表邪，而是内外夹杂，表里兼病。也即是说：其标在肺，其本在肾，而且关系到脾。

根据中医"急则治其标，缓则治其本"的治则，或标本同治，消肿为主。要使水气消失，主要有发汗解表，利尿除湿两法。《金匮要略》谓："诸有水者，腰以下肿，当利小便；腰以上肿，当发汗乃愈。"下肢浮肿（腰以下）较明显的，是湿气较重，里证多于表证，应当用利尿法；面部、上肢浮肿明显的（腰以上），是表证甚至于里证，外邪尚未深入，应当用发汗法。若全身浮肿，单一使用发汗或利尿不满意时，应二者兼用，表里双解。

清代夏禹铸在他所著《幼科铁镜》中，对水肿的治疗还有"调脾行气"，"实脾利水"的方法。一是调理脾的运化功能，二是要行气才能推动其运化，即是说通过实脾来达到通调水道的目的。

小儿急性肾炎，一般说来热证、实证较多。如表邪重，应用发汗法；如小便短少赤涩而浮肿较甚，应用利水法；如表里皆实，则以表里双解为法。

与此同时，要注意到患儿体质的虚实。如体质虚弱，证见浮肿而小便自利，腹胀气短，手足厥冷，口不渴，则属于虚寒，应以温肾实脾之剂为治。

总之，表里、寒热、虚实，证既不同，治亦各异，而小儿在生理病理方面的特点是：易虚易实，易寒易热。在疾病的表现上多为表里兼病，寒热夹杂，虚实互见。急性肾炎如此，慢性肾炎也是如此。前者是实中有虚，后者是虚中有实。所以，在治法上，不要因为证实而过于消；也不要因为证虚而过于补。就是实证、热证，也要审慎。"肾无实证"，不是肾阳不足，就是肾阴虚。而水湿潴留，又是实证。实际上形成正气不足而邪气有余，一味地补，则病邪不去而正愈伤；一味地攻，则既伤于病，又伤于药。同样的药，在不同体质的病人身上，会有不同的反应。必须区别对待。

虚实互见的病，原则上采取攻补兼施的治法。虚多于实，则先补后攻，或三分攻，七分补；实多于虚，则先攻后补，或七分攻，三分补。无论是补和攻，都要从病情的深浅、体质的强弱来考虑，必须是补不碍邪，攻不伤正。小儿急性肾炎着重于祛邪扶正，以期邪去正安；慢性肾炎，着重于扶正祛邪，以期恢复其"正气存内，邪不可干"的作用。

这些治疗原则，具体在急慢性肾炎的治疗上，如发汗、利水、清热、除湿、理气、和血、健脾、滋肾等法，常用于急性肾炎。而益气、健脾、温肾、补血等法，常用于慢性肾炎。而在一定的条件下，亦交叉使用。原则上是从肺、脾、肾来治；尤其是要注意到脾胃。

2. 急性肾炎证治

（1）风水证

症见：头面浮肿，先从眼睑开始，继而四肢，躯干俱肿，发热，恶风，身体酸痛，无汗，小便短少，脉浮，苔白（尿常规检查，出现尿蛋白、红细胞、白细胞多寡不等）。

治法：祛风解表，清热利湿。

例方：麻黄、紫苏、茯苓皮、泽泻、苍术、防己、甘草、生姜。

上方即越婢汤及防己茯苓汤加减而成。麻黄有发汗、利尿、平喘的作用，而以麻黄为主的越婢汤，为《金匮要略》主治风水的方剂；防己茯苓汤为治皮水的方剂。

（2）湿热证

症见：全身浮肿，口渴，小便短赤，脉浮数，舌质红，苔白微黄，或咳嗽（尿常规检查同上）。

治法：解表除湿，清热利水。

例方：麻黄、连翘、赤小豆、生石膏、知母、黄柏、苦杏仁、甘草梢、滑石粉。

上方为《伤寒论》麻黄连翘赤小豆汤化裁。该方治瘀热在里，主要是清化湿热，如连翘、黄柏，取其苦寒清火。赤小豆能导湿利水，杏仁能利肺气，石膏泻火，滑石粉、甘草即六一散。这个方剂选用知柏、六一散、石膏，配合麻黄连翘赤小豆汤，在泻热利水方面的作用较强。

（3）水湿证

症见：全身浮肿，下肢较甚，小便短少，口不渴，脉滑，舌苔白滑（尿检同上）。

治法：渗湿行气，理肺消水。

例方：茯苓皮、猪苓、泽泻、白术、桂枝、陈皮、桑白皮、大腹皮、生姜皮。

上方是由《伤寒论》五苓散及《中藏经》五皮散组合而成。五苓散是张仲景为治外有表邪，内有蓄水的疾患而设。着重用辛甘温的桂枝以解肌表而温化膀胱之气。五苓散着重于渗湿、行气，结合术、桂，有理脾之意。这也是消除浮肿具有一定作用的常用方。

急性肾炎，除浮肿而外，往往伴有血尿。如果血尿较重，在清利湿热、行水消肿的同时，应结合凉血、止血。如下焦结热、迫血妄行，则应配合凉血和血为治。清热凉血的例方，是以小蓟饮子加减的：生地炭、茯苓、泽泻、小蓟、蒲黄、藕节、白茅根、侧柏叶、旱莲草、甘草。如热重加焦栀子、丹皮。湿重加滑石粉、通草。其他的止血药如：仙鹤草、地榆、棕榈炭、茜草等，都可选用。

至于一般浮肿消失而尚余血尿，以及血尿较重而浮肿不明显的，可用六味地黄汤酌加止血药如旱莲草、侧柏叶、白茅根、仙鹤草等，也可加用清热解毒的金银花、连翘等。

3. 慢性肾炎、肾病证治

慢性肾炎、肾病综合征，除部分水肿较轻的外，多数都有水肿，甚至高度水肿。形成水肿，仍不外乎肺、脾、肾三者的功能失调。基于小儿易虚易实的特点，在治法上只要不犯虚虚实实之戒，掌握补不碍邪，消不伤正的原则，还是要着重于消水。不能认为凡是慢性肾炎都是虚劳，只能补不能攻，也不能认为病邪实而一味地攻。应当因势利导，既祛邪又扶正，而达到邪去正安的目的。

根据不同的情况，举例说明如下：

（1）患者兼有表证，恶寒发热，咳嗽，浮肿较甚，脉浮，舌质红，苔白，小便黄量少。以解表宣肺，通利湿热为治。方选五拗汤、鸡鸣散加减：

麻黄、杏仁、桔梗、大腹皮、陈皮、紫苏、茯苓皮、泽泻、生甘草、生姜、车前草、芦根。

上方为五拗汤去芥穗，鸡鸣散去吴茱萸，以大腹皮易槟榔，加车前草、芦根组成。解表止咳较好。

（2）如患儿体质较弱，脾衰胃薄，头面四肢浮肿，面色不荣，体倦神疲，纳差，大便溏，小便短少，腹胀，隐隐作痛，苔白舌质淡，脉滑无力。系病程较久，脾阳不振，水湿停滞，法宜健脾除湿，佐以益气为治。以五味异功散、五皮饮加味，作如下拟方：

太子参、炒白术、带皮茯苓、炒陈皮、炒泽泻、五加皮、大腹皮、炒神曲、甘草、生姜皮。

（3）较为严重的，水肿不易消退，漫延各处，腹大如鼓，痞满胀痛，小便难、量少，面部浮肿尤甚，面色黄黯，纳差食少，疲乏少力，舌淡苔白，脉细弱微滑。这类正虚邪实之证，自应以扶正祛邪为治。方选实脾饮及参苓白术散加减：

茯苓、泽泻、炒白术、木瓜、枳壳、太子参、炒陈皮、生薏仁、厚朴、大腹皮、桔梗、甘草。

在益脾利湿的治法中，师李东垣用仲景枳术丸法，行气温化以除水湿，即攻补兼施之义。

肾病综合征，在临床表现上错综复杂，主要也是正虚邪实。如全身明显浮肿，大量的尿蛋白，有的还伴有血尿，眩晕，以及合并感染等。原则上属于脾肾阳虚，不能制水，应以温化行水，扶阳利水为治。

（4）如食欲不振，腹胀，面黄，气短，小便短少，大便干溏不定，下肢肿胀较盛，舌苔白腻微黄，脉沉缓。偏于脾阳不振者，治以温阳扶脾，行气利湿为主：

制附片、肉桂、云茯苓、泽泻、白术、木瓜、厚朴、大腹皮、草豆蔻、木香、甘草、生姜。

本方系以实脾饮加减，着重于加用壮命门之火的附子、肉桂，肾气强则脾运健，而白术、茯苓、甘草、厚朴、大腹皮、木香等健脾行气、除湿利水的作用，更易发挥。实际是取脾肾同治之意。

（5）如全身浮肿而下肢较甚，腹大胀满，脐肿腰痛，手足逆冷，小便短少，或食少便溏，或气短，气喘，苔白，脉沉细。属于肾阳虚者，治以温肾扶阳，散寒利水：

制附片、白术、茯苓、白芍、干姜、生黄芪、肉桂、猪苓、泽泻、党参、陈皮、甘草。

本方以仲景真武汤为主，结合五苓散、五味异功散，以及补中益气、四逆汤等加减组合而成一个复方。所谓寒，是指水湿而言，不是一般外感寒热的寒。肾阳虚，寒自内生而气化不速，不"益火之源"不足"以消阴翳"，故用桂附以温肾扶阳，以参芪益气，苓术健脾，着重在于增强脾肾功能而达到利水消肿，以及去病的目的。

（6）除上面外，较为复杂的，如长期不愈，体质下降，高度浮肿，经常有腹水，胸水，面色㿠白，气短，不思食，小便极少，舌质淡，苔薄，脉沉细。检查尿蛋白经常较多，而血浆蛋白低，还伴有贫血，血压高等症。主要系由于脾肾过虚，气血两亏所致。治宜益气育阴，滋补脾肾。以桂附八味及参苓白术散加减，俟有好转，再用实脾饮加减方。

制附片、肉桂、熟地黄、丹皮、山萸肉、茯苓、怀山药、泽泻、人参、白术、炙甘草、车前子。

肾炎后期，不仅是要补虚，更重要是防其逆转。不一定已发现逆转才来回阳救逆，其实长期不愈，病情越来越严重，已有衰竭征兆，在这期间，利尿药已起不到预期的作用，所以应采取扶肾阳滋肾阴的办法，桂附是必不可少的。与此同时，也要照顾到脾，加用参术益气补脾，才有利于水湿的排除。

（7）好转后用实脾饮加减方，加强利水消肿，可以选用：

茯苓、泽泻、白术、木瓜、枳壳、大腹皮、猪苓、桂枝、厚朴、甘草。

这是实脾饮与五苓散组合的方子，其中辛温的桂枝是重要的。小便不利，主要是阳虚不能化气，它和茯苓、白术这类利湿理脾的药物相配合，通阳利水的作用，确比单纯利尿药较好一些。

（8）如浮肿减轻，尿量增多，但尿蛋白仍多，则尚须进一步益气补脾。可选用钱乙五味异功散加味，同时照顾肾气。

太子参、白术、茯苓、陈皮、女贞子、黄精、怀山药、生黄芪、泽泻、丹皮、鸡内金、甘草。

尿里出现蛋白，以及尿蛋白久不消失，中医认为是由于肾虚不能纳气，以致精津外溢；而由饮食所化生的精津，与脾的运化、分布有关，所以用增强脾肾功能的益气法来治疗尿蛋白。根据临床观察，如用人参、黄芪组成的方剂，确较为有效。上面所拟的方剂，是在五味异功散的基础上加黄芪，同时又是与六味地黄汤相组合，只是没有用地黄，而改用黄精。黄精的功用类似熟地黄，但黄精补而不腻，腻滞的药物对脾胃没有好处，反而有碍，小儿脾常不足，黄精较好。另外，鸡内金是一味很好的补脾健胃药，同时也是消导药，能消食，消水，对饮食积滞，水肿腹胀，都有效果，好处是补不碍邪，消不伤正，虚实都可用。

（9）小儿急性肾炎，一般伴有程度不等的尿中出现红细胞的见症。初期主要是血热，着重在于清热凉血。如前面谈到的用小蓟饮子加减方为治等。这里需要补充的，是有些慢性的，长期出现血尿的，系由于肾虚不能摄血，脾虚不能统血。单一凉血，就不能起到止血的效果，应以滋肾理脾，益气和血为治。选用六味地黄汤加味：

生地炭、茯苓、泽泻、怀山药、山萸肉、炒丹皮、生黄芪、阿胶珠、艾叶炭、生白芍、旱莲草、生甘草。

阿胶，是养肝、滋肾、和血，治一切血证的常用药。艾叶，是理气血、温中、除湿的常用药。以胶艾组成的方剂很多。结合地黄汤治肾炎血尿，偏于气血两虚的，效果较好。在应用时，加上补气升阳的黄芪，对于利尿消肿也有好处。

（10）关于高血压伴有头目眩晕，或头痛，耳鸣，或恶心欲呕，目珠痛，小便短少等症，舌质红，苔薄，脉弦滑。为肝阳上亢，以滋肾柔肝为治：

生地黄、伏苓、泽泻、炒丹皮、怀山药、山萸肉、白菊花、枸杞子、怀牛膝、车前子、珍珠母、夏枯草。此是以济生肾气和杞菊地黄丸加味组成的方剂，对于伴有高血压者适用。

（八）调理脾胃法

先生注重调理脾胃，法宗钱乙、万全。认为小儿脾常不足，不都是脾虚，而是脾胃易受损伤。调治之法，不是直补，而是消除病因，护扶脾胃，助其运化。不治脾即可治脾，不补脾即可补脾。小儿生生之气旺盛，不良因素一去，运化得复，脾胃即可得健。常用以下几种调理法：

1. 护脾养胃

于热病或其他疾病过程中，起护脾安胃的作用。于未伤胃时，尽量不用或少用消导伐胃之品；将伤胃时，用养胃之品，习用生谷芽、生麦芽助护胃气；若脾胃已有损伤，用茯苓、怀山药、扁豆、玉竹、白术、莲子肉、麦门冬之类，以护养脾胃。至于久泻久吐，脾胃久虚，习用方为异功散，药物以补脾为主，配合泽泻、扁豆、薏苡仁、怀山药，气虚可加人参、黄芪。

2. 运脾和胃

适用于一般脾胃调理，宗张洁古枳术丸法，常用药物有白术、枳壳、茯苓、苍术、陈皮、厚朴（花），另外钱乙白术散也是常用之方，对于芳香悦脾开胃之藿香、蔻仁，也多酌用。

3. 和脾利水

先生认为这是调理脾胃的一个重要环节，脾主湿，利水即可理脾。反过来，理脾不利水，脾胃的功能也不能恢复，常用方如五苓散、四苓散。临床上多用于腹泻、盗汗、水肿等证。腹泻是小儿常见病，先生根据"脾不伤不泻"立论，一方面清除伤脾的因素如伤食、外感等，另一方面针对脾胃机能失调，采用分利升提之法以升清降浊。升提常用葛根、柴胡、升麻、藿香、桔梗等，治泻升提以葛根为常用，用量宜重；分利常用泽泻、茯苓、猪苓、车前之类。腹泻本为降病，不可一味分利，否则降而又降，反致脾胃愈伤。

盗汗的原因很多，但小儿则多因积滞。一方面积滞化热，蒸腾津液；另一方面积滞伤脾，利水通降失职。先生认为：汗、痰、涎、涕、唾、尿，皆人体水液所化，只是所出不同，总由脾胃转枢，治疗也不离调理脾胃，和脾利水，使人体津液正常代谢，不致从毛孔妄出而为汗。治宜在清热导滞的基础上加用利水和脾之品，如泽泻、茯苓、猪苓、木通、车前、滑石之类。

第45讲　王伯岳论"痰证"对小儿疾病的影响与治法方药

小儿多种疾病，都与痰证有关。无论是外感风寒，或者是内伤饮食，以及其他疾病，多数都会出现发热和生痰的情况。程钟龄说："凡病未有不发热，不生痰者，是痰与热，乃杂病兼见之证。"（《医学心悟》）下面仅就"痰证"对小儿疾病的影响及其治法方药作一些探讨。

一、痰证产生的原因及其与脏腑的关系

痰证亦概称痰饮（稠浊者为痰，清稀者为饮），"痰饮"一词，见于《金匮要略·痰饮咳嗽病脉证篇》。关于痰饮的解释，尤在泾说："谷入而胃不能散其精，则化而为痰；水入而脾不能输其气，则凝而为饮；其平素饮食所化之精津，凝结而不布，则为痰饮。"（《金匮要略心典》）在这里，指出了水湿不能运化是产生痰饮的一个主要原因；而在脏腑方面，则与脾胃的关系最为密切。

钱乙说："小儿吐沫及痰，或白绿水，皆胃虚冷。"（《小儿药证直诀》）也说明了小儿痰饮方面的疾病与脾胃的关系。

小儿惊风抽搐，与热、痰、心、胃有关，如鲁伯嗣说："小儿热痰客于心胃，因闻声非常，则动惊搐矣。"（《婴童百问》）

王肯堂指出："中焦热隔，则肺与大肠不通，其热毒之气，必上蒸于肺而生痰，故患肺热者，多脾实得之。"（《证治准绳》）

出现痰证，可能有多种因素，如心热、肺热，以及其它原因，但总是关系着脾胃。

因为，痰是水湿所化，如脾胃健全，受纳运化的功能都好，饮食就能化为精津而充实人体的需要。如化为痰，就会留

滞在肺、胃、胸膈，以致随气升降，留窜各处，经络四肢，无处不到，引起各种疾患。如小儿咳嗽痰喘，脾胃不和，低烧潮热，惊搐，癫痫等证，都与痰湿有关。

二、痰证治法

张仲景的主张："病痰饮者，当以温药和之。"（《金匮要略》）钱仲阳对于小儿痰饮的治法，提出："吐涎痰，热者下之；吐涎痰，冷者温之。"（《小儿药证直诀》）朱丹溪认为："实脾土，燥脾湿，是治痰之本法。"（《丹溪治法心要》）程钟龄说："治痰须理脾，以痰属湿，脾土旺则能胜湿耳。治痰如此，饮亦宜然。"（《医学心悟》）

如上所述，温中燥湿，是治痰证的一个主要方法。但不是唯一的方法。

从痰的情况来看，除湿痰而外，有热痰、有寒痰、有风痰、有老痰、有积食生痰等。其中寒热不同，虚实各异，在治法上亦有区别。

湿痰多见于脾，如痰涎壅塞，并见困倦痰稀等症，用温法。

热痰多见于肺，如咳嗽痰喘，并见燥热痰稠等症，用清法。

风痰多见于肝，如惊风抽搐，并见发热痰鸣等症，用消法。

食痰多见于胃，如恶心呕吐，并见痞胀痰滞等症，用消法。

至于寒痰、老痰，则多虚实互见之证，其关键在脾，日久则多影响其他各脏，出现不同的兼证。在治法上，寒者温之，虚者补之，盛者泄之，顽者攻之。如用温中除湿兼用清法，或用降火顺气兼用下法。各法的应用，都在于祛湿化痰，关键也是在于对脾胃的调整。

三、治疗痰证常用方药

（一）二陈汤

中医有"治痰通用二陈"之说，即指二陈汤而言。很多治痰的方剂，也是采用与二陈相同的药物；有的是由二陈发展而来的。至于二陈汤本身，在应用上，药物的加减，各个方书也有所不同。

二陈汤，见于《太平惠民和剂局方》，关于它的主治、方剂组成及其用法，有如下的记载：

"治痰饮为患，或呕吐恶心，或头眩心悸，或中脘不快，或发为寒热，或因食生冷，脾胃不和。半夏（汤洗七次）橘红各 5 两，白茯苓 3 两，甘草炙 1 两半。右为㕮咀，每服 4 钱，用水 1 盏，生姜 7 片，乌梅 1 个，同煎七分，去渣热服，不计时候，日二、三服。"

从方剂组合来看，半夏是燥湿化痰药，又能降逆和胃，陈皮也是燥湿化痰药，又能理气健脾，茯苓渗湿利水，甘草和中润肺，乌梅酸敛生津，生姜温中止呕。归纳起来，其作用在于和胃、理气、燥湿、化痰。是理脾胃，治湿痰的一个效方。

徐灵胎认为：二陈汤的作用，在于"治胃中寒湿痰浊"等证，他用以"治肥盛之人痰湿为患，咳嗽胀满。"（《兰台轨范》）

朱丹溪也是善于用二陈汤的，他指出："二陈治痰要药，世多忽之，且平胃散为常服之药，二陈汤反不可服乎？但能随证加减，用之无不验。"又说："二陈汤加升麻、柴胡，能使大便润而小便长，胸膈宽。脾虚者，清中气以运痰降，二陈汤加白术之类，兼用升麻提气。眩晕嘈杂，及火动其痰，用二陈汤加栀子、黄芩、黄连之类。"（《丹溪治法心要》）

丹溪治食郁痰滞，胸膈不快，所用的加味二陈汤，组方是：苍术、白术、橘红、半夏、茯苓、川芎、香附、枳壳、黄连、甘草。又：治一切呕吐清水如注的二术二陈汤，组方是：

苍术、白术、陈皮、半夏、茯苓、甘草、姜3片，枣1枚同煎，稍热服。虚寒者加人参、煨干姜；痰饮加南星、倍半夏；宿食加神曲、砂仁。

刘河间治热痰，头眩，用二陈汤加黄芩，即黄芩二陈汤。

在儿科二陈汤的应用方面也很广泛。如《婴童百问》对于寒冷呕吐哕逆的治疗，即选用了二陈汤，指出："二陈汤治痰饮为患，或呕吐恶心，或头眩心悸，或中脘不快，或发为寒热，或因生冷伤脾。"服法也是加生姜、乌梅同煎。

《保赤新编》所载有关二陈应用及加减，可供临床参考："风痰加南星、白附、皂角、竹沥；寒痰加姜汁，重用半夏；火痰加石膏、青黛；湿痰加苍术、白术；燥痰加瓜蒌、杏仁；食积痰嗽发热加枳实、瓜蒌、莱菔子、山楂、神曲；膈上热痰，令人呕吐，加黄连、栀子、生姜；痰结胸膈，喘咳上气，加香附、枳壳。"

从以上的加减法中，即发挥了二陈治痰的主要作用，又对于不同因素引起的痰饮采用加味的方法，使之发挥更好的作用。

从中可以看出，治痰饮的方剂，多数是以半夏为主，追溯其源，也是从仲景治痰饮的方法发展而来的。

如《金匮要略》小半夏汤：半夏、生姜，治呕吐，谷不得下，及心下有饮者。小半夏加茯苓汤：即小半夏汤加茯苓，治卒呕吐，心下痞，膈间有水，眩悸者。

此外，《景岳全书》所载"御药"：大半夏汤（一名橘皮汤）：半夏、陈皮、白茯苓、生姜，治痰饮及脾胃不和。茯苓半夏汤：白茯苓、半夏、生姜，治呕吐哕，心下坚痞，膈间有水，痰眩惊悸，及小儿等病。

《宣明论方》橘皮半夏汤：陈皮、半夏、生姜，治痰涎壅嗽，久不已者。

以上各方，由半夏、生姜，加茯苓，再加陈皮，即沿用至今的二陈汤。

小儿常见呼吸系统与消化系统的疾病，也即是以咳嗽痰喘、呕吐腹泻这类与痰湿有关的疾病较多，经常使用的方剂也不外乎燥湿化痰、利水清热、和胃健脾等方面作用较好的一些效方，其中不少都是与二陈有关，或者是由二陈发展而来的。

与二陈汤近似的方剂为《千金要方》中的温胆汤，《济生方》中的涤痰汤，实际是温胆汤加味。《三因方》中的温胆汤与《千金方》中相同，但增有十味温胆汤一方。《医宗已任编》中，还有一加味温胆汤。至于《沈氏尊生书》中的另一温胆汤则是同名异物，与常用的以二陈为基础的不同。

（二）温胆汤

温胆汤首见于《千金要方·胆虚实》："治大病后虚烦不得眠，此胆寒故也。宜服温胆汤方：半夏、竹茹、枳实各2两，橘皮1两，生姜4两，甘草1两。右八味哎咀，以水8升煮取2升分三服。"（金泽文库本《备急千金要方卷十二·胆腑》）

这是温胆汤的本来面目，只是由半夏、橘皮、枳实、竹茹、甘草、生姜六味组成，而没有茯苓，也没有乌梅、大枣。

《千金要方》为唐代孙思邈撰，所采集的多为当代及唐以前方。二陈汤见于宋代《太平惠民和剂局方》，显然温胆在前，二陈系由温胆加减而成。问题不在于谁先谁后，而是两个方剂的主治不同，而所加减的药味又不多，温胆的作用，在于主治胆虚痰热上扰所引起的虚烦不得眠，二陈的主要作用，在于燥湿化痰，理气和中。

徐灵胎《兰台轨范》将温胆汤列入"情志卧梦方"中，药味、主治、服法，皆本《千金方》而无更易；二陈汤则列入通治门，在主治方面则是："治肥盛之人，湿痰为患，喘嗽胀满。"这里面包含了徐灵胎应用这两个方子的实际经验。

高鼓峰治伤寒变证之虚烦、战振、身摇不得眠，需大补气血者，用十味温胆汤，或加味温胆汤。十味温胆汤组方为：枳实、陈皮、茯苓、半夏、甘草、远志、酸枣仁、熟地、五味子、人参、生姜、大枣。加味温胆汤组方为：人参、生地、白

芍、当归、川芎、酸枣仁、柴胡、黄连、茯苓、橘红、半夏、甘草、竹茹、生姜。(《医宗己任编》)

《婴童百问》对温胆汤的记载，一为第十四问，发搐门：温胆汤，治惊悸烦躁不得眠。半夏、枳实各 2 钱半，茯苓半两，橘红、甘草各 1 钱半，酸枣仁去壳 2 钱半，腹痛加芍药。右吹咀，每服 1 钱，入竹茹少许，姜、枣煎服。一为第六十问，呕证吐乳证门：温胆汤，治小儿心经虚怯，夜卧不宁。枳实、陈皮、茯苓、甘草、半夏各等分，竹茹少许。右剉散，白水煎，加姜 2 片，枣 1 枚，空心服。以上二方，在应用时均有所加减。

李中梓《医宗必读》将温胆汤列入惊、不眠证两门。对于温胆汤的主治，他认为：治心胆虚怯，触事易惊，或梦寐不祥，心惊胆慑，气郁生涎，或短气，或自汗。关于不眠证，指出原因有五，一曰气虚，一曰阴虚，一曰痰滞，一曰水停，一曰胃不和。如痰滞不得卧，则用温胆汤加南星、酸枣仁、雄黄末。

《医宗金鉴·幼科心法要诀》以加味温胆汤列入吐证门，治热吐。指出：小儿胃热，食入即吐，口渴喜饮冷，吐酸涎，发热，唇红，小便赤，用加味温胆汤为治：陈皮、半夏、茯苓、麦冬、枳实、竹茹、黄连、生甘草，引用灯心，水煎服。此外，在惊风门，治急惊风的清热化痰汤和清心涤痰汤两方，实际是温胆汤加味。清热化痰汤：橘红、麦冬、半夏、赤苓、黄芩、竹茹、甘草、川连、枳壳、桔梗、胆星。清心涤痰汤：竹茹、橘红、半夏、茯苓、枳实、甘草、麦冬、酸枣仁、人参、菖蒲、南星、川黄连。还有感冒门，用以治感冒夹惊的柴胡温胆汤：柴胡、陈皮、半夏、茯苓、甘草、竹茹、枳实，引用生姜，水煎服。

综上所述，温胆汤系临床应用较为广泛的一个方剂。历代医家在应用上随症加减，如：心虚，加人参、酸枣仁；心内烦热，加黄连、麦冬；口燥舌干，去半夏，加麦冬、五味子、天花粉；表热未消，加柴胡；内虚大便自利，去枳实，加白术；

内热心烦，加栀子。

温胆汤，药味不多，本来是"治大病后，虚烦不得眠"的一个方子，基础也即是二陈的两味主药：半夏、陈皮。但由此而发展的方剂，为数很多，治疗的范围随之而更加广泛了，凡是一切有关痰饮为病的疾患，所选用的方剂，大多系有二陈合并组成。这是在中医方剂的组合方面，很有意义的一个问题，能够掌握好这些法则，对于立方遣药是有益的。掌握方，首先应当掌握药，关于温胆汤的药物，前人有较为明确的论述，摘要节录如下：

半夏：味大辛，微苦，气温。可升可降。有毒。其质滑润，其性燥湿、降痰，入脾、胃、胆三经。生嚼战喉，制用生姜。下肺气，开胃健脾，消痰饮痞满，止咳嗽上气，心痛，胁痛，除呕吐反胃，霍乱转筋，头眩，腹胀，不眠，气结痰核肿突，去痰厥头痛，散风闭喉痹，治脾实泄泻，遗精，带浊，消痈疽肿毒，杀蜈蚣蜂虿虫毒。若消渴烦热及阴虚血证最忌无加。

李时珍曰：半夏能主痰饮及腹胀者，为其体滑味辛而性温也。滑则能润，辛温能散亦能润，故行湿而通大便，利窍而泄小便，所谓辛走气能化液，辛以润之是矣。朱丹溪曰：二陈汤能使大便润而小便长。成聊摄曰：半夏辛而散，行水而润肾燥。

陈皮：味苦辛，性温。泻脾胃痰浊，肺中滞气，消食开胃，利水通便，吞酸嗳腐，反胃嘈杂，呃逆胀满，呕吐恶心，消妇人乳痈，并解鱼肉诸毒。

竹茹：味甘微凉。治肺痿唾痰，唾血，吐血，衄血，尿血。胃热，呕哕噎膈，妇人血热，崩淋胎动，小儿风热，癫痫，痰气喘咳，以及小便热涩。

枳实：味苦微酸微寒，气味俱薄。其性沉，急于枳壳，除胀满，消宿食，削坚积，化稠痰，破滞气，平咳喘，逐瘀血停水，解伤寒结胸，去胃中湿热。

甘草：味甘气平。可升可降，善于解毒。其味至甘，得中和之气，有调补之功。祛邪热，坚筋骨，健脾胃，长肌肉。随气药入气，随血药入血。

姜：味辛微苦，性温热。生者能散寒发汗，熟者能温中调脾。通四肢关窍，开五脏六腑，消痰下气，除转筋霍乱，逐风湿冷痹，阴寒诸毒，寒痞胀满，腰腹疼痛，扑损瘀血，夜间小便多。孙思邈说，呕家要药是生姜。

以上六味为《千金》温胆汤原方。

茯苓：味苦淡气平，性降而渗。利窍去湿，开心益智，导浊生津，逐水燥脾，补中健胃，祛惊痫，厚肠脏，治痰之本，助药之降。

乌梅：味酸涩，性温平。下气，除烦热，止消渴，吐逆，反胃，霍乱，治虚劳骨蒸，解酒毒，敛肺痈，肺痿，咳嗽喘急，消痈疽疮毒，喉痹乳蛾，涩肠，止冷热泻痢，便血，尿血，崩淋带浊，杀虫伏蛔。

大枣：味甘平。调和脾胃，生津止泻。

（以上所引，摘自《景岳全书·本草正》及《医宗必读·本草徵要》）

方中的半夏、陈皮，固然是治一切痰饮的主药，但竹茹、枳实，都是化痰药，如脾虚胃寒，痰多呕吐，生姜的作用最好。有半夏、陈皮，生姜的辛温，济之以甘寒的竹茹，苦寒的枳实，甘平的甘草，集辛开、苦降、温化、清解于一方，对由于痰凝气滞而引起的虚烦不得眠等证，甚为确切。

痰由湿生，非燥湿不能降痰，而痰湿化热，痰浓痰稠，非清热不能化痰。但无论是湿痰热痰，没有行气破逆之药，则痰不易排出。由于痰热阻滞，影响胃纳，兼之心胆虚怯，而有烦躁惊悸等证，都会出现呕逆。生姜化痰止呕，温而不燥，枳实行气，去胃中湿热，竹茹清热化痰。痰湿去则脾胃安，脾胃的受纳运化正常则肝胆自和。采用温化痰湿的方法，来达到痰去胆和的治疗目的，体会到这就是温胆汤的含义。

四、温胆、二陈加减在儿科临床上的应用

（一）痰湿咳嗽：

主证：湿热阻滞，咳嗽痰多，纳差腹胀，夜卧不安，以致久咳不止，时作呕恶，精神烦躁，午后低热，舌苔白腻而黄，脉数。

治法：燥湿豁痰，导滞和胃。

例方：温胆汤加味（习用方）。

半夏、橘红、枳实、竹茹、桔梗、黄芩、神曲、莱菔子、枇把叶、甘草。

大便溏泻，加白术；腹胀满加大腹皮、厚朴；咳甚加杏仁、瓜蒌、桑皮；低热加青蒿、地骨皮。

小儿咳嗽，多肺胃兼病之证。应用以温胆汤加味组成的方剂有一定的疗效。温胆汤着重治虚烦不得眠，成年人这类病，多由于情志因素所引起，小儿夜卧不宁，烦躁不安，则多由于胃气不和，胃不和则睡不安。睡眠不安则易导致心胆虚怯，胆虚不能制脾，则能引起湿滞痰生，痰湿阻滞则形成肺胃不和。故出现咳嗽痰多，纳差腹胀，烦躁不眠等证。温胆汤的作用，在于温通，应用半夏燥湿，橘红理气，甘草和中，竹茹清热，枳实破滞，使气顺逆降而痰热不致上扰，肝胆自宁，则虚烦自除。烦躁消除了，睡眠好转了，胃气才能恢复。

瓜蒌清热化痰，润燥止咳，且能理气宽胸散结，但脾胃虚寒及腹泻者不宜用。所以，丹溪治湿痰则用半夏，治热痰则用瓜蒌，而湿热夹杂，自可合用。

桔梗止咳祛痰，既能宣开肺气，又善于祛痰利咽，且能疏通肠胃。

仲景桔梗汤（《金匮要略》桔梗汤：桔梗、甘草）主治"咳而胸满，振寒，脉数，咽干不渴，时出浊唾腥臭，久久吐脓如米粥者。"

《太平惠民和剂局方》另有一个桔梗汤:桔梗、半夏、陈皮、枳实。主治:"除痰下气,胸胁胀满,寒热呕哕,心下坚痞,短气,烦闷,痰逆恶心,饮食不下。"

从这两个方子来看,治咳嗽痰多,都以桔梗为主,而后者还选用了半夏、陈皮、枳实,实际是温胆汤的一种加减。

在临床实践中,所选用温胆汤加味方,实际是以《金匮要略》的桔梗汤和《千金要方》的温胆汤为主,佐以导滞的神曲,消食化痰、下气定喘的莱菔子,清肺和胃、化痰降气的枇杷叶。

再从方剂的组合及其随症加减来看,半夏、陈皮、茯苓、神曲、莱菔子,是从丹溪保和丸(未用山楂、连翘)的一些主要药。如加白术,则是洁古的枳术丸。如加厚朴,则厚朴、陈皮、白术(不用苍术)、甘草,即《局方》平胃散。至于桑白皮、地骨皮、甘草,即泻白散。

此外,小儿疾患用温胆汤多加苦寒药如黄连、黄芩之类。《医宗金鉴》温胆汤加味,加黄连、灯心,清热化痰汤加黄芩、黄连等。《宣明论方》的黄芩二陈汤也是二陈加黄芩。

以上系关于治疗小儿湿痰方药的应用。

(二) 风寒咳嗽

主证:小儿感冒风寒,喷嚏,流清涕,鼻塞,咳嗽,痰多,发热或微热,不思饮食,干呕,或咳即作吐,舌苔白腻或黄腻,脉浮。

治法:疏风散寒,豁痰止嗽。

例方:参苏饮加减(习用方)。

紫苏、葛根、前胡、陈皮、半夏、枳壳、桔梗、黄芩、茯苓、甘草、薄荷。

咳痰不爽、咽红,去半夏,加海蛤粉、大青叶;纳差食少,加炒三仙;咳嗽、痰不易出、口干、烦躁,去半夏、陈皮,加杏仁、花粉;热甚口渴,去半夏,加知母;咳嗽、气短、烦躁,去薄荷、枳壳,加南沙参、麦冬;咳嗽、气短、作喘，去紫苏、薄荷、葛根，加炙麻黄、杏仁、紫苏子，陈皮可改用橘红。

参苏饮是中医治风寒感冒，咳嗽痰饮的一个经验效方，《太平惠民和剂局方》及宋代王硕所撰的《易简方》皆列有此方，在药味上即小有出入。

《局方》对于参苏饮的主治、服用方法，以及汤剂的作用等，都有较详的解释，可供参考："参苏饮：治感冒发热头疼，或因痰饮凝结，兼以为热。并宜服之。若因感冒发热，亦如服养胃汤法，以被盖卧，连进数服，微汗即愈。如有余热，更宜徐徐服之，自然平治。因痰饮发热，但连日频进此药，以热退为期，不可预止。虽有前胡干葛，但能解肌耳，既有枳壳橘红辈，自能宽中快膈，不致伤脾，兼大治中脘痞满，呕逆恶心，开胃进食，无以逾此。毋以性凉为疑，一切发热皆能取效，不必拘其所因也。小儿室女亦宜服之。"其药味是：木香、紫苏叶、干葛、半夏、前胡、人参、茯苓、枳壳、桔梗、甘草、陈皮、姜、枣。《易简方》不用木香。《局方》所载如此，而《兰台轨范》引自《易简方》的参苏饮则有木香。在主治方面则是："治感冒风寒，头痛发热，憎寒咳嗽，涕唾稠黏，胸膈满闷，脉弱无汗。"同时，徐灵胎将参苏饮、《活人书》的败毒散（羌活、独活、前胡、川芎、柴胡、枳壳、茯苓、桔梗、人参、甘草）以及张元素的九味羌活汤（羌活、防风、川芎、白芷、细辛、苍术、黄芩、甘草、生地）一并列入伤寒门，感冒方的附方。他指出："以上三方，乃感冒风寒之总结，其病只在皮毛肌肉之中，未入经络，故不能传变，大概驱散太阳阳明之风寒足矣。其有食积者，则兼用消食之品可也。此等证四时皆有，南方最多。"

《证治准绳》参苏饮："解惊风烦闷，痰热作搐，咳嗽气逆，脾胃不和。人参、紫苏、前胡、半夏、赤茯苓、枳壳、陈皮、桔梗、甘草，姜2片同煎。铃方：去人参，加川芎。"

《医宗金鉴·幼科心法要诀》风寒咳嗽："注：小儿脱衣偶为风冷所乘，肺先受邪，使气上逆，冲塞咽膈，发为咳嗽，鼻寒声重，频唾痰涎，主以参苏饮疏解表邪。"

正如《局方》所说："小儿室女并宜服之"，在临床上，小儿风寒感冒经常使用参苏饮加减，在加减法方面，一般不是气虚的，不用人参，如见燥象的，则不用半夏，如伴有饮食积滞的则加消食导滞药。《医宗金鉴》的参苏饮只九味：苏叶、干葛、前胡、陈皮、半夏、甘草、枳壳、桔梗、赤茯苓，不同于《局方》的是没有人参、木香、姜、枣。

参苏饮虽然以人参、紫苏来命名，不是非用人参不可，而是在一定情况下可以用人参，也可以不用人参。小儿易虚易实，一个药物用得当与不当，很有关系。

参苏饮这个方剂，半夏、陈皮、茯苓、甘草、生姜，也即是二陈汤，加了枳壳也即是温胆汤减竹茹。其中所加的为：人参、紫苏、前胡、桔梗、木香、葛根。这里面也有用参或不用参，用木香或不用木香的。而所突出的药物不外紫苏、前胡、葛根。可以复习一下这些药物的性能：

紫苏：性味辛温，入肺、脾、胃三经。能发表散寒，行气宽中，解毒。用其温散，解肌发汗，祛风寒，开胃下食，治胀满，能通大小肠，消痰利肺，止痛温中等。

前胡：苦辛微寒，入肺、脾二经。宣肺清热，止咳化痰，治头痛，发热，咳嗽，恶心呕吐等症。去火痰实热，开气逆结滞。

葛根：辛甘平，入脾、胃二经。解肌退热，生津止渴，透疹止泻。治发热，头痛，口渴，下痢，腹泻等症。用此者用其凉散，虽善达诸阳经，而阳明为最。以其气轻，故善解表发汗。凡解散之药多辛热，此独凉而甘，故解温热时行疫疾，凡热而兼渴者此为最良。

可以理解：紫苏、前胡、葛根，都有解肌、宣肺、清热、止咳、化痰的作用，而又不完全都是辛温，结合二陈燥湿化痰，如果气虚，再加人参，还有枳、桔行气开肺，故对于外感风寒所引起的咳嗽，能起到较好的作用。

参照前人用药经验，结合临床实践，着重在于辨证，而证候的出现，必有其因，外感风邪，又有风寒风热之分；纵同为一样的风寒，而不同体质的患儿，又有不同的感受。病情不一样，在用药方面，也就各异。但主证必有主方，只在于随症加减化裁而已。

在小儿风寒咳嗽的证治方面，除参苏饮而外，常用的方剂还有《温病条辨》的杏苏散。主治：小儿外感风寒，内伤饮食，证见发热，鼻塞，流涕，咳嗽有痰，纳差，呕吐，腹胀，大便干或溏泻，小便黄，脉数，舌苔白腻或黄。宜用杏苏散加炒三仙、黄芩及姜汁拌竹茹，实际是温胆汤加味。

杏苏散，吴鞠通用以治由于秋燥而肺胃两伤，症见"头微痛，恶寒，咳嗽稀痰，鼻塞，嗌塞，脉弦，无汗"。其加减法："无汗，脉弦甚或紧，加羌活、微透汗；汗后咳不止，去苏叶、羌活，加苏梗；兼泄泻腹满者，加苍术、厚朴；头痛兼眉棱骨痛者，加白芷；热甚加黄芩，泄泻腹满者不用。"

朱丹溪对于外感性咳嗽的治疗，有"行痰、开腠理"之说，就是既要注意祛痰，又要注意解表。参苏饮、杏苏散这类方剂的组合，就深得此法，所以治用至今，效果都很好。

（三）食滞夹感

外感风寒，内伤饮食，以致湿浊积滞，引起表里俱病，是小儿常见的疾患。

主证：恶寒发热，头痛，腹痛，呕吐，腹泻，舌苔白腻或薄黄，脉数。

治法：解表和中，燥湿化浊。

例方：藿香正气散加减（习用方）：

藿香、紫苏、桔梗、白芷、大腹皮、陈皮、半夏、茯苓、白术、厚朴、甘草、姜、大枣。积食较甚，只呕吐不腹泻，去桔梗、白术，加神曲、竹茹；发热较甚，去白术、姜、枣、桔梗，加黄芩、知母；头痛、干呕较甚，去姜、枣、甘草，加粉葛根、竹茹；口渴喜饮、小便短黄，去半夏、姜、枣，加天花粉、滑石粉；出汗多、小便短黄，去紫苏、半夏、白芷、姜、枣、半夏、加苏梗、苡仁、泽泻。

《兰台轨范》对于本方的主治，较《局方》简明，指出本方："治外受四时不正之气，内停饮食，头痛寒热，或霍乱吐泻，或作疟疾。"张景岳认为："治外感风寒，内停饮食，头疼寒热，或霍乱泄泻，痞满呕逆，及四时不正之气，疟、痢、伤寒等症。"二者的差异不大，重点都是说治由于外感风寒、内停饮食所引起的发热、头痛、呕吐、腹泻等症。

北方群众称这种病为"停食着凉"，很概括，也很准确。用藿香正气丸的经验也能普遍掌握，一般轻症，确实用丸药就可以了。

这是治疗范围较广的一个方剂，也是包括二陈汤而组合起来的一个方子。突出的药物是藿香。藿香，是一味芳香化湿浊的药物。性味辛微温，入肺、脾、胃三经，中医认为这是一味气厚味薄，可升可降的药物。善于快脾顺气，开胃口，宽胸膈，进饮食，止霍乱呕吐。看来主要的作用在于化湿浊，对于脾胃为湿滞秽浊所伤，确有较好的疗效。

湿邪旺于四季，尤其是夏秋之季，湿邪较重，又往往夹有热邪。例如暑天受湿，则容易出现呕吐腹泻。暑湿相搏，则容易形成湿温。芳香化湿、表里双解，藿香正气散即是具有代表性的方剂。

《局方》除通用的藿香正气散之外，还有正气散一方：甘草、陈皮、藿香、白术、厚朴、半夏、姜、枣。治伤寒阴证，憎寒恶风，头痛肢冷，胸膈噎塞，吐痢，呕逆酸水，不思饮食等症。

又：不换金正气散：厚朴、藿香、甘草、半夏、苍术、陈皮、姜、枣。治四时伤寒，头疼壮热，霍乱吐泻，寒热往来等证。

除这两个方子都见于《局方》之外，《济生方》的大正气散：白术、陈皮、半夏、藿香叶、厚朴、桂枝、枳壳、槟榔、干姜、甘草、姜、枣。治脾胃不和，为风寒湿气所伤，心腹胀闷，有妨饮食。

另外，《证治准绳》、《沈氏尊生书》都有正气散方，主治的范围是基本相同，药味上有所出入，其共同点就是主药都用藿香。

吴鞠通《温病条辨》治疗湿温，所拟五个不同加减的正气散方，其中都有藿香、厚朴、茯苓、陈皮，然后随症加用其它药物。

（四）脾胃不和（吐、泻）

胃主受纳，脾司运化，脾胃不和容易出现呕吐、腹泻等证。胃不伤不吐，脾不伤不泻，脾胃本来就弱，再加之吐泻，脾胃更易受伤。治疗小儿呕吐、腹泻，以及调理脾胃的方剂很多，其中以温胆、二陈为治的也不少。如何具体应用，有以下的一些体会。

1. 关于小儿呕吐

《医宗金鉴·幼科心法要诀》云："诸逆上冲成呕吐"，由于伤食、痰饮、胃热、胃寒等原因，都能使胃气上逆而发生呕吐。采用安胃和中、升清降浊的治法是较为有效的。

（1）痰饮吐

《医宗金鉴·幼科心法要诀》在吐证门中云："痰饮吐者，由小儿饮水过多，以致停留胸膈，变而为痰，痰因气逆，逐成呕吐之证。其候头目眩晕，面青，呕吐涎水痰沫也，宜用香砂二陈汤。虚者，香砂六君子汤治之。香砂二陈汤：茯苓、半夏、陈皮、甘草、藿香、砂仁。香砂六君子汤：藿香、砂仁、白术、人参、茯苓、半夏、陈皮、甘草、生姜。"

六君子汤，是由益气补脾的四君、燥湿化痰的二陈组合而成。由于气虚，由于脾胃的受纳、运化力量薄弱，水湿停滞而成痰饮，势必影响到肺胃，肺气和胃气皆以下行为顺，而痰因气逆，则成呕吐。凡是呕吐，都与胃气上逆有关，而引起胃气上逆的原因则是多方面的。如脾胃虚弱、中气不足，还是应当着重益气，不能单纯降逆。但是，治呕吐毕竟是主要的，痰饮作吐，关键药物在于二陈，因为脾胃气虚，所以加人参补气，白术补脾。如果脾胃不虚，也就不必加参术。香砂六君子汤，如果是用之于单纯脾胃不健，肚腹膨胀，可以用理气的木香；如果用之于止吐，还是用芳香化湿浊的藿香好。砂仁也有芳香理气的作用，若缺药，有藿香、陈皮之类，不用砂仁也行。

朱丹溪治"痰饮为患，或呕，或吐，恶心，或头眩，或中脘不快，或发寒热，或食生冷脾胃不和，二陈汤加丁香、乌梅、生姜 7 片，痞痛加草豆蔻。"（《丹溪治法心要》）这是治痰饮吐的又一种范例。

鲁伯嗣治"痰饮为患，或恶心呕吐，或头眩心悸，或中脘不快，或发为寒热，或因生冷伤脾。"也是用二陈汤加生姜、乌梅。他还用茯苓半夏汤"治诸呕吐，心下痞坚，膈间有痰水，眩悸。"

这里很明确地指出，痰饮为患，引起呕吐。丹溪所指主要是成年人，鲁伯嗣所指主要是小儿，《医宗金鉴》当然所指小儿。无论是成年人或者是小儿，在治法上基本是一致的，而所选用的主要方剂都是二陈汤加味。关于痰饮作吐，在临床实践中应用这些方剂确实有效。

（2）胃热吐

《医宗金鉴·幼科心法要诀》云："热吐之证，或因小儿过食煎煿之物，或因乳母过食厚味，以致热积胃中，遂令食入即吐，口渴饮冷，呕吐酸涎，身热唇红，小便赤色。治宜清热为主，加味温胆汤主之。加味温胆汤：陈皮、半夏、茯苓、麦冬、枳实、生甘草、竹茹、黄连（姜炒）。"

热吐多由于胃中有热有痰。热邪伤胃，痰滞胸膈，以致胃气上逆而作呕吐。所以，热吐与痰饮也有关系。朱丹溪说："胃中有热，膈上有痰，用二陈汤加姜汁炒山栀、黄连，加生姜煎服。"又说："痰热呕吐气盛者，导痰汤加缩砂仁、姜连、竹茹。"（《丹溪治法心要》）

《济生方》的导痰汤即二陈汤加南星、枳实，再加上竹茹，以及砂仁、姜汁拌炒黄连，也可以说是加味温胆汤。

（3）伤食吐

伤食吐，除积食而外，也有寒热的分别。如进食后隔一阵才吐，主要是伤食，宜用消导。如食了就吐，是兼有胃热，宜兼用清法。如早上进食，晚上才吐，或晚上进食，隔天早上才吐，是兼有胃寒，宜先用温法，再用消法。分别论治如下：

风寒痰食停滞，恶心呕吐，吐出多为不消化食物及痰涎，早食晚吐，或晚食早吐，胸闷，腹胀，口不渴，舌淡苔白，脉沉。治以温中和胃、降逆止吐。方用藿香助胃散（习用方）：藿香、砂仁、半夏、陈皮、茯苓、生稻芽、山楂、甘草、生姜。

风热痰湿停滞，心烦喜冷，呕吐酸臭食物及痰涎，食时即吐，苔黄腻，脉滑数。治宜清胃和中，导滞止吐。方用竹茹汤加味（习用方）：茯苓、神曲、竹茹、葛根、藿香、陈皮、半夏、枳壳、黄连、甘草。

饮食过多，恶心呕吐，食后不久即吐，吐出多酸馊食物，苔厚腻，脉沉数。治宜消食导滞，调埋胃气。方用藿香汤加味（习用方）：藿香、竹茹、黄芩、陈皮、半夏、诃子、焦槟榔、炒三仙、甘草、生姜。除以上情况外，还有脾胃素来虚弱，或病后津液不足，经常呕哕恶心，吐逆，舌质淡，苔薄，脉沉滑。治法：补中益气，和胃生津。方用六君子汤加味（习用方）：党参、茯苓、半夏、陈皮、葛根、白术、藿香、木香、砂仁、生姜。

还有一种肝胃不和的呕吐（类似神经性呕吐），也是用温胆汤加味治疗：

主证：经常无故呕吐，胸胁胀满作痛，饮食时好时坏，烦躁性急，睡眠不安，嗳气多，脉弦数，舌苔腻。治法：平肝和胃，理气降逆。方用温胆汤加味（习用方）：陈皮、枳实、茯苓、旋覆花、代赭石、生稻芽、半夏、姜汁拌竹茹、黄连、吴茱萸、甘草。

以上为温胆、二陈对小儿呕吐的应用。

2. 关于小儿腹泻

腹泻虽然同样有寒热虚实之分，但往往挟有湿邪。因为腹泻的关键在脾，中医认为："胃伤则呕吐，脾伤则腹泻，脾胃俱伤则吐泻并作。"湿邪随时都可以产生，湿邪中人，容易伤脾，脾是喜燥而恶湿的，脾为湿伤，则会影响运化，而出现腹泻。

湿邪还容易转化，如夏季主暑，秋季主燥的时候，也正是湿盛的时候，而挟湿的疾患，往往湿从热化，而形成湿热证。夏秋之季，小儿患腹泻的较多，主要都是由于湿热阻滞，运化失常所致。

另外一种情况是，自来脾胃不健的小儿，由于爱食生冷及不消化食物，脾既受伤，水气不能运化，本身也会生湿，这类湿邪，多易湿从寒化，而形成虚寒证。如小儿面黄肌瘦，经常腹泻，完谷不化等，皆为寒湿所致。

湿热作泻，采用藿香正气散加减，虚寒作泻采用香砂六君子汤加减，是行之有效的，但并不局限于只是这两个方子。因为不是专门探讨腹泻的治疗，仅就所举的两个方剂作如下简介：

主证：小儿外感风邪，内蕴湿热，发热头痛，嗳腐吐酸，腹泻稀便，小便短黄，舌苔黄腻，脉滑。治法：清热利湿，和中止泻。方：藿香正气散加减（习用方）：藿香、茯苓、黄芩、六一散、炒三仙、苏梗、陈皮、泽泻、大腹皮、白芷、桔梗、甘草。

主证：纳差食少，面色萎黄，经常腹泻，甚则完谷不化，精神困倦，有时作呕，腹部隐隐作痛，苔白滑，脉濡缓。治法：健脾利湿，理中和胃。方用香砂六君子汤加味（习用方）：太子参、茯苓、陈皮、生稻芽、白术、半夏、煨木香、砂仁、炮姜、炙甘草。

以上所举，系就儿科临床常见疾病及其应用方药的点滴经验做一些概述。从儿科常见病而论，不外外感风寒，内伤饮食两大类，至于经常受疾病侵犯的则是肺、胃两部分，而大多的疾病又与痰饮有关。所以，想从这一个角度出发，试图联系中医理、法、方、药进行探索对这一类受病的治疗，也即是对一个病怎样辨证，采用什么治法，应用什么方药，前人有哪些好的经验可以借鉴，自己又是怎样应用的，介绍出来，以供共同学习的同志们参考。但应谈的范围还很广，有待进一步加以整理。

第46讲 钱乙学术思想与医疗经验研究

一、钱乙生平简介

钱乙，字仲阳，约生于公元1032年，卒于1113年，终年81岁。是北宋时期杰出的儿科名医，其学术思想对后世影响极大，在中医儿科学发展史上占有重要地位，被后世誉为"儿科医圣"。

钱乙原籍浙江钱塘（今杭州市），为五代时吴越王钱镠（音liú流）的后裔。公元978年，宋太宗统一中国时，其祖父钱赟（音yùn晕）随家族北迁，定居东平郓州（今山东东平）。父钱颖（一作颢），通医，长于针灸，嗜酒喜游，在钱乙三岁时出游于外，长期不归。母早逝。钱乙少时由姑母收养，稍长读书，并从姑父吕氏学医，成年后悬壶乡里。

《宋史·钱乙传》对钱乙的生平作了翔实的记载。钱乙刻苦力学，博览群籍，无书不窥，善于推究物理，精于辨证求因，重视对本草药物的研究，不靳守古法古方，不名一师，善于通权达变。初始，钱乙以幼科著称于山东。以后多次奉召入京，因治愈长公主及皇子的泄利将殆、瘛疭等"国医未能治"的危重病证，而受到皇上的嘉奖，先后任翰林医学及太医丞，"赐紫衣金鱼"，并"宿直禁中"。钱乙医术精湛，造诣精深，"起草野，有异能"，"其论医，诸老医莫能持难"，深孚众望。朝野上下，自"戚里贵室"至"士庶之家"，延请诊病无虚日。钱乙不仅幼科冠绝一时，而且"为方博达，所治种种皆通。"晚年，辞疾而返归故里，继续为百姓治病授药。末年，因"挛痹浸剧"而终。

钱乙性格刚毅，为人耿直，博学多识，不仅精于医，还通晓天文气象。刘跂《钱乙传》云："其笃行似儒，其奇节似侠，术盛行而身隐约又类夫有道者。"

　　钱乙的著作不少，"旋著旋传"，流散于民间，据《宋史》记载有《伤寒论指微》五卷、《婴孺论》百篇，惜均已散佚。现存传世之《小儿药证直诀》为当时仰慕钱乙的闫孝忠（一作季忠）搜集钱乙所论整理而成，是目前能见到的唯一的钱氏遗著，反映了钱乙的学术思想和医疗经验。

二、钱乙的传世之作《小儿药证直诀》

　　闫孝忠，字资钦，宋大梁人（今河南许昌）。其父曾任职郓州须城，与钱乙有通家之好。孝忠五六岁时，病惊痫癖瘕之疾，均经钱乙治愈，及长亦以医名，精于儿科，对钱乙尤为景仰。钱乙去世后，闫孝忠对钱氏的著述进行搜集整理，于公元1119年撰辑成《小儿药证直诀》（亦名《小儿药证真诀》）。

　　《小儿药证直诀》的撰辑过程，闫氏在序言中说得很清楚，一是他家中所保存的钱氏十余方，二是他从亲友处搜集到的钱氏说证数十条，以后又搜集到钱氏的杂方，而且这些大都是钱乙晚年的经验之作。在这些基础上，闫氏又将在京师复见的"别本"进行参订。所以，本书是反映了钱氏的学术思想和医疗经验的。闫氏是有功于钱乙，有功于中医儿科的。虽然后世医家对闫氏的整理褒贬不一，但基本上对本书是肯定的。

　　本书分上、中、下三卷。上卷记载脉证治法，有小儿脉法、五脏病、急慢惊风、疮疹、伤风、吐泻、咳嗽、疳、积、虫癖、肿、杂证等八十一篇；中卷为"尝所治病二十三症"，即记载了钱乙所治之二十三个病案；下卷为诸方，载方一百二十余首。书末附闫孝忠《闫氏小儿方论》一卷、董汲《小儿斑疹备急方论》一卷。

　　董汲（一作伋），字及之，东平人，约生于公元1068～1100年，与钱乙同乡而年少，年幼时患痘疮危证，也由钱乙所治愈。董汲精于斑疹，钱乙晚年返归故里，董汲出具其所著之《小儿斑疹备急方论》一卷请教钱乙，钱乙欣然为之作序，深嘉其"少年艺术之精"，该书内容深得钱乙之心，认为是他"平昔之所究心者"故而"开卷惊叹"。因此，此卷附于钱氏之末也可反映钱氏对于斑疹的学术观点。

本书现存主要版本有明嘉靖间刻本、明崇祯元年戊辰（1628）真定梁维本、日本安庆元年（1684）刻本、清康熙间起秀堂仿宋本、清武英殿聚珍本、清惜阴轩丛书本、清群籁丛书本、周学海丛书本等。以起秀堂本为佳。解放后也曾多次校勘出版。

本书问世后，影响很大，后世书目多予收录，较早的有《宋史·艺文志》、《郡斋读书志》、《直斋书录题解》、《遂初堂书目》等，后世许多著作也纷纷引用，如宋《幼幼新书》（1159 年）、《三因极一病证方论》（1174 年）、《小儿卫生总微论方》（1224 年）、《仁斋直指小儿方论》（1264 年），元、明、清二代更是奉为圭臬，除历代多次刊刻发行外，在明初即有注释本，如郑端友注本（此本后为《永乐大典》所收入）、熊宗立类证注释本、薛己父子校注本，清代有张骥注本、张山雷笺正本，解放后有俞景茂类证释义本。本书还流传到朝鲜、日本，如朝鲜《医方类聚》、《东医宝鉴》、《济众新编》均著录此书内容，日本还多次刊刻发行，1648 年的安庆刻本是日本印行的较早版本。

三、钱乙主要学术思想及医疗经验

钱乙的学术思想是继承了《内经》及历代诸家学说，并结合自己丰富的临床经验而形成的，他"无书不窥"、"多识物理"，他"概括古今，又多自得"，在小儿生理、病理、诊断、治疗等诸方面颇多创见，贡献很大，其学术成就实已超出了儿科学的范围。

（一）关于小儿生理、病理特点的认识

在钱乙之前，关于小儿生理病理特点虽有认识，但不系统、不完善。《灵枢·逆顺肥瘦》云："婴儿者，其肉脆血少气弱。"隋《诸病源候论》云："小儿脏腑之气软弱，易虚易实。"钱乙通过自己长期的儿科临床实践研究，结合前人的有

关论述，对小儿的生理病理特点提出了较全面的认识，并应用于临床，为儿科学的基础理论奠定了基础，而且至今仍指导着儿科临床。

在生理特点方面，他提出小儿"脏腑柔弱"，"肌骨嫩怯"，"血气未实"，"五脏六腑，成而未全"，"全而未壮"。他赞同"变蒸"说，认为小儿出生之后还有一段重要的生长发育过程，在这一过程中小儿"长骨脉"，"添精神"，"长生脏腑智意"。

在病理特点方面，他认为小儿"脏腑柔弱，易虚易实，易寒易热"，不可大下，"不可痛击"。

在五脏的生理病理方面，特别强调肾与脾的不足。

【原著选录】

《小儿药证直诀·变蒸》："变蒸，小儿在母腹中，乃生骨气，五脏六腑成而未全，自生之后，即长骨脉、五脏六腑之神智也。变者易也，又生变蒸者，自内而长，自下而上，又身热，故以生之日后三十二日一变，变每毕，即情性有异于前。何者？长生脏腑智意故也。何谓三十二日长骨添精神？人有三百六十五骨，除手足四十五碎骨外，有三百二十数，自生下，骨一日十段而上之，十日百段，三十二日计三百二十段为一遍，亦曰一蒸。……十周则小蒸毕也，计三百二十日生骨气，乃全而未壮也。"

《小儿药证直诀·卷中·李司户孙病案》："婴儿初生，肌骨嫩怯，被风伤之，子不能任，故发搐。……宜散风冷，故用大青膏，不可多服。盖儿至小，易虚易实，多即生热。"

《小儿药证直诀·诸疳》："小儿脏腑柔弱，不可痛击，大下必亡津液而成疳。……小儿易虚易实，下之既过，胃中津液耗损，渐令成疳。……盖小儿肾之一脏，常主虚，不可令受热毒，攻及肾脏，伤乎筋骨。"

《小儿药证直诀·虚实腹胀》："小儿易虚易实，脾虚不受寒温，服寒则生冷，服温则生热，当识此勿误也。"

《小儿药证直诀·原序》："脏腑柔弱，易虚易实，易寒易热。"

（二）关于儿科诊法的创见

儿科素称哑科，脉息难凭，诊断最难。钱乙立足实际，不仅提出了简明实用的小儿脉法，还创立了"面上证"、"目内证"的诊断方法，注重望诊，而且创见甚多。

关于小儿脉法，钱乙在《内经》和《脉经》中对小儿疾病脉象认识的基础上，总结出六脉，即："脉乱不治，气不和弦急，伤食沉缓，虚惊促急，风浮，冷沉细。"这种执繁就简是符合临床实际的，而且切于实用，对后世的影响颇大，明·张景岳及清·陈复正均在此基础上有所发挥。《景岳全书·小儿则》认为："小儿之脉非大人之多端，但察其强、弱、缓、急四者之脉，即小儿之肯綮。盖强弱可以见虚实，缓急可以见邪正，四者既明，则无论诸证，但随其病，以合其脉，而参此四者之因，则左右逢源，所遇皆道矣。"《幼幼集成·小儿脉法》云："《内经》诊视小儿，以大小缓急四脉准，予不避僭越，体其意，意易为浮、沉、迟、数，而以有力、无力定其虚实。"

关于面上证，钱乙以面部五部分属五脏，再观察五色的变化，来推测五脏的病变。《小儿药证直诀·面上证》云："左腮为肝，右腮为肺，额上为心，鼻为脾，颏为肾，赤者热也，随证治之。"对于面唇的望诊，书中在论述病证及医案时进一步作了更为详细的鉴别。如，面色㿠白，有胃气不和、胃冷痛、虫痛，还有肾虚等；唇白主脾肺气虚，白润者预后尚好，枯白者预后不良；唇红主肺胃热盛，等等。

关于目内证，钱乙主要根据目睛的色泽来推断疾病的属性。比如，赤者心热，淡红者心虚热；青者肝热，浅淡者虚；黄者脾热；白睛多、无精光者肾虚。另外，钱乙还对目睛的活动来望诊，提出了目直是肝热，目连札是肝风等。

钱乙对于其他临床表现的望诊，均十分重视，《小儿药证直诀》中多次反复描写的望诊症状主要还有：呵欠顿闷、咬牙、手足动摇、仰卧与合面卧、大小便、疮疹等。而这些望诊，往往作为鉴别辨证的主要依据。说明了钱乙在望诊上的丰富经验。

【原著选录】

《小儿药证直诀·胃气不和》："胃气不和，面㿠白，无精光，口中气冷，不思食，吐水，当补脾。"

《小儿药证直诀·胃冷虚》："胃冷虚，面㿠白色弱，腹痛不思食，当补脾，益黄散主之，若下利者，调中丸主之。积痛，口中气温，面黄白，无睛光，或白睛多及多睡畏食，或大便酸臭者，当磨积……虫痛，面㿠白，心腹痛，口中沫及清水出，发痛有时，安虫散主之。"

《小儿药证直诀·肺脏怯》："脾肺病久，则虚而唇白。脾者肺之母也，母子皆虚，不能相营，故名曰怯。肺主唇白，白而泽者吉，白如枯骨者死。"

《小儿药证直诀·杂病证》："目赤兼青者，欲发搐。目直而青，身反折强者，生惊。咬牙甚者，发惊。"

《小儿药证直诀·肝有风甚》："凡病或新或久，皆引肝风，风动而上于头目，目属肝，风入于目，上下左右如风吹，不轻不重，儿不能任，故目连札也。若热入于目，牵其筋脉，两眦俱紧，不能转视，故目直也。若得心热则搐，以其子母俱有实热，风火相搏故也。"

《小儿药证直诀·卷中·辛氏女子五岁病虫痛案》："辛氏女子五岁，病虫痛，诸医以巴豆、干漆、硇砂之属治之不效。至五日外，多哭而俯仰，睡卧不安，自按心腹，时大叫，面无正色，或青或黄。或白或黑，目无光而慢，唇白吐沫。至六日，胸高而卧转不安。召钱至，钱详视之，用芜荑散三服，见目不除青色，大惊曰：此病大困，若更加泻，则为逆矣。至次日，辛见钱曰：夜来三更果泻。钱于泻盆中看，如药汁，以杖搅之，见有丸药。钱曰：此子肌厚，当气实，今证反虚，不可治也。辛曰：何以然？钱曰：脾虚胃冷则虫动，而今反目青，此肝乘脾，又更加泻，知其气极虚也，而丸药随粪下，即脾胃已脱，兼形病不相应，故知死病。后五日，昏笃，七日而死。"

《小儿药证直诀·卷中·冯承务子五岁病案》："冯承务子五岁，吐泻壮热不思食。钱曰：目中黑睛少而白睛多，面色㿠白，神怯也。黑睛少，肾虚也，黑睛属水，本怯而虚，故多病也。纵长成必肌肤不壮，不耐寒暑，易虚易实，脾胃亦怯。更不可纵酒欲，若不保养，不过壮年。面上常无精神光泽者，如妇人之失血也。"

（三）关于辨证方面：

1. 创小儿五脏虚实寒热辨证纲要

钱乙在前人脏腑辨证（如《内经》、《金匮要略》等均有论述，但不详）的基础上，创立了小儿五脏虚实寒热辨证纲要，此纲要进一步完善了前人的脏腑辨证。后人又将此辨证纲要应用于内科及临床其他各科，对中医脏腑辨证学说产生了重大影响。

这个辨证纲领，以五脏为基础，以证候为依据，辨其虚实寒热，作为论治的准则。其中用"风、惊、困、喘、虚"来归纳肝、心、脾、肺、肾五脏的主要证候特点，再以寒热虚实来辨其病理属性。简明扼要。这也是钱乙自谓的"察脉按证"的"定法"，后世儿科奉为准绳。其具体内容是：

"心主惊。实则叫哭发热，饮水而摇；虚则卧而悸动不安。肝主风。实则目直大叫，呵欠项急顿闷；虚则咬牙多欠气；热则外生气，湿则内生气。脾主困，实则困睡身热饮水；虚则吐泻生风。肺主喘，实则闷乱喘促，有饮水者，有不饮水者；虚则哽气，长出气。肾主虚，无实也，惟疮疹肾实则变黑陷。"又"肾病，无精光，畏明，体重"。

钱乙在论述病证时，即根据五脏辨证纲要来进行的，比如疮疹，他分五脏来辨：肝为水疱，肺为脓疱，心为斑，脾为疹，肾为疮疹黑陷。再如痫证，也是以五脏分证。疳证也是以五脏为主，有心肝脾肺肾五疳，还有筋疳、骨疳。

【原著选录】

《小儿药证直诀·五脏病》："肝病，哭叫目直，呵欠顿闷项急。心病，多叫哭惊悸，手足动摇，发热饮水。脾病，困睡泄泻，不思饮食。肺病，闷乱哽气长出气，气短喘息。肾病，无精光，畏明，体骨重。"

《小儿药证直诀·疮疹候》："五脏各有一证，肝脏水疱，肺脏脓疱，心脏斑，脾脏疹，归肾变黑。"

"小儿在胎十月，食五脏血秽，生下则其毒当出，故疮疹之状皆五脏之液。肝主泪，肺主涕，心主血，脾为裹血。其疮出有五名，肝为水疱，以泪出如水，其色青小；肺为脓疱，以涕稠浊，色白而大；心为斑，主心血，色赤而小，次于水疱；脾为疹，小于斑疮，其主裹血，故色赤黄浅也。涕泪出多，故脓疱水疱皆大；血营于内，所出不多，故斑疹皆小也。病疱者，涕泪俱少，比胞中容水，水去则瘦故也"。

"疮疹始出之时，五脏证见，惟肾无候，但见平证耳，眍凉耳凉是也。眍耳俱属于肾，其居北方，主冷也，若疮黑陷而耳眍反热者为逆也"。

《小儿药证直诀·卷中·睦亲宫十太尉病疮疹案》："夫胎在腹中，月至六七则成形，食母秽液，入儿五脏。食至十月，满胃脘中，至生之时，口有不洁，产母以手拭净则无疾病，俗以黄连汁压之，云下脐粪及涎秽也。此亦母之不洁，余气入儿脏中，本先因微寒入而成，疮疹未出，五脏皆见证candidate。内一脏受秽多者乃出疮疹。初欲病时，先呵欠顿闷，惊悸，乍凉乍热，手足冷痹，面腮燥赤，咳嗽时嚏，此五脏证具也。呵欠顿闷，肝也；时发惊悸，心也；乍凉乍热，手足冷，脾也；面腮颊赤，嗽嚏，肺也；惟肾无候，以在腑下，不能食秽故也。凡疮疹乃五脏毒，若出归一证，则肝水疱，肺脓疱，心斑，脾疹，惟肾不食毒秽而无此证，疮黑者属肾。"

《小儿药证直诀·诸疳》："肝疳，白膜遮睛。……心疳，面黄颊赤，身壮热。……肺疳，气喘，口鼻生疮。……脾疳，体黄腹大，食泥土。……肾疳，极瘦，身有疥疮。……筋疳，泻血而瘦。……骨疳，喜卧冷地。"

《小儿药证直诀·吐泻》："初生三日以上至十日，吐泻，身温凉，不思乳食，大便青白色，乳食不消，此上实下虚也，更有兼见证：肺，睡露睛喘气；心，惊悸饮水；脾，困倦饶睡；肝，呵欠顿闷；肾，不语畏明。当泻见儿兼证，补脾益黄散主之。此二证多病于秋夏也。"

《小儿药证直诀·五痫》："凡治五痫，皆随脏治之，每脏各有一兽，并五色丸治其病也。犬痫，反折上窜犬叫，肝也；羊痫，目瞪吐舌羊叫，心也；牛痫，目直视腹满牛叫，脾也；鸡痫，惊跳反折手纵鸡叫，肺也；猪痫，如尸吐沫猪叫，肾也。"

2. 重视五脏间的相互关系

钱乙说："余平生刻意方药，察脉按证，虽有定法，而探源应变，自谓妙出意表。"钱乙自谓的察脉辨证的定法，主要是指上述五脏辨证纲领，而"探源应变"，则重在运用五行生克理论，来说明五脏间的相兼相胜之病，以及根据时令运气的变化，来诊断辨证。

钱乙辨证，以五脏为依据，为准绳，五脏间相兼者，着重辨别相胜虚实，相胜轻重，从病的新久先后，发病的时令季节，病证的表现去辨别。

比如肺病又见肝病，有肝虚不能胜肺的，也有肝强反而胜的。

又比如肺病见于春季，是肺胜肝（肝主春，春应肝病，反见肺病，是金克木，肺胜肝），治当泻肺。若相胜较轻，则病当退而愈；若重者，则可致惊、致搐。其余各脏之病可类推。

又比如肿病，根据水肿、喘满的病证，有肾、脾、心、肺相互间的克逆相胜。

【原著选录】

《小儿药证直诀·肿病》："肾热传于膀胱，膀胱热盛，逆于脾胃，脾胃虚而不能制肾，水反克土，脾随水行，脾主四肢，故流走而身面皆肿也。若大喘者，重也。何以然？肾大盛而克退脾土，上胜心火，心又胜肺，肺为心克，故喘。或问曰：心刑肺，肺本见虚，今何喘实？曰：此有二，一者肺大喘，此五脏逆；二者肾水气上行，傍浸于肺，故令大喘。皆难治。"

《小儿药证直诀·疮疹候》："疮疹由内相胜也，惟斑疹能作搐。疹为脾所生，脾虚而肝旺乘之，木来胜土，热气相击，动于心神，心喜为热，神气不安，因搐成痫。斑为心所生，心生热，热则生风，风属于肝，二脏相搏，风火相争，故发搐也。治之当泻心肝补其母，瓜蒌汤主之。

疮黑而忽泻，便脓血并痂皮者顺，水谷不消者逆。何以然？且疮黑属肾，脾气本强，或旧服补脾药，脾气得实，肾虽用事，脾可制之，今疮入腹为脓血及连痂皮得出，是脾强肾退，即病出而安也。米谷及泻乳不化者，是脾虚不能制肾，故自泄也。此必难治。"

《小儿药证直诀·五脏所主》："更当别虚实证，假如肺病又见肝证，咬牙多呵欠者易治，肝虚不能胜肺故也。若目直大叫哭，项急顿闷者难治，盖肺久病则虚冷，肝强实而反胜肺也。视病之新久虚实，虚则补母，实则泻子。"

《小儿药证直诀·五脏相胜轻重》："肝病见秋，木旺肝强胜肺也，宜补肺泻肝，轻者肝病退，重者唇白而死。肺病见春，金旺肺胜肝，当泻肺，轻者肺病退，重者目淡青，必发惊，更有赤者当搐，为肝怯，当目淡青色也。心病见冬，火旺心强胜肾，当补肾治心，轻者病退，重者下窜不语，肾虚怯也。肾病见夏，木胜火，肾胜心也，当治肾，轻者病退，重者悸动当搐也。脾病见四旁，皆仿此治之，顺者易治，逆者难治，脾怯当面目赤黄。五脏相反，随证治之。"

3. 重视时令气候及早暮时间的变化来辨证

一年中时令气候的变化，一日中早晚旦夕的不同，均是辨证上重要的参考。这是钱乙在辨证上的一大特色。《小儿药证直诀》中论述较详的，有咳嗽、吐泻、抽搐惊风等证。

咳嗽，在八、九月间多为肺实，在十一、十二月间多为伤风，再根据其寒热虚实的见证、辨其病理属性，决定治法方药。

【原著选录】

《小儿药证直诀·咳嗽》："夫嗽者，肺感微寒。八、九月间，肺气大旺，病嗽者，其病必实，非久病也。其证面赤、痰盛、身热，法当以葶苈圆下之。若久者，不可下也。十一月、十二月嗽者，乃伤风嗽也。"

吐泻，分五月十五日以后（夏至节前后）、六月十五日（小暑前后）以后，七月七日（立秋前后）以后，八月十五日（白露前后）以后，来分别寒热病性的轻重，决定治法方药。

【原著选录】

《小儿药证直诀·夏秋吐泻》："五月十五日以后，吐泻，身壮热，此热也。小儿脏腑十分中九分热也。……六月十五日以后，吐泻，身温似热，脏腑六分热四分冷也。……七月七日以后，吐泻，身温凉，三分热七分冷也。……八月十五日以后，吐泻，身冷无阳也。"

惊风抽搐，则根据发作的早、中、晚、夜来辨证。早晨发搐属肝，中午属心，日晚属肺，夜间属脾。

【原著选录】

《小儿药证直诀·早晨发搐》："因潮热，寅、卯、辰时身体壮热，目上视，手足动摇，口内生涎，项颈急，此肝旺，当补肾治肝也。"

《小儿药证直诀·日午发搐》："因潮热，巳、午、未时发搐，心神惊悸，目上视，白睛赤色，牙关紧，口内涎，手足动摇，此心旺也。"

《小儿药证直诀·日晚发搐》:"因潮热,申、酉、戌时不甚搐而喘,目微斜视,身体似热,睡露睛,手足冷,大便淡黄水,是肺旺,当补脾治心肝。"

《小儿药证直诀·夜间发搐》:"因潮热,亥、子、丑时不甚搐,而卧不稳,身体温壮,目睛紧斜视,喉中有痰,大便银褐色,乳食不消,多睡,不纳津液,当补脾治心。"

(四)关于治疗方面

1. 创立五脏补泻之方

钱乙不仅创立五脏虚实寒热的辨证纲领,而且创立了五脏补泻之方。心热,导赤散;心实,泻心汤;心虚热,生犀散。肝热,泻青丸;肝虚,地黄丸。脾热,泻黄散;脾虚,益黄散,白术散,异功散。肺热,泻白散;肺虚,阿胶散。肾虚,地黄丸。

钱氏创立的五脏补泻方剂简切实用,对后世的影响很大,广泛地运用在临床各科,至今仍是五脏补泻的主方。

2. 强调五脏相胜治法

钱乙善于运用生克乘侮的理论来指导临床治疗,重视五脏相胜的辨证与治疗。所谓相胜,钱乙在《小儿药证直诀》中主要针对相克与反克(即相乘与反侮)而言。在临床上就形成了"一脏虚一脏实"的病理变化,在治疗时主张泻其实而补其虚,也即泻其所胜,补其所不胜。比如肺病春见,是肺胜肝,是相乘(即金克木),治疗应泻肺(所胜),补肝(所不胜)。这是通常的治法,但钱乙对于这种"一脏虚一脏实"的治疗,更主张"补母而泻本脏",即补肾以补肝(肾水生肝木)。

【原著选录】

《小儿药证直诀·肝病胜肺》:"肝病秋见,肝强胜肺,肺怯不能胜肝,当补脾肺治肝。益脾者,母令子实故也。补脾,益黄散,治肝,泻青丸主之。"

《小儿药证直诀·肺病胜肝》:"肺病春见,肺胜肝,当补肾肝治肺脏。肝怯者，受病也，补肝肾，地黄丸；治肺，泻白散主之。"

《小儿药证直诀·五脏相胜轻重》："心病见冬，火旺心强胜肾，当补肾治心。"

《小儿药证直诀·诸疳》："疳皆脾胃病，亡津液之所作也……例如潮热，是一脏虚一脏实，而内发虚热也。法当补母而泻本脏即愈。假令日中发潮热，是心虚热也，肝为心母，则宜先补肝，肝实而后泻心，心得母气则内平，而潮热愈也。"

《小儿药证直诀·卷中·皇都徐氏子三岁病潮热发搐案》："搐者肝实也，故令搐。日西身微热者，肺热用事，肺主身温且热者，为肺虚；所以目微斜、露睛者，肝肺相胜也；肢冷者，脾虚也。肺若虚甚，用益黄散、阿胶散，得脾虚证退后，以泻青丸、导赤散、凉惊丸治之。"

《钱仲阳传》："皇子仪国公病瘛疭，国医未能治。长公主朝，因言钱乙起草野，有异能。立召入。进黄土汤而愈。神宗皇帝召见，褒谕且问：黄土所以愈疾？乙对曰：以土胜水，木得其平则风自止。"

《小儿药证直诀·卷中·李寺丞子三岁病搐案》："李寺丞子三岁，病搐，自卯至巳，数医不治，后召钱氏视之，搐目右视，大叫哭。李曰：何以搐右？钱曰：逆也。李曰：何以逆？曰：男为阳而本发左，女为阴而本发右。若男目左视，发搐时无声，右视有声；女发时右视无声，左视有声。所以然者，左肝右肺，肝木肺金，男目右视，肺胜肝也，金来刑木，二脏相战，故有声也。治之泻其强而补其弱。心实者亦当泻之，肺虚不可泻。肺虚之候，闷乱哽气，长出气。此病男反女，故男易治于女也。假令女发搐，目左视，肺之胜肝，又病在秋。即肺兼旺位，肝不能任，故哭叫，当大泻其肺，然后治心续肝。所以俱言目反视，乃肝主目也。凡搐者，风热相搏于内，内属肝，故引见之于目也。钱用泻肺汤泻之，二日不闷乱，当知肺病退，后下地黄丸补肾，三服后用泻青丸，凉惊丸各二服。凡用泻心肝药，五日方愈，不妄治也。又言肺虚不可泻者，何也？曰：设令男目右视，木反克金，肝旺胜肺而但泻肝，若更病在春夏，金气极虚，故当补其肺，慎勿泻也。"

"广亲宅七太尉，方七岁，潮热数日欲愈，钱谓其父二大王曰：七使潮热方安，八使预防惊搐。王怒曰：但使七使愈，勿言八使病。钱曰：八使过来日午间，郎无苦也。次日午前，果作急搐。召钱治之，三日而愈。盖预见目直视而腮赤，必肝心俱热，更坐石机子，乃欲冷，此热甚也。肌肤素肥盛，脉又急促，故必惊搐，所言语时者，自寅至午，皆心肝所用事时。治之，泻心肝补肾，自安矣。"

3. 主张柔润轻柔不妄攻伐

钱乙基于小儿"脏腑柔弱"、"易虚易实"的生理病理特点，在处方用药上力戒攻伐太过，主张用药柔润清灵，他所创立的五脏补泻诸方，就是一个最好的说明。必须指出，在当时，医疗界包括儿科领域，用药多辛燥香窜和重坠镇涩，这一点在当时通行的《太平惠民和剂局方》中即可看出，而钱乙能一反当时流弊，另树旗帜，五脏补泻各方用药均柔润清灵。

此如地黄丸，钱乙由《金匮要略》中所载之崔氏八味丸化裁而成，去辛热之附、桂，该方便成了柔润滋养之剂，作为小儿补剂，这是很符合小儿体质的生理病理特点的。《四库全书总目提要》按："崔氏八味丸，乙以为小儿纯阳，无烦益火，除肉桂、附子二味，以为幼科补剂，明·薛己承用其方，遂为真补真阴之圣药。其斟酌通变，动契精微，亦可以概见矣。"可见钱乙之方不仅符合临床，对后世的影响甚为远大。

又如异功散，从《局方》六君子汤化裁而成，除半夏一味辛燥之品，留陈皮性缓，又有运转之力，使补脾之四君补而不滞，柔润轻灵，实是儿科良药。后世对此方应用评价甚高，清·张山雷在《小儿药证直诀笺正》中说："此补脾而能流动不滞，陈皮一味，果有异功，以视《局方》四君子，未免呆笨不灵者，洵是放一异彩，仲阳灵敏，即此可见一斑。"

纵观钱乙在《小儿药证直诀》中所用方药，虽然也有不少重坠峻烈之品，但他在应用时再三强调："小儿之脏腑柔弱，不可痛击"，不可大下，"大下必亡津液而成疳"，即使有可下之证，也应"量虚实大小而下之"。在许多药证相符的情况下，考虑到小儿体质娇嫩，在用药时也告诫要"少与之"。还多次谈到大黄、牙硝、巴豆、硇砂之类不可滥用。其不妄攻伐的明训，在他的医论、医案中比比皆是。闫孝忠继承钱乙的学术思想，在《闫氏小儿方论》中说："治小儿惊风，痰热坚癖，能不用水银、轻粉甚便，如不得已用之，仅去痰即止。盖肠胃易伤，亦损口齿。"此也可见钱氏学术思想之一斑。

【原著选录】

《小儿药证直诀·诸疳》："小儿之脏腑柔弱，不可痛击，大下必亡津液而成疳。凡有可下，量大小虚实而下之。"

"医见潮热，妄谓其实，乃以大黄、牙硝辈诸冷药利之。利既多矣，不能禁约而津液内亡，即成疳也。又有病癖，其疾发作，寒热饮水，胁下有形硬痛。治癖之法，当渐消磨，医反以巴豆、硇砂辈下之。小儿易虚易实，下之既过，胃中津液耗损，渐令疳瘦"。

《小儿药证直诀·弄舌》："脾脏微热，令舌络微紧，时时舒舌，治之勿用冷药及下之，当少与泻黄散，渐服之。"

《小儿药证直诀·卷中·东都王氏子吐泻变惊案》："东都王氏子吐泻，诸医药下之，至虚，变慢惊，其候睡露睛，手足瘛疭而身冷。钱曰：此慢惊也，与栝蒌汤。其子胃气实，即开目而身温。王疑其子不大小便，令诸医以药利之。医留八正散等数服，不利而身复冷。令钱氏利小便。钱曰：不当利小便，利之则身冷。王曰：已身冷矣。因抱出，钱曰：不能食而胃中虚，若利大小便即死，久即脾胃俱虚，当身冷而闭目，幸胎气实而难衰也。钱用益黄散，使君子丸四服，令微饮食。至日午，果能饮食，所以然者，谓利大小便，脾胃虚寒，当补脾，不可别攻也。"

《小儿药证直诀·虚实腹胀》："腹胀由脾胃虚，气攻作也。实者闷乱喘满，可下之，用紫霜丸、白饼子；不喘者虚也，不可下。若误下，则脾气虚，上附肺而行，肺与脾子母皆虚。……当用塌气丸渐消之。未愈渐加丸数，不可以丁香、木香、橘皮、豆蔻大温散药治之。"

"治腹胀者，比如行兵战寇于林，寇未出林，以兵攻之，必可获；寇若出林，不可急攻，攻必有失，当以意渐收之，即顺也。"

4. 善用清凉攻下经验甚丰

钱乙不但注重柔润轻灵，不妄攻伐，而且善用清凉攻下。临床上由于小儿实证、热证较多，宜于清凉攻下，但小儿脏腑柔弱，在应用清凉攻下时尤应注意。而钱氏在这方面经验十分丰富，在他的论著和医案中均有不少精辟的论述。

关于清凉用法，用之甚广。钱乙所立五脏泻剂，即几乎全部是清热泻火之法，如泻白散、导赤散、生犀散、泻黄散、泻青丸、凉惊丸，发散常用之大青膏等等。但是，在应用清凉之法时，十分注意不可过剂，以免损伤正气，损伤脾胃。

【原著选录】

《小儿药证直诀·伤风手足冷》："伤风手足冷，脾脏怯也，当和脾，后发散。和脾，益黄散；发散，大青膏主之。"

《小儿药证直诀·伤风吐泻身温》："乍凉乍热，睡多气粗，大便黄白色，呕吐，乳食不消，时咳嗽，更有五脏兼见证，当煎入脏君臣药，化大青膏，后服益黄散。"

《小儿药证直诀·卷中》："东都张氏孙，九岁，病肺热。他医以犀、珠、龙、麝、生牛黄治之，一月不愈，其证嗽喘闷乱，饮水不止，全不能食，钱氏用使君子丸、益黄散。张曰：本有热，何以又行温药，他医用凉药攻之，一月尚无效。钱曰：凉药久则寒，不能食。小儿虚不能食，当补脾，候饮食如故，即泻肺经，病必愈矣。服补脾药二日，其子欲饮食。钱以泻白散泻其肺，遂愈。张曰：何以不虚？钱曰：先实其脾，然后泻肺，故不虚也。"

关于下法，用之甚多，归纳起来有以下几种：一曰当下，一曰微下，一曰先下后补，一曰先补后下，还有忌下。

　　当下者，一般用于疮疹里结，伤风里实，伤食吐泻，伤食发搐，咳嗽肺盛，积痛，实证腹胀等。此类下证，为实热、痰热、食积、内积。

【原著选录】

　　《小儿药证直诀·疮疹候》："若黑紫干陷者，百祥丸下之。……黑者，无问何时，十难救一。其候或寒战噤牙，或身黄肿紫，宜急以百祥丸下之。……若能食而痂头焦起，或未黑而喘实者，可下之。身热、烦渴、腹满而喘、大小便涩、面赤、闷乱、大吐，此当利小便。不差者，宜宣风散下之。"

　　《小儿药证直诀·伤风》："昏睡、口中气热、呵欠顿闷，当发散，与大青膏解。不散，有下证，当下，大黄丸主之。"

　　《小儿药证直诀·急惊》："因闻大声或大惊而发搐，发过则如故，此无阴也。当下，利惊丸主之。"

　　《小儿药证直诀·吐乳》："吐乳泻黄，伤热乳也；吐乳泻青，伤冷乳也，皆当下。"

　　《小儿药证直诀·伤食后发搐》："伤食后得之，身体温，多唾多睡，或吐，不思食而发搐，先当定搐。搐退，白饼子下之，后服安神丸。"

　　《小儿药证直诀·咳嗽》："八九月间，肺气大旺，病嗽者，其病必实，非久病也，其证面赤、痰盛、身热，法当以葶苈丸下之。……若五七日间，其证身热痰盛唾黏者，以褊银丸下之。……若伤风咳嗽五七日，无热证而但嗽者，亦葶苈丸下之，后用化痰药。……有嗽而吐水，或青绿水者，以百祥丸下之。有嗽而吐痰及乳食者，以白饼子下之。……咳而痰实，不甚喘，而面赤，时饮水者，可褊银丸下之。治嗽大法：盛者下之……。"

　　《小儿药证直诀·虚实腹胀》："实者，闷乱喘满，可下之，用紫霜丸、白饼子。"

　　《小儿药证直诀·杂病证》："吐泻乳不化，伤食也，下之。……吐涎痰，热者，下之。"

《小儿药证直诀·卷中》："睦亲宅一大王，病疮疹，始用一李医，又召钱氏，钱留抱龙丸三服，李以药下之，其疹稠密。钱见大惊曰：若非转下，则为逆病。王言李已用药下之。……李不能治，经三日黑陷，复召钱氏，曰：幸不发寒而病未困也。遂用百祥丸治之，以牛李膏为助。"

当微下者，一般用于以上当下之证而证情较轻缓，体质不实壮者，以免药过病所，损伤正气。

【原著选录】

《小儿药证直诀·肝外感生风》："呵欠顿闷，口中气热，当发散，大青膏主之。若能食，饮水不止，当大黄丸微下之。"

《小儿药证直诀·急惊》："小儿急惊者，本因热生于心，身热面赤引饮，口中气热，大小便黄赤，剧则搐也。盖热盛则风生，风属肝，此阳盛阴虚也，故利惊丸主之，以除其痰热，不可与巴豆及温药大下之，恐蓄虚热不消也。"

《小儿药证直诀·疮疹候》："若五七日痂不焦，是内发热，热气蒸于皮中，故疮不得焦痂也，宜宣风散导之，用生犀磨汁解之，使热不生，必著痂矣。"（注：前述用宣风散下之，此处用导之，当在用药剂量上斟酌而区别微下、大下）

《小儿药证直诀·伤风》："……大饮水不止而善食者，可微下。"

《小儿药证直诀·诸疳》："凡有可下，量大小虚实而下之，则不至为疳。"

《小儿药证直诀·虫痛》："面㿠白，心腹痛，口中沫及清水出，发痛有时，安虫散主之，小儿本怯者，多此病。"（注：安虫散，缓下之剂）

《小儿药证直诀·腹中有癖》："不食，但饮乳是也，当渐用白饼子下之。"

还有先下后补，先补后下者，主要根据病情的轻重缓急，

正邪的盛衰来决定，有吐泻、积痛、腹胀、肺虚、痰实、癖积
等病证。

【原著选录】

《小儿药证直诀·初生三日内吐泻壮热》："不思乳食，大
便乳食不消或白色，是伤食，当下之后，和胃。下用白饼子，
和胃用益散主之。"

《小儿药证直诀·积痛》："口中气温，面黄白，目无精
光，或白睛多，又多睡，畏食，或大便酸臭者，当磨积，宜消
积丸，甚者，当白饼子下之，后和胃。"

《小儿药证直诀·卷中》："曹宣德子，三岁，面黄，时发
寒热，不欲食而饮水及乳，众医以为潮热，用牛黄丸、麝香
丸，不愈，及以止渴干葛散，服之反吐。钱曰：当卜，白饼
子。后补脾，乃以消积丸磨之。此乃癖也，后果愈。何以故？
不食，但饮水者，食伏于管内不能消，致令发寒，服止渴药吐
者，以药冲故也，下之即愈。"

《小儿药证直诀·卷中》："段斋郎子，四岁，病嗽，身热
吐痰，数日而咯血，前医以桔梗汤及防己丸，治之不愈。涎上
攻，吐喘不止。请钱氏，下褊银丸一大服，复以补肺汤，补肺
散治之。或问：段氏子咯血肺虚，何以下之？钱曰：肺虽咯
血，有热故也，久则虚痿。今涎上潮而吐，当下其涎，若不吐
涎，则不甚便。盖吐涎能虚，又生惊也，痰实上攻，亦能发
搐。故以法只宜先下痰，而后补脾肺，必涎上而吐愈，为顺治
也。若先补其肺，为逆耳。此所谓识病之轻重先后为治也。"

《小儿药证直诀·虚实腹胀》："治虚腹胀，先服塌气丸，
不愈，腹中有食积，结粪，小便黄，时微喘，脉伏而实，时饮
水，能食者，可下之。盖脾初虚而后结有积，所治宜先补脾，
后下之，下后又补脾，即愈也，补肺恐生虚喘。"

《小儿药证直诀·卷中》："黄承务子二岁，病泻，众医止
之。十余日，其证便青白，乳物不消，身凉，加哽气、昏睡。
医谓病困笃，钱氏先以益脾散三服，补肺散三服，三日身温而

不哕气。后以白饼子微下之，与益黄散二服，利止。何以然？利本脾虚伤食，初不与大下，撠（音 ǎn"俺"）置十日，上实下虚，脾气弱，引肺亦虚。补脾肺，病退即温，不哕气是也，有所伤食，仍下之也。何不先下后补？曰：便青为下脏冷，先下必大虚，先实脾肺，下之则不虚，而后更补之也。"

《小儿药证直诀·杂病证》："凡病先虚，或下之，合下者当先实其母，然后下之。假令肺虚而痰实，此可下，先当益脾，后方泻肺也。"

关于不可下之证，钱氏论述也详，本已虚而下，是虚其虚。有外邪在表，也不可下。主要有伤风、吐泻、疮疹，腹胀等，在医案中多处谈到前医误下之过，反复提醒不可妄下，不可大下。

【原著选录】

《小儿药证直诀·肝外感生风》："……当发散。……若能食，饮水不止，当大黄丸微下之，余不可下。"

《小儿药证直诀·伤风》："……有下证，当下，……余不可下。"

《小儿药证直诀·伤风下后余热》："此药下之太过，胃中虚热，饮水无力也，当生胃中津液，多服白术散。"

《小儿药证直诀·伤风吐泻身温》："……如先曾下，或无下证，慎不可下也。"

《小儿药证直诀·疮疹候》："……此天行之病也，惟用温凉药治之，不可妄下及妄攻发，受风冷。"

"……不黑者，慎勿下。……治之宜解毒，不可妄下，妄下则内虚，多归于肾。"

《小儿药证直诀·卷中》："睦亲宅一大王病疮疹……钱曰：疮疹始生，未有他证，不可下也……今先下一日，疮疹未能出尽，而稠密甚，则难治，此误也。"

《小儿药证直诀·夏秋吐泻》："八月十五日以后，吐泻，身冷无阳也……不可下也。"

　　《小儿药证直诀·卷中》："黄承务子二岁病泻……利本脾虚伤食，初不与大下。"

　　《小儿药证直诀·卷中》："冯承务子五岁，吐泻，壮热，不思食。钱曰：目中黑睛少而白睛多，面色㿠白，神怯也。……面上常无精神光泽者，如妇人之失血也。今吐利不食，壮热者，伤食也，不可下。下之虚入肺则嗽，入心则惊，入脾则泻，入肾则益虚……如伤食甚则可下……"

　　《小儿药证直诀·虚实腹胀》："实热闷乱喘满……不喘者，虚也，不可下。若误下则脾气虚，上附肺而行，肺与脾子母皆虚。"

　　《小儿药证直诀·弄舌》："脾脏微热……治之勿用冷药及下之。"

　　《小儿药证直诀·卷中》："东都药铺杜氏，有子五岁，自十一月病嗽，至三月未止，始得嗽而吐痰，乃外风寒蓄入肺经，令肺病嗽而吐痰，风在肺中故也。宜麻黄辈发散，后用凉药压之即愈。时医以铁粉丸、半夏丸、褊银丸诸法下之，其肺即虚而嗽甚。"

　　《小儿药证直诀·卷中》："朱监薄子五岁，夜发热，晓即如故，众医有作伤寒者，有作热治者，以凉药解之不愈。其候多涎而喜睡，他医以铁粉丸下涎，其病益甚。至五日，大引饮。钱氏曰：不可下之。乃取白术散末煎一两，汁三升，使任其意取足服。"

　　《小儿药证直诀·卷中》："朱监薄子三岁，忽发热，医曰：此心热。腮赤而唇红，烦躁引饮，遂用牛黄丸三服，以一物泻心汤下之。来日不愈，反加无力、不能食，又便利黄沫。钱曰：心经虚而有留热在内，必被凉药下之，致此虚劳之病也。"

　　《小儿药证直诀·卷中》："郑人齐郎中者，家好收药散施。其子忽脏热，齐自取青金膏，三服并一服，饵之。又与青金膏一服，又泻三行，加口干身热。齐言当有微热未尽，又与青金膏。其妻曰：用药十余行未安，莫生他病否？召钱氏至，曰：已成虚羸。先用前白术散，时时服之，后服香瓜丸，十三日愈。"

《小儿药证直诀·卷中》："广亲宫七太尉，七岁，吐泻。是时七月，其证全不食而昏睡，睡觉而闷乱，哽气干哕，大便或有或无，不渴。众医作惊治之，疑睡故也。……钱曰：凡吐泻，五月内九分下而一分补，八月内十分补而无一分下。此者是脾虚泻，医妄治之，至于虚损，下之即死，当即补脾。"

《小儿药证直诀·卷中》："辛氏女子五岁，病虫痛，诸医以巴豆、干漆、硇砂之属，治之不效。至五日外，多哭而俯仰，睡卧不安，自按心腹，时大叫，面无正色，或青、或黄、或黑，目无光而慢，唇白吐沫。至六日，胸高而卧转不安。召钱至，钱详视之，用芜荑散三服。见目不除青色，大惊曰：此病大困，若更加泻，则为逆矣。至次日，辛见钱曰：夜来三更果泻。……钱曰：……不可治也。……后五日昏笃，七日而死。"

钱乙《直诀》共列方118首，攻下通腑的方剂占36首，而泻下药多用大黄、巴豆、牵牛、轻粉、芦荟、干漆等，也有甘遂、大戟之类，钱乙在泻下方面用之广，又善于灵活掌握，在儿科临床上有很大的指导意义。

5. 重视脾胃调理立论甚精

钱乙重视脾胃的作用，治疗上更重视脾胃的调理。《小儿药证直决》全书约有一半以上篇幅论述脾胃及脾胃病证，调理脾胃的方法。全书118方中调治脾胃的方剂占48首。钱乙对于脾胃的立论治法，为后世的脾胃学说的形成奠定了基础。

钱乙认为脾胃在发病学上具有十分重要的意义，他说："脾胃虚衰，四肢不举，百病始生"。这是李东垣"脾胃百病所生"论的前奏。不但认为伤食、积癖、疳证、吐泻、腹胀、虚羸、虫证等与脾胃相关，而且咳嗽、伤风、疮疹、黄疸、肿病、夜啼等等，也与脾胃相关，从脾胃论治。

【原著选录】

《小儿药证直诀·腹中有癖》："脾胃虚衰，四肢不举，诸邪遂生。"

《小儿药证直诀·食不消》："脾胃冷，故不能消化。"

《小儿药证直诀·腹中有癖》："小儿病癖，由乳食不消，伏在腹中，乍凉乍热，饮水，或喘嗽，不早治，必成疳。以其有癖，则令儿不食，致脾胃虚而热发。"

《小儿药证直诀·疳证》："疳皆脾胃病，亡津液之所作。"

《小儿药证直诀·虚实腹胀》："腹胀由脾胃虚，气攻作也。"

《小儿药证直诀·胃气不和》："面晄白无精光，口中气冷，不思食，吐水。"

《小儿药证直诀·胃冷虚》："面晄白色弱，腹痛，不思食。"

《小儿药证直诀·虫与痫相似》："小儿本怯，故胃虚冷，则虫动而心痛。"

《小儿药证直诀·虚羸》："脾胃不和，不能食乳，致肌瘦。亦因大病或吐泻后，脾胃尚弱，不能传化谷气也。"

《小儿药证直诀·伤风腹胀》："脾脏虚也，当补脾。"

《小儿药证直诀·伤风自利》："脾脏虚怯也，当补脾。"

《小儿药证直诀·伤风手足冷》："脾脏怯也，当和脾，后发散。"

《小儿药证直诀·伤风下后余热》："以药下之太过，胃中虚热，饮水无力也。"

《小儿药证直诀·慢惊》："因病后，或吐泻，脾胃虚损，遍身冷，口鼻气出亦冷，手足时瘛疭，昏睡，睡露睛，此无阳也。"

《小儿药证直诀·疮疹候》："疹为脾所生，脾虚而肝旺乘之。"

《小儿药证直诀·夜啼》："脾脏冷而痛也，当与温中药。"

《小儿药证直诀·弄舌》："脾脏微热，令舌络微紧，时时舒舌。"

《小儿药证直诀·胃怯汗》："上至项，下至脑，此胃虚。"

《小儿药证直诀·肿病》："肾热传于膀胱，膀胱热盛，逆于脾胃，脾胃虚而不能制肾，水反克土，脾随水行，脾主四肢，故流走而身面皆肿也。"

《小儿药证直诀·杂病证》："吐泻昏睡露睛者，胃虚热；吐泻昏睡不露睛者，胃实热。……吐沫及痰或白绿水，皆胃虚冷。……泻青白，谷不化，胃冷。……洗浴拭脐不干，风入作疮，令儿撮口，甚者，是脾虚。"

《小儿药证直诀·五脏所主》："脾主困。实则困睡，身热饮水；虚则吐泻生风。"

钱乙在脾胃病理上提出"脾主困"的观点，包含了虚实二方面的含义。在治疗上，也围绕病理特点，补不碍脾，攻不伤正，以助运健脾为主，用药则贵乎中和，特别强调不能过寒或过热，否则就会伤害脾胃，脾胃受伤，疾病不易康复。

【原著选录】

《小儿药证直诀·虚实腹胀》："小儿易为虚实，脾虚不受寒温，服寒则生冷，服温则生热，当识此勿误。"

《小儿药证直诀·诸疳》："小儿易虚易实，下之既过，胃中津液耗损，渐令疳瘦。……凡有可下，量大小虚实而下之。"

钱乙在健脾方剂上，创立了益黄散、白术散、异功散等，沿用至今而疗效卓著。益黄散不用一味补药，而以运转气机为主，其中重用陈皮。白术散、异功散，也均是强调助运，其立方奥义是深远的。

【原著选录】

《小儿药证直诀·卷下·诸方》："益黄散又名补脾散，治脾胃虚弱及脾疳，腹大，身瘦。陈皮（去白）一两，丁香二钱（一方用木香），诃子（炮去核）、青皮（去白）、甘草（炙）各五钱，上为末，三岁儿一钱半，水半盏，煎三分，食前服。"

白术散治脾胃久虚，呕吐泄泻，频作不止，精液苦竭，烦渴躁，但欲饮水，乳食不进，羸瘦困劣，因而失治，变成惊痫，不论阴阳虚实，并宜服。人参二钱五分，白茯苓五钱，白术五钱（炒），藿香叶五钱，木香二钱，甘草一钱，葛根五钱，渴者加至一两，上㕮咀，每服三钱，水煎。热甚发渴，去木香。

异功散温中和气，治吐泻，不思乳食。凡小儿虚冷病，先与数服，以助其气。人参切去顶，茯苓去皮，白术、陈皮（剉）、甘草各等分，上为细末，每服二钱，水一盏，生姜五片，枣两个，同煎至七分，食前温，量多少与之。

钱乙在泻脾方剂上，创泻黄散，是攻不伤正的处方。该方以甘草为主，即含泻中寓补之义；又重用防风、藿香，即遵《内经》"火郁发之"之义；寒凉清泻之品如栀子、石膏反而用量较小，目的都在于避免寒凉伤脾，也即钱乙自谓"服寒则生冷"之义。

《小儿药证直诀·卷下·诸方》："泻黄散名泻脾散，治脾热弄舌。藿香叶七钱，山栀子仁一钱，石膏五钱，甘草三两，防风四两（去芦切焙），上剉，同蜜酒微炒香，为细末，每服一钱至二钱，水一盏，煎至五分，温服，清汁，无时。"

还必须指出的是，钱乙对于脾胃治疗的补泻方剂，在用法上均用散剂，每次的用量很少，注意轻灵活泼，也是从小儿脾胃的生理病理出发的。

钱乙在脾胃治法上的另一个贡献是，采用甘温（或甘平）健运脾胃，达到滋生化源，生津充液的作用。他提出白术散可"生胃中津液"。

这样，钱乙不但强调升阳助运，也重视助运生津，为后世脾胃学说的完善，奠定了基础。

钱乙对于脾胃的重视，还表现在他对疾病后期的调理上，采用调补脾胃的方法来促进疾病的痊愈。这在他的医论和医案中经常反复提及。

6. 治疗用药注重时令气候

《内经》云："用寒远寒，用热远热。"钱乙谨守此义，在治疗用药时十分注意时令气候的变化来应用药物。这对于提高疗效，避免副作用是很有意义的。

【原著选录】

《小儿药证直诀·虚羸》："冷者，木香丸主之，夏月不可服，如有证则少服之。热者，胡黄连丸主之，冬月不可服，如有证则少服之。"

（注：木香丸：木香、青黛、槟榔、豆蔻、麝香、续随子、虾蟆，薄荷汤下。胡黄连丸：川黄连、胡黄连、朱砂、猪胆、芦荟、麝香。）

《小儿药证直诀·夏秋吐泻》："五月十五日以后……小儿脏腑十分中九分热也……玉露散主之。六月十五日以后……脏腑六分热四分冷也……食前少服益黄散，食后多服玉露散。七月七日以后……三分热七分冷也……食前多服益黄散，食后少服玉露散。八月十五日以后……无阳也……益黄散主之，不可下也。"

（注：玉露散：寒水石、石膏、甘草。益黄散见前。益黄散食前服，玉露散食后服，其义也是不使寒凉伤败脾胃。）

《小儿药证直诀·卷中》："广亲宫七太尉，七岁，吐泻，……钱曰：凡吐泻，五月内，九分下而一分补，八月内，十分补而无一分下。"

董汲的《斑疹备急方论》备受钱乙赞许，钱乙认为是他"平昔之所究心者。"其中论述斑疹已见的用药规律时，也是根据冬春气候不同。该书云："其已旺者，即可用大黄、青黛等凉药下之，次即与白虎汤。如秋冬及春寒，未用白虎汤之时，但加枣煎服。"

（五）对儿科病证的阐发和治疗经验

钱氏对儿科病证的认识是深刻的、精当的，在前人认识的基础上去芜存菁，去伪存真，而且有新的阐发，切合临床实际，至今仍指导着儿科临床，其治疗经验十分丰富，值得借鉴。兹就儿科常见的几种主要病证，介绍于下：

1. 惊风

在宋以前，惊与痫大都混称，比如《千金方》、《诸病源候论》等，均以"惊痫"、"风痫"、"食痫"、"阴阳痫"等命名。《诸病源候论》云："小儿惊者，由气血不和，热实于内，心神不定，所以发惊，甚者抽搐变痫。"

宋代《太平圣惠方》始有"急惊风"、"慢惊风"的立名，但论述较为混乱，对急惊、慢惊的病因病机，治法方药，多有混淆。自钱乙开始，对惊风一证的认识，始为精当，切于临床，便于应用。

钱乙认为急惊风多因外感所致，也有因闻大声惊吓等，是热盛生风，属阳证，合凉泻。在脏腑来看，为心肝受病，心肝热盛，风火相煽所致。慢惊风多因吐泻，或病后脾胃虚弱，造成脾虚肝旺，是无阳之证，属阴，合温补。

《小儿药证直诀》中论惊风医论 16 条（不包括其它疾病合并惊风者），医案 6 则，方 36 首。在辨证上重视抽搐发作的时间（如早晨发搐为肝旺，日午发搐为心旺，日晚发搐为肺旺，夜间发搐是肾虚心旺），重视病因（如伤风后发搐，伤食后发搐，因大惊、大声，因于痰热，因于吐泻或病后，或误用凉药大过等），重视寒热虚实症状的辨证，在治疗上以脏腑辨证为纲。对于急惊风则心肝同治，以泻热镇惊为主。常用的方药为：治心导赤散；治肝泻青丸；镇惊凉惊丸（龙胆草、防风、青黛、钩藤、黄连、牛黄、麝香、龙脑，金银花汤下）；发散大青膏；通下，利惊丸（青黛、轻粉、牵牛末、天竺黄，薄荷汤下）；食积，白饼子；伤风，大青膏。慢惊风则以治脾补虚为主，常用栝蒌汤（栝蒌根、白甘遂，麝香，薄荷汤下，药本冷，炒焦用乃温。周学海按：白甘遂即蚤休，认为此方治慢惊而带阳证），宣风散（槟榔、陈皮、甘草、牵牛），此二方主要用于疏利脏腑，宣散虚风，治其标。而治本方面，钱乙提示补脾，用益黄散，使君子丸等。

【原著选录】

《小儿药证直诀·急惊》："因闻大声或大惊而发搐，发过则如故，此无阴也，当下，利惊丸主之。小儿急惊者，本因热生于心，身热面赤引饮，口中气热，大小便黄赤，剧则搐也。盖热甚则风生，风属肝，此阳盛阴虚也。故利惊丸主之，以除其痰热，不可与巴豆及温药大下之，恐蓄虚热不消也。若小儿热痰客于心胃，因闻声非常，则动而惊搐矣。若热极，虽不闻声及惊，亦自发搐。"

《小儿药证直诀·慢惊》："因病后，或吐泻，脾胃虚损，遍身冷，口鼻气出亦冷，手足时瘛疭，昏睡，睡露睛，此无阳也，栝蒌汤主之。"

凡急慢惊，阴阳异证，切宜辨而治之。急惊合凉泻，慢惊合温补。世间俗方，多不分别，误小儿甚多。又小儿伤于风冷，病吐泻，医谓脾虚，以温补之，不已。复以凉药治之，又不已。谓之本伤风，医乱攻之，因脾气即虚，内不能散，外不能解。至十余日，其证多睡露睛，身温，风在脾胃，故大便不聚而为泻。当去脾间风，风退则利止，宣风散主之，后用使君子丸补其胃。亦有诸吐利久不瘥者，脾虚生风而成慢惊。

《小儿药证直诀·伤风后发搐》："伤风后得之，口中气出热，呵欠顿闷，手足动摇，当发散，大青膏主之。小儿生本怯者，多此病也。"

2. 疮疹

钱乙所论"疮疹"，泛指出疹性疾病，主要包括麻、痘（天花）。在钱乙之前，麻痘尚未分别开来，也一般称"痘疹"、"疮疹"、"斑疮"、"斑疹"等。然而钱乙在《小儿药证直诀》中，已将"疮疹"分为"水疱"、"脓疱"、"斑"、"疹"四种，分属肝、肺、心、脾四脏，而疮疹黑陷则归肾。在这里，可以看出，钱乙对出疹性疾病已有初步的分辨。而对于早期诊断，预后转归，以及传染性等认识甚为精详。

钱乙认为疮疹之作，乃天行之病，夹胎毒外发。早期诊断，应注意其表现："面燥腮赤、目胞亦赤、呵欠顿闷、乍凉乍热、咳嗽嚏喷、手足稍冷、夜卧惊悸、多睡、并疮疹证。这些观察是很宝贵的。还认为疮疹以出为顺，属阳，若暴出、突隐、黑陷，以及神志精神的变化，都预示逆象。在治疗上提出解毒、利尿、疏透为原则，反对妄施攻下，提倡重视护理。

【原著选录】

《小儿药证直诀·卷中》睦亲宫十太尉病疮疹案："初欲病时，先呵欠顿闷，惊悸，乍凉乍热，手足冷痹，面腮燥赤，咳嗽时嚏，此五脏证具也。呵欠顿闷，肝也；时发惊悸，心也；乍凉乍热，手足冷，脾也；面目腮颊赤，嗽嚏，肺也；惟肾无候。……凡疮疹乃五脏毒，若出归一证，则肝水疱、肺脓疱，心斑，脾疹，惟肾不食毒。稀，而无诸证。"

《小儿药证直诀·疮疹候》："凡疮疹若出，辨视轻重。若一发便出尽者，必重也；疮夹疹者，半轻重也；出稀者轻；里外微红者轻；外黑里赤者，微重也；外白里黑者，大重也；疮端里黑点如针孔者，势剧也；青干紫陷，昏睡汗出不止，烦躁热渴，腹胀啼喘，大小便不通者，困也；凡疮疹当乳母慎口，不可令饥及受风冷，必归肾而变黑，难治矣。"

有大热者当利小便，有小热者宜解毒，若黑紫干陷者百祥丸下之，不黑者慎勿下。更看时月轻重：大抵疮疹属阳，出则为顺，故春夏病为顺，秋冬病为逆。

《小儿药证直诀·卷中》睦亲宫中十大王疮疹案："疮疹始终出，未有他证，不可下，但当用和平药，频与乳食，不受风冷可也。如疮疹三日不出，或出不快，即微发之。如疮发后不多出，即加药，加药不出即大发之。如发后不多，及脉平无证，即疮本稀，不可更发也。有大热者，当利小便。小热者，当解毒。若不快，勿发，勿下攻，只用抱龙丸治之。疮疹若起，能食者，大黄丸下一二行即止。有大热者，当利小便。有小热者，宜解毒。若黑紫干陷者，百祥丸下之。不黑者甚勿下。身热烦躁，腹满而喘，大小便涩，面赤闷乱，大吐，此当利小便；不瘥者，宣风散下之也。若五七日痂不焦，是内发热气，蒸于皮中，故疮不得焦痂也，宜宣风散导之，用生犀角磨汁解之，使热不生，必着痂矣。"

《小儿药证直诀·伤寒疮疹同异》："伤寒，男体重面黄，女面赤喘急憎寒，各口中气热，呵欠顿闷项急也。疮疹则腮赤燥，多喷嚏，悸动昏倦，四肢冷也。伤寒当发散之。治疮疹，行温平之功，有大热者解毒。"

3. 疳证

钱氏之前，论疳简繁不一，且多不得要领，《诸病源候论》仅述一"疳湿疮"，《千金要方》也仅谈局部所发的疳证，而《太平圣惠方》则有20多种疳之分。钱乙概其要，认为"疳皆脾胃病，亡津液之所作"，临床分心、肝、脾、肺、肾五脏疳及筋、骨疳，简明扼要，符合临床，在辨证上以寒、热、虚、实分证，结合病之新久，病证的表现，进行辨证论治。

具体来说，钱乙将疳证的成因归纳为：（1）大病之后，（2）吐泻之后，（3）误用（过用）吐下，（4）乳食所伤，癖积日久。病症有表现在脏的，有表现在外部的。表现在内脏的，可见消瘦肿胀、下利、吐沫、腹胀、烦热、气喘、食泥土等症状；表现在外部的，可见鼻、唇、耳、目赤烂生疮，牙疳、目翳等症状。初病多为热，夹实；久病多为冷，主虚。热者用胡黄连丸，冷者用木香丸。再结合五脏疳及骨、筋疳（骨属肾、筋属肝）的表现，针对脏腑用药。疾病初起，用白术散为主。

【原著选录】

《小儿药证直诀·诸疳》："大抵疳病，当辨冷热肥瘦。其初病者为肥热疳，久病者为瘦冷疳。冷者木香丸（注：木香、青黛、槟榔、豆蔻、麝香、续随子、虾蟆，薄荷汤下），热者胡黄连丸（注：黄连、胡黄连、朱砂、芦荟、麝香）主之，冷热之疳，尤宜如圣丸（注：胡黄连、芜荑、黄连、使君子、麝香、干虾蟆，人参汤下）。……初病津液少者，当生胃中津液，白术散主之，惟多则妙。"

《小儿药证直诀·诸疳》："肝疳，白膜遮睛，当补肝，地黄丸主之。心疳，面黄颊赤，身壮热，当补心，安神丸主之。肺疳，气喘，口鼻生疮，当补脾肺，益黄散主之。脾疳，体黄腹大，食泥土，当补脾，益黄散主之。肾疳，极瘦，身有疥疮，当补肾，地黄丸主之。筋疳，泻血而瘦，当补肝，地黄丸主之。骨疳，喜卧冷地，当补肾，地黄丸主之。诸疳，皆依本脏补其母及治疳药，冷则木香丸，热则胡黄连丸主之。"

（注：安神丸：马牙硝、茯苓、麦冬、山药、龙脑、寒水石、朱砂、甘草）

4. 癖积腹胀

癖积腹胀，是小儿疳证的前因证之一，所谓"积为疳之母"是也。钱乙在论述此类病证时，每每告诫，在治疗上要充分重视，不使造成疳证。

癖积是饮食积滞造成的，其症状为不食，但饮乳或饮水，潮热，或见喘嗽，脉沉细。不早治，必成疳。腹胀也是癖积的症状之一，《小儿药证直诀》中所指的腹胀实为肚腹膨大，为脾虚气滞，有虚实之证，其病主要在脾，也可涉及肺肾，造成水肿、黄疸、喘促之证。在治疗上，实证宜下，用白饼子或紫霜丸；虚证宜消补结合，一般可服塌气丸，再用补脾之药。对于此类病证，钱乙认为"小儿易为虚实"，尤当审慎，不可过温，也不可过凉，不可过补，也不可过攻，要注意轻重缓急。

【原著选录】

《小儿药证直诀·腹中有癖》："不食，但饮乳是也，当渐用白饼子下之。小儿病癖，由乳食不消，伏在腹中，乍凉乍热，饮水或喘嗽，与潮热相类，不早治，必成疳。以其有癖，则令儿不食；至脾胃虚而热发，故引饮；饮水过多，即荡涤肠胃，亡失津液；脾胃不能传化水谷，其脉沉细，益不食；脾胃虚衰，四肢不举，诸邪遂生，鲜不瘦而成疳矣。"

《小儿药证直诀·虚实腹胀》："腹胀由脾胃虚，气攻作也。实者闷乱喘满，可下之，用紫霜丸、白饼子。不喘者虚也，不可下。若误下则脾气虚。上附肺而行，肺与脾子母皆虚，肺主目胞腮之类，脾主四肢，母气虚甚，即目胞腮肿也。色黄者，属脾也。治之用塌气丸渐消之，未愈渐加丸数，不可以丁香、木香、橘皮、豆蔻大温散药治之。何以然？脾虚气未出，腹胀而不喘，可以散药治之，使上下分消其气，则愈也。若虚气已出，附肺而行，即脾胃内弱，每生虚气，入于四肢面目矣。小儿易为虚实，脾虚不受寒温，服寒则生冷，服温则生热，当识此勿误也。胃久虚热，多生疳病，或引饮不止。脾虚不能胜肾，随肺之气上行于四肢，若水状。肾气浸浮于肺，即大喘也。此当服塌气丸。病愈后面未红者，虚衰未复故也。"

治腹胀者，比如行兵战寇于林。寇未出林，以兵攻之，必可获；寇若出林，不可急攻，攻必有失，当以意渐收之，即顺也。

治虚腹胀，先服塌气丸。不愈，腹中有食积结粪，小便黄，时微喘，脉伏而实，时饮水，能食者，可下之。盖脾初虚而后结有积，所治宜先补脾，后下之，下后又补脾，即愈也。补肺恐生虚喘。

《小儿药证直诀·卷中》："曹宣德子，三岁，面黄，时发寒热，不欲食而饮水及乳，众医以为潮热，用牛黄丸、麝香丸，不愈。及以止渴干葛散服之，反吐。钱曰：当下，白饼子，后补脾，乃以消积丸磨之。此乃癖也。后果愈。何以故？不食，但饮水者，食伏于管内不能消，致令发寒，服止渴药吐者，以药冲故也，下之即愈。"

5. 伤风

伤风即今之感冒，也是小儿的常见病证，在临床上小儿感冒病情变化较快，兼见证也较多，钱乙在辨证上重在分清表里虚实，来决定治疗。兹分析于下：

在辨证的脏腑归属方面，与今有所不同。钱乙把伤风表证，归于肝，为"肝外感生风"。主症为：呵欠顿闷，口中气热，昏睡。治疗当发散，主方为大青膏。

大青膏，是钱乙用作发散表邪的主方，方中有天麻、白附子、青黛、蝎尾、乌梢蛇、朱砂、天竺黄（闫孝忠《闫氏集宝生信效方》无天麻，加大青，只用薄荷汤下），与牛黄膏（治惊热，雄黄、甘草、甜硝、朱砂、龙脑、寒水石），温薄荷水化服，五岁以上同甘露散（即甘露饮）服。该方的主治，钱乙云："治小儿热盛生风，欲为惊搐，血气未实，不能胜邪，故发搐也，大小便依度，口中气热。"看来，此方为风热外感，或外感风寒化热之证而设，可预防惊风。从这个意义上来说，把外感风邪归于肝，是可以的，在治疗上也是可行的。

伤风虽以肝为主，也常兼见他脏之证，钱乙专列"伤风兼脏"一条："兼心则惊悸，兼肺则闷乱、喘息哽气、长出气、嗽，兼肾则畏明。"伤风兼脾胃的见证最多，比如：伤风兼自利、手足冷、腹胀、吐泻，均为脾虚，宜补脾，补脾用益黄散。补脾之后，再发散。

伤风之证，若由表入里，钱乙谈了两种情况：一是入里成里实内结，有下证者，宜下，用大黄丸，没有下证则不宜下。有下证也要掌握，辨别是否脾胃已虚，不虚则"饮水不止而善食"，虚则"饮水无力"、"不能食"。虚不可下，不虚为实证，也只宜微下。下之太过则脾胃虚损，导致余热留恋，当补脾胃生津液，用白术散。另一种情况为伤风化热引动肝风，出现搐搦，为"伤风后发搐"，仍宜发散，用大青膏。

【原著选录】

《小儿药证直诀·伤风》："昏睡，口中气热，呵欠顿闷，当发散，与大青膏。不散，有下证，当下，大黄丸主之。大饮水不止而善食者，可微下，余不可下也。"

《小儿药证直诀·肝外感生风》："呵欠顿闷，口中气热，当发散，大青膏主之。若能食，饮水不止，当大黄丸微下之，余不可下。"

《小儿药证直诀·伤风兼脏》："兼心则惊悸。兼肺则闷乱、喘息，哽气长出气，嗽。兼肾则畏明。各随补母，脏虚见故也。"

《小儿药证直诀·伤风手足冷》:"脾脏怯也,当和脾,后发散。和脾,益黄散,发散,大青膏主之。"

《小儿药证直诀·伤风自利》:"脾脏虚怯也,当补脾,益黄散,发散,大青膏主之。未瘥,调中丸主之。有下证大黄丸下之,下后服温惊丸。"

《小儿药证直诀·伤风后发搐》:"伤风后得之,口中气出热,呵欠顿闷,手足动摇,当发散,大青膏主之。小儿生本怯者,多此病也。"

《小儿药证直诀·伤风下后余热》:"以药下之太过,胃中虚热,饮水无力也,当生胃中津液,多服白术散。"

另外,还有"伤风吐泻身温","伤风吐泻身热","伤风吐泻身凉"各证,均见前"吐泻"部分。

伤风之证均可见发热,而发热之证又有多种情况,钱乙在《小儿药证直诀》中也进行了鉴别。另外,伤风常与疮疹初起相混淆,《小儿药证直诀》也有详细的鉴别诊断,可资参考。

【原著选录】

《小儿药证直诀·风温潮热壮热相似》:"潮热者,时间发热,过时即退,来日依时发热,此欲发惊也。壮热者,一向热而不已,甚则发惊痫也。风热者,身热而口中气热,有风证。温壮者,但温而不热也。"

《小儿药证直诀·杂病证》:"身热不饮水者,热在外;身热饮水者,热在内。……呵欠面赤者,风热;呵欠面青者,惊风;呵欠面黄者,脾虚惊;呵欠多睡者,内热;呵欠气热者,伤风。"

《小儿药证直诀·伤寒疮疹同异》:"伤寒男体重,面黄,女面赤,喘急憎寒,各口中气热,呵欠顿闷,项急也。疮疹则腮赤燥,多喷嚏,悸动,昏倦,四肢冷也。"

6. 咳嗽

《内经》论咳有五脏六腑之别,钱乙也以五脏分证,但小儿咳嗽以外感居多，故钱氏在《小儿药证直诀》中论述咳嗽，立足于外感，围绕肺脏，结合时令气候及病程久暂，以虚实寒热进行辨证论治。

钱乙认为，小儿咳嗽多为肺脏感寒，内蕴痰浊，多发生在秋冬，新病为实，久病则虚，有寒证也有热证，治疗大法提出："盛则下之，久则补之"的原则。风寒证用麻黄汤，风热证合用甘桔汤，痰热内阻用褊银丸或用葶苈丸，肺热用泻白散，兼夹乳食停滞用白饼子，肺虚用阿胶散，祛痰之后用补脾肺善后，若肺虚痰盛则先实脾后下痰。

《小儿药证直诀》中记述咳嗽医案4则，论1首，论述较为全面。

【原著选录】

《小儿药证直诀·咳嗽》："夫嗽者，肺感微寒也。八九月间，肺气大旺，病嗽者其病必实，非久病也。其证面赤痰盛身热，法当以葶苈丸下之，若久者不可下也。十一月十二月嗽者，乃伤风嗽也，风从背脊第三椎肺俞穴入也，当以麻黄汤汗之。有热证，面赤饮水涎热，咽喉不利者宜兼甘桔汤治之。若五七日间，其证身热痰盛唾黏者，以褊银丸下之。有肺盛者，咳而后喘面肿，欲饮水，有不饮水者，其身而热，以泻白散泻之。若伤风咳嗽五七日，无热证而但嗽者，亦葶苈丸下之，后用化痰药。有肺虚者，咳而哽气，时时长出气，喉中有声，此久病也，以阿胶散补之；痰盛者先实脾，后以褊银丸微下之，涎退即补肺，补肺如上法。有嗽而吐水或青绿水者，以百祥丸下之；有嗽而吐痰涎乳食者，以白饼子下之；有嗽而咯脓血者，乃肺热，食后服甘桔汤；久嗽者肺亡津液，阿胶散补之；咳而痰实，不甚喘而面赤，时饮水者，可褊银丸下之。治嗽大法：盛即下之，久则补之，更量虚实，以意增损。"

7. 吐泻

吐泻，是儿科常见的病证，前人论述亦多，钱乙论吐泻，分夏秋吐泻、伤风吐泻、初生儿吐泻三种情况，在辨证治疗上分析得十分明白清楚。

夏秋吐泻，发病率最高，钱氏根据夏秋时令气候的变化，症状的不同，辨别寒热的多少，来决定补泻的轻重。五月十五日以后（即夏至前后）以热为主，以清热为主；六月十五日以后（即小暑之后）热多寒少，以清热为主，温补为辅；七月七日以后（立秋前后）寒多热少，以温补为主，清热为辅；八月十五日以后（白露前后）主寒，以温补为主。清热用玉露散，温补用益黄散。

【原著选录】

《小儿药证直诀·夏秋吐泻》："五月二十五日以后，吐泻，身壮热，此热也，小儿脏腑，十分中九分热也，或因伤热乳食，吐乳不消，泻深黄色，玉露散主之。六月十五日以后，吐泻，身温似热，脏腑六分热四分冷也，吐呕，乳食不消，泻黄白色，似渴，或食乳或不食乳，食前少服益黄散，食后多服玉露散。七月七日以后，吐泻，身温凉，三分热七分冷也，不能食乳，多似睡，闷乱哽气，长出气。睡露睛，唇白多哕，欲大便，不渴，食前多服益黄散，食后少服玉露散。八月十五日以后，吐泻，身冷，无阳也。不能食乳，干哕，泻青褐色，当补脾，益黄散主之，不可下也。"

伤风吐泻，以冬春多见，主要为感受风邪所致，重在辨其寒热来进行治疗，寒者用温补益黄散，热者宜发散用大青膏。

【原著选录】

《小儿药证直诀·伤风吐泻身温》："乍凉乍热，睡多气粗，大便黄白色，呕吐，乳食不消，时咳嗽，更有五脏兼证，当煎入脏君臣药，化大青膏，后服益黄散。如先曾下，或无下证，慎不可下也，此乃脾肺受寒，不能入食也。"

《小儿药证直诀·伤风吐泻身热》："多睡，能食乳，饮水不止，吐痰，大便黄水，此为胃虚热渴吐泻也，当生胃中津液，以止其渴，止后用发散药。止渴，多服白术散；发散，大青膏主之。"

《小儿药证直诀·伤风吐泻身凉》："吐沫。泻青白色，闷乱不渴。哽气，长出气。睡露睛，此伤风荏苒轻怯，因成吐泻，当补脾后发散。补脾，益黄散；发散，大青膏主之。此二证，多病于春冬也。

《小儿药证直诀·伤风自利》："脾脏虚怯也，当补脾，益黄散；发散，大青膏主之。未瘥，调中丸主之。有下证，大黄丸下之，下后服温惊丸。"

初生吐泻，是小儿吐泻的特殊情况，也是根据病情的虚实进行辨证治疗。初生三日内吐泻身热，不食，泻物不消或白色，是实，宜先下后补；初生三至十日内吐泻身温凉，不食，泻物不消或青白色者，是上实下虚，也宜泻实补虚。

【原著选录】

《小儿药证直诀·初生三日内吐泻壮热》："不思乳食，大便乳食不消或白色，是伤食，当下之后和胃。下用白饼子，和胃用益黄散主之。"

《小儿药证直诀·初生三日以上至十日吐泻身温凉》："不思乳食，大便青白色，乳食不消，此上实下虚也。更有兼见证：肺，睡露睛，喘气；心，惊悸，饮水；脾，困倦，饶睡；肝，呵欠，顿闷；肾，不语，畏明。当泻，见儿兼脏。补脾，益黄散主之。此二证多病于秋夏也。"

关于吐乳，钱乙认为无论伤热乳或伤冷乳，皆当下；初生吐乳，也当通利。

【原著选录】

《小儿药证直诀·初生下吐》："初生下，拭掠儿口中，秽恶不尽，咽入喉中故吐，木瓜丸主之。"

《小儿药证直诀·吐乳》："吐乳，泻黄，伤热乳也；吐乳，泻青，伤冷乳也，皆当下。"

钱氏有关吐泻的论述较多，其中论9条，医案4则。究其所论，重在寒热虚实辨证。如何辨别？归纳起来为：寒者，泻物青白，或色淡黄，身凉不热，吐物清稀（包括痰稀）；热者，泻物深黄，身热烦渴，吐物不消或稠黏（包括痰稠）；虚者，不能食，多睡困倦，干哕，唇白少气，身冷；食积者，吐泻物不消化，不思乳食。

8. 汗证

小儿汗证较为常见，钱乙在《小儿药证直诀》中谈到了小儿的几种汗证：一为正常的汗出，小儿纯阳，阳热上蒸，钱氏认为是"太阳虚汗"，"不须治"，后人注为"清阳发越之象"；一为脾胃气虚；一为营卫不和；治疗有外治，有内治。在医案中还谈到一例因内热蕴滞所造成的汗证，用清解法治愈。

【原著选录】

《小儿药证直诀·太阳虚汗》："上至头，下至项，不过胸也，不须治之。"

《小儿药证直诀·胃怯汗》："上至项，下至脐，此胃虚，当补胃，益黄散主之。"

《小儿药证直诀·盗汗》："睡而自汗出，肌肉虚也，止汗散^①主之，遍身汗，香瓜丸^②主之。"

《小儿药证直诀·喜汗》："厚衣卧而额汗出也，止汗散主之。"

《小儿药证直诀·卷中》："张氏三子病，岁大者，汗遍身；次者，上至顶下至胸；小者，但额有汗。众医以麦煎散治之，不效。钱曰：大者与香瓜丸，次者与益黄散，小者与石膏汤^③。各五日而愈。"

注释：

①止汗散：故蒲扇灰，如无扇，只将故蒲烧灰研细，每服一、二钱，温酒调下。蒲长泽中，有清热下行之功。《金匮要略》有蒲灰散，即本品与滑石同用，有清热利尿之功。

②香瓜丸：大黄瓜、大黄、胡黄连、柴胡、鳖甲、芦荟、青皮、黄柏（聚珍本有黄连）。

③石膏汤，原书缺方，疑为白虎汤。

【原著选录】

《小儿药证直诀·卷下·诸方》："黄芪散，治虚热盗汗，牡蛎（煅）、黄芪、生地黄各等分，上为末，煎服无时。"

虎杖散，治实热盗汗，上用虎杖（剉），水煎服，量多少与之，无时。

第47讲 陈文中学术思想与医疗经验研究

一、陈文中生平简介

陈文中,字文秀,宋金时人,约生活于公元12世纪末叶至13世纪中叶(约1190~1258以后),籍贯宿州符离(今安徽省宿县)。数代业医,"明大小方脉",尤擅长痘疹,甚有心得,经验丰富。曾长期在江苏涟水和扬州行医,医德高尚,医术精湛,声望极高。在涟水行医十五年间,无论大人小孩,认识与否,都知道其名。官至和安郎判太医局及翰林良医。但据《医学入门》记载,陈文中在宋淳祐年间(公元1241~1252)还曾与保定翰林医正郑惠卿共编《幼幼新书》,官至太常,待考。

陈文中的著作有《小儿痘疹方论》和《小儿病源方论》,都是他根据家传及自己的经验编写而成的。

二、陈文中的学术著作

《小儿病源方论》全书共四卷。卷一为养子真诀与变蒸;卷二为形证门,介绍指纹诊与面部望诊,附以图说;卷三为惊风门;卷四为惊风、痘疮的医案引证,共19例医案,其中惊风6例,痘疮13例。本书的成书年代,一般认为刊于公元1254年,其根据是书首有宋宝祐甲寅年(1254)郑全序。然而郑序言该书为一卷,而目前所见此书为四卷,在卷四"惊风引证"的三则医案中("太师贾平章子宣机三岁"案、"尚书洪端明子"案、"安抚叶大监子"案)均注明"宝祐戊午"(1258)的年号。这样看来,前后有矛盾之处。是否可以这样设想,该书前三卷原为一卷,为1254年所作,卷四为以后补充的医案"引证"。确否?有待进一步考证。

《小儿痘疹方论》全书一卷,首论痘疹受病之源,次论痘疹治法，末集痘疹效验名方。该书首尾均载有陈文中的小记，说明该书是其"祖父秘传方论"，"家藏已验之方"，他本人"守此方三十余年"。本书的成书年代，一般认为是公元1241年。

二书在历史上流传较广，影响也很大。《小儿痘疹方论》，王珪在《泰定养生主论》中甚为推崇；元代朱丹溪在《格致余论》中也作了中肯的评价；至明代薛己为之校注增订，薛氏以按为注，并附治验，对陈氏所论有所发挥。《小儿病源方论》，在明代也曾为熊宗立类证编辑。

二书现在的主要版本，《小儿病源方论》有明正德戊辰陈氏存德堂刊本、宛委别藏本、日本元禄癸酉刊本；《小儿痘疹方论》有明嘉靖庚戌刊薛己校注本、薛氏医书本、万历刊痘疹大全本（题《陈蔡二先生合并痘疹方》，蔡为明、蔡维藩）。建国以后，1958年商务印书馆根据宛委别藏本的《小儿病源方论》与薛己校注本的《小儿痘疹方论》校斟断句，合刊出版。

三、陈文中主要学术思想与医疗经验

陈文中是儿科学术发展史上颇有影响的南宋医家。宋以后在儿科领域里形成的清凉与温补两派的学术之争中，陈文中被认为是温补学派的创始人，他善用温热之剂，主要用于痘疹，也用于惊风。他还十分重视小儿保育，重视指纹与面部望诊，在临床上能独立思考，不随波逐流，创立了不少精辟的见解。兹就二书的主要内容介绍于下：

（一）重视小儿保育

从《小儿病源方论》卷一"养子真诀"中可以看出，陈氏认为小儿的保健养育是从胎孕开始的。他认为在孕胎时，孕母应调饮食、适劳逸；小儿出生之后，宜多见风日，有病宜及早医治。他指出："养子若要无病，在乎摄养调和"。尤其是该书首先记载"养子十法"，从衣食、医药、精神、卫生各方面提出了抚育小儿的注意事项，对后代影响很大。

【原著选录】

《小儿病源方论·小儿胎禀》："豪富之家，居于奥室，怀孕妇人，饥则辛酸咸辣，无所不食，饱则恣意坐卧，不劳力，不运动，所以腹中之儿胎受软弱。儿生之后，洗浴绷包，藏于帏帐之内，不见风日，比如阴地中草木，少有坚实者也。"

《小儿病源方论·养子调摄》："养子若要无病，在乎摄养调和。吃热、吃软、吃少则不病，吃冷、吃硬、吃多则生病，忍三分寒，吃七分饱，频揉肚，少洗澡。"

《小儿病源方论·养子十法》："一要背暖，二要肚暖，三要足暖，四要头凉，五要心胸凉，六者勿忽见非常之物，七者脾胃要温，八者儿啼未定勿便饮乳，九者勿服轻、朱，十者宜少洗浴。"

陈文中的上述育儿观点是正确的，科学的。需要说明的二点是：关于吃少不病，是与吃多过饱相对而言，小儿脾胃薄弱，负担较重，易受损伤，饮食应饥饱适度，不可过饱，故提出吃七分饱。忍三分寒，也是对重衣过暖而言，过暖则易汗出，汗出伤津，腠理开泄，又易致感冒，故云"忍三分寒"。关于少洗澡，陈文中在该条下自注，认为小儿肌肤嫩薄、形气未充，洗浴不注意卫生就会造成皮肤感染或风寒外袭，导致疾病。这在古代文化卫生条件较差的历史局限下，提出少洗澡来减少感染的机会，是可取的。当然，在今天就应该灵活地看待这一问题了。

（二）诊断重视面部及指纹望诊

小儿的面部望诊的诊法在宋代发展很快，基本上形成了较系统、较完整的面部望诊法，《幼幼新书》对此作了较广泛的收集整理。陈文中为晚宋时人，重视前人的经验，诊断疾病重视面诊，他在《小儿病源方论》中载有较大篇幅的"面部形图"的望诊，即是沿引《幼幼新书》所载"汉东王先生"的面诊方法，除了根据面部的部位分属五脏所主之外，还详列面部各穴部位的色泽变化来推测五脏之冷、热、惊、积，较之钱乙的"面上证"详细得多，也切合临床。

对于指纹诊，陈氏推崇《吴洪方》、范元鼎《虎口脉纹掌诀》及郑氏《幼幼新书》等，可惜这些著作现散佚不见。

（三）对惊风证治的认识和贡献

陈文中在《小儿病源方论》中以一卷的篇幅专论惊风，并称这是他"祖父秘授"，是"秘传累验"。

首先，他提出惊风不可概言热极生风，六淫之邪皆可生风，应辨其形气之虚实，分别用药，不可动辄牛黄朱砂脑麝之剂。他认为，惊与风实为二证，惊因惊怖引起，称为"惊搐"；风为外邪所感，称为"风搐"，又有急惊风、慢惊风、慢脾风的不同。

惊搐是由于惊怖，是痰气郁结所致，治应疏畅温通。

【原著医录】

《小儿病源方论·论惊搐源因》："蓄气而作搐，结气而成痫。小儿多因惊怖，而风热之气蓄于咽喉间，搏于心肺，传入肝胆，其气上不能升，下不能降，使津液上滞不得流行，故痰涎壅闭而作搐矣。治法，先去痰涎，次固元气，元气盛则津液行，血气流转，自然不搐。"

服药次序，先服芎蝎散，用手法斡去寒痰冷涎，次服油珠膏，润心肺补脾肾，后服益真汤，温壮元气，助服前朴散，宽上实下。

1. 急惊风

急惊风，陈氏认为因于"小儿素热，或因食生冷油腻，膈实有痰，致肝有风热。"其证"小儿平常无事，忽发壮热，手足搐搦，眼目戴上，涎潮壅塞，牙关紧急，身热面赤"，"急惊属阳属腑，当治以凉。"（以上所引均见《小儿病源方论·惊风》）具体用药，陈氏在"附方"中提出了疏膈散、牛黄丸、远志煎三方。

【原著选录】

《小儿病源方论·惊风引证》："两淮咨议肖宦使，生子一年三个月，忽然发热，两腮红如胭脂，足胫热，大便坚秘，小便赤少，忽然而搐，名曰急惊风。诸医治之未效，召文中，以远志煎连进三服而愈。"

2. 慢惊风

慢惊风，陈氏论之甚详，其病因为小儿脏腑娇嫩，吐泻过度，或误用、过用凉药等，使脾阳虚衰，虚风内动，导致慢惊风。其症状"小儿面青白，身无热，口中气冷，多啼不寐，目睛上视，项背强直，牙关紧急，呕涎潮，或自汗"，"慢惊属阴属脏，当治以温。"慢脾风为慢惊之甚，为有阴无阳证，其症状陈氏在《小儿病源方论》中也谈到：即使小儿头热，但逆冷，眼珠青白，或见腹胀、腹泻、口渴、呕吐等。其治疗二者均可根据病情采用惊搐的治法，先去痰涎，再温养元气，疏理气机。除上述方剂外，还有补脾益真汤、二圣丸等常用温补方剂。陈氏在书中还指出二圣丸（硫黄、黑附子）与芎竭散是他家传秘方，累验累效。陈氏采用祛痰、疏利、温补（运用硫黄、附子）的治法对救治惊风，产生了重大影响。

【原著选录】

《小儿病源方论·惊风引证》："太师贾平章（宝祐戊午两淮间阃）子宣机，三岁，头热目赤，痰駒不已。一医言：风热盛，痰涎作。文中曰：因脾肺虚而风冷寒痰所作。又一医言：热即生风，冷即生气。文中曰：不然。三冬寒盛，冷即生风；九夏炎炎，热即生气。盖风者百病之长也，若寒得风而谓之风寒，若热得风而谓之风热，若燥得风而谓之风燥，若湿得之而谓之风湿，此非独热而生风也。如暗风、破伤风、脐风、慢惊风、急惊风及风痫、惊痫、食痫等证，而皆作搐，非但热而生风也。宣机病，始因头热目赤，便以凉药饵之，致令寒气客于喉厴之间，与津液相抟，又生痰駒证。其喉厴中寒痰冷气壅塞不通，故头热目赤无由得愈，治法当斡去喉厴中寒痰，令气得通，其病可得而愈。遂投芎竭散一服，用手法斡去寒痰冷涎四五口，次以油珠膏一服而愈。"

扬州安通判子，始生未满月，头温足冷，腹中气响，涎潮搐搦，名曰胎风，因乳母饮冷过度，冷气抟于胎胞之中，儿生之后，又凶帛蘸冷水缴展唇口，致令冷气入儿腹中，故头足冷、腹中响、涎潮搐，俗谓慢惊风。欲与油珠膏。府判曰：小儿纯阳，热即生风，何敢服附子硫黄？文中曰：若与朱砂脑麝等凉剂，断然不救，况儿未经寒暑，脏腑娇嫩，骨脉软弱，当温养正气，气盛则寒痰消，腹中不响，其搐自止。用油珠膏八服，后补脾益真汤而愈。"

注：斡痰手法：先用手指探患儿咽腭部，使小儿呕出痰涎，呕之不利者用手抠出痰涎。

对于惊风的预后，陈文中认为："腹中气逆、囟门肿陷"，"目上直视、睬不转睛"，"上气喘急、足肿若冷"，"搐而不休、休而再搐"，"惊叫发搐、汗出足冷"，"痰满胸喉、口开目直"，都属预后不良，是符合临床实际的。

（四）对痘疹治疗的贡献

郑全在《小儿病源方论》的序言中说："陈公明大小方脉，于小儿疮疹，尤造其妙。"薛己在《校注陈氏痘疹方》序言中说："陈氏之书，又以心得发明虚实寒热，盖契经旨而超诸家。"陈氏在痘疹治疗上的贡献，重在明辨表里虚实寒热，而且还针对当时习用宣利解散治法的流弊，提出温补条畅的治则，为后世开一法门，影响深远。兹将陈氏痘疹治法概述于下：

1. 表里俱实（实热）证

陈氏认为，痘疹表里俱实主要表现为痘疹易出易靥。初发热未出之时，用四味升麻葛根汤，以散表邪；始出一日至十日，浑身壮热、大便黄稠、痘疹光泽、起发满肥，治宜清热解毒为主，热蕴肺胃，发热痰稠、鼻干溲赤者，用人参清膈散；若实热郁闭于肺，壮热烦闷、便结兼喘者，用五味前胡枳壳汤；若热郁咽喉，咳嗽咽喉不利者，用三味桔梗甘草防风汤，甚者咽喉肿痛、口舌生疮、大便干结，用射干鼠黏子汤；若壮热不退，用柴胡麦门冬散；壮热伤阴烦渴，用人参麦门冬散；若四五日不大便，用猪脂煮与食之。

2. 表里俱虚（虚寒）证

对于表里虚寒之证，陈氏认为：表虚者，痘疹难出易靥、出而不光泽、不红活、不隆起；里虚者，易出难靥、泄泻、腹胀、气喘、烦渴、咬牙、足冷、痂瘁塌陷等；表里俱虚则以上二证均可互见。治疗上陈氏提出三个常用代表方剂，一为十一味木香散（又名十一味异功散），一为十二味异功散，一为十味肉豆蔻丸。木香散用于里虚，能调理脾胃、疏理气机；异功散用于表里相兼，能温里达表、散寒利气；肉豆蔻丸侧重于里虚寒，能温涩脾胃、止泻固气，不使气陷痘陷。

3. 痘疹辨治调护要点

陈氏对痘疹的辨证着重于表里虚实，如上所述。但陈氏论痘，详于温而略于寒。他治痘的侧重点在于养护扶持小儿脾胃元气，认为元气充足，疮痘之毒才能顺利外发，否则就容易内陷而导致病情加重。他在上述表里俱实的实热证的治疗中，使用清凉之法，但其具体方剂用药则处处注意扶助脾胃之气，注意疏利宣达，而且在每证使用清凉方剂之后，皆注明"如不应，人参白术散主之。"在使用猪脂煮食治疗因热燥伤阴，大便四五日不解条下，更明确指出"切不可妄设宣泻之药，元气内虚则疮毒入里，多伤儿也。"

在症状上，陈文中特别重视疮疹并发泄利而造成脾虚内陷的危害性。因此他一方面主张治以温养补涩，另一方面强调护理，认为不可受风饮冷，不可误用凉药。

对于痘疹里陷，陈文中认为因虚而致，与钱乙提出的热毒内盛、里陷入肾的观点完全不同，这也是陈氏主温补、钱乙主凉下的分歧所在。后世寒温论争，也源于此。钱氏论疮疹里陷，其证兼见身热烦渴、腹满而喘、闷乱呕吐、大小便涩、或寒战噤牙、或身黄肿紫，是一派热毒内盛之证，热毒内陷入肾则疮疹变黑，当用清凉利下以泄热毒而救肾。文中所见之证，为痘疹黑陷痒塌、烦渴喘促、身温腹胀、咬牙泄泻、足冷等症，是一派里虚之极、痘疹内陷之证，治疗应当温补以托毒外出。二者并不矛盾。其实，钱乙在《小儿药证直诀》中也曾谈到疮黑兼泻利水谷，是脾肾阳虚难治之证。

【原著选录】

《小儿痘疹方论》："凡痘疹出不快，多属于虚。若谓热毒壅盛，妄用宣利之剂，致脏腑受冷，荣卫涩滞，不能运达肌肤，则疮不能起发，充满后不结实，或痂痒塌，烦躁喘渴而死。"

又："凡泻频，津液内耗，血气不荣，疮虽起发，亦不能靥也。如身温腹胀、咬牙喘渴者，难治。缘谷食去多，津液枯竭，饮水荡其真气，故多死矣。"

《小儿药证真诀·疮疹候》："疮黑而忽泻，便脓血并痂皮者顺，水谷不消者逆。何以然？且疮黑属肾，脾气本强，或旧服补脾药，脾气得实，肾虽用事，脾可制之。今疮入腹为脓血及连痂皮得出，是脾强肾退，即病出而安也。米谷及泻乳不化者，是脾虚不能制肾，故自泄也，此必难治。"

第48讲　陈复正学术思想与医疗经验研究

一、陈复正生平简介

陈复正是清代著名的儿科医家，具有丰富的实践经验和独到的学术见解，在中医儿科学术史上占有重要地位，所著《幼幼集成》一书影响巨大。

陈复正，字飞霞，广东罗浮人。约生于公元 1690 年前。自幼"禀亏多病"，青少年时即注意于医学，悉心钻研医理，学有所得。年长，曾遇一道士，遂从其学习医术，并"遨遊海岳"，行医民间，"几遍天下，凡搢绅士庶，无不随缘诊治"。（引自《幼幼集成》自序，溉棠轩原刊本）。他医理畅达，医术精湛，以儿科著称，"临证四十余载，所治婴幼以万计。"他深知民间疾苦，同时十分注意学习民间疗法，注重医疗实践效果。

陈氏治学，上崇《内》、《难》之旨，而立足实用，以实践为第一。晚年，积 40 余年临床经验，博采诸家之说，著成《幼幼集成》，是他一生学术思想和医疗经验的结晶。在学术上，能独立思考，颇多真知灼见，对学术界的流弊谬误，嫉之如仇，大声疾呼，批评摒弃。裘日修在该书序言中说："陈君飞霞，自少知医，以治小儿者多所乖误，而弊实中于惊风家言。不但大声疾呼，以辟其谬，乃取前代之说，存其精要，辨其是非。……使天下习惊风之教者，废然自返。"

陈氏的医疗道德，也足堪称颂。他学仙为道，不求名利，瓢笠云游，借医药以济世。他"论证处方，务期有当于理，无害于人。""遇穷人，疗之不受谢；有急需补剂者，或更以参术相资；意所不合，虽富贵人抬之不可致。……不随俗俯仰。"从他所著《幼幼集成》书中，所辑"简便方"甚多，均疗效确切，简便易得，也是为广大劳苦大众着想。

二、陈复正学术著作

《幼幼集成》是陈氏唯一的传世之作，撰于公元 1750 年。他在该书开宗明义指出："幼科之书，几于汗牛。其惊风之传，诚多谬误。"是书编辑，博采诸家，"又未敢尽信以为确，其理明义畅有裨实用者，取之，浮泛不切者，去之，间有未妥之处，即参以鄙见，并素所经验者成全之。"（引自《幼幼集成·凡例》）

《幼幼集成》全书共 6 卷，卷 1 为赋禀、护胎、保产、初诞、调燮、变蒸，以及指纹、脉法、望诊、辨证等；卷 2 为胎病、惊风、痫证、四时外感、霍乱等；卷 3 为咳嗽、哮喘、吐泻、疳积、疟痢、消渴、发热、血证等；卷 4 为肿胀、黄疸、腹痛、癖积、虫痛、疝气、汗证、夜啼、二便、头目口鼻咽喉诸证、龟胸鹤膝、五软五硬、诸疮、斑疹、丹毒、瘰疬等；卷 5、卷 6 为痘麻证治，引录"万氏痘疹"证治歌赋。

该书自禀赋胎元、初生调护、儿科诊治以及时病杂证、痘麻惊疳、五官疮疡，无不包括。是一部简明扼要的幼科全书。该书编辑，每章每节，每一病证，均以经旨立论在先，继以结合临床实际，条分缕析，举证列方，切于实用，要点突出。对于某些病证预后辨治的要紧处，更是再三致意说明。各病证均附"简便方"，以利应用。"斟酌去取，颇为得宜。"

该书问世以后，影响甚大，广泛流传，至今仍为儿科医生的常备参考书，临床实用价值很高。刊行的版本很多，主要有：乾隆庚午（1750 年）锄经堂刊本，金裕堂刊本，乾隆十五年（1750 年）翰墨园藏版本，日本文化十一年辛未（1814 年）林权兵卫刊本，清同治二年癸亥（1863 年）羊城华经堂刊本，清光绪二十八年壬寅（1902 年）经元书局刻本，中国医学大成本。建国以后，海科技出版社等多次出版发行。

三、陈复正主要学术思想与成就

陈复正的学术思想是在继承《内经》及历代医家（尤其是钱乙、万全、张景岳、冯楚瞻、喻嘉言、程凤雏、夏禹铸等）学术思想的基础上，广泛地吸取民间的治疗经验，通过自己长期的医疗实践而形成的。由于陈复正长期在民间行医，扎根于临床实践，本着实践第一、疗效第一观点，不人云亦云，而是敢于质疑，敢于实践，提出了许多独到的学术见解，且经得起实践的检验。他的许多学术主张和学术思想，对后世影响很大，至今仍有重要的指导意义。

（一）重视小儿元气，认为小儿体质柔嫩，从胎禀护胎到疾病用药，无不以护元气为念

陈氏认为，小儿体质柔嫩，元气不足，属稚阴稚阳之体，推崇张景岳、冯楚瞻关于小儿体质的论述，在《幼幼集成》中大段引录张氏、冯氏之论以为已说。尤其不赞同小儿"阳有余阴不足"、"纯阳"之说。从胎禀护胎到疾病用药，处处以小儿元气为念，以顾护元气为本。

首先，将"赋禀"、"护胎"、"保产"列入《幼幼集成》书中，这与一般儿科著作不同。从父母媾精，禀赋护胎开始，就列入儿科学的范畴，而且十分强调禀赋、护胎的重要性。认为父母禀赋厚实，护胎调摄得当，则生子强健壮实。并重视保产，分娩顺利也是小儿体质壮实健康的重要保证，对习惯性流产还专门调制"集成三合保胎丸"，以古方"内补丸"、"杜仲丸"、"白术散"三方加减而成。

【原著选录】

《幼幼集成·护胎》："要知生子之道，精气交媾，熔液成胎，故少欲之人恒多子，且易育，气固而精凝也。多欲之人常艰子，且易夭，气泄而精薄也。譬之酿酒然，斗米下斗水，则酿醲而耐久，其质全也。斗米倍下水，则淡。三倍、四倍，则酒非酒，水非水矣。其真元少也。今人夜夜淫纵，精气妄泄，

邪火上升，真阳愈惫，安能成胎？即侥幸生子，又安能必有其成？所以年少生子者，或多羸弱，欲勤而精薄也。老年生子者，反见强盛，欲少而精全也。且凡嗜于饮者，酒乱其性，精半非真，无非湿热。勤于欲者，孕后不节，盗泄母阴，耗其胎气。所谓恣纵败坏者，殆以是欤！然父天母地，古人尝言之矣。父主阳施，犹天雨露；母主阴受，若地资生。胎成之后，阳精之凝，尤仗阴气护养，故胎婴在腹，与母同呼吸，共安危，而母之饥饱劳逸，喜怒忧惊，食饮寒温，起居慎肆，莫不相休戚。古人胎教，今实难言，但愿妊娠之母，能节饮食，适寒暑，戒嗔恚，寡嗜欲，则善矣。此尤切于胞胎之急务，幸毋视为泛常而忽之。"

《幼幼集成·小产论》："集成三合保胎丸，此为素惯堕胎者设也。盖胎孕之屡坠，虽由于冲任亏，脾肾弱，若德性幽闲，内脏无火者，决不坠也。能清心节欲，起居有恒者，决不坠也。凡屡坠者，皆偏陂之性，暴怒之人，以致于肝气有余，肝血不足，血虚生热，火烁子宫；又或恣纵不节，其胎必漏而坠矣。而世之安胎者，无非执泥古法，以香砂芎艾为保孕良图，不知热药安胎，犹抱薪救火，不惟无济，而反速之。予甚不慊，因以古之内补丸、杜仲丸、白术散三方合凑，名三合保胎丸。以条芩清肝火而凉血，白术扶中气以健脾，当归养血宁心，熟地滋阴补肾，续断填损伤而坚胞系，杜仲益腰膝而暖子宫，至怯者加以人参，力不怯者，不用亦可。药虽平易，功胜神丹。诚所谓针芥相投，捷如影响。凡屡坠者，服之无不保全，实亦妇科保孕安胎之圣药也。再有叮咛，凡屡坠者，受娠一月，即制此丸服之。盖坠胎必在三月、五月、七月之间，此三月内切忌房劳恼怒，犯之必坠。七月已过，万无一失。

大怀地12两（用砂仁3两、老姜3两，同地黄入砂锅内，先以净水煮两昼夜，俟地黄将烂始入好酒煮之，总以地黄糜烂为度，将酒煮干取起，拣去砂仁、姜片不用，将地黄捣膏听用），大当归（去头尾，取身切片）12两（以好酒洗过晒干听用），漂白术（取净干片）12两（以黄土研碎拌炒极黄，取起筛去土。孕妇肥白者气虚，加2两），实条芩（枯飘者不用，取小实者，切片）6两（酒炒3次。孕妇黑瘦者加1两，性躁者加2两），棉杜仲（切片）12两（盐水拌炒，以丝断为度），川续断（切片）12两（酒炒）。上将后五味和为一处，火焙干燥，石磨磨细末，筛过，以前地黄膏和匀，少加炼蜜，入石臼内，捣千余杵，为丸，绿豆大。每早盐汤送3钱，晚临卧酒送3钱，每日如此，不可间断。孕妇素怯者，须两料方可。自一月服起，过七个月方保无虞，此方至神至圣，幸勿轻视。"

陈氏在临床上最为推崇张景岳之"小儿之元气无多，病已伤之，而医复伐之，其有不萎败者鲜矣。"处处以元气为重，"平生最慎攻伐"，主张小儿"勿轻服药"，因药有所偏，"气味不纯，原非娇嫩者所宜。"反对肆用寒凉，伤败脾胃。对钱乙用作小儿补剂而创立的六味地黄丸，也认为未免阴凝沉寒、滋腻损脾，而重加炮制，以近阳和。

【原著选录】

《幼幼集成·凡例》："胎婴柔嫩之姿，乍离母腹，如水上泡、风前烛，防护稍疏，立见殇夭。而幼科所用毒劣之方，令其暗损真元，阴伤荣卫，即侥幸得生，而精神已耗，一生虚怯，莫可补救。"

《幼幼集成·凡例》："幼科论证，悉以阳有余阴不足之说，乖误相承，流祸千古。后人误以婴儿为一团阳火，肆用寒凉，伤败脾胃。"

《幼幼集成·胎病论》："六味地黄丸……予按钱、薛二翁（即钱乙、薛己），能用此方治小儿先天不足，诚卓然有识者，予所敬佩。奈今之小儿，体质元气，更不及前，古以地黄丸为补剂，今则实为凉剂矣。此药用于阴虚枯燥者，诚为得宜，倘儿肌肥面白，脾弱多痰者，服此必致腻膈，变生他证，其害不小。非方之不良，由今禀受愈薄也。予故为之斟酌其炮制，必使地黄阴凝之质，稍近阳和，不致沉寒冱渗（音 huì，互丽。

冻结瘀阻之意），始能免腻膈损脾之患矣。

　　大怀地 4 两（以西砂仁 1 两，不必捶碎，生姜 2 两切片，缝一小夏布袋盛此二味，同地黄入砂锅，以水煮两昼夜，方入好酒煮一昼夜，以地黄糜烂为度，取起，其袋不用，以地黄捣膏听用），白云苓 2 两（乳汁蒸晒），怀山药 3 两（乳汁蒸晒），净枣皮 2 两（炒研），粉丹皮 1 两（酒炒），宣泽泻 1 两（盐水炒焦）。上依炮制，和匀一处，焙燥，研为细末，和前地黄膏，少加炼蜜，石臼内杵匀，重 1 钱 1 颗。半周一岁者，每用 1 丸；三五岁者，2 丸。俱空腹盐汤化下。倘丸一时未备，即以前药十分之一，但宜炮制，不可生用，水煎服之，名六味地黄汤，功效更捷。"

　　（二）　重视小儿脾胃，调治脾胃以扶补为本

　　陈氏十分重视小儿脾胃，无论是小儿的生长发育、疾病治疗，均以脾胃为本。在调治脾胃方面，一方面主张节乳食，适寒温，一方面不重消磨而以扶补为本，崇尚冯楚瞻《锦囊秘诀》之说，认为脾强者不伤，"小儿伤食皆由胃气怯弱所致。""大凡小儿原气完固，脾胃素强者，多食不伤。"反对动辄消磨，慎用苦寒攻伐，常用四君子汤、五味异功散、七味白术散、参苓白术散、枳术丸等调补为治。

　　《幼幼集成·伤食证治》："冯楚瞻曰：大凡小儿伤食，皆由胃气怯弱所致，今时之医，以平胃散为脾胃准绳。孰知平胃者，胃中有高阜，则使平之，一平即止，不可过剂，过则平地反成坎矣。又不若枳实丸为胜，方为洁古老人所剩，用枳实一两，白术二两，补多于消，先补而后消也。但此丸原为伤食者设，今若专以为补脾药，又误矣。夫枳实有推墙倒壁之功，用之不当，能无克削？即如山楂、神曲、麦芽，举世所常用者。然山楂能化肉积，凡多年母猪肉煮之不烂，但入山楂一撮，登时皮肉即糜。又产妇儿枕痛，以山楂煎服，儿枕立化。可见其破滞之功，岂可轻用？曲麦者，以米饭在磁缸中，必借曲以酿酒，必借蘖以成糖，脾胃在人身中非磁缸比，原有化食之功，

今食不化，因其所司者病也。只补其运用之能，而食自化，何必用此消克药哉？"

《幼幼集成·伤食证治》："盖脾胃原有运化之功用，今既不能化食，则运用之职已失其权，而尚可专意用克削之剂，以益其困乎？故凡欲治病，必先借胃气以为行药之主，若胃气强者，攻之则去，而疾常易愈，此以胃气强而药力易行也。胃气虚者，攻亦不去，此非药不去病，以胃气本弱，攻之则益弱，而药力愈不行，胃愈伤病亦愈甚矣。"

《幼幼集成·食积证治》："若积因脾虚，不能健运药力者，或消补并行，或补多消少，或先补后消。洁古所谓养正而积自除，故前人破滞削坚之药，必假参术赞助成功。……凡用攻下取积之药，必先补其胃气，如六君之类，预服数剂，扶其元神，然后下之，免伤胃气也。如小儿体质素怯者，虽有积必不宜下，当以补为消，六君子汤加莪术、木香，共为细末，姜汁打神曲糊丸，每一二钱，米汤下，久服自消。今儿禀受怯弱者众，有积皆当识此，攻积之药，慎勿轻用。"

（三）辟"惊风"之妄，之"三搐"之说

陈氏鉴于当时医界论小儿病多以惊风之说，不察其为伤寒、为杂病、为内伤外感，不究在表在里，不辨是吓非吓，有风无风，皆以惊风名之，皆先与之镇惊截风，以致变证丛生。于是力辟惊风之妄，认为这是古人惊风立名之误，以致相沿讹传，故易"惊风"而立"三搐"之名，即以急惊、慢惊、慢脾易为误搐、类搐、非搐。

误搐，即伤寒痉病，由风寒湿所致，治当疏散解表。类搐，即小儿暑证、疟痢、咳嗽、丹毒、疮痘、霍乱、客忤、中恶等证发展而致搐者，应治其本病，原发病愈则不致作搐。非搐，即慢惊风、慢脾风，因大吐大泻，久病病后，脾胃虚败之证，非因风致，治疗亦无风可祛，而应以扶补为治。

【原著选录】

《幼幼集成·惊风辨妄》："何为误搐？盖伤寒小儿最多，

由医者治不如法，抑遏其表邪，莫能外解，故壮热不退，遂尔变而为痉，则有搐搦反张之候。要知此证由风寒湿所致，虽有身热，俱皆表邪，非火热之比，且与《内经》诸痉项强、诸风掉眩、诸寒收引之例，恰正相符。因剔出风寒二痉归于误搐条下，俾临证者知为伤寒病痉，不致有开关镇治之害。何为类搐？盖伤暑、疟痢、咳嗽、丹毒、疮痘、霍乱、客忤、中恶，其证显然可见，辨认既明，一药可愈。何至作搐？由医者迁延时日，或抑遏邪气，无所发泄，间有变为搐者。搐非固有，所以谓之类搐。要知此证由火热居多，实非风寒，惟咳嗽、疟疾，微兼表邪，治者宜审。今遵《内经》诸热瞀瘛，皆属于火之例，共一十条总归于类搐条下，逐证注明，多从本门为治，以免截风定搐之患。何为非搐？盖小儿大吐大泻、久病病后，脾败胃绝，昏睡露睛，虚痰来往，此竭绝之证，而幼科以为慢脾风。更以大惊卒恐，神魂离散之证为急惊风。不知已上二证，死生呼吸，犹敢以惊风称之耶？因体东垣非风之意，意以非搐名之，使后人知此等证候，全非风搐，而治风治搐之法远屏三舍，庶可以保全竭绝，而不致于夭扎无辜也。"

（四）论小儿指纹脉法 简明扼要切于实用

小儿指纹诊法，相传已久，总无正论，说法甚多，临床难以掌握。陈氏指纹诊法，以"浮沉分表里，红紫辨寒热，淡滞定虚实"之论，真可谓提纲挈领，梳理清数百年繁绪乱丝。周虚中在点评时也说："指纹晰义之精，自仲阳以来，七百余年，无人道及。今读至此，如梦初觉，如醉初醒，足以快人神智，真千古特识也。"

自陈氏提出小儿指纹表里寒热虚实辨证之后。一直为儿科医界所采用。对于小儿脉法，陈氏则从《内经》诊视小儿之大小缓急四脉为基准，结合临床实践，易为浮沉迟数，更加有力无力定其虚实。虽至显浅、至平易，却至确当，简要而切实用。

【原著选录】

《幼幼集成·指纹晰义》："幼科指纹，总无正论，且游移不定，莫可稽考。有谓不必用者，有用而至于怪诞不经，诬民惑世者，是皆未明纹中之理。……盖此指纹，即太渊脉之旁支也，则纹之变易，亦即太渊之变易。不必另立异说，眩人心目。但当以浮沉分表里，红紫辨寒热，淡滞定虚实，则用之不尽矣。"

《幼幼集成·指纹晰义》："三关部位歌（部位未可以定轻重安危，由古有三关之说，姑存之耳）：初起风关证未央，气关纹现急须防，乍临命位诚危急，射甲通关病势彰。"

《幼幼集成·指纹晰义》："浮沉分表里歌：指纹何故乍然浮，邪在皮肤未足愁，腠理不通名表证，急行疏解汗之投。忽尔关纹渐渐沉，已知入里病方深，莫将风药轻相试，须向阳明里证寻。"

《幼幼集成·指纹晰义》："红紫辨寒热歌：身安定见红黄色，红艳多从寒里得，淡红隐隐本虚寒，莫待深红化为热。关纹见紫热之征，青色为风古所称，伤食紫青痰气逆，三关青黑祸难胜。"

《幼幼集成·指纹晰义》："淡滞定虚实歌：指纹淡淡亦堪惊，总为先天赋禀轻，脾胃本虚中气弱，切防攻伐损胎婴。关纹涩滞甚因由，邪遏阴荣卫气留，食郁中焦风热炽，不行推荡更何求。"

《幼幼集成·小儿脉法》："《内经》诊视小儿，以大小缓急四脉为准。予不避僭越，体其意，竟易为浮沉迟数，而以有力无力定其虚实，似比大小缓急更为明悉。……窃详经所谓大小缓急者，亦发而不露之意。盖大即浮洪类也，小即沉细类也，急即数也，缓即迟也。何若竟易以浮沉迟数之为得乎？再以节庵之有力无力辨其表里虚实，诚诊视小儿天然不易之妙诀。……陶节庵曰：诊脉之要，无论浮沉迟数，但于有力无力中分，有力者为阳为实为热，无力者为阴为虚为寒。至哉斯言也。"

（五）重视小儿望诊 引伸高阳生《面部形色赋》及夏禹铸《审颜色苗窍知表里之寒热虚实》

陈氏具有丰富的儿科临床经验，十分重视望诊，甚有心得体会。在《幼幼集成》中引录六朝高阳生《面部形色赋》，并加以注解引伸，又引夏禹铸《幼科铁镜》中"审颜色苗窍知表里之寒热虚实"，十分切合临床实用。比如对小儿恶风恶寒的症状，就根据"小儿偎入母怀，藏头密隐，欲人怀抱者，必恶风寒也。由风寒初入，未能化热，所以坐卧爱暖。"若"邪已入里，则掀衣揭复，扬手露面，偎胸仰卧，口渴烦躁，由其内外皆热，所以欲就清凉。"

陈氏在《幼幼集成》中还提出小儿寒热证的简切辨证，谓："小儿热证有七：面腮红，大便秘，小便黄，渴不止，上气急，足心热，眼红赤。此皆实热证，忌用温补。小儿寒证有七：面㿠白，粪青白，肚虚胀，眼珠青，吐泻无热，足胫冷，睡露睛。此皆虚寒，忌用寒凉。"陈氏在儿科临证辨证中，注重客观症状的描述，注重望诊。上述简切辨证就说明陈氏临床上的丰富经验。并且在《幼幼集成》中补充了钱乙的五脏辨证内容，也是以客观症状，特别是望诊内容为主的。

（六）对小儿"变蒸"说提出不同见解

陈氏对小儿"变蒸"说持否定态度，在《幼幼集成》书中特辟"变蒸辨"一节加以论述。首先，他认为所谓三十二日一变，六十四日一蒸，这种依期作热而变的情况在临床上是不存在的，他"临证四十余载，从未见一儿依期作热而变者"。其次，那种依期变蒸而生某脏某腑的认识，也是说法不一，互相混乱，不足为据的。其三，变蒸发热所用的方药（如褊银丸之巴豆、水银、黑铅、京墨、麝香之类），也是不符合变蒸之"长气血、生精神、益智慧"，"宜助其升生"的精神的。最后，他认为不可随意将小儿发热作为变蒸，而贻误病机，而应"依证治疗"。

【原著选录】

《幼幼集成·变蒸辨》："夫小儿脏腑骨度，生来已定，毫不可以移易者，则变蒸应有定论，今则各逞己见，各为臆说，然则脏腑竟可倒置？骨度亦可以更张？是非真伪，从何究诘？谓天一生水者为是，则木火相生，木金相克者非矣；谓木火相生、木金相克者为是，则天一生水者非矣。徒滋葛藤，迄无定论。将使来学，何所适从？所幸变蒸非病，可任其颠倒错乱。假使变蒸为病，率宜依经用药者，岂不以脾病而治肾，膀胱病而治胃乎？总之，此等固执之言，不可为训。盖天地阴阳之理数，可限而不可限，如五运六气为一定不易之规，而有应至不至，不应至而至，往来胜复，主客加临，有应不应之殊。天地尚且如斯，而况婴儿之生，风土不侔，赋禀各异，时令有差，膏藜非一，而以此等定局，以限其某时应变，某时应蒸，予临证四十余载，从未见一儿依期作热而变者。有自生至长，未尝一热者，有生下十朝半月而常多作热者，岂变蒸之谓乎？凡小儿作热，总无一定，不必拘泥，后贤毋执以为实，而以正病作变蒸，迁延时日，误事不小，但依证治疗，自可生全。"

《幼幼集成·变蒸辨》："考其变蒸方中，有用褊银丸之巴豆、水银、黑铅、京墨、麝香之类而峻下者。夫既曰长气血、生精神、益智慧，惟宜助其升生可也。顾且用毒劣，灭其化元，不几于非徒无益而又害之耶？"

（七）制方用药见解非凡　成就卓著

陈氏自幼聪慧，善于思考，善于学习前人的经验，精于制方用药，见解超群，又切于临床实用，功绩卓著。他在方药方面的学术见解与成就，归纳起来有以下三个方面：

1. 发皇前人名方奥义精华，以利临床应用

陈氏对钱乙六味地黄丸、七味白术散、泻青丸、洁古枳实丸、人参败毒散、桂枝防风汤，熟料五积散等前人名方，有深入的研究体会和临床应用心得，发皇古方奥义，利于临床运用。

对六味地黄丸，认为当今小儿体质柔嫩不耐寒凉，该方"古为补剂，今则实为凉剂矣"，于是"斟酌其炮制，必使地黄阴凝之质，稍近阳和，不致沉寒冱渗，始能免腻膈损脾之患。"

对七味白术散，认为这是治疗"脾胃虚弱泄泻之圣药"，"幼科之方，独惟此为第一"，其中用药"葛根甘平，倍于众药。"

泻青丸，为陈氏"昔游潭州遇师指授"，"为幼科截风定搐之第一神方"，"此方清心平肝，疏风凉血。凡小儿作热不退，将成风搐，或已成风搐，但服此丸，其应如响。"此方组成与钱乙泻青丸略有不同，钱乙泻青丸有冰片而无龙胆草。

洁古枳实丸，"补多消少，诚为伤食运化之良方。"陈氏一生最重脾胃，以补扶为本，伤食不化，责之于脾胃怯弱，故其运用方剂寓消于补，崇尚洁古枳实丸，并附加减法以利应用。

人参败毒散为治体虚风寒外感的著名古方，陈氏将此方列为"咳门第一神方，举世少有知者。""凡咳嗽初起……俱以辛散为先着"，宜用此方。

桂枝防风汤，陈氏认为，此"为幼科解表之第一方"，"伤寒初起……速以此方解散肌肉之邪。此方有汗能止，无汗能发，不致过汗亡阳。"

熟料五积散，"此方专治妇人产后外感内伤，瘀血不引行，痰凝气滞"之证。也是陈氏"昔于潭州遇师指授此方，按法治之，往辄裕如，不敢自秘，逢人口授，并曾刊版印送，于兹四十余载，活人莫可胜纪。""方名五积者，谓此方能去寒积、血积、气积、痰积、食积也。"此方与《和剂局方》之五积散用药及炮制、煎服方法稍异。

【原著选录】

《幼幼集成·胎病论》：

六味地黄丸（见前）

《幼幼集成·泄泻证治》：

"七味白术散　治泄泻津液下降，烦躁大渴。人参、漂白术、白云苓、藿香叶各1钱，南木香3分，粉干葛2钱，炙甘草5分。水煎，当茶饮。此方治小儿阳明本虚，阴阳不和，吐泻而亡津液，烦渴口干，以参、术、甘草之甘温，补胃和中，木香、藿香辛温以助脾，茯苓甘淡，分阴阳，利水湿，葛根甘平，倍于众药，其气轻浮，鼓舞胃气，上行津液，又解肌热。治脾胃虚弱泄泻之圣药也。兼治久泻不止，口渴无度，并痢疾口渴。幼科之方，独惟此为第一。后贤宜留意焉。"

又："凡大泻作渴者，其病不论新久，皆用七味白术散生其津液。凡痢疾作渴亦然。盖白术散为渴泻之圣药，倘渴甚者，以之当茶水，不时服之，不可再以汤水，兼之则不效矣。"

《幼幼集成·啼哭证治》：

"泻青丸　此肝经之主药，凡幼科中截风定搐之方，多用金石脑麝，无益有损。惟此方清心平肝，疏风凉血，凡小儿作热不退，将成风搐，或已成风搐，但服此丸，其应如响。方虽古方，人不知用。予昔游潭州遇师指授，始能用之。凡幼科中抱龙、保命、至宝、新安金药、苏合香丸一概不取，惟此丸为幼科截风定搐之第一神方也。川羌活、正川芎、黑栀仁、龙胆草、全当归、北防风各1两，锦庄黄5钱。上药合为一处，以火烘燥，研为细末，炼蜜为丸，青黛为衣，如大豆大，每服一、二丸，茶清化下。"

《幼幼集成·伤食证治》：

"洁古枳实丸　治小儿伤食，脾不运化，以致面黄肚大，此方补多消少，诚为伤食运化之良方。漂白术2两（黄土炒），小枳实1两（酒炒）。胃虚不思饮食者，加藿香叶5钱（焙），西砂仁5钱（酒炒），名香砂枳实丸；小儿体质肥白有痰者，加真广皮5钱（酒炒），法半夏5钱（焙），名橘半枳实丸。上药炒制，以鲜荷叶包饭煨熟，去荷叶，将饭同前末捣匀，为丸极小，每一二钱，半饥白汤下。"

《幼幼集成·咳嗽证治》：

"人参败毒散　此方辛平升散，为咳门第一神方，举世少有知者。凡有咳嗽，无论内伤饮食，外感风寒，夹湿夹毒，不拘男妇大小，胸紧气急，咽痛口苦，痰不相应，即用此方升散之。若感冒重者，服此其咳愈甚，不知者以为药不相符，弃而勿服，不知正是升散之力，佳兆也。再服之，渐次减轻，不拘剂数，只以痰应为度，声响痰出，是其效也。枯燥之人，数剂之后，略加沙参、玉竹、当归、白芍、生地、麦冬之类，以滋其阴，无不愈者。再有叮咛，凡咳嗽初起，切不可误用寒凉及滋阴之药，闭其肺窍，为害不小，俱以辛散为先着，俟痰应之后，渐加滋阴则得矣。人参5、7分，不用亦可，芽桔梗1钱2分，正川芎、白云苓、陈枳壳、信前胡各1钱，川羌活7分，川独活5分，北柴胡、南薄荷、荆芥穗、北防风、净连翘各1钱，炙甘草5钱，生姜1片为引，水煎，半饥服，每日2剂。"

《幼幼集成·乳子伤寒证治》：

"桂枝防风汤　治半周一岁以至三五岁幼儿，伤寒初起，恶寒发热，体重面黄，或面白喘急，口中气热，呵欠顿闷，速以此方解散肌肉之邪，此方有汗能止，无汗能发，不致过汗亡阳，为幼科解表之第一方。嫩桂枝1钱5分，杭白芍2钱，北防风1钱5分，炙甘草1钱。有痰加芥子1钱，有呕吐加陈皮、半夏各1钱，热多加柴胡1钱，胸紧气急加枳壳、桔梗各1钱。上作一剂，老生姜1钱，大红枣5枚，水煎，热服。"

《幼幼集成·保产论》：

"熟料五积散　此方专治妇人产后，外感内伤，瘀血不行，痰凝气滞，头疼身痛，恶寒发热，心腹疼痛，寒热往来，似疟非疟，小腹胀满，伤风咳嗽，呕吐痰水，不思饮食，胸紧气急，手足搐搦，状类中风，四肢酸疼，浑身麻痹。凡产后一切无名怪证，并皆治之。"

"夫产后百节俱开，气血两败，外则腠理不密，易感风寒，内则脏腑空虚，易伤饮食，稍有不慎，诸证丛生。古书有产后以大补气血为主，杂病以末治之之戒。后世莫不遵之，惟事滋补，不知风寒未去，食饮未消，滋补一投，反成大害。昧者犹以为药力未到，愈补愈深，死而后已。天下之通弊，莫此为甚，予昔于潭州遇师指授此方，按法治之，往辄裕如，不敢自秘，逢人口授，并曾刊板印送，于兹四十余载，活人莫可胜纪。但虑世人不悟，以为浅近之方，安能神应若是，故古人谓千金易得，一诀难求。予今诀破，庶狐疑顿释。方名五积者，谓此方能去寒积、血积、气积、痰积、食积也。今产后之病怯，正犯此五积，以五积之证，投五积之方，岂非药病相值乎？犹虑药味辛散，而以醋水拌炒，名熟料五积散，俾药性和缓，表而不发，消而不攻。方内所用肉桂解表逐寒，白芍和荣谐卫，苍术、厚朴走阳明而散满，陈皮、半夏疏逆气以除痰，芎、归、姜、芷入血分而祛寒湿，枳壳、桔梗宽胸膈而利咽喉，茯苓去饮宁心，甘草和中补土，大虚大怯者，加人参，微虚者可不用。其为温中散寒之妙剂，用而产后，无往非宜。五积散本方原有人参，因世人不敢轻用，故方中未载。香白芷、上青桂（此二味不必炒）、川厚朴、正川芎、芽桔梗、陈枳壳、白云苓、炒苍术、杭白芍、法半夏、黑炮姜、炙甘草、广陈皮各 1 钱，全当归 2 钱，虚加人参 1 钱。上药味皆宜秤过，除白芷、肉桂在外不炒，余药合为一剂，用好醋小半杯，净水 1 杯，与醋和匀，将药润湿，入锅内炒至黄色为度，取起摊地上去火毒，候冷，入白芷、肉桂在内，生姜 3 片，红枣 3 枚，净水 2 碗，煎至 1 碗，热服。此方至平稳，见效之后，依而服之，不拘剂数，以愈为度。惟产后大汗、泄泻，或虚脱之证忌之。盖此方但能去病，不能补虚。”

2. 创制多首优秀方剂　为临床实用

陈氏行医四十余年，临证数以万计，长期扎根民间，治疗经验丰富，创制了不少优秀名方，疗效卓著。在《幼幼集成》中以“集成”命名的方剂有 9 个，这些方剂以前未见记载，陈氏在这些方剂之下特别说明，或“遇师异授”，或“新出”。这些名剂分别是：

（1）集成三合保胎丸，治习惯性流产，有保产护胎作用。

大熟地、大当归、漂白术、条芩、杜仲、续断。

【原著选录】

《幼幼集成·保产论》："集成三合保胎丸，（见前）。"

（2）集成金粟丹，治咳喘痰涌及抽搐之症，有疏风化痰、清火降气、截风定搐作用。

【原著选录】

《幼幼集成·新立误搐类搐非搐分门别证》：

"集成金粟丹　此丸专能疏风化痰，清火降气，并治咳嗽上气、喘急不定、嗽声不转、眼翻手搐。凡诸家截风定搐之方，皆不及此方之圣。倘前医用药不当，误而致搐，昏沉不醒，即以全身灯火醒之，用此丸一服即痊。

九制牛胆南星2两，明天麻（姜汁炒）、明乳香（去油净）、净全蝎（去尾足，滚汤泡净，去其盐泥，晒干炒）、节白附（姜汁炒各1两），梅花片3分，代赭石（火煅红。好醋淬之，煅七次淬七次，研细末，水飞晒干）、直僵蚕（炒去丝）各1两，赤金箔50张，真麝香3分。

共为细末，炼蜜为丸，皂角子大，贴以金箔。每用一丸，姜汤化服。此方比抱龙、金液、保命、至宝、定命等方功倍十百。惟虚寒之痰，无根之气，绝脱之证，不可用之。以其降令重也。

制南星法：用生南星半斤，研极细末，盛于碗内，取牛胆1枚，倾出胆汁于碗内，将南星末和匀，仍复装入胆皮之内。悬有风无日之处，俟其阴干。有胆之时，将前胆剖破，取出南星研末，仍以胆汁和匀，装入悬之。能装过九胆，诚为至宝。任彼真正牛黄，莫能及此。且今之牛黄，切无真者。若市肆胆星，一胆而已，不可用。"

（3）集成定痫丸，治小儿痫症。

【原著选录】

《幼幼集成·痫证》：

"集成定痫丸　治小儿痫证。从前攻伐太过，致中气虚衰，脾不运化，津液为痰，偶然有触，则昏晕卒倒，良久方苏。此不可见证治证。盖病源深固，但可徐图，惟以健脾补中为主。久服痰自不生，痫自不作矣。倘系年深日久者，与河车八味丸间服，无不愈者。

人参1两（切片焙干），漂白术1两5钱（切片土炒），白云苓（切片姜汁蒸过晒干）、真广皮（酒炒）、法半夏各1两，石菖蒲5钱（取九节者切片），白当归1两（酒洗晒切），青化桂5钱（去皮浔桂不用），杭白芍（酒炒）、白蔻仁（酒炒）、漂苍术（用黑芝麻拌炒）各1两，南木香5钱（忌火），真龙齿1两（火煅醋淬研末水飞过晒干取5钱），赤金箔30张，镜面砂3钱（研末水飞晒干听用）。

上药各依分两制过，合为一处，焙干，研细末筛过，炼蜜为丸，龙眼核大，以朱砂为衣，贴以金箔，晒干以磁瓶收贮。每日早午晚各服1丸，姜汤化服。痫证未久者服此。倘年深日久者，早服河车八味丸，午晚服此。无力备参者，不用亦可。”

（4）集成沆瀣丹，治三焦郁热之证，用于胎毒、胎热、胎黄、发热、丹毒、乳蛾、喉闭、麻疹、痄腮、疮疡、口疮、痰食、风热、便闭溲黄等症。陈氏自谓："予生平最慎攻伐，惟此方用之最久，功效莫能殚述，真济世之良方也。"

【原著选录】

《幼幼集成·胎病论》：

"集成沆瀣丹　治小儿一切胎毒，胎热，胎黄，面赤目闭，鹅口口疮，重舌木舌，喉闭乳蛾，浑身壮热，小便黄赤，大便闭结，麻疹斑癍，游风疥癣，流丹瘾疹，痰食风热，痄腮面肿，十种火丹，诸般风搐。并皆神效。

此方古书未载，得之异授。微似古之神芎丸。近有能者，妙出化裁而增损之，遂为幼科有一无二之神方，作三焦之主治。盖凡脏气流通者，必不郁滞。或受毒于妊前，或感邪于诞后，遂尔中气抑郁，则见以前诸证。方内所用黄芩清上焦之热；黄柏清下焦之热；大黄清中焦之热，又借其有推陈致新之功、活血除烦之力，能导三焦郁火，从魄门而出；犹虑苦寒凝腻，复加槟榔、枳壳之辛散，为行气利痰之佐使；川芎、薄荷，引头面风热，从高而下趋；连翘解毒除烦；赤芍调荣活血；牵牛利水，走气分而舒郁；滑石清润，抑阳火而扶阴，又能引邪热从小便而出。用治以前有余诸证，应如桴鼓。予生平最慎攻伐，惟此方用之最久，功效莫能殚述，真济世之良方也。

杭川芎（酒洗）、锦庄黄（酒洗）、实黄芩（酒炒）、厚川柏（酒炒）各9钱，黑牵牛（炒取头末）6钱，薄荷叶4钱5分，粉滑石（水飞）6钱，尖槟榔7钱5分（童便洗晒），陈枳壳4钱5分（麸炒），净连翘（除去心隔取净）、京赤芍（炒）各6钱。

上11味，依方炮制，和匀焙燥，研极细末，炼蜜为丸，如芡实大。月内之儿，每服1丸，稍大者2丸，俱用茶汤化服。乳母切忌油腻。但觉微有泄泻，则药力行，病即减矣。如不泄，再服之。重病每日三服，以愈为度。此方断不峻厉，幸毋疑畏。惟胎寒、胎怯、面青白者，忌之。”

（5）集成三仙丹，治积毒内滞，痢疾胀满，常与沆瀣丹合用，对有形内积胃肠之证，有迅速排除病邪之效。

【原著选录】

《幼幼集成·新立误搐类搐非搐分门别证》：

“集成三仙丹　治小儿纵口饮啖，食物过多，有形之物，填塞肠胃之间，不能转运传送，脾气抑郁，所以发热不退，眼闭难开，人事昏沉，四肢瘫软，俨然虚极之象。古人谓大实有羸状，即此证也。昧者以为虚证而峻补之，或疑为惊风而镇坠之，百无一救。速以此丸同沆瀣丹同服，待其下后，人事即清。予救治既多，剖心以告。痢疾误用涩药，闭其湿热，比食物有形之塞，殆有甚焉。速宜下之，不下即死。

五灵脂1钱，南木香5钱，巴豆仁40粒。

上将灵脂、木香研为细末听用。以巴豆剥去壳，取净肉40粒，去其肉上嫩皮，纸包水湿，入慢火中煨极熟，取起，另以绵纸包之。缓缓捶去其油，纸湿则另换，以成白粉为度，谓之巴霜。与前二味和匀，醋打面糊为丸，绿豆大，以朱砂为衣，晒干收贮。每服5丸、或7丸、9丸，量儿大小加减。合沆瀣丹2~3丸同研烂，茶清调下。待其下后，其病立愈。此起死回生之药，勿以常方视之。”

（6）集成肥儿丸，治脾胃虚弱，疳积消瘦。

【原著选录】

《幼幼集成·黄疸证治》：

“集成肥儿丸　治小儿肺胃虚弱，饮食不消，肌肤瘦削，多服能令儿肥。此丸久经效验，比诸家肥儿丸功独胜。

建莲肉2两4钱（去心皮炒），西砂仁6钱（酒炒），漂白术1两（土炒），人参1钱（焙切），京楂肉（炒）、杭白芍（酒炒）、广陈皮（酒炒）、法半夏各4钱（炒），白云苓1两（乳汁蒸晒），正雅连2钱（姜制），苡仁米（炒）、六神曲各6钱（炒），炙甘草2钱。

共为细末，炼蜜为丸弹子大。每早午晚各服1丸，米饮化下。”

（7）集成止泻散，治久泻。

【原著选录】

《幼幼集成·泄泻证治》：

“集成止泻散　治久泻如神，此方经验最多。用车前子（以青盐水炒七次）秤过2两，白茯苓（炒）2两，山药（炒）2两，炙甘草6钱，共为细末，每服2、3钱，炒米汤调，乌梅汤更好，真神方也。”

（8）集成至圣丹，治久痢血痢。从陈氏描述的症状来看，即今之阿米巴痢疾。在200多年前，陈氏即能指出用鸦胆子治疗可根除此病，实是难能可贵，此方用法记载，较赵学敏《本草纲目拾遗》要早出15年。

【原著选录】

《幼幼集成·痢疾证治》：

"集成至圣丹（新出） 治冷痢久泻，百方无验者，一服即痊。

凡痢之初起。实热实积，易知而易治。惟虚人冷积致痢，医多不以为意。盖实热之证，外候有身热烦躁、唇焦口渴、肚疼窘迫、里急后重、舌上黄苔、六脉洪数。证候既急，治者亦急。轻则疏利之，重则寒下之，积去而和其阴阳，无不愈者。至于虚人冷积致痢，外无烦热躁扰，内无肚腹急痛，有赤白相兼，无里急后重，大便流利，小便清长。此由阴性迟缓，所以外证不急。遇此切不可姑息，俱以集成三仙丹下之，以去其根。倘不急下，必致养虎贻患。其积日久，渐次下坠，竟至大肠下口直肠上口交界之小曲折处，隐匿于此，为肠脏最深之处，药所不到之地。证则乍轻乍重，或愈或发，便则乍红乍白，或硬或溏，总无一定。任是神丹，分毫无济。盖此谓不在腹内，而在大肠之下。诸药至此，性力已过，尽成糠秕，安能去此沉匿之积？所以冷痢有至三、五年十数年不愈者，由此故也。古方用巴豆为丸下之者，第恐久病神虚，未敢轻用。今以至捷至稳鸦胆子一味治之。此物出闽省、云贵，虽诸家本草未收，而药肆皆有。其形似益智子而小，外壳苍褐色，内肉白而有油，其味至苦。用小铁锤轻敲其壳，壳破肉出，其大如米。敲碎者不用，专取全仁用之。三五岁儿20余粒，十余岁者30多粒，大人则49粒。取天圆肉包之，小儿一包3粒，大人一包7粒，紧包空腹吞下，以饭食压之，使其下行。更借此天圆包裹，可以直至大肠之下也。此药并不峻厉，复不肚痛，俟大便行时，有白冻如鱼脑者，即冷积也。如白冻未见，过一二日再进一服，或微加数粒。此后不须再服。服药时忌荤酒三日，戒鸭肉一月。从此除根，永不再发。倘次日肚中虚痛，用白芍一根，甘草一根，俱重三钱，纸包水湿，火内煨熟，取起捶烂，煎汤服之立止。此方不忍隐秘，笔之于书，以公世用。"

（9）集成白玉丹，治瘰疬。

【原著选录】

《幼幼集成·瘰疬证治》：

"集成白玉丹　专治瘰疬破烂，多年不愈，连及胸腋。

老子曰：下士闻道大笑之，不笑不足以为道。此则世人闻方大笑之，不笑不足以为方。药则至贱不堪，功则神丹莫并。专治瘰疬破烂，连及胸腋，臭秽难闻，三五载，十数载不愈者，药到病起。

用新出窑矿石灰1块，滴水化开成粉，用生桐油调匀，干湿得中。先以花椒、葱煎汤，洗净其疮，以此涂之，不数日全愈。真奇事也。昔予道门一友，患瘰疬烂及胸腋，十数载不愈，一愚人传此方。用之立应，后以治人，无不愈者。诚仙方也。"

3. 主张幼科宜预制备急应用丸7方，以备急症应用

【原著选录】

《幼幼集成·幼科预宜修制应用丸药七方》：

"消风丸　凡疏通腠理，清解表邪，启发皮毛，流利经络，病之初起者用之。

集成金粟丹　凡开关通窍，下气利痰，醒昏定痉，一切危急者用之。

集成沆瀣丹　凡导滞清热，降火利膈，解胎毒，去积热，通利二便用之。

泻青丸　凡退热平肝，清表里，定痉搐，解烦退热，表里两急者用之。

理中丸　凡脾虚中寒，面青腹痛，寒呕寒泻，四肢厥冷，一切虚寒者用之。乳子伤寒之理中汤，加增分两，炒研蜜丸，即理中丸。

三仙丹　凡饮食过多，有形之物填塞中焦，及痢疾，大便不通，一切宜攻下者用之。

太极丸 凡遇年岁疫疠流行，小儿发热昏沉，甚则作搐者，时疫也。宜用此。

已上七方，皆宜预为修制，以备急需。"

《幼幼集成·痫证证治》：

"消风丸 凡治小儿诸般痫证，先服此丸七服。此非治痫之药，用以疏散外感，开通经络，庶后药得以流通故耳。

南薄荷、川羌活、川独活、北防风、明天麻、荆芥穗、正川芎、北细辛各1钱，胆南星2钱。

上为细末，炼蜜为丸，重1钱一颗，每日1丸，苏叶、薄荷煎汤化服。服完7丸，方服后药。"

《幼幼集成·乳子伤寒证治》：

"理中汤 治阴证里虚，头额冷，手足冷，口中气冷，面色暗淡，大便泄青。人参1钱，漂白术2钱，炮姜炭1钱5分，炙甘草1钱，大枣3枚为引，水煎冷服。"

《幼幼集成·小儿时疫证治》：

"太极丸 凡疫疠流行之时，小儿作热，即是时疫，乍有眼目上窜，角弓反张，手足搐掣，不可误认惊风，但以时疫治之，自愈。

天竺黄、胆南星各5钱，酒大黄2钱，直僵蚕3钱，真麝香、梅花片各2分。共为细末，端午日午时修合，炼蜜为丸，如芡实大，朱砂为衣，凡遇疫证，姜汤化服1丸，神效。"

（八）广采民间疗法，对外治法、灯火艾灸及简便验方具有独到的经验

向民间学习，广泛采集民间疗效卓著的各种疗法，不拘一格，总以临床疗效为准绳，简便验廉，是陈氏医疗学术思想的一个重要方面。在《幼幼集成》中，几乎每一病证均附以简便验方，都是陈氏亲自验证，疗效确切者。其中具有突出特色的有外治法、灯火艾灸及简便方。

1. 收载神奇外治九法

包括疏表法、清里法、解烦法、开闭法、引痰法、暖痰

法、纳气法、通脉法、定痛法，120 年后（1870 年）外治专著《理瀹骈文》据此全文载录。

【原著选录】

《幼幼集成·神奇外治法》：

"疏表法　小儿发热，不拘风寒食饮，时行痘疹，并宜用之。以葱 1 握，捣烂取汁，少加麻油在内和匀，指蘸葱油，摩运儿之五心头面项背诸处，每处摩擦十数下。运完，以厚衣裹之，蒙其头，略疏微汗。但不可令其大汗。此法最能疏通腠理，宣行经络，使邪气外出，不致久羁荣卫，而又不伤正气，诚良法也。

清里法　小儿发热至二三日，邪已入里，或乳食停滞，内成郁热。其候五心烦热、睡卧不宁、口渴多啼、胸满气急、面赤唇焦、大小便秘，此为内热。以鸡蛋 1 枚，去黄取清，以碗盛之；入麻油约与蛋清等，再加雄黄细末 1 钱，搅极匀；复以妇女乱发一团，蘸染蛋清，于小儿胃口拍之。寒天以火烘暖，不可冷用。自胸口拍至脐轮止，须拍半时之久。仍以头发敷于胸口，以布扎之，一炷香久，取下不用。一切诸热，皆能退去。盖蛋清能滋阴退热，麻油、雄黄拔毒凉肌故也。此身有热者用之。倘身无热，惟啼哭焦烦、神志不安者，不必蛋清，专以麻油、雄黄，乱发拍之，仍敷胃口，即时安卧。此法多救危险之证，功难殚述。

解烦法　凡小儿实热之证，及麻疹毒盛热极。其候面赤口渴、五心烦热、啼哭焦扰、身热如火、上气喘急、扬手掷足，一时药不能及。用水粉一两，以鸡蛋清调匀，略稀，涂儿胃口及两手掌心。复以酿酒小曲十数枚，研烂，热酒和作二饼，贴两足心，布扎之。少顷，其热散于四肢，心内清凉，不复啼扰。

开闭法　凡小儿风痰闭塞，昏沉不醒，药不能入，甚至用艾火灸之，亦不知痛者，盖因痰塞其脾之大络，截其阴阳升降之隧道也。原非死证。用生菖蒲、生艾叶、生姜、生葱各 1

握，共入石臼内捣如泥，以麻油好醋同前四味，炙热布包之，从头项背胸四肢，乘热往下熨之。其痰一豁，倏然而醒。此方不特小儿，凡闭证皆效。

引痰法　凡小儿痰嗽，上气喘急，有升无降，喉中牵锯之声，须引而下行。用生白矾1两研末，少入面粉，米粉亦可，盖生矾见醋即化成水，入面粉取其胶黏故也，好醋和作2小饼，贴两足心，布包之一宿，其痰自下。

暖痰法　凡小儿胸有寒痰，不时昏绝，醒则吐出，如绿豆粉，浓厚而带青色。此寒极之痰，前法皆不能化。惟以生附子1枚，生姜1两，同捣烂炒热，布包，熨背心及胸前。熨完，将姜附捻成一饼，贴于胃口。良久其痰自开。

纳气法　凡小儿虚脱大证，上气喘急，真气浮散，不得归元，诸药莫效。用吴茱萸5分，胡椒7粒，五倍子1钱，研极细末，酒和作饼，封肚脐以带扎之。其气自顺。

通脉法　凡小儿忽尔手足厥冷，此盖表邪闭其经络，或风痰阻其荣卫，又或大病之后，阳不布散于四肢。速用生姜煨熟，捣汁半小杯，略入麻油调匀，以指蘸姜油，摩儿手足，往下搓挪揉捵，以通其经络。俟其热回，以纸拭去之。凡小儿指纹滞涩，推之不动，急以此法推豁之。盖此法不论阴阳虚实，用之皆效。

定痛法　凡小儿胸中饱闷，脐腹疼痛，一时不能得药。用食盐1碗，锅内炒极热，布包之，向胸腹从上熨下。盖盐走血分，故能软坚，所以止痛。冷则又炒又熨，痛定乃止。男妇气痛，皆同此法。

已上九法，非古书所有，实予异授心传。经验既久，神应无方。笔之于书，以公世用。"

2. 其他各种外治法及其方药　不拘一格　应用广泛

据《幼幼集成》记载，有关各疾病的外治法有：治脐疾的针挑、外敷，治霍乱的针刺、火焠、刮痧，治腹痛的隔花椒饼灸法、熨法、按摩、贴敷，治蛔虫症的苦楝根皮的药食同服法、按搓法，治食积的生姜、紫苏煎汤浴摩、熨法，治疳证的搽药、涂药、吹药，治肿胀的油杉红根煎汤熏洗，治黄疸的茵陈、生姜擦熨，治诸汗的五倍子醋调敷脐及旧蒲扇烧灰与糯米粉扑法，治夜啼的五倍子敷脐，预防疟疾的烧檀熏香法，治疝气的灸章门穴法，治二便不通的肛门导法、皂角熏法，治小便不通的商陆麝香敷脐、苏叶煎汤熏洗、葱白或食盐热熨、皂角末吹鼻取嚏、食盐探吐等法，治解颅囟陷的敷囟法，治目疾熏洗、贴药、点眼药，治鼻衄的冷水浸发梢、蒜泥贴脚心、线扎手中指根、乱发或栀子烧灰吹鼻等法，治鼻疾的吹鼻、涂敷法，治耳病的滴耳药，治口疮口疳的吹药、搽药、吴茱萸醋调贴脚心等，治口唇肿黑及丹毒的磁锋砭法，治舌齿病的搽洗、涂药，治咽喉病的吹药，治异物梗喉的各种外治法，治火丹的涂敷，治诸疮瘰疬的涂敷药，治杨梅疮的点药，治疮疥的各种杂治，以及治汤火烧伤的外治法等。

《幼幼集成》载录外治法及方药甚多，不可枚举，兹选录几则如下：

【原著选录】

《幼幼集成·食积证治》：

"治伤冷食及难化之物，用生姜、紫苏煎浓汤，置浴盆内。令患者乘热坐汤内，以手揉其腹胸，以热汤淋之，气通即化矣。又方，以生姜捣烂，紫苏捣烂，炒热布包，熨胸腹。如冷，再炒再熨。神效。"

《幼幼集成·腹痛证治》：

"一切疼痛，或寒或热，或积食，或积血，证莫能辨，药不能施，有起死回生之妙。用生姜1斤，捣烂，略挤去汁，入锅内炒热，用布分作2包，先以1包熨痛处。冷则换热者，勿令间断。如姜已干，略加前汁拌之，又炒又熨，痛止乃已。

凡小腹痛，摸其肚有一块梗起者，虫痛也。不须服药，惟令大人以手擦揉其块处，久久搓之，半日许，其虫将死，皆从大便而出，痛立止。

治一切胃痛、胸痛、腹痛、腰痛，疼如锥刺不可忍者。花椒不拘多少，研为细末，和少面粉，醋和成饼，贴于痛处，上铺艾绒，用火灸之。疼立止。"

《幼幼集成·二便不通证治》：

"掩脐法 治中下二焦积热，大小便秘。连须葱7茎不洗，生姜1大块，淡豆豉3钱，食盐3钱，同捣烂，作1饼，铫子烘热，掩肚脐，以帛扎定。良久气通，二便自利。

蜜导法 治二便不通，以此通其大便，则下焦气行而小便自通矣。用冬蜜8两，炼至滴水成珠不散，入皂角细末2钱，和匀，稍冷，捻如小指大1条，外以葱涎涂上，轻轻插入谷道中，气通则便利矣。

大小便不通，经二三日危急者。以皂角烧灰研末，米汤调下1钱，立通。又方，以蜂蜜1盏，皮硝1钱，白汤1盏，空心调下。另以皂角于桶内烧烟，令儿坐桶上熏之，即通。又方，用草乌1个，削去皮，略以麝香搽上，抹以香油，轻插谷道内，名霹雳箭。至捷。

二便不通，百方不效，肚腹胀痛，咽喉窒塞，或痰壅气喘，水米不下，死在须臾。宜急救之。用甘遂5分，面包煨熟，取出为末，入麝香3厘，捣饭为丸。小儿服2分，大人5分，姜汤送下。又方，以小竹筒抹以葱涎，插入谷道。以芒硝5钱，研细，香油半盏，皂角末少许，令人口含，灌入谷道中。少时即通。"

《幼幼集成·鼻病证治》：

"鼻疳破烂，用杏仁去皮尖捣碎，以纸包压去油，以成白粉为度，每杏仁粉2分，对真轻粉1钱，和匀吹患处。

疳疮蚀鼻，破烂不堪，用五倍子烧灰存性研末，以腊猪油和涂之。"

《幼幼集成·口疮证治》：

"口疮破烂，并治咽喉喉癣喉痈。用凤凰衣（即伏鸡子壳内皮也），微火焙黄，橄榄烧存性，儿茶三味俱等分。共为末，以1钱为则，加冰片5厘。口疮搽患处，喉病吹入之，即能进饮食。

口疮久不愈，虚火也。用生附子1个，切焙为末，醋和作饼，男左女右贴脚心。引火下行自愈。

小儿口角生疮，名燕口疮。以乱发烧灰存性，米饮调服，外即以此敷之。又方，蒸饭时收甑盖上流下气水，搽之即愈。

口唇肿黑，痒痛不可忍。先以磁锋砭去恶血，以古铜钱磨猪油涂之。

治走马牙疳及各样口疳。多年田野中白螺蛳壳研烂，少加儿茶，共为细末吹患处。即愈。

治口疳疮及咽喉疼痛。用吴茱萸2两研末，少加面粉，醋调作2饼，贴于足心，以布扎之。过夜即愈。"

《幼幼集成·咽喉证治》：

"治喉闭乳蛾。用鸡内金，勿洗，阴干烧过，存性研末，以小竹筒吹入，即破而愈。鸡内金即鸡膍胵内之黄皮也。

咽喉内生疮，鼻孔内亦烂，若作喉风治立死。用白霜梅1个，烧存性，枯矾1钱，穿山甲（炙枯）1钱，共为细末，吹喉中，神效。"

《幼幼集成·汤火简方》：

"凡汤火伤初起，即以食盐研末，用米醋调匀敷患处，频涂不绝。暂时虽痛，却能护肉不坏。然后用药敷贴。切不可用冷物塌冷水洗，并凉药敷贴。予每见以冷水冲击者，使热气不得出，必致内攻而不救。慎之。

凡汤火伤，闷乱不省人事，急以蜂蜜调汤灌之。若至重者，急以煮过好熟酒数十壶，入浴盆内，以患儿浸酒中。虽至重者不死。

女儿火烧手，且骎骎至掌。即以酸醋升余浸之，出醋尚痛，少时痛止，不疮不脓不疤痕，奇方也。

治汤火伤久经效验者。凡汤火伤烂，皮已脱去，惟有鲜肉，或臭烂不堪，诸药不治者。用猪毛1篮，以破锅炭火煅红，入猪毛在内煅之，少时猪毛消化而成黑液，取起冷定，略加大黄数钱，共研细末；再加冰片1分，研匀，香油、茶油、蜡烛油，俱可调搽。至神至灵之方也。

凡遭火药烧坏者，先以好酒洗净，次用鸡蛋黄熬油听用。以大黄研末，鸡蛋油调搽即愈。"

3. 对灯火及艾灸的治疗方法　有独到的经验体会

陈氏认为，"火功为幼科第一要务，济急无捷于此。"火功法即是采用灯火或艾火爝灸穴位治疗疾病的方法，《幼幼集成》载述了陈氏集成全身灯火法、夏禹铸脐风灯火法及回生艾火三种。陈氏集成全身灯火法用火64爝，自耳尖角孙穴起至涌泉穴止，功能"疏风散表、行气利痰、解郁开胸、醒昏定搐"。陈氏认为"小儿受病，由其经络凝滞，脏气不舒，以火散之，正欲使其大叫大哭，方得脏气流通，浑身得汗，荣卫宣畅，立时见功。"主治脐风、痉搐、风寒内闭、痰食阻滞之证。禁忌证为伤风轻证、里热实证、疳痨虚弱、消渴、血虚等。

夏禹铸脐风灯火法专治脐风，用穴较少，自囟门至脐口共13爝，也可济急。

回生艾火为隔姜艾灸尾闾、命门、阴交穴，治"久病体虚，忽然精神溃乱，人事昏沉"，此法"能回散失之元阳，收归气海，固其根蒂。"而且还可用于"男妇一切中风中痰气厥阴证，虚寒竭脱。"另外，对于"小儿中恶客忤，以及痰闭、火闭、风闭、乍然卒死"，还可采用艾灸中冲穴抢救。

【原著选著】

《幼幼集成·脐风论证》：

"用火口诀：

夫婴儿全身灯火，诚幼科第一捷法，实有起死回生之功。火共64爝，阴符易数。能疏风散表，行气利痰，解郁开胸，醒昏定搐。一切凶危之候，火到病除。用火之时，倘值寒冬，必于房中燃烧明火，使儿不致受寒。灯草大小适中，以麻油染用，令老练妇人，抱儿解衣去帽，从左耳角孙起，总依后之歌诀用之。凡用火不可姑息，勿谓火数太多，悯其难受。盖小儿受病，由其经络凝滞，脏气不舒，以火散之。正欲使其大叫大哭，方得脏气流通，浑身得汗，荣卫宣畅，立时见功。此火暗合周天，不可减少，少则不效。若救脐风，非此不可。

集成神火歌：秘传神火天然理，始自角孙瘛脉起；（凡用神火，无论男婴女婴，皆从左边用起。角孙在耳尖上，瘛脉在耳后根）。听宫曲鬓本神旁，次及天容仍右取。（听宫在耳门前，曲鬓在鬓脚旁，本神在额角，天容在耳轮根下，左边已完，右亦如此。）囟会承浆左肩井，曲池合谷诸邪屏；（囟会即囟门，承浆在下唇宛宛中，肩井在肩上宛宛中，从左起故曰左肩井，曲池在肘弯上廉屈缝处，合谷在虎口近叉骨处。）气关已过至神门，右亦如之昏可醒；（气关在食指第二节，神门在掌后下廉锐骨之端，左完右亦如之。）左乳根中 7 燋始，右亦如之何待齿；（自左乳根下起，从上至下 7 燋止。右乳根下亦如之。）脐下阴交续命关，平平三点凶危止；（阴交在肚脐下寸半，用火 3 燋。）脊中身柱至长强，肺俞阳陵承山当；（身柱在项骨三节下，从上至下九燋，至长强穴止。肺俞在两饭匙骨缝中，阳陵泉在膝外边下三寸，承山在脚肚尽处。）昆仑解溪丘墟穴，涌泉右亦效之良；（昆仑在外踝骨后，解溪在系鞋带处，丘墟在外踝骨前，涌泉在脚底中心。左脚燋完，右亦如之。）

宜用火者：

一、平素产子有脐风，则胎胎不爽。于产下第二日，勿待其发，先以此火散之。百不失一。

一、胎婴生下，多啼不乳，喷嚏呵欠，吮乳口松，是即脐风作矣。急以此火散之。

一、凡儿病目青面黑，扭项摇头，仰身擦面，或眼青怒视，或左右斜视，或上下窜视，或两目连札，或头项牵强，蹻舌露筋，嘘风撮口，啼哭咬人，或手如数物，或两手牵引，或两足跳掣，忽扰忽乱，失张失志，但觉神情与常有异者。由从前表里不清，将欲作痉。此火至妙。

一、伤寒已痉，角弓反张，眼目斜视，左右搐搦，并中恶客忤痫证，与食填太阴，及一切风闭、火闭、痰闭、气闭、乍然卒死者。此火最神。

一、食伤脾胃，肚大青筋，于端午日午时，用全身灯火，复于青筋开叉处，以火截之，一叉一点，其肚自消。

一、风寒痰气闭塞之证，用此火实有神功。凡用灯火既完，候儿啼哭已定，即用金粟丹半丸，姜汤化服。服后以衣裹之，蒙其头面，令之安卧片时，以复其神志，其病如失。

切忌火者：

一、小儿四时伤风感冒，身热出汗，大小便调，唇舌如常，口不作渴，此表病轻证也。疏解之则愈。愚人妄用，是谓轻病重治，反为不祥。

一、小儿邪已入里，身热面赤口渴，大小便秘，唇焦舌紫，眼红，或手足心热，夜热焦烦，舌上黄苔，扬手掷足，掀衣揭复，此里证内热也。清利之自愈。不可用火，强用之，不特不能使热邪从里以达表，适足以助热而耗阴，致身热不退。在夏秋燥令，尤为大忌。

一、小儿大病久病，身体怯弱，面目青黄，唇舌白莹，摇头斜视，昏睡露眼，形骸消瘦，声息轻微，自汗盗汗，或一切呕吐泻利，痘麻疮痈，久虚久嗽，失血之后，精神疲倦，乳食减少，指纹沉细，六脉无神。此皆虚极之证。切忌火攻，虑其升散故也。

一、一切久热消渴疳证，形骸黑瘦，毛发焦枯，由阴亏血弱虚热所为。误用灯火，愈增其燥，慎之。

一、灯火为儿科切要，今医家不特不明火穴，而并不辨寒热虚实，不当用而用之，反为大害。惟依以前辨法，则用之无不当矣。

附夏禹铸治脐风灯火法：

夏禹铸曰：脐风初发，吮乳必口松，两眼角挨眉心处，忽有黄色，宜急治之，治之最易。黄色到鼻，治之仍易；到人中、承浆，治之稍难；口不撮，微有吹嘘，犹可治也。至唇口收束锁紧，舌头强直，不必治矣。一见眉心鼻准有黄色，即用灯火于囟门1焦，人中、承浆、两手大拇指端少商各1焦。脐轮绕脐 6 燋，脐带未落，于带口 1 燋，既落，于落处 1 燋，共 13 燋。风便止而黄即退矣。

予按古今灯火，惟上全身火，有经有府，有理有法，无有出其右者。第火穴多，恐仓卒之际，在娴熟者不难。倘素未经练者，一时不能用。故附夏氏脐风火图于此，庶忙迫之时，可以济急。此火亦曾经验，第不及全身灯火耳。

回生艾火：以前全身灯火，皆为实邪升散之用，并一切怪证莫可名状者，无不奏功。倘涉久病体虚，忽然精神溃乱，人事昏沉，前火则为不宜。须用回生艾火挽之。盖此火能回散失之元阳，收归气海，固其根蒂，免致离散。其法以生姜切为纸厚薄片，大如指甲，贴尾闾穴（脊骨尽处）、命门穴（在腰脊间前正对脐），以艾绒捼紧如绿豆大，安姜片上，用火灸之。每穴以 3 炷为度，灸完，另以姜片贴脐下阴交穴，如前灸之。此火不特小儿可用，凡男妇一切中风中痰气厥阴证，虚寒竭脱，凶危之候，咸宜用之。有起死回生之功，幸毋轻视。

凡小儿中恶客忤，以及痰闭火闭风闭，乍然卒死，即以全身灯火醒之。倘一时未有其人，即以大指掐其人中穴，病轻者一掐即啼哭而醒。倘不应，掐合谷。又不应，掐中冲。若再不应，其病至重。则以艾丸如萝卜子大，于中冲穴灸之，火到即活。盖中冲一穴，为厥阴心包络之脉所出，其经与少阴心脏相通，此火一燃，则心中惕然而觉。倘此火全然不知，则百中不能救一矣。"

4. 发掘搜集众多简便验方　取材方便　疗效确切　不少单验方至今仍不失其科学价值

陈氏在《幼幼集成》中发掘、搜集了许多简便验方，均经他本人效验，取材方便，疗效确切，真正做到简、便、验、廉，可以济急，可以愈疾。他在该书"凡例"中说："治疗自有正方，其未尽者复以经验简方，并外治之法，附于方后。内有起死回生之诀，若能留心记览，随宜酌用，其利无穷。"今选录数则，以见一斑。

【原著选录】

《幼幼集成·痢疾证治》：

"集成至圣丹（见前）。

又：治痢疾，用干马齿苋煮烂，红痢以蜂蜜拌，白痢以砂糖拌，红白痢相兼，蜂蜜、砂糖各半拌食。一日二次，连汤服之更妙。

又：久痢不止，用红糖、白糖、饴糖各3钱，甘草1钱，陈茶叶2钱，同煎熟，露一宿，次早温热服，神效。噤口痢，不思饮食，以腊猪肉去肉取骨，锅内煎浓汤，徐徐服之，百发百中。治赤白相兼，用山楂肉不拘多少，炒研为末，每服1、2钱，红痢蜜拌，白痢砂糖拌，红白相兼，蜜、砂糖各半拌匀，白汤调服，空心下更妙。此药不分虚实，不分久近，皆效，甚稳甚验。"

《幼幼集成·消渴证治》：

"蚕茧汤　通治三消之证。用蚕茧壳，或取丝绵结块者，取来煎汤，时时当茶饮。饮至二七，无不愈者。盖此物与马同气，皆属午火。在人为少阴君火，善伏膀胱民火。引阴液上潮于口，而渴自止。消渴日夜饮水无度，用猪肚1个，洗极净，入淡豆豉5钱在内，以线缝之，煮极烂，取汁饮之。肚亦可食。又方，煮猪血清汤，不入油盐，多饮极效。此物善能滋阴降火，专走血分，脾气虚者，间日饮之。恐防作泄故也。"

《幼幼集成·食积证治》：

"治伤食停积不消。用白酒曲（即酿酒小曲，炒）2两，老麦芽（取净末）1两，共为细末。每服2钱，白汤调下。治粽伤及糯米所伤，更妙。

治饮食停滞，饱闷不消。以糯米1升炒热，以布包之，分作2包，于脐腹上轮换熨之，助其脾气转运也。立消。

因食肉停滞不消。用山楂子30粒，捶碎，煎浓汤饮之，自化。

因食犬肉成积，不治则杀人。用山楂肉14粒，杏仁去皮尖 24 粒，煎浓汤饮，自化。

因食牛肉腹胀不消。用干稻草 1 把，煎浓汤滚热饮之，自消。

因面食腹胀。生姜捣汁，冲好酒热服，即消。又方，以生萝卜取汁，温热服，神应。凡食面必用醋，断不作胀。

因食菱角腹痛作胀。生姜捣取自然汁，以滚汤冲服，立消。

因食瓜果生冷太多，以致腹胀气急。用真青化桂去粗皮，取肉研细末，以饭捣和为丸，绿豆大，小儿每服 5 丸，稍长者 10 丸，水送，病愈药停。"

《幼幼集成·鼻病证治》：

"鼻流浊涕不止，名曰鼻渊。乃风热在脑故也。用苍耳子（炒）、辛荑仁、白芷、薄荷等分，为细末，每用 1 钱，临卧葱汤调服，不以数拘，以愈为度。"

《幼幼集成·瘰疬证治》：

凡小儿颈项结核，或 3～5 粒，10 数粒，或痛或不痛，或热或不热。用墙根下凤尾草，梗如铁线而黑，叶似凤尾，本草内名石长生。即墙缝中所生小蕨萁也。单取其根，水洗净，每用 1 两，以糯米浓酒 1 碗，瓦瓶浓煎，去渣服酒。每日 1 服，勿求速效，多则一月，少则二十日，其核全消，再不复发。此药气味平淡，更不苦寒，实为秘授，药贱而功弘。诚仙方也。

凡小儿耳之前后，忽有疮作核如杏核，大小不一，名马刀疮。为瘰疬之根。用桃树白皮，切 3 指大一块，刮去外皮，留内一层，贴疮上，以艾炷于桃皮上灸之，觉热痛即止，毋令伤皮。明日又灸，不数次而核消矣。

治小儿瘰疬未溃者，令内消，已破者能收口，服此一月全愈。用直僵蚕半斤，先用清水洗三次，去石灰净，晒干炒枯，另将晚米半斤炒熟，共研细末，米糊为丸，重 1 钱 1 颗。每日空心时，以夏枯草煎汤，儿大者 2 丸，小者 1 丸，研烂调服。常须以甘肥、荤润之物滋泽之。

四、陈复正临证经验撷英

陈氏临证，法遵《内》、《难》之旨，辨证用药融会古今而多创见。《幼幼集成》对每一病证，均先引内、难经者，后采集诸家之说，条分缕析该病证之表里寒热虚实，及其传变，方药运用平正中和。对每一病证辨证用药的紧要处，均再三致意，使读者留意其独到的经验心得。兹列举几种小儿常见病证加以介绍。

1. 小儿外感证的辨证治疗

陈氏论小儿外感证，分风、寒、暑、湿进行辨证论治。

伤风证，立人参败毒散为治，再根据钱乙提出的伤风兼五脏证加减。

伤寒证，提出乳子伤寒与小儿伤寒之别，并纠正古来"小儿八岁以前无伤寒"之说，认为乳子因"筋骨柔嫩，不耐伤寒，初入太阳即人事昏沉，浑身壮热，筋脉牵强"，传变迅速，不似八岁以后小儿"气血充足，经脉完固"，所患伤寒基本上循经相传，与大人相似。在治疗上，乳子伤寒贵宜急治，按表里、寒热、虚实的情况用药；小儿伤寒，治与大人同，遵仲景治法用药。

伤暑证，辨阴阳虚实，不可概从暑热为治。属阳暑者，治以清凉；属阴暑者，治以温散。

伤湿证，分寒湿、湿热论治。湿热宜清利，里结则攻下；寒湿宜温化渗利，若兼里虚则宜温补。

【原著选录】

《幼幼集成·伤风证治》：

"中气足，腠理密者，始能无害。其所以受邪致病者，皆怯弱之体，故风邪得以乘之。或有不慎而感受者。顿然头痛鼻塞，呵欠喘急，身热脉浮是者也。盖肺主皮毛，风入皮毛，多为咳嗽。其指纹红紫而长，外感候也。复有伤风自利，腹胀而手足冷者，脾怯也。当与和脾而兼发散。有潮热多睡，气粗呕吐，乳食不消，大便黄白而嗽者，脾肺受寒，不能受纳而吐也。若伤风多泪，胁痛目肿而咳者，兼肝证也。舌苦面赤，汗流而嗽者，兼心证也。面黄唇肿，少食恶心，兼脾证也。面白眶肿，上气喘急，为肺本病也。嗽而腰疼者，兼肾证也。

人参败毒散　人参无力措办者，不用亦可。治小儿四时感冒，以及伤风咳嗽，凡咳嗽痰不应者，每日二服，不拘剂数，以痰豁为度。

人参5分，白桔梗、陈枳壳、正川芎、甘草、白云苓、川羌活、川独活、信前胡、北柴胡、北防风、荆芥穗各1钱。

脾怯者，倍云苓，加怀山、扁豆；脾肺寒者，倍云苓，加白术、怀山、藿梗；兼肝证，倍柴胡，加白芍，微加青皮；兼心证，倍独活，加连翘、木通；兼脾证，加六曲、山楂、麦芽；兼肺证，倍枳壳，加芥子；兼肾证，倍独活。

生姜1小片为引，水煎，热服。忌油。"

《幼幼集成·乳子伤寒证治》：

"今谓小儿八岁以前无伤寒，不知寒邪不伤八岁以前之儿乎？抑八岁以前之儿不受寒邪之伤乎？若谓八岁以前，天癸未足，则八岁以后，天癸仍未足。则应云十六岁以前无伤寒。又何独以八岁为言哉？夫癸肾内藏真阳，与壬膀胱为表里。今癸水真阳未足，则壬水清寒。故寒邪之来，各从其类。竞趋太阳寒水之经，以寒召寒，诚莫能御，所以小儿伤寒为最多。今谓其无伤寒，不几令小儿之病伤寒者，束手待毙，皆死非命乎？非小儿无伤寒，因其荣血未充，易于生热，治之不当，即变而为痉。幼科指为惊风者，即此是也。然小儿伤寒，贵于急治。但不宜发表，由其肌肤薄、腠理疏，恐致汗多亡阳。若能于初起之时，即为解肌，祛其表邪从外而出，则必无变痉之虞矣。

或曰：伤寒同一病耳，而乳子与小儿治各有异，何也？曰：乳子筋骨柔脆，不耐伤寒。初入太阳，即人事昏沉，浑身壮热，筋脉牵强，医不详辨，误认惊风，其祸立至。所以乳子伤寒，贵于急治。故辨证不繁，用方宜简。若迁延时日，则无力耐之矣。是以与小儿之传经论治者，缓急不同。

其证初起，男体重面黄而带惨色，女面赤而带惨色，喘急恶寒，口中气热，呵欠顿闷项急者是也。

如恶风寒，必偎藏其身于母怀者，是藏头伏面，此为表证。可与解肌，桂枝防风汤。

如恶热，出头露面，扬手掷足，烦渴便秘，掀衣气粗，是为里证。略疏通之，小柴胡汤加大黄，中病即止。

如头额冷，手足冷，口中气冷，面色暗淡，大便泻青，此为阴证里虚。当救其里，宜理中汤。

如大热大渴自汗，此表里实热。宜和解，柴胡白虎汤清之。"

《幼幼集成·伤暑证治》：

"阴暑者，因暑而受寒也。凡膏粱之儿，畏暑舍凉，不避寒气。又或居深堂广厦，或乍热乍寒之时，不谨衣被，以致寒邪袭于肌表。其证头痛、无汗恶寒、身体拘急、四肢酸疼。此以暑月受寒，虽名阴暑，即伤寒也。治宜温散，五积散、清暑益气汤。不恶寒而发热者，人参白虎汤。热退后，用调元生脉散补之。

又有不慎口腹，过食生冷瓜果，凉茶冷水，以致寒凉伤脏，而为呕吐、泻利、腹痛等证。此亦因暑受寒，寒邪在内。治以温中为主，加味五苓散。不应，理中汤。

阳暑者，藜藿之儿有之。常在烈日之中，坐于热地之上，澡浴寒涧之内。其证发热头痛、烦躁、大渴大汗、脉洪滑、大便干结、小便赤痛者，白虎汤。脉虚、烦渴而少气者，人参白虎汤。若眩晕者，生脉散。兼吐泻者，需苓汤。

凡治暑证，最当辨其阴阳虚实。若外中热邪，内亦烦躁而热者。此表里俱热，方是阳证。治宜清补如前。

若脉虚无力，或为恶寒背寒，或为呕恶，或为腹痛泄泻，或四肢鼻尖微冷，或不喜凉茶冷水，或息促气短，无力以动之类，皆阳中之阴证也。凡是此类，但当专顾元气。四君子为主治，或理中汤加芍药。若虚寒甚者，当舍时令而从证，附桂在所必用。切不可因暑热之名，而执用寒凉解暑，则祸不可胜言矣。"

《幼幼集成·伤湿证治》:

"辨治之法,其要惟二:一曰湿热,一曰寒湿,尽之矣。病而发热者,谓之湿热。病而多寒者,谓之寒湿。湿热之治,宜清宜利。热去湿亦去也。寒湿之治,宜燥宜温。非温不能燥也。

湿热证,其证发热身痛、多烦渴、小便赤涩、大便秘结、脉见洪滑,方是热证。宜利宜清,柴苓汤、茵陈饮。如果湿热之甚,或元气壮而兼秘结不通者,方可推荡之,集成沉潅丹。

寒湿证,惟胀满、泄泻、呕吐,皆寒湿之病也。凡小儿喜弄冷水,坐卧湿地,其证头痛身重、寒热往来,宜胃苓汤。如兼呕吐,加藿香、砂仁。如因中湿浮肿者,胃苓汤合五皮散。如不效,必用温补。俟阳气渐复,则阴邪始退。如理中汤、八味丸,宜择用之。

凡脾虚多病湿,内因酒、面停滞,嗜瓜果,喜生冷,烧炙甘肥,以致湿热壅溢而为病者。此内因也。复有坐卧湿地,雾露阴雨所客,澡浴为风所闭,涉水为湿所郁于肌腠则发黄也。此湿由外生。可见内外所感,皆由脾气虚弱,而湿邪乘而袭之。中湿发黄者,茵陈五苓散。不效,六君子汤燥脾而黄自退。"

2. 发热证治

外感之证,最多发热,而小儿发热之证除外感外,还有内伤。陈氏论小儿发热,以表里虚实为四大纲,再以伤风、伤寒、伤暑、伤湿、疳积、气血虚实等为目,能使纲举目张,简明实用。

《幼幼集成·发热证治》:

"小儿之病,多有发热。然幼科论证太繁,来学眩目,莫得其要。予谓小儿之证,惟宜明显简切,有裨于治疗足矣。今以小儿发热,分为四大证:一曰表热,一曰里热,一曰虚热,一曰实热。表里虚实既明,则大纲在手。然后逐证辨认,又岂能逃其冰鉴乎。

一、小儿无故发热，多由外感风寒。其证喜人怀抱、畏缩、恶风寒、不欲露出头面、面带惨色、不渴、清便自调、吮乳口不热、或鼻塞流涕、或喷嚏、浑身拘急，此表热也。初起时一汗可解，桂枝汤加柴胡、粉葛热服，取微汗，效。若元气怯弱者，四君子汤加防风、柴胡、粉葛。

一、发热时，喜露头面，仰身卧、扬手掷足、揭去衣被、渴欲饮水（吮乳不休者，口渴也）、吮乳口热、小便赤、大便闭，此里热也。宜解利之，导赤散煎送泻青丸。

一、虚热者，多从大病之后。或温热或潮热（如潮汐有定期也）、或渴或不渴、大小便如常。宜补之，竹叶调元汤。

一、实热者，面赤腮燥、鼻孔干焦、喜就冷、或合面卧、或仰面卧、露出手足、揭去衣被、大渴不休、大小便秘。宜微下，集成沆瀣丹。

以上四热为纲。其下杂证为目，有纲有目。而犹不能辨别者，未之有也。

伤风发热，其证自汗身热、呵欠、目赤多睡、恶风喘急，此因解换褓裳，受风所致。治宜解肌，柴葛桂枝汤。退热之后，略宜滋阴。

伤寒发热，其证无汗身热、呵欠顿闷、项急面赤、喘急恶寒、口中气热，此因脱换受寒所致。治宜惺惺散，热退后微服沆瀣丹，以防内热。

既伤风寒发热，又兼吐泻者，不可发散。此脾胃虚怯也。但以五苓散煎送理中丸。

伤热发热，多在夏月。其证身热自汗、作渴昏睡、手足俱热，此因天气过热，而包裹过厚，受其热也。人参白虎汤以解其热，次以调元生脉散补之。

伤暑发热，夏月有之。其证身热自汗、作渴昏睡、手足冷，此由高堂广厦，阴冷太过，中气受伤所致。先以调元生脉散补其气，次服四君子汤，以防吐泻。

心热者，浑身发热、面青目浮、心悸不宁、脉烦躁、狂叫恍惚，此心热也。导赤散加黄连。

夜热者，夜间作热、旦则退去，此血虚也。六味地黄汤加龟板、当归、白芍，敛纳阴气。

伤寒无汗，服表药而汗出，其热不退，又复下之，热仍不退，乃表里俱虚，气不归元，阳浮于外。此为虚热。不可误用寒凉，即当和其胃气，裨阳气收敛，其热自退。四君子汤加炮姜。

疳热者，形色黄瘦、食不长肌、骨蒸盗汗、泄泻无恒、肚大脚小，多起于大病之后，失于将息，又或伤饥食饱，脾气受伤。六君子汤加当归、白芍。

壮热者，一向热而不已。由气血壅实，五脏生热，郁蒸于内，则睡卧不安、精神恍惚；蒸发于外，则表里俱热，燥急喘粗，甚则搐搦。以导赤散煎汤送泻青丸，大小便秘者，集成沆瀣丹。

烦热者，躁扰不安、五心烦躁、四肢温壮、小便赤涩。此心经有热。宜导赤散加麦冬、栀仁。

积热者，面赤口疮、大小便黄赤。此表里俱实，或因内伤酒、面，煎炒炙煿，或误投峻补之药，或外因厚棉炉火，温暖过度，皆能生热。此人事所致，宜沆瀣丹清解之。

虚热者，或汗下太过，津液枯焦，或大病之后，元气受伤，皆能生热。其证困倦少力、面色青白、虚汗自出、神慢气怯、四肢软弱、手足厥冷，此气虚发厥，血气发热，大虚证也。四君子汤加炮姜，甚则加附子，热退以平剂调之。

客热者，乍有乍无，热邪干心，则热形于额。故先起于头面，而后身热，恍惚多恐，闻声则惕。此正气虚而热邪胜，故邪正交争，发热无定，乍进乍退，如客之往来莫测也。导赤散先撤其邪，后以团参散护其正气。

血热者，每日巳午时发热，过夜则凉。此心经血热也。轻则导赤散，重则四顺散。"

3. 咳嗽证治

对咳嗽的证治，陈氏分五脏咳论治，特别强调咳嗽初起，治宜辛散开肺，继以化痰，后则补益润养肺气。以人参败毒散

作为"咳门第一神方",目的在于辛散束肺之邪,使邪散痰
应,"切不可误用寒凉及滋阴之药,闭其肺窍,为害不小。"

【原著选录】

《幼幼集成·咳嗽证治》:

"凡有声无痰谓之咳,肺气伤也。有痰无声谓之嗽,脾湿
动也。有声有痰谓之咳嗽,初伤于肺,继动脾湿也。在小儿由
风寒乳食不慎而致病者,尤多矣。经曰:"五脏六腑,皆令人
咳。"然必脏腑各受其邪而与之,要终不离乎肺也。但因痰而
嗽者,痰为重,主治在脾。因咳而动痰者,咳为重,主治在
肺。以时而言之,清晨咳者属痰火,午前嗽者属肾火,午后嗽
者属阴虚,黄昏嗽者火浮于肺,五更嗽者食积滞于三焦。肺实
者顿嗽抱首,面亦反食。肺虚者气逆虚鸣,面白飧泄。肺热者
痰腥而稠,身热喘满,鼻干面红,手捏眉目。肺寒者嗽多痰
清,面白而喘,恶风多涕。故治者各因其虚实寒热而调之,斯
无误矣。

因于寒者则气壅喘促,声浊而无汗,鼻塞声重。宜参苏饮
微汗之。

咳而气逆,喘嗽,面白有痰,此肺本经病,宜清肺饮。咳
甚,葶苈丸微利之。

咳而喉中介介有声,面赤发热心烦,或咽喉痛声哑者。此
肺病兼见心证,宜清宁散。咽喉痛,沆瀣丹。

咳而面黄体倦,痰涎壅盛,或吐痰,或吐乳食,此肺病兼
见脾证。大抵咳嗽属脾肺者居多,以肺主气,脾主痰故也。宜
橘皮汤。

咳而面青多怒,痰涎壅盛而发搐者。盖因咳嗽声不能转,
所以瞪目直视。此肺病兼见肝证,宜集成金粟丹。

咳而面色暗黑,久咳而吐痰水,此肺病兼见肾证。宜六味
地黄丸加麦冬、五味。

咳而声不出,口鼻出血者。此气逆血亦逆也。须顺气宁嗽
为主,人参冬花膏。

咳而久不止，并无他证，乃肺虚也。只宜补脾为主，人参五味子汤。

咳而胸高骨起，其状如龟者，谓之龟胸，此肺热之极。阳火熏蒸而致也，清燥救肺汤。

咳而日久，胸前疼痛，口吐脓血腥臭者，此肺火壅盛，已成痈也。桔梗汤，治不如法，其证多死。"

《幼幼集成·咳嗽证治》：

"人参败毒散。"（见前）

4. 哮喘证治

陈氏对小儿哮喘治疗，重在疏利肺气，祛邪化痰。对应用麻黄治喘，尤有心得体会，认为痰闭肺窍，气逆作喘，"非麻黄不足以开其肺窍，放胆用之，百发百中。"

【原著选录】

《幼幼集成·哮喘证治》：

"有因外感而得者，必恶寒发热、面赤唇红、鼻息不利、清便自调，邪在表也。宜发散之，五虎汤。

有因热而得者，必口燥咽干、大小便不利。宜葶苈丸微下之。

有因宿食而得者，必痰涎壅盛、喘息有声。先用山楂、神曲、麦芽各3钱，煎汤与服，消其食，次千缗汤。素有哮喘之疾，遇天寒暄不时，犯则连绵不已，发过自愈，不须上方。于未发时，可预防之。有一发既能吐痰者，宜服补肾地黄丸，加五味、故脂，多服自愈。有发而不吐痰者，宜痰喘方。

凡哮喘初发，宜服苏陈九宝汤。盖哮喘为顽痰闭塞，非麻黄不足以开其肺窍，放胆用之，百发百中。

或胸膈积热，心火凌肺，热痰壅盛，忽然大喘者，名马脾风。盖心为午火属马，言心脾有风热也。小儿此证最多，不急治，必死。用牛黄夺命散下之，效。

凡大病久病之后，或久服寒凉克削之后，或久吐久泻之后，忽然气急，似喘非喘，气息短促，名为短气。短者断之基，气将脱也。速宜挽救，人参五味子汤，效。

又有虚败之证，忽然张口大喘，入少出多，而气息往来无滞。此肾不纳气，浮散于外，大凶之兆。速投真元饮，不效，理阴煎加人参、鹿茸，或可挽救。"

5. 食积证治

陈氏最重脾胃养护，慎用消伐攻下。伤食之初宜损谷，或调、或导、或攻均有法度，对于体虚伤食食积者则消补结合，必扶养脾胃正气以消积滞。

【原著选录】

《幼幼集成·伤食证治》：

"小儿之病，伤食最多，故乳食停滞中焦不化而成病者，必发热恶食，或噫气作酸，或恶闻食气，或欲吐不吐，或吐出酸水，或气短痞闷，或腹痛啼叫，此皆伤食之候也。便宜损之。损之者，谓姑止之勿与食也，使其自运。经谓伤之轻者，损谷则愈矣。损之不减，则用胃苓丸以调之。调之不减，则用保和丸以导之。导之不去，则攻下之，轻则木香槟榔丸，重则消积丸。

伤食一证，最关利害，如迁延不治则成积成癖，治之不当则成疳成痨。故小儿之强壮者，脾胃素实，为其能食，父母纵之，以致太过，停留不化，此食伤脾胃，真伤食也。可用前法治之。如小儿之怯弱者，脾胃素虚，所食原少，或因略加，即停滞而不化。此乃脾虚不能消谷，转运迟耳，非真伤食。作伤食治则误矣，惟宜六君子汤助其健运，多服自愈。

凡小儿脾胃实者，倘纵其口腹，不知节制，则饮食自倍，肠胃乃伤，而实者必致为虚矣。其体之虚怯者，能节其饮食，则肠胃不伤，谷气渐长，而虚者终变为实矣。

凡伤食吐泻后，则其所伤之物俱去。只与和其胃气，或异功散，或六神丸。"

《幼幼集成·食积证治》：

"夫食者，有形之物。伤之，则宜损其谷；其次，莫若消之；消之不去，则攻之。此治初伤乳食之法也。倘治之不早，以致陈莝菀聚，乃成积也。其候面色黄白，或青黄，腹大或紧，食少腹痛，发则数日不止。而医者治积，不问平日所伤之物是寒是热，并不察儿之形气或虚或实，可攻不可攻，竟用偏寒偏热峻下之药，而犯虚虚之戒，其害岂胜言哉？如先伤热乳热食者，则为热积；伤冷乳冷食者，则为冷积；五谷之类为食积；禽畜之类为肉积；菜果之类为冷积。故用药宜分寒热，冷积应用消积丸，热积应用木香槟榔丸，仍用原伤之物，作汤送之，谓之遡源汤。

凡用攻下取积之药，先必补其胃气。如六君子之类，预服数剂，扶其元神，然后下之，免伤胃气。

如小儿体质素怯者，虽有积必不宜下，当以补为消。六君子汤加莪术、木香，共为细末，姜汁打神曲糊丸，每一二钱，米汤下，久服自消。今儿禀受怯弱者众，有积皆当识此。攻积之药，慎勿轻用。”

6. 泄泻证治

陈氏对小儿泄泻，分寒、热、虚、实、食积证治。对大泻作渴，不论新病久病，以七味白术散健脾生津止泻。另外，对小儿呕吐不纳药食者，能细心体察，渐次少少喂入，不可明知"其吐药不纳，偏以整杯整碗强灌"，虽是止吐之药，也成了呕吐之因了。

【原著选录】

《幼幼集成·泄泻证治》：

"凡泄泻肠鸣腹不痛者，是湿，宜燥渗之。饮食入胃不住，或完谷不化者，是气虚，宜温补之；腹痛肠鸣泻水，痛一阵泻一阵者，是火，宜清利之；时泻时止，或多或少，是痰积，宜豁之。腹痛甚而泻，泻后痛减者，为食积，宜消之，体实者下之。如脾泄已久，大肠不禁者，宜涩之；元气下陷者升提之。

泄泻有五；寒、热、虚、实、食积也，但宜分别所泻之色。凡暴注下迫，属火。水液澄清，属寒。老黄色属心脾肺实热，宜清解。淡黄色属虚热，宜调补。青色属寒，宜温。白色属脾虚，宜补。酱色属湿气，宜燥湿。馊酸气属伤食，宜消。

脾土虚寒作泻，所下白色，或谷食不化，或水液澄清，其候神疲，唇口舌俱白色，口气温热。宜理中汤，或六君子汤。

热证作泻，泻时暴注下迫，谓其出物多而迅速也，便黄溺赤，口气蒸手，烦渴少食。宜五苓散加栀仁。

有伤食及滞泻者，其候口嗳酸气，吞酸腹胀，一痛即泻，一泻痛减。保和丸消之。

如食已消，痛已止，而犹泄泻不止者，乃脾失清升之气，气虚下陷，补中益气汤。有风泻，泻而色青稠黏，乃肝木乘脾，宜六君子汤加防风、柴胡、白芍。

有湿泻，腹内肠鸣。肚不痛，身体重而泻水，或兼风者，水谷混杂，宜升阳除湿汤。

凡大泻作渴者，其病不论新久，皆用七味白术散生其津液。凡痢疾作渴亦然。盖白术散为渴泻之圣药，倘渴甚者，以之当茶水，不时服之。不可再以汤水，兼之则不效矣。

久泻不止，多属虚寒，宜参苓白术散，加肉豆蔻煨熟为丸，服之自止。

久泻未止，将成疳者，参苓白术散，加肉豆蔻煨，倍加怀山药，共为末，每日服之，则泄泻自止，津液自生，不致成疳矣。"

《幼幼集成·呕吐证治》：

大凡呕吐不纳药食者，最难治疗。盖药入即吐，安能有功？又切不可强灌，胃口愈吐愈翻，万不能止。予之治此颇多，先将姜汤和黄土作二泥丸，塞其两鼻，使之不闻药气。然后用对证之药煎好，斟出澄清，冷热得中，止服一口；即停之半时之久，再服一口；又停之良久，服二口；停之少顷，则任服不吐矣。斯时胃口已安，焉能得吐？愚人不知，明见其吐药不纳，偏以整杯整碗强灌之，则一吐倾囊而出，又何药力之可恃乎？此等之法，不但幼科可用，即方脉亦当识此。倘临证不

体病情，全无心法，即如呕吐一证，虽能识病，虽能用药，其
如不纳何哉？

7. 疳证证治

陈氏认为疳皆虚证，虽多疳、积相兼，亦虚中之实。"治
疳必先去积"，初病者以集圣丸为主方，久病则以肥儿丸
调理。

【原著选录】

《幼幼集成·诸疳证治》：

"疳之为病，皆虚所致。即热者亦虚中之热，寒者亦虚中
之寒，积者亦虚中之积。故治积不可骤攻，治寒不宜峻温，治
热不可过凉。虽积为疳之母，而治疳必先去积。然遇极虚者而
迅攻之，则积未去而疳危矣。故壮者先去积而后扶胃气，衰者
先扶胃气而后消之。书曰：'壮人无积，虚则有之。'可见虚
为积之本，积反为虚之标也。如恶食滑泻，乳食直下，牙龈黑
烂，头项软倒，四肢厥冷，下痢肿胀，面色如银，肚硬如石，
肌肉青黑，肛门如筒，口吐黑血，吐利蛔虫，并为不治。

初病者以集圣丸为主，久病者但以肥儿丸调之。以补为消
可也。

凡疳之初起者，集圣丸为主方。其有五脏兼证，从权加
减，不必多求方法。

集圣丸　治冷热新久一切疳证，以此为主。

真芦荟（酒蒸）、五灵脂（炒）、夜明砂（炒）、真广皮
（酒炒）、杭青皮（醋炒）、蓬莪术（煨）、使君肉（炒）、南
木香（屑）、白当归（炒）、正川芎（酒炒）各2钱，人参
（切片、焙干）、正川连（姜制）、干蟾蜍（酥炙）俱3钱，西
砂仁（酒炒）2钱。

上为细末，用公猪胆1枚取汁，将前末和匀，粟米糊丸，
龙眼核大。每服2丸，米饮调下。

各证加减法：

一、病有咬牙舒舌，舌上生疮，爱饮冷水，唇红面白，喜

伏地卧，此心疳也。本方去莪术、砂仁、青皮、陈皮、川芎、木香六味，加生地、茯苓、胆星各2钱，朱砂、甘草各1钱。

一、面青，目生白膜，泄泻夹水或青色，此肝疳也。本方去莪术、砂仁、陈皮、木香4味，加胆草、栀仁、防风、天麻、蝉蜕各2钱，青黛1钱5分。

一、爱食泥土冷物，饮食无度，身面俱黄，发稀作穗，头大项小，腹胀脚弱，间或泄泻，肌瘦，昼凉夜热，不思乳食，此脾疳也。专用本方。

一、鼻下赤烂，手足枯细，口中腥臭，或作喘嗽，右腮晃白，此肺疳也。本方去莪术、砂仁、青皮、川芎、木香5味，加桑皮、桔梗、苏叶、阿胶、炙草各2钱。外用泽兰叶、铜绿、轻粉，等分为末，贴烂处。

一、两耳内外生疮，脚如鹤膝，头缝不合，或齿缝臭烂，变成走马疳。此肾疳也。本方去莪术、砂仁、青皮、陈皮、木香、灵脂6味，加熟地、茯苓、山药、萸肉各3钱，丹皮、泽泻各2钱。

一、食积久而成疳，其证形瘦腹紧，时发潮热，羞见生人，见之则哭，本方去芦荟、灵脂2味，加人参、黄芪、白术、茯苓、半夏、枳实、厚朴、炙草、神曲、麦芽、鳖甲、三棱各2钱。

一、久泄不止，胃虚成疳，此疳泻也。本方去芦荟、莪术、灵脂3味，加白术、茯苓、肉蔻、诃子各2钱，人参3钱。

一、久痢不止，胃虚成疳，此疳痢也。本方去芦荟、莪术、青皮、灵脂4味，加诃子肉3钱，建莲肉3钱。

一、疟久未已，胃虚成疳，此必有癖，谓之疳疟。本方去芦荟、灵脂2味，加黄芪、鳖甲、柴胡、半夏、神曲、三棱各2钱，倍人参3钱。

一、脑疳，皮毛光急，满头疮饼，脑热如火，发结如穗，遍身多汗，腮肿囟高，令儿眼痛，病在肝。本方去莪术、砂仁、青皮、陈皮4味，加胆草、川芎、升麻、羌活、防风各2钱。

一、脊疳，虫食脊膂，发热黄瘦，积中生热，烦渴下痢，拍背如鼓鸣，脊骨如锯齿，或十指皆疮，频啮指甲。宜安虫丸。盖五疳或有停食成积，积久生虫，或如丝发，如马尾，多出于头项背腹之间，虫色黄白赤者可治，青黑者难治也。安虫丸。即本方去莪术、砂仁、陈皮、青皮、当归、川芎6味，加苦楝根白皮、贯众、芜荑、槟榔各2钱，名安虫丸。

一、蛔疳，皱眉多哭，呕吐清沫，腹中乍痛，痛时腹中结聚成块，摸之梗起，满肚青筋，唇口紫黑，肠头啮痒者是也。蛔从口鼻出者难治。宜安虫丸。即上方。

一、丁奚疳，手足极细，项小骨高，尻削体瘦，腹大脐突，号叫胸陷者是也。集圣丸本方。

一、哺露疳，虚热往来，头骨分开，翻食吐虫，烦躁呕吐者是也。集圣丸本方。

一、无辜疳，因浣衣夜露，小儿服之。身体发热，日渐黄瘦，脑后项边有核如弹丸，按之随动，软而不痛，其中有虫如米粉，宜刺破其核，以膏药贴之。内以本方去莪术、砂仁、灵脂3味，加黄芪、鳖甲、槟榔各2钱。

一、疳热，由于脾胃虚弱，阳浮于外，气不归元。只以补脾为主，使阳气收敛，热自退矣。用参苓白术散，多服为妙。或兼脾阴虚者，间服六味地黄丸。

一、疳渴，由胃气下陷，津液不生故也。宜补其胃，使清阳上升，津液渐生，渴自止矣。七味白术散。

一、走马疳，虫病也。齿属肾，肾主虚，才受热邪，直奔上焦。初起口臭，名曰臭息。次则齿黑，名曰崩砂。甚则龈烂，名曰溃槽。有血进出。名曰宣露。甚则齿皆脱落，名曰腐根。纵得全活，齿不复生。外证脑热肌瘦，手足如冰，寒热时有，滑泄肚痛，口臭干渴，齿龈破烂，爪甲黧黑，身多疮疥，痘疹之后，多有此证。不可救治，毒归于肾故也。初起者清胃散，另有治法，在齿牙本门。

一、魃病，儿将周岁，母复有娠，儿饮其乳。谓之魃乳，以成此证。或有母患别病，儿饮其乳。以类母病者有之。盖母之血气若调，乳则长养精神。血气一病，乳则反为病根。母既妊娠，精华下荫，冲任之脉，不能上行。气则壅而为热，血则郁而为毒。小儿神气未全，易于感动。其候寒热时乍，微微下利，毛发挛苄，意殊不悦，甚则面色痿黄，腹胀青筋，泻青多吐，日渐尫羸，竟成疳证。龙胆汤。

一、骨蒸之病，多起于胃，其始也，邪火上冲而能唊，火消烁而善饥。盖胃为气血之海，气血不足，邪火杀谷，水之精气不足济之，渐成口秽烦躁，夜热朝凉，毛焦口渴，气促盗汗，形如骨立，谓之消瘅。若大便日十余行，肢瘦腹大，频食多饥，谓之食㑊，此皆邪火为害，耗伤津液而致者。大肥儿丸。"

8. 黄疸证治

陈氏论黄疸，以阳黄、阴黄为大要，"而寒热虚实，总括二者之中。"

【原著选录】

《幼幼集成·黄疸证治》：

"一、阳黄证，因湿多成热，热则生黄。此则所谓湿热证也。其证必身热烦渴，或躁扰不宁，或消谷善饥，或小便热痛，或大便秘结，其脉实而有力。此证不拘外感风湿，内伤食饮，皆能致之。但察儿之元气尚强，脾胃无损，而热湿果盛者，直宜清火邪，利小便。茵陈五苓散最稳，胃苓汤加茵陈亦佳。若大便秘结，热甚者，集成沆瀣丹。

一、阴黄证，全非湿热，而总由气血之败。盖气不生血，所以血败；血不华色，所以色败。凡病黄而绝无阳证阳脉者，便是阴黄。或因大病之后，或脾胃久亏，故脾土之色自现于外。其证喜静恶动，喜暗畏明，神思困倦，言语轻微，畏寒少食，四肢无力，或大便不实，小水如膏，此皆阳虚之候。与湿热发黄者反如冰炭，使非速救元气，大补脾胃，终无复元之理。且此证最多，而昧者不察，遂云黄瘅，同是湿热，而用茵陈、栀子清火利水，则无有不随药而毙者。即四君子、五君煎、温胃饮是其宜也。"

第49讲　中医儿科学术发展的回顾与展望

一、中医儿科学术发展史概要

（一）中医儿科学的起源与萌芽

1. 中医儿科学的起源，可以追溯到很远的古代

历史证明：自从有了人类，就有了医疗活动。其中很自然地包括了对小儿的哺育和医疗，就人类的天性来说，对后代儿童的保育抚养、疾病治疗是十分重视的，因此在漫长的求生存、求发展的历史过程中，逐步发现了医药，积累了医疗保健经验。传说中的巫方是我国最早的儿科医生，《诸病源候论》云："中古有巫方，立小儿颅囟经，以占天寿，判疾病死生，世所相传，有小儿方焉。"《山海经》中记载有十巫采药的故事，其中就有巫方。这种传说在中古的黄帝时代（公元前28～27世纪）就有了儿科的医事活动。

在商代殷墟出土的公元前12世纪的甲骨文中，已有小儿疾病和医疗活动的记载。比如甲骨文"龋"即是小儿常见的龋齿病，"疾子"是指小儿患病，"贞子疾首"是说武丁的儿子祖庚患头部疾病，"帚（妇）娩子疾，不井（死）。"意为占卜武丁娩妃的幼子生病不致于死亡。

2. 从周代至春秋战国，是我国古代社会和文化发展史上的一个重要时期，医学方面取得了重要成就，中医学理论体系逐步形成

《史记》记载的扁鹊是历史文献上记载的最早的儿科医生，《史记·扁鹊仓公列传》云："扁鹊名闻天下，……及入咸阳，闻秦人爱小儿，即为小儿医。"据考证，扁鹊生活在公元前407～310年之间，即战国时期中叶。成书于战国前后的《黄帝内经》，是中医学基础理论的经典著作，它的阴阳五行、脏象学说指导中医各临床学科，而且还有不少儿科方面的专门记载。如对儿科范围，《灵枢·卫气失常》提出"十八岁已上为少，六岁已上为小。"关于小儿体质特点，《灵枢·逆顺肥瘦》认为"婴儿者，其肉脆、血少、气弱。"对小儿脉诊，提出大小缓急四脉，另外，还有对小儿泄泻、喘证、癫疾等病证的病因病机、诊断预后作了较为详细准确的论述。这些认识，为中医儿科学的形成奠定了基础。

据考证早于《内经》成书年代的，马王堆出土的《五十二病方》记载了婴儿病痉、婴儿痫、婴儿瘈三种疾病，并有浴、熨、摩、拭等外治方药。马王堆帛书《胎产书》中已提出胎儿逐月孕育的过程，即一月流利，二月始膏，三月始脂，四月成血，五月成气，六月成筋，七月成骨，八月皮肤革，九月居毫毛，十月阵发，并提出孕期护养要求。至西汉《列女传》完善成胎教说。《诗经》描写了父母养育、抚护子女的育儿情形，《诗经·小雅·蓼莪》云："父兮生我，母兮鞠我，拊我畜我，长我育我，顾我复我，出入腹我。"

3. 秦汉至两晋南北朝时期，中医学辨证论治临床治疗体系的建立以及中医儿科学领域多方面的成就，充分显示出中医儿科学体系的萌芽

首先，东汉·张仲景《伤寒杂病论》第一次建立了中医辨证论治临床体系，对小儿外感性疾病和脏腑杂病有着直接的临床指导作用，而且还为后世中医儿科辨证论治体系的建立奠定了基础。其次，在中医儿科学领域取得了多方面的成就。比如，晋朝王叔和《脉经》中对小儿脉象的认识，以及首先提出小儿"变蒸"说；晋·葛洪撰，梁·陶弘景增补的《肘后百一方》，最早记载天花；晋·严助《相儿经》对小儿寿夭望诊判断的描述；晋·陈延之《小品方》对小儿初生养护、母乳喂养；北齐徐之才《逐月养胎法》对孕母调燮、胎儿养护的认识。有关小儿疾病治疗的方书，甚至专著，也已陆续出现。据《汉书·艺文志》载，汉成帝时（公元前 32 ~ 7 年）侍医李柱国校核医书中，就有《妇人婴儿方》19 卷、《金疮瘰疭方》30 卷等与儿科相关的方书。东晋·陈延之的《小品方》载小儿疾病20 余种，方 40 余首；西晋·皇甫谧的《针灸甲乙经》载小儿 10 余种病证的针灸治法；北周·姚僧垣的《集验方》载 10 多种小儿疾病，其中以小儿皮肤外科病证较多。南北朝时期的儿科专著，据梁《七录》和《隋书·经籍志》载，就有 10 多种，比如南宋·徐叔响《疗少小百病方》37 卷、《疗少小杂方》20 卷，梁·范汪《范氏疗小儿药方》，梁·王末《王末疗小儿杂方》，梁·俞氏《俞氏疗小儿方》，以及佚名的《疗小儿丹法》、《少小方》，北齐·徐之才《小儿方》等。除了方书之外，在汉代还有儿科医案的最早记载，《史记·扁鹊仓公列传》记述了西汉名医淳于意用"下气汤"治疗婴儿"气鬲病"，《三国志·华佗传》记述了东汉名医华佗用"四物女宛丸"治二岁小儿的"下利病"。

（二）中医儿科学的形成

1. 隋唐是中医儿科学术发展史上的一个重要时期，儿科专业开始建立，并开始有了儿科的专科教育

隋唐时，在太医署中设医博士教授医学，少小科（儿科）学制五年，称为"少小五年成"。这一时期反映中医儿科学术成就的重要著作主要有《诸病源候论》、《千金方》、《外台秘要》和《颅囟经》。

《诸病源候论》是隋代巢元方所著的中医第一部病理学专著，其中论述小儿疾病 6 卷，病候达 255 候。首论小儿保育法和常见病，然后依次论述小儿伤寒、时气、脏腑、生长发育障碍、五官、皮肤和外科诸多病证的病因证候，结合小儿特点阐述其病源、病机。十分可贵的是，对病证病因病机的认识分析准确透彻，切合临床，以致后世医家医著沿袭引录，至今仍指导临床应用。另外，该书在小儿生理病理特点方面，已认识到"小儿血气未定，肌肤脆弱"，"脏腑之气软弱，易虚易实"；

对小儿的养护方面，提出了"慎护风池"、"不可暖衣"、"宜时见风日"等观点。

唐·孙思邈《备急千金要方》呼吁社会重视儿科，指出"夫生民之道，莫不以养小为大，若无于小，卒不成大。"该书的儿科学方面的贡献在于：①对小儿护养保育论述甚为完备，包括初生养护、母乳喂养、户外活动、生活调节以及儿童教育等，许多良好的措施和方法至今仍有应用价值，不失其先进性、科学性。②博采众方，收方500余首，分初生、惊痫、客忤、伤寒、咳嗽、癖结胀满、痈疽瘰疬、杂病以及小儿痢疾等九大类论述小儿疾病，在治法方药方面不拘一格，丸散膏丹，内服外治，灸法药摩，对儿科治法的研究、药物剂型的改革奠定了基础。唐代的另一部巨著《外台秘要》，在儿科学术发展史上也占有重要位置。该书收集了唐以前散佚的医籍文献，具有重要的文献价值和临床应用价值，列儿科病证87门，收方400余首。

相传《颅囟经》是我国最早的儿科专著，作者也有巫方、师巫、卫讯（张仲景弟子）不同说法，但现存的《颅囟经》是从明代《永乐大典》中辑出，据考证为唐末宋初人佚名所撰，非相传中的《颅囟经》。加之该书内容篇幅简少，其中又多数论述火丹，因此，该书未为历代儿科医家所重视。由于唐以前的儿科医籍全部散佚，现存的《颅囟经》仍然是目前现存最早的儿科专著，该书二卷，首论小儿脉法，次列病证，包括夜啼、目赤、温热、惊痫、客忤、疳痢、腹痛、火丹等，载方42首。该书的一个重要贡献在于首先提出了小儿"纯阳"的概念，《颅囟经·脉法》云："凡孩子三岁以下，呼为纯阳，元气未散。"另外，在《颅囟经·病证》中还说："孩子气脉未调，脏腑脆薄，腠理开疏。"从上可以看出，《颅囟经》已经就小儿的生理特点的两个方面作了初步的表述。在病证方面，对惊痫、疳证、火丹的论述较为全面。

2. 宋代，中医儿科学领域取得了辉煌的成就，在积累前人学术经验和研究成果的基础上，完成了中医儿科学术体系的形成过程。至此，中医儿科学作为独立的一门中医临床学科，建立了中医儿科学理论体系和临床体系

作为儿科宗师的北宋名医钱乙，所著《小儿药证直诀》，是中医儿科学术体系形成的重要著作之一，主要内容有：①确立小儿生理病理特点，认为小儿"五脏六腑，成而未全，全而未壮"，发病以后，"易虚易实，易寒易热"。②诊断上创立"面上证"、"目内证"等诊察方法。③辨证论治方面，创立五脏虚实辨证纲要，创立五脏补泻治法方剂。④在病证方面简明扼要地论述小儿常见病证的证治方药，而且对疮疹、惊痫、咳喘、泄泻等小儿最常见的病证论述精详。⑤附有临床医案 23 例，达到了理论阐述与临床实践的结合与示范。

在小儿疾病的论述方面，刘昉等编撰的《幼幼新书》（刊于 1150 年）是当时世界上内容最为完备的儿科巨著，全书 40 卷，列 627 门，广泛收集历代名贤的儿科论述及民间治验，收方 2000 余首，病证 480 多种，可谓详备。而且证治分类的编排，论证的精确，治方的效验，均达到很高水平，切合临床应用，具有很高的实用价值和文献价值，是反映中医儿科学临床体系的重要著作。另外，成书于 1156 年不著撰者姓名的《小儿卫生总微论方》，则是一部小而全的言简意赅的儿科临床全书，同样具有很强的临床指导价值。其中对于脐风由于断脐不慎所致，与成人破伤风无异的认识，在当时是很先进的。

痘麻是儿科的危重疾病，在宋代已广泛流行。与钱乙同时而年少的当地名医董汲，精于斑疹而善用寒凉，所著《小儿斑疹备急方论》深为钱乙嘉许。该书也是中医学论述斑疹的第一部专著。其后，南宋名医陈文中根据自己长期的临床实践经验，又大胆地提出了用温补方药治疗小儿痘疹，为痘疹的治疗开辟了新的途径，并著《小儿痘疹方论》一书。董氏和陈氏的学术观点，对后世儿科的影响很大，以至于由此开始了温补与寒凉两大学派的学术争鸣。在宋代，痘麻疮疹这类出疹性疾病尚未能完全加以鉴别，虽然在《小儿药证直诀》中对麻疹的描述和认识，已经相当详细，但"麻疹"的名称在宋代一直未能确立，又由于痘麻疮疹这类出疹性疾病多因胎毒天行传染而成，因此在病名、病因、病机上的认识还互相混而不清。实质上，董汲与钱乙所主张的寒凉清解治疗斑疹的方药是对麻疹而言，陈文中主张的温补托毒治疗痘疹是对天花（痘）而言。这种原始于麻主清凉、痘宜温补的治法主张，由于当时医界认识上的混淆，逐步演绎成温、凉两大学派的学术争鸣，而扩展到儿科各个领域，反而对儿科的临床治疗和基础理论研究产生了深远影响，促进了中医儿科学的发展。

宋代，儿科学的成就是多方面的。比如，陈文中《小儿病源方论》论述了"养子十法"，杨仁斋《仁斋小儿方》论述了小儿病后调护，《幼幼新书》对小儿指纹诊法的收集整理，《小儿卫生总微论方》对天花、水痘的鉴别，《小儿药证直诀》、《幼幼新书》以及《太平圣惠方》等对小儿惊风、疳证的认识和分类，均具有很高的学术价值和临床应用价值。在现存的医籍中，《太平圣惠方》、《圣济总录》、《太平惠民和剂局方》中的儿科部分，均是十分重要的儿科著述。《太平圣惠方》就收载儿科方剂2600多首，论述小儿内、外、皮肤、五官各科病证262门。其他儿科专著尚有郑端友《全婴方论》、张涣《小儿医方妙选》、栖真子《婴孩宝鉴方》、闻人规《痘疹论》等，据初步统计，两宋时期儿科著作达70余种，可惜许多医籍已经散佚。

值得提出的是，当时朝廷对儿科专业的医学教育更加规范，儿科医生倍增，儿科专业诊所也已出现，在《东京梦华录》中就记载了公元1102年汴梁的儿科诊所，北宋·张择端署名的《清明上河图》中就绘有两处儿科诊所，上面写着"专治小儿科"和"小儿科"的招牌，说明了儿科诊所的普及。同时，还出现了专门的小儿药铺。

由上可知，中医儿科学不但在宋代已经形成了它独特的体系，而且中医儿科专业已形成规模。

（三）中医儿科学的发展

1. 历史进入金元以后，中医学进入了一个百家争鸣、百花齐放的繁荣时期，中医儿科学也受到了很大影响

金元时期，具有代表性的医家有刘河间、张元素、张子和、李东垣、朱丹溪等，他们的学术思想与儿科学术理论有着密切的关系，而且也对儿科学的发展产生了重大影响。

刘河间，宋金时人，稍晚于钱乙。他认为大凡疾病多因火热，治则注重寒凉。朱丹溪，金元时人，在学术上倡导"阳常有余，阴常不足"，治疗注重养阴。他们的学术思想既有相通之处，又各有侧重。在儿科学术方面，刘河间认为"大概小儿病者纯阳，热多冷少。"（引自《宣明论方·儿科论》）这与钱乙主张的"小儿纯阳，无烦益火"（《小儿药证直诀》）是一脉相承的。朱丹溪也颇尊钱乙，认为钱乙之方"立例极好"，被后世推为滋阴代表方剂的六味地黄丸，即是钱乙根据小儿的生理病理特点而创设的。朱丹溪认为小儿"阴长不足"，常多湿热、食积、痰热、伤乳，大概肝与脾病多，肝只是有余，肾只是不足。刘河间、朱丹溪的这些观点，既与钱乙之论密切相关，又对后世儿科影响甚大。明清许多医家崇尚刘河间小儿纯阳化热之论，许多医家崇尚朱丹溪阳常有余、阴常不足之论。较为突出的是明代儿科医家万全在朱丹溪学说的影响下，对小儿生理病理特点的深入阐发，提出：小儿阳常有余，阴常不足，肝常有余，脾常不足，心常有余，肺常不足，肾常不足的三有余四不足的学术观点，将儿科学的理论与临床研究大大推进一步。

与刘河间同时而年少的张元素，是易水学派的创始人，李东垣就是他的学生。他所著的《医学启源》和《脏腑标本用药式》，反映了他的学术思想，也是他的课徒之本。张元素注重脏腑的辨证用药，就是在钱乙的"五脏所主"和"五脏补泻"的基础上加以补充的。后世儿科所习用的脏腑辨证用药法则，又是根据钱乙、张元素等的认识而逐步完善起来的。李东垣的学术思想的核心在于脾胃学说，提出"病从脾胃所生，养生当实元气"（《脾胃论》），治疗重视升降补泻，而健运中阳、升发胃气又是他的脾胃学说的精华所在。小儿脏腑嫩弱，脾胃受病最多，如何调理小儿脾胃，为历代医家所重视，李氏脾胃学说的倡导，对于小儿脾胃的进一步认识，有重要意义。

张子和是金元时期另一位著名医家。他治病注重驱邪，擅长汗、吐、下，对驱邪与扶正的辨证关系见解精辟。小儿之病多为外感六淫和内伤饮食，正确地掌握汗、吐、下之运用十分重要。同时，他还提出"养生当论食补，治病当论药攻"的观点，对小儿的保健和治疗具有重要意义。

以上这些金元时代的著名医家在中国医学史上有着重要的地位。他们大多也兼擅儿科。在他们的著述里均有关于儿科的专论或专著，他们创制的一些著名方剂为后世儿科所习用。如刘河间的防风通圣散、天水散，张洁古的九味羌活汤，张子和的禹功散，李东垣的普济消毒饮、补中益气汤，朱丹溪的大补阴丸、保和丸等。金元各家对后世的影响甚大，特别是李、朱二氏，从之者众。明代的许多有关儿科的医著中，多崇尚李、朱之论证方治。

元代有影响的儿科医家曾世荣，著有《活幼心书》、《活幼口议》，后者对小儿保育、审脉辨证、用药等提出了新的见解。《活幼心书》3卷，上卷活幼心论，将小儿病因病理、证治方药编成七言歌诀四句，加以注解，以便初学者理解与背诵；中卷活幼心证，论述常见小儿病证方药，颇多临床经验，尤其对惊风出现抽搐症状，多从心经治疗，有其独特见解；下卷活幼心方，介绍儿科常用方剂。曾世荣对儿科学的贡献概括起来，主要有：①对小儿颅囟、脑的重视，提出"颅囟者，乃精神之门户也，关窍之橐籥也，上下相贯，百会相通，七孔应透，五脏所籍，泥丸之宫，魂魄之穴。"②对小儿诊法提出"三部五脉"说，即："小儿三部，面看气色为一部，虎口纹脉为二部，寸口一指为三部；五脉者，上按额前，下诊太冲，并前三部，谓之五脉。"并指出："凡是婴儿，先以视之为上，听声为次，察脉又为次。"辨证之法提出"审察究详，按考推备"，即审表里、察阴阳、究脏腑、详标本、按虚实、考轻重、推前后、备端的。他在治疗上，对五苓散的运用独具匠心，应用于小儿多种病证，得心应手，尤其对惊风运用五苓散治疗，发前人之未发。《活幼心书》载方230余首，皆为其数十年临证已效之方。并首先提出了惊风"四证八候"的概念。

麻疹在金元时代已确立病名，并出现了第一部麻疹专著《麻证全书》（元·滑伯仁撰于1364年），第一次将麻疹的病名、病因、证治进行了总结，载方351首，对后世的影响甚大。

3. 明清两代，是中医儿科学得到空前发展的时期

这一时期的特点是：①从事儿科专业的人员激增，涌现了一大批有成就的儿科医家；②大批儿科学专著涌现，现存500余种儿科专著中，绝大部分为明清医家所作；③儿科基础理论的研究进一步深入，包括小儿体质与生理病理特点的认识、辨证方法的完善、小儿诊察方法（如望诊、指纹等）的研究探讨等，不断充实、完善，更加符合临床实际；④临床实践方面取得较大成就，比如对麻痘惊疳四大证的认识和证治规律，小儿内外治法、针灸推拿等多种疗法研究与实践等；⑤温病学说的发展对儿科学的促进；⑥痘麻专科的形成及其成就。

明代初期，徐用宣著《袖珍小儿方》，辑明以前儿科诸家经验，分72门，收624方，证治详备。冠平《全幼心鉴》，也是明初较为完备的儿科专著，对儿科医生的守则以及小儿的生理、保育、疾病诊治均汇集说明，其中对小儿面部和指纹的望诊描述甚详，并附图说明。鲁百嗣《婴童百问》也是一本影响较大的儿科专著，将小儿诸证列100问加以阐述，采众说而有已见，载方280余首（重复者除外），内容丰富实用。在继承钱乙五脏辨证论治基础上，具体地提出五脏治疗大法："大抵肝病以疏风理气为先，心病以抑火镇惊为急，脾病当温中消导，肺病宜降气祛痰，肾病则补助真元，斯得其治法之大要也。"用药方面，组方简洁，药味少，份量轻，适合小儿疾病单纯，脏腑清灵，一拨即应的特点。薛铠、薛己父子所著的《保婴撮要》20卷，论证200余种，并收载了大量的验案验方，对小儿皮肤外科病证论述达70余种，是其特色。针对当时初生儿破伤风死亡率高，采用火烧断脐法预防初生儿破伤风。对外科病证的治疗，除内治、外治相结合外，还有手术治疗的记载，使小儿皮肤外科学初具规模。

万全是明代在儿科学术史上最具成就的医家，他的儿科著作有《幼科发挥》、《育婴秘诀》、《片玉心书》、《幼科指南心法》、《痘疹世医心法》等。他的学术思想突出的有：①提倡优生优育，主张"预养以培其元"，"胎养以保其真"，"蓐养以防其变"，"鞠养以慎其疾"。②提出小儿"三有余四不足"的生理特点，即阳常有余、阴常不足，心常有余、肺常不足，肝常有余、脾常不足，肾常不足。并用之于临床，深化并完善了钱乙五脏辨证论治思想；③重视小儿脾胃，主张小儿脾胃以调理为主，用药贵在中和，并提出调乳母、节饮食、慎医药，以及治疗之法不可喜补而恶攻，也不可喜攻而恶补等一系列主张，在儿科临床上有重要价值；④论治注重病因，将小儿之病的病因归纳为胎毒、胎禀不足、外感风寒暑湿之气、饮食寒热之伤、客忤倾跌汤火等；⑤把惊风作为一种证候进行认识，提出急惊风证及其变证、余证的分类，病因方面分外因、内因、不内外因；⑥对痘疹的贡献突出，论述较多，比如《痘疹世医心法》23卷，对痘疹的病因病源、症状表现、诊断预后、证治方药，以及先贤论述、古今经验，皆详为剖析，见解精辟，为后世所效法。

王肯堂《幼科证治准绳》也是明代儿科的重要著作，该书以五脏为纲，将小儿疾病分类归于五脏立论，进一步完善了小儿五脏辨证论治体系，并广征博引，收集整理了明以前儿科重要的医学文献，具有较高参考价值。

张景岳的儿科学术思想对儿科学术的发展，也具有重要影响。所著《小儿则》（收入《景岳全书》为卷40~41）虽篇幅不多，但言简意远。主张小儿辨证重在表里寒热虚实，是儿科八纲辨证的倡导者。治疗上注重培扶元气，温补脾肾。对小儿纯阳之论、指纹诊法以及变蒸之说皆提出不同见解，认为小儿"稚阳未充"，古代指纹诊法繁杂无稽，提出小儿脉象以"强弱缓急"为其肯綮，小儿变蒸乃子乌虚有，更不可以变蒸来掩盖疾病。还提出古人将惊恐列入惊风的错误。在《景岳全书》中还另立专篇论述麻疹、痘疹，论述平正精辟。反映了他渊博的学识、丰富的经验和求实的科学态度。

《活幼心法》是明·聂久吾撰著的一本痘疹专著，全书 9 卷，前 7 卷论痘证，从受病之源、折诸家之衷，辟时医之谬，至痘证发热、出齐、灌浆、回水、结痂及还原收功各期的论治，并附治痘医案 11 条，卷 8 为瘹证麻疹治法，卷 9 为杂证。聂氏重视气血在痘疹中的作用，强调先逐毒后解毒的治法。

《小儿按摩经》，又名《保婴神术》，四明（今浙江鄞县）陈氏撰，是我国现在最早的小儿按摩推拿专著，原书已佚，今存《针灸大成》本（刊于 1601 年）。该书保存明中叶以前丰富的小儿推拿内容，对按摩的部位、手法以及有关的治疗、诊断和预后，均一一述及，图文并茂，方法具体实用。自此之后，小儿推拿之术得到巨大发展，并逐渐形成专科。当时还有龚云林《小儿推拿秘旨》（成书于 1604 年）也影响很大，清代的小儿推拿专著则首推熊应雄《小儿推拿广意》。

明代还有几部综合性的医著、方书对儿科学的贡献很大，而且影响深远。比如《普济方·婴孩》，是对明初以前儿科的全面总结，共 51 卷，列 22 门，357 论。《医方类聚·小儿门》，保存了许多现已亡佚的儿科论述，具有重要的文献价值，书中对小儿食治论述甚详，值得发掘。《本草纲目》是祖国医学的不朽著作，记载儿科病证 392 种，其中初生儿疾病 101 种，时行病 57 种，小儿杂病 189 种，小儿外科病 45 种，所列方药甚佳。

清代初期，喻嘉言《寓意草》对儿科学的贡献主要为对惊风的见解和病案格式的创立。由于当时惊风一证的认识泛化，导致惊风概念的混乱，喻氏力辟时说，认为惊风即是痉病。

夏禹铸《幼科铁镜》对惊风的治法提出："疗惊必先豁痰，豁痰必先祛风，祛风必先解热，解热必先祛邪。"该书对儿科望诊以及推拿、灯火疗法等方面，均有独到见解。

陈飞霞是清代具有代表性的儿科医家之一，所撰《幼幼集成》对儿科学的贡献和影响甚大。该书从小儿胎禀至小儿疾病的论治，论述精详，切于临床实用，既总结整理了前人的理论与经验，又结合作者本人的经验体会。本书的贡献主要有：①重视胎禀胎孕的调摄；②对小儿指纹诊法提出"浮沉分表里、红紫辨寒热、淡滞定虚实"的观点；③对小儿惊风提出新的见解，以误搐、类搐、非搐进行分类，切于实用；④重视外治法和简便疗法，使许多卓有疗效的民间验方、疗法得以发掘并保留下来；⑤重视小儿元气和脾胃；⑥创立许多小儿实用方剂；⑦对小儿变蒸提出异议。

温病学说是在明清时期形成的，而且发展很快。小儿外感温病较多，受其影响也较大。叶天士是一位在温病学方面最具建树的医家，然而他又是一位著名的世袭相传的儿科医家。叶天士的温病学术思想，就是在总结小儿四时疾病的基础上形成的。他所著《幼科要略》，论述小儿四时的时令性疾病，颇多创见。后来，王孟英将该书删节易名为《三时伏气外感篇》，收入《温热经纬》，成为温病学的重要著作。该书主张"小儿体禀纯阳，六气著人，皆从火化"，治疗上以存阴为要务。徐灵胎评述本书为叶天士唯一手定的著作，"字字金玉，可法可传"。吴鞠通是清代另一位温病大家，也擅长儿科，他通过对小儿外感疾病的研究，观察到小儿稚阴稚阳，特别注重小儿疾病治疗中的护阳存阴。事实上，小儿外感热病最多，传染病多，运用温病学说指导辨证论治，是儿科理论体系和临床体系的一个重要组成部分。儿科学的成就促进了温病学的发展，温病学说又促进儿科学术的发展。吴鞠通在《温病条辨·解儿难》中，对惊风一证的病因，分寒、风温、温热、暑、湿、燥、内伤饮食、客忤、本脏自病九类进行辨证论治，进一步发展了对惊风的认识。麻痘是儿科的大证，属温病范围。现存的麻痘专著约 300 种，绝大部分出于明清时期。清代，麻痘已发展成专科而蔚为大观。在这些专著中，影响较大的除前面已经提及的之外，还有如：痘疹方面的魏直《痘疹博爱心鉴》（1525 年）、汪机《痘治理辨》（1530 年）、朱惠明《痘疹传心录》（1549 年）、翁仲仁《痘疹金镜录》（1579 年）、郭子章《博集稀痘方》（1601 年）、朱一麟《摘星楼治痘全书》（1619 年）、费启泰《救偏琐言》（1695 年）、朱纯瑕《痘疹定论》（1713 年）、张琰《种痘新书》（1741 年）等；麻疹方面的孔弘擢《疹科》（1604 年，明代第一部麻疹专著）、杨开秦《郁谢麻科合璧》（1740 年）、谢玉琼《麻科活人全书》（1748 年）、朱载扬《麻证集成》（1879 年）、汤烜《麻疹全书》（1905 年）等。

　　预防天花的种痘术，在明代已经施行并推广，俞茂鲲《痘科金镜赋集解》（1727 年）载："种痘法起于明朝隆庆年间（1567～1572）"，董含《三冈识略》云："安庆张氏传种痘法，云已三世，其法先收种痘浆贮小瓷瓶，遇欲种者，取所贮浆染衣衣小儿，三日小儿头痛发热，五日痘发，十日儿病愈，自言必验。"董含为明末清初人，说明十六世纪已施行并推广应用。朱纯瑕《痘疹定论》（1713 年）就较为详细地记载了水苗、鼻苗、痘衣等各种人痘接种的方法。据考证，1652 年前后，名医龚廷贤的弟子戴曼公到日本，介绍了人痘接种术；据俞正燮《癸巳存稿》载："康熙时，俄罗斯遣人至中国学痘医"，并渐次传入土耳其、英国，康熙在位为 1662～1723 年。1752 年，详载种痘法的《医宗金鉴》传入日本。我国人痘接种法的发明与推广，比英国人琴纳发明的牛痘接种法要早，是世界免疫学发展的先驱。

　　谢玉琼《麻科活人全书》是一部流传甚广、版本极多、影响深远的麻诊专著，谢玉琼号朴斋，字昆秀，清代安成人（今江西省安福县），精于麻科，临床经验极为丰富。该书汇集前人诸说，参以已见，全面详细地论述麻疹的病因病机、诊断治疗，从顺逆吉凶到兼证处理，无不一一详列，要言不繁。备受后世医家推崇，具有很高的临床指导意义。

清代的儿科著述中，石寿堂《医原·儿科论》对小儿体质及证治从燥湿立论。晚清的《儿科醒》（署名芝屿樵客），以表里寒热虚实为纲论述小儿病证，是对张景岳八纲辨证的具体体现，简明扼要。在育儿方面，吴宁澜著《保婴易知录》（1812年），详细地论述了小儿鞠养调护，初生儿疾病及小儿杂证疮疡的治疗。本书收集了历代儿科保育和初生儿疾病防治资料，是一部普及实用的育儿大全。

另外，雍正年间编辑的《医部全录》，其中儿科100卷，收录历代儿科著述，内容十分丰富。《医宗金鉴》中的《幼科杂病心法要诀》、《痘疹心法要诀》、《种痘心法要诀》，是清代乾隆年间"敕编钦定"的整理性质的著作，论述平正精详，切于临床应用。在中医儿科学发展史上，起了重要作用。

3. 辛亥革命后，由于西医学的进入，中西医贯通在中医儿科领域里对疾病的认识和治疗产生影响

顾鸣盛著《中西合纂幼科大全》（1918年），引用中医书籍36种，西医书籍10种，对中西医儿科的汇通进行了初步尝试，采用中西疾病对应。何廉臣《新纂儿科诊断学》提出小儿六诊法：望、闻、问、切、检、按，其云："形色苗窍，望而知之；声音呼吸，闻而知之；病源证候，问而知之；囟额胸腹，按而知之；口腔温度，检而知之；脉搏状态，切而知之。"还创立儿科十问歌："一问寒热，二问其汗，三问头身，四问胸腹，五问饮食，六问睡眠，七问饥渴，八问溲便，九问旧病，十问遗传。"奚瓒苗《小儿病自疗法》（1933年）对变蒸提出了新的看法："变蒸之期不可信，而气质变化之微必有因。比如四时代谢，四时必有寒热温凉、风雨晦暝之变纪，而小儿之气质变化，精神上岂无一种现象？其乍寒乍热，精神不畅或不乳、呕吐等证，皆是气质变化，表露于精神上之现象也。"这一时期的儿科著作尚有姚济苍《儿科辑要》（1929年）、恽铁樵《保赤全书》、张山雷《钱氏儿科案疏》、吴克潜《吴氏儿科》等。另外，上海儿科名医徐小圃在30年代即发现并首先报道了小儿夏季热这一特殊病证，并创立温下清上汤。

4. 中华人民共和国成立后，中医儿科学进入了一个崭新的发展时期

首先，中医儿科专业队伍日益壮大，中医儿科教育已逐步发展成大专、本科、硕士、博士各层次，出版了各层次的中医儿科学教材，并不断更新，大批中医儿科著作不断涌现，较有影响的专著有王伯岳、江育仁主编的《中医儿科学》（1985年，130余万字）、江育仁、张奇文主编的《实用中医儿科学》（1995年，150余万字），张奇文主编的《儿科医籍辑要》（1989～1992年）等。1983年建立了全国性的中医儿科学术团体——中国中医药学会儿科专业委员会，促进了中医儿科的学术交流和发展。自80年代以来，在全国的学术期刊上发表的中医儿科学术论文逐年增加，现已增至每年近1000篇。

其次，在中医儿科医疗和科研方面取得了显著成就。50年代取得运用中医中药治疗乙型脑炎的良好效果，以后在小儿肺炎、哮喘、腹泻、肾炎肾病、麻疹、脊髓灰质炎、新生儿溶血症、新生儿硬肿症、癫痫等疾病的治疗方面，取得可喜成果，80年代后对小儿厌食症、反复上呼吸道感染、病毒性肺炎、小儿多动症等疾病进行了深入的科学研究，运用中医中药治疗取得良好效果。为克服小儿服药难，中药剂型改革的研究也取得很好成绩，适合小儿应用的冲剂、口服液、滴鼻剂、栓剂、膜剂、注射剂以及微型剂已越来越多地研制成功并应用于临床，双黄连、清开灵、醒脑静、茵栀黄等静脉注射液，成为儿科急症的常用药品。外治疗法，自80年代以来发展很快，研制出许多卓有疗效的外治制剂。除传统的敷贴、熏洗、涂擦等外治方法外，中药雾化吸入、中药肛门直肠滴注、磁疗、穴位注射、激光疗法等，在儿科治疗中发挥巨大作用。中医儿科在保持并发扬中医特色的基础上，大力开展中西医结合，大力开展运用现代科学手段和方法研究中医中药，在儿科方面取得了较大成绩。中医辨证从宏观走向微观，中医病证规范化研究取得进展，国家中医药管理局于1994年6月28日发布了我国中医药行业标准《中医病证诊断疗效标准》中，已列儿科病证33种。

国家制定扶持和发展中医、中西医并重的国策，为中医药的现代化提供了良好的发展机会，中医儿科学必将与其他临床学科一起，进入一个崭新的发展阶段。

二、中医儿科学术争鸣

自宋代中医儿科学理论体系和临床体系形成之后，也开始了中医儿科学的学术争鸣。明清时期。学术争鸣愈趋热烈，范围涉及儿科理论的认识和临床诊疗等多方面，学术争鸣促进了中医儿科学的向前发展。兹就影响较大的几个学术领域的学术争鸣，介绍如下。

（一）温凉学派的学术争鸣

历史上，在儿科学术领域，形成了温补与寒凉两大学术主张和流派。追溯其源，始于宋代的钱乙和陈文中对麻痘疾病的治疗主张。然而，随着历史的推进和学术争鸣的深入，发展成对小儿体质和生理病理特点的认识和儿科治法主张的温凉两大学派。

1. 麻痘疾病治疗中的寒温学术争鸣

麻痘是古代危害小儿健康十分严重、发病广泛的出疹性疾病。宋代，对这类小儿出疹性疾病虽有较为详细的认识，但在鉴别方面尚未完全明确，麻疹的病名亦未确立，一般统称为斑疹、疮疹。钱乙《小儿药证直诀》专列"疮疹"一节，所论疮疹之病就包括麻痘及其他出疹性疾病，但详于麻而略于痘。并提出"疮疹属阳，出则为顺"，治疗以清凉解毒、宣透达邪为法。深受钱乙嘉许的董汲所著《小儿斑疹备急方论》也说：

"小儿斑疹，本以胎中积热，及将养温厚，遇胃中热，故乘时而作。"治法清凉，方药以白虎汤、青黛、大黄之类为主。该书钱乙亲自为之作序，并曰："是予平昔之所究心者，而予乃不言传而得之。"后人集《小儿药证直诀》时，附《小儿斑疹备急方论》于后，作为对钱乙的补充。

晚于钱乙、董汲100多年的陈文中，对痘疹深有研究，撰《小儿痘疹方论》，在历史上也具有重要影响。陈氏所论痘疹，即今之天花，他认为痘疹的治疗应重在明辨表里虚实寒热，还针对当时习用宣利解散的治法流弊，提出温补条畅的治则。这就是后世所说的温补学派的开端。他认为小儿元气充足，疮痘之毒才能顺利外发，否则就容易内陷而使病情转重。即使对于表里俱实的实热证，使用清凉疏达的同时注意扶助脾胃之气，在每证使用清凉方剂后，皆注明"如不应，人参白术散主之。"对于表里俱虚的虚寒证，创制三个代表方剂，即十一味木香散、十二味异功散、十味肉豆蔻丸，其中丁香、肉桂、肉豆蔻、木香、人参为常用之药，以温补托毒外出。

陈文中言："治疮疹之法，与痈疽无异。若邪气在里而实热者，用前胡枳壳；怯而虚热者，用参芪四圣散；虚弱者，用紫草木香汤；虚寒者，用参芪内托散；虚寒内脱者，用木香散；若邪气在表而实热者，用麻黄甘葛汤。此要法也。"（《小儿痘疹方论·论痘疹治法》）综观全书，陈氏治痘疹以温补为重。还特别指出："凡痘疹出不快，多属于虚。若谓热毒壅盛，妄用宣利之剂，致脏腑受冷，荣卫涩滞，不能运达肌肤，则疮不能起发，充满后不结实，或痂痒塌，烦躁喘渴而死。"（同上）

对于痘疹黑陷，陈文中认为因虚而致，而钱乙则认为热毒内盛，黑陷入肾。后世认为，这是陈、钱温凉学派争鸣的源头所在。实际上，陈氏所见之证为痘疹黑陷痒塌，烦渴喘促，泄泻足冷的里虚寒证；而钱氏所见之证为疮疹黑陷，身热烦渴，腹满而喘，闷乱呕吐，大小便涩，身黄肿紫的实热之证。钱乙认为，热毒内陷入肾则疮疹变黑，当用清凉利下以泄热毒而救肾，用百祥丸（红牙大戟）。红芽大戟苦寒有毒，入脾、肺、肾经，功效泻水逐饮，消肿散结，能攻疮毒，通结滞。钱乙在解释时说："所用百祥丸者，以泻膀胱之腑，腑若不实，脏自不盛也。何以不泻肾？曰：肾主虚，不受泻。"（《小儿药证直诀·卷中·记尝所治病二十三证》）不过钱乙也已看到，在这种情况下（疮疹黑陷），若脾虚寒则难治，在治"睦亲宅一大王病疮疹"案中也说到服百祥丸，"若二服不效，即加寒而死。"已认识到虚寒之证。

全面而论，钱乙与陈文中都认识到疮疹、痘疹的表里虚实寒热的证治，钱乙在《小儿药证直诀·伤寒疮疹异同》中说："伤寒，当发散之。疮疹，行温平之功，有大热者解毒。"然而，纵观钱乙《小儿药证直诀》和陈文中《小儿痘疹方论》，钱氏所论详于疹（麻）而略于痘，陈氏所论详于痘而略于疹（麻），钱乙侧重于清凉泄毒，而陈氏侧重于温补托毒。这是儿科痘麻出疹性疾病领域里的清凉与温补各有侧重的学术主张。这两种学术主张对后世影响甚大，在元代以后，痘与麻已各自立名，认识更为清晰。

在历史上，有关痘疹治法的学术争鸣，还要提出元代朱丹溪的学术主张。《丹溪心法·卷五》云："痘疹所发，由里出表"，治疗"解毒、和中、安表"。解毒，用凉药清解痘疮之毒，使毒从表出；和中，则正气足，能鼓邪外出；安表，则邪出通畅。在用药方面，宜"温凉之剂兼而济之"，"温如当归、黄芪、木香辈，凉如前胡、干葛、升麻辈，佐以川芎、芍药、桔梗、枳壳、羌活、木通、紫草、甘草之属，则可以调适矣。"其中，三法以解毒为要。解毒又不可大寒遏热，"凡热不可骤遏，但轻解之；若无热，则疮又不能发也。"后世将朱丹溪的解毒、和中、安表治法，与钱乙寒凉、陈文中温补，称为三法鼎立。

元代以后，痘与麻已能明确鉴别，对痘、麻的认识和治疗，在医籍文献中已开始分别论述。从文献论述来看，寒温学派的学术争鸣不断推向深入。

（1）痘疹的治法争鸣：元·黄石峰《秘传痘疹玉髓》是一部较早明确鉴别痘疹（天花）的专著，成书于1367年，对于痘疹的治疗，强调"保元济卫"，在卷三"保元益阳药要"中云："人参、甘草补益元气之内，黄芪、官桂出入营卫之间，气血不和，外剥内攻，非保元济卫，则不能施其功妙。人参以固元气，黄芪以托里，非桂制其血而引得之，则参芪不能独树其功，然桂非甘草和平气血，则不能续其条理，此保元济卫之说，治痘之要也。"

明代魏直《痘疹博爱心鉴》（成书于1525年）是当时影响甚大的痘疹专著，治疗大法力主保元益气，认为"治痘当先治气，此不易之常法也。"（《痘疹博爱心鉴·卷上》）在遣方用药上，力倡参芪等品，将人参、黄芪、甘草三味列为治痘正品，把李东垣黄芪汤更名为保元汤，作为治痘之力方。《痘疹博爱心鉴·卷上》云："保元汤即东垣所制黄芪汤……惟其用药有起死回生之功，有转危就安之力，予故僭改为保元汤也。"明代治痘大家，如汪机（著《痘治理辨》）、朱惠明（著《痘疹传心录》）、聂久吾（著《活幼心法》）、王肯堂（著《幼科准绳》）、薛己（著《保婴撮要》）、翁仲仁（著《痘疹金镜录》）、孙一奎（著《痘疹心印》、《赤水玄珠》）、万全（著《痘疹心法》、《片玉痘疹》等）、张景岳（著《景岳全书》）等，均崇尚魏氏保元之说，又各有发挥。

汪机《痘治理辨》（成书于1530年）认为："痘出之理，血先至而后气也，血载毒出，至表会气，气交于血，血会于气，气尊于中，血附于外，痘始形焉。""治痘之要，必须加治于气血……用人参以固元，内实则续其卫气之不足，黄芪以补表，外实则能益其元气于有余。"他还指出："治痘用药之要，始出之前，宜开和解之门；既出之后，当塞走泄之路；痂落已后，清凉渐进；毒去已尽，补益宜疏。"于补益治则之中又有变化。

朱惠明《痘疹传心录》（成书于1549年）云："盖痘有千态万状，惟气虚、血热、毒壅之症；治有千方万法，惟发表、和中、解毒三法。"这与朱丹溪的主张一脉相承。同时又极力推崇魏直治法，重视脾胃元气的固护，云："治痘以脾胃为先"，常用人参、黄芪等药。

翁仲仁《痘疹金镜录》（成书于1579年）认为："发热三日当托里解毒，四、五、六日以清凉解毒为主，七、八、九日以贯脓为主，十与十一、十二日以收敛为主，大和气血，补脾利水，则自然结靥。"主张"虚证补气不补血"，"治虚弱痘症有二法：小儿痘症的系气虚则补气，气虚易寒，又宜温之，温补一法之中，酌量轻重处治，方为妙用。"

聂久吾《活幼心法》（成书于1616年），他对治痘寒温之争表明了自己的见解："治痘之家多矣。刘河间悉用寒凉，偏害不小；钱仲阳立方以解毒为主，而多用寒凉少用温补；张洁古、王海藏咸宗其意，俱本于《内经》诸疡属心火之言，故以寒凉泻火也。陈文中立方力矫其偏，专主温补，在痘疮已出未出之时，诸证悉用十一味木香散，已出诸证悉用十二味异功散，其意归重于太阴一经。"综观聂氏治痘以补益气血为主的观点与陈氏一脉相承，并主张"未出之毒不可解，但当逐之出外也。"方法是"实热者，宣发其壅滞以逐毒出外；虚寒者，补助其气血以逐毒出外。"

朱巽《痘科键》（成书于1644年）则提出治痘四节大法："四节者，升阳散郁也，清热解毒也，托里行浆也，补脾渗湿也。"另有释如惺撰辑的《普慈秘要》（成书年代不详）则提出温润轻清的治痘法则："大凡须用温润轻清，切忌燥浊之味，润能润乎肌肤，清能走乎经络，燥则燥肌，浊则腻滞，润者易浆，燥者易焦。"这种治痘法则显然与魏直的保元治法形成鲜明对比。

张景岳虽注重温补脾肾，但并非执此而偏。《景岳全书·痘疹诠》（成书于1638年）云："痘本胎毒，非藉元气不能达，非藉元气不能收，故凡解毒清火，亦须凭藉元气。……元气无力，则清亦不能清，解亦不能解。"又说："凡治痘者，最为重在阴分，宜滋润不宜刚燥，故曰补脾不若补肾，养阴所以济阳，此秘法也。"认为："治痘疹者，无过热过寒，必温凉适宜，使阴阳和平，是为得之。"

清代，对痘疹的治法争鸣激烈。除温补气血外，还有清热解毒、生津养胃、活血解毒、芳香透络等治疗主张。

温补气血治法，以庄在田为代表。他在《痘疹遂生编》（成书于1777年）自序中说："痘科证治，大都皆系清热解毒，此编独言温补气血。"又云："治痘之法，宜温补兼散；治疹之法，宜养血兼散。二症俱忌寒凉消导。所谓秘诀者，如此而已。"认为"痘之始终，全凭气血，但得气血充足则易出易结，血气不足则变证百出。"并提出四宜四忌的治法要则："一宜补气，真阳充足，方能送毒外出以成痘。……宜服党参、白术、黄芪、甘草之类以补之。二宜补血，真阴充盛，方能随气到苗成浆。……宜于补气药中加熟地、当归、丹参、川芎之类以补之。三宜补脾肾，脾土壮健，气血自充。……即于气血药中加枸杞、故纸、附子、肉桂等药。四宜察虚实……必察其气分血分，何处亏虚，照症调补，不可妄用凉药。一忌清热败毒，胎中阴毒必赖阳气托送，方能发出，阳气被清，阴毒内归，痘之塌陷实由于此。二忌克伐气血。三忌妄投医药。四忌吞服医家小丸。"持此观点者，还有曹珣（著《医痘金丹》）、程凤雏（著《慈幼新书》）、吴仪络（著《成方切用》）、张銮等。程凤雏《慈幼新书·卷三》云："调养真元，补益气血，诚治痘完策。"吴仪络在《成方切用》中更明确指出："信手大补，不一二剂必然窠下浆平，生气勃然矣。即有挦掐破者，亦自循皮烂臭而回生。"用药主张气阴双补为主。不撰著者姓名的《痘证秘书》卷下也指出："初起之时，不论身强身弱，先以补气补血之剂，加之发散之剂，则重者轻，而轻者必少。"说明温补气血、调养元气之法已被广泛应用。

清热解毒法，自宋代钱乙始，直至清代，沿习不衰。费建中是其代表，他力辟陈文中温热之偏，力主痘属火热，当寒凉为治，用药以生地、滑石、木通、黄连、大黄之类。费建中在《救偏琐言》（成书于1659年）中还对盛行数百年的"变黑归肾"之说，大胆予以否定。费氏主张："总以血瘀则黑血为毒瘀，其毒自不可解，岂有变黑归肾之理乎？"对费建中的学术主张，宋麟祥颇为推崇，他在《痘疹正宗·卷上》中说：费氏"独能发前人之未发，有高人之识，有异人之胆，痘论自此可定，长夜由此而开，大有功于天下后世者也。"在病源方面，认为"是痘为病，皆是毒火，痘之难出难长者，皆因毒火凝滞气血，以致不快也。"治疗当"逐其毒，清其火，即所谓调和也。""火在气者，重清其气而凉其血；火在血者，重凉其血兼清其气。所以攻毒不嫌于早，治火要在适时。"提出"破瘀行滞、凉血解毒"的治疗大法，并立归宗汤为治痘主方（大黄、生地、赤芍、青皮、牛蒡子、木通、荆芥穗、山楂），指出"不论痘始终，以此为主。"吴鞠通在《温病条辨·解儿难》中指出："痘证由君火温气而发"，不可辛温发表，在"其形势未曾显张，大约辛凉解肌、芳香透络、化浊解毒者，十之七、八；本身气血虚寒，用温煦保元者，十之二、三。"但他对费建中肆用寒凉攻下的治法提出不同意见，他说："费建中《救偏琐言》，盖救世人不明痘之全体大用，偏用陈文中之辛热者也。书名救偏，其意可知。若专主其法，悉以大黄、石膏从事，则救偏而反偏矣。"

痘疹治法的争论，在明清时期是十分激烈的，如何正确看待？吴鞠通在《温病条辨·解儿难》中有一段话讲得十分精彩。他说："治痘之明家甚多，皆不可偏废者也。若专主于寒热温凉一家之论，希图省事，祸斯亟矣。痘科首推钱仲阳、陈文中二家，钱主寒凉，陈主温热，在二家不无偏胜，在后学实不可偏废。……二家之学，似乎相背，其实相需，实为万世治痘立宗旨。宗之若何？大约七日以前，外感用事，痘发由温气之行，用钱之凉者十之八九，用陈之温者一二。七日以后，本身气血用事，纯赖脏真之火，炼毒成浆，此火不外鼓，必致内陷，用陈之温者多，而用钱之凉者少也。若始终实热者，则始终用钱；始终寒者，则始终用陈。痘科无一定之证，故无一定之方也。丹溪立解毒、和中、安表之说，亦最为扼要。痘本有毒可解，但须解之于七日之前，有毒郁而不放肥、不上浆者，焉得不解毒哉？如天之亢阳不雨，万物不生矣。痘证必须和中，盖脾胃最为吃紧，前所谓以中焦作战场也。安表之论，更为妙谛，表不安，虽至将成犹败也。前所谓以皮肤结痂，为成功之地，而可不安之也哉？安之不暇，而可混发以伤之也哉？"

（2）麻疹的治法争鸣：麻疹病名自元代正式定名之后，论述很多，专著层出不穷。但在认证论治方面，比较一致，大多认为麻为阳毒、火毒，宜清凉透解。然而，在明清时期，由于痘、麻的广泛流行，危害甚大，在医疗方面已单独成为痘科、麻科的专科，认识也逐步深入，在治法方面也有学术争鸣。

元·滑伯仁《麻证全书》（成书于1364年）是我国现存最早的一部麻疹专著。他认为："麻为火毒，出于肺胃"，治疗原则主张"以清凉为主。"根据病程，"初潮宜宣发，已潮宜解毒，将收宜养阴，收后宜安胃。""用药之法，总不外透表宣毒，和血养阴安胃之剂。"即使是"脾胃受伤败还……当审其轻重而用补中之法。"在应用补中健脾养胃药物的同时，亦"当佐以清凉之药，加川连、枯黄芩，俱微炒而用之。"又，此书据《中医大辞典·医史文献分册》云："旧题元·滑寿撰，实系清人托名之作。此书内容大部分辑自《麻科活人全书》。"然而，在元代对麻疹的认识，如元·曾世荣《活幼心书·卷中·疮疹》云："世言麻子者，亦疹毒也。……此热使然也。"治疗主张疏表透疹、清热解毒。

明代对麻疹的治法，仍以清凉解毒、疏表透疹为主。万全《万氏秘传片玉痘疹·麻疹》（成书于16世纪中期）云："俗名麻子者，火疹也，治法与痘不同……若麻疹，惟有清凉解毒耳。"又说："疹子只怕不能得出，若出尽则毒便解。故治疹子者，发热之时，当察时令寒宣，以药发之。"孔弘擢《疹科》（成书于1604年）主张："疹子之出，贵乎发散于先，其毒自解，则无余邪以为后累。"王肯堂《证治准绳·幼科·集之六》认为："麻发于腑，腑属阳，其病本浅，故易出易收，而药于清凉为宜。"

明·龚信等撰集的《古今医鉴》在"麻疹证治"中，提出"首尾当滋阴补血为主，不可一毫动气，当从缓治，所以人参、白术、半夏燥悍之剂，升阳升动，阳气上冲，皆不可用也。又必内多实热，故四物汤加黄连、防风、连翘，以凉其中而退其阳也。"这是因为"麻疹出自六腑，先动阳分而归于阴经，故标属阴而本属阳，其发热必大，与血分煎熬，故血多虚耗。"张景岳也有相似的观点，他在《景岳全书·麻疹诠》中说："若疹色淡白者，心血不足也，养血化斑汤主之，或四物汤加防风。色大红艳、或微紫者，血热也，或出太甚者，并宜大青汤主之，或四物汤去川芎加柴胡、黄芩、干葛、红花、牛蒡子、连翘，凉血滋阴而热自除。"

清代对麻疹的治法研究甚多，有辛凉清解、解毒透邪、滋阴养血、扶正托邪等。

夏禹铸《幼科铁镜·麻证》（成书于1695年）认为："麻出于腑，麻乃大肠主之，毒气蒸肺。"治以天保采薇汤发之。若泄泻内虚，不能送毒，"惟用八珍汤以托之，外用葱半斤许，白酒煎，遍身擦之。如再不透发……惟用六君子汤循循调治自愈。"即是以托毒透发为宗旨，内虚则益气养血。

杨开泰《郁谢麻科合璧》（成书于1740年）主张："麻证本耗阴血，总宜补血养阴，退火润燥，切忌香燥补气风药。"又云："麻之一切病症，不出乎解表、清热、养血、润燥，四者而已。"朱载杨《麻证集成》（成书于1879年）也赞同此说，认为："麻热甚则阴分受其熬煎而血多虚耗"，"麻始终以血为主，血足则大便自顺，出麻未有血不虚者，故滋阴降火为治麻不易之诀。"

马之骐《疹科纂要·证治大略》云："麻疹为实热之证……治疗之法宜清肺火降痰，主乎解散，惟以发表出透为妙，汗之即愈。亦有可下者。但忌认作伤寒，妄汗妄下。……然麻疹属阳，热甚则阴分受损，血多虚耗，必宜滋养阴血。此首尾所以当泻心火、清肺金、散风热、滋阴血为主，不可少动其气。……如人参、白术、半夏，一切燥悍之药，皆不可用。即升麻升动阳气上冲，亦不可多用。"

谢玉琼《麻科活人全书》（成书于 1748 年）是一部影响深远的麻疹专著，他认为："大抵麻属心火，必须解毒清凉。"又说："当先以清肺为主，总宜泻火清金。而泻火当用黄连、黄柏、栀仁、大青、元参、连翘之类；清金当用黄芩、知母、贝母、麦冬、石膏、天花粉、牛蒡子、地骨皮、桑白皮、杏仁之类……"治疗上心肺并重。他解释说："麻原发于心，心火内亢，则肺金受烁，以致肺叶焦举，故有咳嗽。"由上可知，谢玉琼的心肺并重的清凉解毒治法，与单纯性辛凉解表清肺的治法有所区别，谢氏侧重于泻火（清心）解毒，而治其本。但"肺气疏通，毛窍开豁，而麻则易于出透。"故宜清宣肺气。

孙安四也是一位麻疹大家，著有《阙待新编》（成书于 1760 年），他主张治麻"总宜透毒解瘀，酌加发表之剂，毒透瘀解则气通，疹出则易。"

温病学大家叶天士和吴鞠通，在治疗麻疹的主张方面，以初用辛凉，后用甘寒为基本大法。叶氏《幼科要略》提出以"苦辛清热"为主，"上焦药用辛凉，中焦药用苦辛寒，下焦药用酸寒。上焦药气味宜以轻，肺主气，皮毛属肺之合，外邪宜辛胜，里甚宜苦胜，若不烦渴，病日多，邪郁不清，可淡渗以泄气分。中焦药痧火在中，多阳明燥化，多气多血，用药气味苦寒为宜，若日多胃津液消烁，苦则助燥劫津，甘寒宜用。下焦药咸苦为主，若热毒下注成痢，不必咸以软坚，但取苦味，坚阴燥湿。"吴鞠通《温病条辨·解儿难》认为："先用辛凉清解，后用甘凉收功。"禁用辛温升散。孟河《幼科直言》也十分赞同这一主张，认为："起初时，当以轻清微表，随宜清凉，此治痧之大法也。"

从上述可见，麻疹的治法主张，虽有争鸣，但与痘疹比较来看，寒温的争论不是那么激烈。麻为阳毒，这一基本认识是共同的。但在具体治法方面，则仁者见仁，智者见智，各有侧重，实质上也是温凉学派争鸣的延续和深入。

2. 温凉学派的争鸣扩展到儿科治疗的其他领域

温凉学派的争鸣，最初是对痘麻一类出疹性疾病治疗的不同看法和主张，然而，也就在宋代出现温凉学派的争鸣开始，就超出痘麻的范围，而涉及到其他领域。钱乙在《小儿药证直诀》中就说："小儿纯阳，无烦益火。"而且将《金匮要略》中崔氏八味丸（即附桂八味丸）减去附子、肉桂，而创立六味地黄丸，柔润滋阴，以为小儿补剂。陈文中则善施温补，而且重在脾胃，常用之药如木香、丁香、人参、白术、厚朴等。陈氏在《小儿病源方论》中说："盖真气者，元阳也。其药性温则固养元阳，冷则败伤真气。"又说："脾为黄婆，胃为金翁，主养五脏六腑。若脾胃全固则津液通行，气血流转，使表里冲和，一身康健。盖脾胃属土，而恶湿冷……是以脾土宜温，不可不知也。"

金元时期，中医各学派争鸣更为热烈，反映在儿科领域则是寒温的学派争鸣。刘河间《黄帝素问宣明论方》云："大概小儿病者，纯阳，热多冷少。"认为"六气皆可化火"，治疗主张寒凉攻下，所制方剂如凉膈散、防风通圣散、神芎丸等均是后世儿科常用方剂。张子和私淑河间，论小儿致病之源也多从火热立论，用药力主寒凉。朱丹溪为滋阴学派创始人，与刘河间一脉相承，在《格致余论·慈幼论》中说："小儿十六岁以前，禀纯阳气，为热多也。"李东垣则以甘温补中见长，对小儿脾胃重在升发阳气。

明清时期，儿科领域里寒温争鸣更为突出。具有代表性的有：主张寒凉的如明代无忌、清代叶天士、许豫和等，主张温补的如明代薛己、张景岳、清代陈复正等。明无忌著《保幼新编》指出："小儿之病皆出于热，何也？盖男多肾火，女多肝火，肾有火则精热，肝有火则血热，小儿禀父母之精血而成胎，故小儿之病皆由于胎热也。……是以胎热变生六证（风、热、痰、火、燥、湿），六证养成百病，百病根蒂，不过曰胎热而已。"主张用药寒凉。清·叶天士著《幼科要略》认为：小儿"体属纯阳，所患热病最多。世俗医者，固知谓六气之邪皆从火化，饮食停留，郁蒸变热，惊恐内迫，五志过极，皆阳。"叶氏治小儿温病，善用辛凉轻清之剂，以宣发上焦肺热，同时始终注意护养胃阴，他说："温邪从阴，里热为病，清热必以存阴为务耳。"许豫和也是主张小儿热病多而用寒凉的医家，他在《许氏幼科七种·小儿诸热辨》中说："小儿之病，唯热最多"，"清凉之剂，活幼者多。"吴鞠通虽也是温病大家，善用清凉，但他认为："世人以小儿为纯阳也，故重用苦寒。夫苦寒药，儿科之大禁也。"而立存阴退热之法，主张上焦主以辛凉，中焦主以甘寒，下焦主以咸寒，这些法则在《温病条辨·解儿难》中论述十分透彻，他还说："调小儿之味，宜甘多酸少，如钱仲阳之六味地黄丸是也。……故存阴退热为第一妙法。存阴退热，莫过于六味之酸甘化阴也。"清·徐灵胎在《医学源流论·治法》中更明确指出："小儿纯阳之体，最宜清凉。"

　　主张温补治则的，明·龚廷贤（著《万病回春》、《寿世保元》）受李东垣脾胃论的影响很大，认为"病气有余，当认为元气不足"，临床上重视脾胃温补。明·张景岳《小儿则》认为："阳非有余，真阴不足"，治疗上处处以元气为念，温补脾肾，擅用人参，甚至告诫人们"凡养儿者，亦可以此为常法"（指常服人参汤）。明·薛己也是温补脾肾学术观点的积极倡行者，他著有《保婴撮要》，提出"凡小儿诸病，当先调补脾胃，使根本坚固，则诸病自退。"善用补中益气汤等温补脾胃的方药。同时他又提出：脾胃病多由"命门火衰，不能温蒸中州之气"所致，因而对固护肾气，温补肾元十分重视。清代医家陈士铎治小儿病也是主张温补，在《石室秘录》中提出："小儿之病，虚者十之九，实者十之一，故药宜补为先。"即补脾胃。清·陈复正对世俗肆用寒凉予以批评，在《幼幼集成》中说："幼科论证，悉以阳有余阴不足立说，乖误相承，流祸千古。后人误以婴儿为一团阳火，肆用寒凉，伤败脾胃。""予生平最慎攻伐",在治疗用药方面,也是时时以元气为念,用药忌寒凉滋阴。比如对钱乙的六味地黄丸,也慎加炮制,他说:"予按钱、薛二翁,能用此方治小儿先天不足,诚卓然有识者,予所敬佩。奈今之小儿,体质元气,更不及前,古以地黄丸为补剂,今则实为凉剂矣。此药用于阴虚枯燥者,诚为得宜,倘儿肌肥面白,脾弱多痰者,服此必致腻膈,变生他证,其害不小,非方之不良,由今禀受愈薄也。予故为之斟酌其炮制,必使地黄阴凝之质,稍近阳和,不致沉寒沍沴,始能免腻膈损脾之患矣。"

儿科领域的寒温学派的学术争鸣,虽起始于痘麻出疹性疾病的不同治疗观点,但长期以来,渐次扩展至整个儿科的治疗领域。更有甚者,由此推动了儿科基础领域对小儿体质(生理病理)的深入研究。千百年来,对小儿体质的不同学术观点的学术争鸣此起彼伏,推动了中医儿科学术的不断发展。

(二)体质学说的学术争鸣

小儿体质学说的学术争鸣由来已久,主要的学术观点有:"纯阳"说,"稚阴稚阳"说,"阳有余阴不足"说,"少阳"说,还有从燥湿立论者。而其中以"纯阳"与"稚阴稚阳"的学术争鸣最为突出。

1. 关于"纯阳"说

最早提出"纯阳"的是《颅囟经》,据考证此书撰于唐末宋初,不著撰人姓名。《颅囟经·脉法》云:"凡孩子三岁以下,呼为纯阳,元气未散。"此后,持"纯阳"说者主要有以下几家为代表:

宋代钱乙《小儿药证直诀·四库全书目录提要》:"小儿纯阳,无烦益火。"

宋《圣济总录·小儿风热》:"小儿体性纯阳,热气自盛,或因触犯风邪,与热气相搏,外客皮毛,内壅心肺。其状恶风壮热,胸膈烦闷,目涩多渴是也。"

金·刘完素《黄帝素问宣明论方·小儿门》云:"大概小

儿病者，纯阳，热多冷少。"

元·朱丹溪《致格余论·慈幼论》云："小儿十六岁以前，禀纯阳气，为热多也。"

明·方贤《奇效良方·小儿门》："古云男子七岁曰髫，生其原阳之气，女子八岁曰龀，其阴阳方成，故未满髫龀之年呼为纯阳。"

明·虞搏《医学正传·小儿科》："夫小儿八岁以前纯阳，盖其真水未旺，心火已炎。"

明·万全《育婴秘诀·鞠养以慎其疾》："小儿纯阳之气，嫌于无阴，故下体要露，使近地气，以养其阴也。"

清·徐灵胎《医学源流论·治法》："小儿纯阳之体，最宜清凉。"

清·叶天士《幼科要略》："褓褓小儿，体属纯阳，所患热病最多。"

综上所述，"纯阳"说主要从小儿的生长发育旺盛，发病之后容易化热化火，以及治疗宜清凉来阐述小儿的体质特点。从中医学基本理论来看，阳是人生命活动的动力，阳气旺盛则生命活动旺盛，小儿处于生长发育阶段，故阳气偏旺才能推动生长发育。因此，"纯阳"说的含义中也自然有阳气旺盛的内容，这就导致后世有小儿阳常有余、阴常不足论。

2. 关于"阳有余、阴不足"说

"阳常有余、阴常不足"说，首先由朱丹溪提出。对于小儿，朱丹溪在《格致余论·慈幼论》中说："小儿十六岁以前，禀纯阳气，为热多也。"又进一步指出："人生十六岁以前，血气俱盛，如日方升，如月将圆，惟阴长不足，肠胃尚脆且窄，养之之道不可不谨。童子不衣裘帛，前哲格言具在人耳。裘，下体之服，帛温软甚于布也。盖下体主阴，得寒凉则阴易长，得温暖则阴暗消，是以下体不与帛绢夹厚温暖之服，恐妨阴气，实为确论。"

明代虞搏《医学正传·小儿科》提出："夫小儿八岁以前曰纯阳，盖其真水未旺，心火已炎正。故肺金受制而无以平木，故肝木常有余，而脾土常不足也。"其含义也是阳有余、阴不足。

　　明代儿科医家万全，对小儿生理病理特点提出五脏有余不足说，即肝常有余，脾常不足，心常有余，肺常不足，肾常不足，从阴阳而言为阳常有余、阴常不足。万全在《万氏家藏育婴秘诀·五脏证治总论》中说："盖肝之有余者，肝属木，旺于春。春乃少阳之气，万物之所资以发生者也。儿之初生曰芽儿者，谓如草木之芽，受气初生，其气方盛，亦少阳之气，方长而未已，故曰肝有余。有余者，乃阳自然有余也。"又在《万氏家藏育婴秘诀·肾脏证治》中说："水为阴，火为阳，一水不能胜二火，此阳常有余，阴常不足。"并引朱丹溪的话说："丹溪曰：人生十六岁以前气血俱盛，如日方升，如月将圆，惟阴常不足"。

　　清代喻嘉言《寓意草·辨袁仲卿小男死症再生奇验并详诲门人》云："盖小儿初生，以及童幼，肌肉、筋骨、脏腑、血脉俱未充长，阳则有余，阴则不足。"叶天士在《幼科要略》中也说："再论幼稚，阳气有余，阴未充长。"

　　"阳有余阴不足"说，往往作为对"纯阳"说的一种注解，也就是说阳气偏胜，而阴未充足。

3. 关于"少阳"说

　　持"少阳"之论者，是基于小儿生机旺盛，如草木之方萌，旭日之东升，合于少阳。如明·万全《万氏家藏育婴秘诀》所云："儿之初生曰芽儿，谓如草木之芽，受气初生，其气方盛，亦少阳之气，方长而未已，故曰肝常有余。"这与肝胆主升发是一致的。又，日本摄扬下津著《幼科证治大全》亦持这种观点，但着重在病理上加以阐述，以说明小儿患病多肝火之证，他在书中说："小儿属少阳，故病则肝火症多。"民国时期张锡纯则认为"小儿少阳之体，最不耐热，故易伤暑。"（《医学衷中参西录》）由上可知，小儿"少阳"说，既包含生机萌发，其气方长的生理特点，又包含易患热病，易致肝火的病理特点。

4. 关于"稚阴稚阳"说

"稚阴稚阳"之说，源于《内经》。《灵枢·逆顺肥瘦》云："婴儿者，其肉脆、血少、气弱。"钱乙《小儿药证直诀·变蒸》也说："五脏六腑成而未全……全而未壮。"是说小儿时期无论脏腑气血、筋脉骨肉均处于幼小的状态，成而未全，全而未壮。也就是说"阴"和"阳"均幼稚的，称为"稚阴稚阳"，是小儿体质生理的基本方面。而"稚阴"、"稚阳"概念的提出，则是长期以来对"纯阳"的不同认识进行争鸣的产物。

明·张景岳《景岳全书·小儿则》对小儿的体质特点认为"小儿元气未充"、"小儿之真阴未足"，这也是基于他"人体虚多实少"，"阳非有余""阴常不足"的学术思想，不赞成小儿"纯阳之体"的观点。他的这一学术思想对后世影响甚大。

清·冯楚瞻《冯氏锦囊秘诀》根据小儿肾气未充、天癸未至的生理特点，指出："天癸者，阴气也，阴气未至也，故曰纯阳，原非谓阳气有余之论。"认为"纯阳"是指小儿肾气不足、天癸未至，也即《颅囟经》所谓"元气未散"之义。

清·吴鞠通在《温病条辨·解儿难》中对"稚阴稚阳"的认识进行了归纳和解说。他指出："古称小儿纯阳，此丹灶家言，谓其未曾破身耳，非盛阳之谓。小儿稚阳未充，稚阴未长也。男子生于七，成于八。故八月生乳牙，少有知识；八岁换食牙，渐开智慧；十六而精通，可以有子；三八二十四岁真牙生而精足，筋骨坚强，可以任事，盖阴长而阳亦充矣。女子生于八，成于七。故七月生乳牙，知提携；七岁换食牙，知识开，不令与男子同席；二七十四而天癸至；三七二十一岁而真牙生，阴始足，阴足而阳充也，命之嫁。小儿岂盛阳者哉？俗谓女子知识恒早于男子者，阳进阴退故也。"

清·余梦塘《保赤存真》也说："真阴有虚，真阳岂有无虚……此又不可徒执纯阳之论也。"又说："阴之滋生，赖阳之濡化也。……阳可统阴，阴不能统阳。"陈修园《医学三字经》也认为小儿"稚阳体，邪易干。"

民国时期马整齐《鲟溪医论选》也指出："小儿年幼，阴气未充，故曰纯阳，原非阳气之有余也，特稚阳耳。稚阳之阳，其阳几何？"

清·石寿棠《医原·儿科论》则对稚阴稚阳作了进一步的分析，提出稚阳稚阴化燥之说，从燥湿立论论述小儿生理病理特点。他说："小儿春令也，木德也，花之苞，果之萼，稚阳未充，稚阴未长也。稚阳未充，则肌肤疏薄，易于感触；稚阴未长，则脏腑柔嫩，易于传变，易于伤阴。仲阳允为小儿之司命者哉！乃世俗推六气致病之理，未推六气最易化燥之理，并未推小儿稚阳未充，稚阴未长，尤易化燥之理。"

综上所述，小儿体质学说的争鸣由来已久，而且由生理特点的讨论而引致病理特点的讨论，从中医理论而言，生理病理是相互为用的。因此体质学说的学术争鸣实质上是对小儿生理病理的认识争鸣。从上述所引历代医家的认识来看，看似互相矛盾互相冲突，实则是互为补充，越争越明，它推动了整个中医儿科学术的向前发展。

（三）变蒸学说的学术争鸣

小儿"变蒸"是指小儿在出生之后一段时期内生长发育的现象，所谓变者变其情智，蒸者蒸其血脉，是"长血气"、"生脏腑智意"。即是说，小儿初生，五脏六腑成而未全，全而未壮，通过时日的增长，而逐渐得以完善健全。在这个过程中，会出现一些诸如发热、汗出以及情智变异等临床表现。长期以来，围绕这一"变蒸"现象，在变蒸时日的确定、生长脏腑的顺序、变蒸过程中上述临床表现的认同、变蒸是生理还是病理，甚至对变蒸是否存在等一系列问题上，展开了各家的学术争鸣。

1. "变蒸"说的提出

最早提出"变蒸"这一概念的，是晋代医家王叔和，他在《脉经·平小儿杂病证第九》中说："小儿是其日数，应变蒸之时，身热而脉乱，汗不出，不欲食，食辄吐哯者，脉乱无苦也。"从王氏所言来看，对"变蒸"的具体含义论述不详，仅仅说明变蒸有一定时日，及某些症状表现，虽"脉乱"但"无苦也"，这说明是小儿生长发育中的一种生理现象，也未说明需要治疗。

在王叔和提出"变蒸"之后，至隋代巢元方《诸病源候论》，才对"变蒸"的具体含义、时日、临床表现及其相应的治疗用药，始为初步完善，论述较为详细。但也从此开始，对"变蒸"的上述诸方面认识逐步深入，并出现了诸家学术争鸣的局面。

2. 关于"变蒸"的含义

隋·巢元方《诸病源候论·变蒸候》认为："小儿变蒸者，以长血气也。变者上气，蒸者体热。"

唐·孙思邈《千金方·变蒸论》说："小儿所以变蒸者，是荣其血脉，改其五脏，故一变竟，辄觉情态有异。"

宋·钱乙《小儿药证直诀·变蒸》则对变蒸作了更为详细的解释："小儿在母腹中乃生骨气，五脏六腑成而未全。自生之后，即长骨脉、五脏六腑之神智也。变者，易也。又生变蒸者，自内而外，自上而上，又身热，故以生之日后三十二日一变。变每毕，即情性有异于前，何者？长生脏腑智意故也。"

元·朱丹溪《幼科全书·变蒸》认为："此小儿正病者，盖变者易也，每变毕即情性有异于前，何者？生长脏腑之智意也。蒸者，蒸蒸然热也。万物生于春，长于夏者，以阳主生长也。于人亦然。所以变蒸足始乃成人，血气充实、骨肉坚牢也。小儿此证比如蚕之有眠，龙之脱骨，虎之转爪，而变化同也。"

明·万全《幼科发挥·变蒸》云："变蒸非病也，乃儿生长之次第也。儿生之后，凡三十二日一变，变则发热、昏睡不乳，似病非病也。恐人不知，误疑为热而汗下之，诛罚太过，名曰大惑。或误以变蒸得于胎病者。或曰：儿之生也，初无变蒸，既生之后，当以三十二日一变，至于三百八十四日之后，又无变者，何也？曰：初无变蒸者，藏诸用，阴之合也；中有变者，显诸仁，阳之辟也；终无变者，阴阳合辟之机成也，故不复蒸也。故儿之初生，语其皮肉则未实也，语其筋骨则未坚也，语其肠胃则谷气未充也，语其神智则未开发也，只是一块血肉耳。至于三百八十四日，然后脏腑气足，经络脉满，谷肉果菜，以渐而食，方成人也。"

明·徐春圃《古今医统·变蒸》云："初生小儿变蒸者，阴阳水火变蒸于气血，而使形体成就，是五脏之变而七情所由生也。变者性情变易也，蒸者身体蒸热也。"

明·李梴《医学入门·变蒸》云："小儿初生，形体虽具，脏腑气血尚未成就，而精神志意魂魄俱未生全。故变蒸既毕，学语倚立，扶步能食，血脉筋骨皆牢。禀气盛者，暗合而无外证，禀气弱者，乃有蒸病。"

宋无名氏《小儿卫生总微论方》对"变蒸"的含义，概括前人，作了较为全面的综合。《小儿卫生总微论方·变蒸论》云："小儿在母腹中，胎化十月而生，则皮肤筋骨脏腑气血，虽已全具而未充备，故有变蒸者，是长神智、坚骨脉也。变者易也，蒸者热也，每经一次之后，则儿骨脉气血稍强，精神情性特异。是以《圣济经》言：婴孺始生有变蒸者，以体具未充，精神未壮，尚资阴阳之气，水火之济，甄陶以成，非道之自然以变为常者哉？故儿自生每三十二日一次者，以人两手十指，每指三节，共骨三十段，又两掌骨，共三十二段以应之也。足亦如之。太仓公曰：气入内支，长筋骨于十变者，乃是也。《圣济经》又曰：变者上气，蒸者体热。上气者，则以五脏改易而皆上输，藏真高于肺也。体热者，则以血脉敷荣，阳方外固为阴使也。故变蒸毕而形气成就者也，亦犹万物之生，非阴阳气蕴热蒸无以荣变也。"

历代医家对变蒸含义的认识基本上是一致的，但不断深入，不断补充。清·夏禹铸在《幼科铁镜·辨变蒸》中说："变者，变生五脏，蒸者，蒸养六腑，长血气而生精神、益智慧也。"也就是"变者，变其情智，发其聪明；蒸者，蒸其血脉，长其百骸。"是小儿体格的发育和智慧的增长的生理现象。

3. 关于变蒸的时日与"变生"脏腑

对于小儿变蒸的时间日期，比较一致的意见是生后每三十二日一变，六十四日一蒸，共十变五蒸，后又三大蒸（即六十四日第一大蒸、再六十四日第二大蒸、再一百二十八日第三大蒸）毕，则变蒸全部完成。唐·孙思邈《千金要方》又载另一法，为九变四蒸，计二百八十八日。《颅囟经》则认为每三十日一变，六十日一蒸。明·万全《幼科发挥》把十蒸改为十二蒸，共三百八十四日变蒸毕。明·方贤《奇效良方》则说："若及三十二齿者，变蒸是也。"把变蒸的时间范围延到智齿萌生时，即 20～30 岁了。另外，不少医家认为多不依法而变，也有认为有暗变者。

至于"变生"脏腑，实际上是指某脏腑在变蒸期间的生长发育与功能完善。从广义上讲，小儿出生之后，各脏腑器官的生长发育和功能完善是有阶段性的，在这个意义上讲，变生脏腑是符合实际的。但自古以来，在"变生"脏腑的先后顺序是说法不一，也有不少医家如明代张景岳、清代陈复正等对此持否定态度。

隋·巢元方《诸病源候论·变蒸候》云："其变日数，从初生至三十二日，一变；六十四日再变，变且蒸；九十六日三变……至一百二十八日四变，变且蒸；一百六十日五变；一百九十二日六变，变且蒸；二百二十四日七变，二百五十六日八变，变且蒸；二百八十八日九变；三百二十日十变，变且蒸。积三百二十日小蒸毕，后六十四日大蒸，后百二十八日复蒸，积五百七十六日，大小蒸毕也。"

唐·孙思邈《千金方·少小婴孺方》记载的变蒸时日与《诸病源候论》相同。但该篇中又记载一法，仅至九变四蒸，即二百八十八日。其云："又一法，凡儿生三十二日始变，变者身热也；至六十四日再变，变且蒸，其状卧端正也；至九十六日三变，变者候丹孔出而泄；至一百二十八日四变，变且蒸，以能咳笑也；至一百六十日五变，以成机关也；至一百九十二日六变，变且蒸，五机成也；至二百二十四日七变，以能匍匐也；至二百五十六日八变，变且蒸，以知欲学语也；至二百八十八日九变，以亭亭然也。凡小儿生至二百八十八日，九变四蒸也。"

宋·钱乙《小儿药证直诀·变蒸》对"变生"脏腑、长骨添精神作了详细论述："何谓三十二日长骨添精神？人有三百六十五骨，除手足中四十五碎骨外，有三百二十数。自生下，骨一日十段而上之，十日百段，三十二日计三百二十段，为一遍，亦曰一蒸。骨之余气，自脑分入龈中，作三十二齿。而齿牙有不及三十二数者，由变不足其常也。或二十八日即至，长二十八齿，已下仿此，但不过三十二之数也。凡一周遍，乃发虚热，诸病如是，十周则小蒸毕也，计三百二十日生骨气，乃全而未壮也。故初三十二日一变，生肾生志；六十四日再变，生膀胱，其发耳与尻冷。肾与膀胱俱主水，水数一，故先变。生之九十六日三变，生心喜；一百二十八日四变，生小肠，其发汗出而微惊。心为火，火数二。一百六十日五变，生肝哭；一百九十二日六变，生胆，其发目不开而赤。肝主木，木数三。二百二十日七变，生肺声；二百五十六日八变，生大肠，其发肤热而汗或不汗。肺属金，金数四。二百八十八日九变，生脾智；三百二十日十变，生胃，其发不食、腹痛而吐乳。此后乃齿生，能言知喜怒，故云始全也。太仓云：气入四肢，长碎骨于十变，后六十四日长其经脉，手足受血，故手能持物，足能行立也。经云：变且蒸，谓蒸毕而足一岁之日也。……是以小儿须变蒸，脱齿者如花之易苗。所谓不及三十二齿，由变之不及。齿当与变日相合也，年壮而视齿方明。"

宋·刘昉《幼幼新书·卷七》对变蒸变生脏腑顺序提出不同观点："一蒸肝生魂，肝为尚书，蒸后魂定令目瞳子光明；二蒸肺生魄，肺为丞相，上通于鼻，蒸后能令嚏嗽；三蒸心生神，心为帝王，通于舌，蒸后令儿能语笑；四蒸脾生智，脾为大夫，藏智，蒸后令儿举动任意；五蒸肾生精志，肾为列女，外应耳，蒸后儿骨髓气通流；六蒸筋脉伸，蒸后筋脉通行，九窍津液转流，儿能立；七蒸骨神定，气力渐加，蒸后儿能举脚行；八蒸呼吸无停息，以正一万三千五百息也，呼出心肺，吸入肾与肝，故令儿呼吸有数，血脉流通五十周也。"以上八蒸，即十变中的五小蒸，复十变后的三大蒸。

明·万全在《幼科发挥·变蒸》中则提出十二变合三百八十四日的变蒸时日，变生脏腑也与钱乙所论稍有不同，是按六脏六腑十二经脉来相配的。他说："变蒸之日必以三十二日者，何也？曰：易传云：甡之谓易，易者变易也。不变不易，不足以见天地生物之心。人有五脏六腑，以配手足十二经络。腑属阳，以配阳卦三十二；脏属阴，以配阴卦三十二。取其一脏一腑，各以三十二日一小变，六十四日一大变。阳卦之爻一百九十二，阴卦之爻一百九十二，合岁并闰月凡三百八十四爻。所以变蒸一期之日，三百八十四，以应六十四卦爻之数也。或曰：三十二日一小变，六十四日一大变，所生者何物也？所生之物亦有说欤？曰：形既生矣，复何生也。所生者，五脏之知觉运动也。故初生三十二日一变，生足少阴肾癸水，肾之精也；六十四日二变，生足太阳膀胱壬水，而肾与膀胱一脏一腑之气成矣。此天一生水也，水之精为瞳子，此后始能认人矣。九十六日三变，生手少阴心丁火；一百二十八日四变，生手太阳小肠丙火，而心与小肠一脏一腑之气足矣。此地二生火也，火之精为神，此后能嬉笑也。一百六十日五变，生足厥阴肝乙木；一百九十二日六变，生足少阳胆甲木，而肝与胆一脏一腑受气足而神合矣。此天三生木也，木之精为筋，此后能坐矣。二百二十四日七变，生手太阴肺辛金；二百五十八日八变，生手阳明大肠庚金，而肺与大肠一脏一腑之气足矣。此地四生金也，金之精为声，此后始能习人语矣。二百八十八日九变，生足太阴脾己土；三百二十二日十变，生足阳明胃戊土，乃脾胃一脏一腑之气足矣。此天五生土也，土之精为肉，脾胃主四肢，此后能匍匐矣。三百五十二日十一变，生手厥阴心包络；三百八十四日十二变，生手少阳三焦，三焦配肾，肾主骨髓，自此能坐能立能行矣。变蒸已足，形神俱全矣。……凡一变之过，则筋骨手足以渐而坚，知觉运动以渐而发，日异而月不同。"

明·徐春圃则对钱乙之论与刘昉所引，认为"二说俱通"，但"亦有不依序而变，如伤寒不循经之次第也。"（《古今医统·变蒸》）

对变蒸依期而变生脏腑持否定态度的代表人物有明·张景岳、清·陈复正、任赞，以及民国时期的奚瓒黄。

明·张景岳《景岳全书·小儿则》云："小儿变蒸之说，古所无也。至西晋王叔和始一言之，继隋唐巢氏以来，则日相传演，其说益繁。然以余观之，则似有未必然者。何也？盖儿胎月足离怀，气质虽未成实，而脏腑小已完备，及既生之后，凡长养之机，则如月如苗，一息不容有间，百骸齐到，自当时异而日不同。岂复有此先彼后，如一变生肾，二变生膀胱，及每变必三十二日之理乎？又如小儿之病与不病，余所见所治者，盖亦不少，凡属违和，则不因外感，必以内伤，初未闻有无因而病者，岂真变蒸之谓耶！又见保护得宜，而自生至长，毫无疾痛者不少，抑又何也？虽有暗变之说，终亦不能信然！"

清·陈复正《幼幼集成·变蒸辨》也说："小儿脏腑骨度，生来已定，毫不可以移易者，则变蒸应有定理。今则各逞己见，各为臆说，然则脏腑竟可以倒置，骨度亦可以更张？是非真伪，从何究诘？谓天一生水者为是，则木火相生、木金相克者非矣。谓木火相生、木金相克者为是，则天一生水者非矣。徒滋葛藤，迄无定论，将使来学，何所适从？所幸变蒸非病，可任其颠倒错乱。假使变蒸为病，率宜依经用药者，岂不以脾病而治肾，膀胱病而治胃乎？总之，此等固执之言，不可为训。盖天地阴阳之理数，可限而不可限，如五运六气为一定不易之规，而有应至不至、不应至而至，往来胜复，主客加临，有应不应之殊。天地尚且如斯，而况婴儿之生，风土不侔，赋禀各异，时令有差，膏藜非一，而以此等定局，以限其某时应变，某时应蒸，予临证四十余载，从未见一儿依期作热而变者。有自生至长，未尝一热者，有生下十朝半月而常多作热者，岂变蒸之谓乎？凡小儿作热，总无一定，不必拘泥，后贤毋执以为实，而以正病作变蒸，迁延时日，误事不小。但依证治疗，自可生全。"

清·任赞《保赤新编·卷上》则提出四点不解之处："人既成形以生，气血渐长，日异而月不同，本亨通利遂，自然之理，岂必烧热而后变乎？不可解者一也。三十二一变之期，不过约略会计，非三十二日以前尚未变，三十二日以后复止不变也？变既有热，自应无时不热，何以偏临此数日间而始见耶？不可解者二也。儿之初生，脏腑形骸已具，所少者神智耳。据五行生成精理，是变生脏腑之神智，非直生脏腑也。又何以按心包络三焦两经为无形状而曰不变不蒸？且谓长碎骨于十变后，更有三大变乎？不可解者三也。有则为明变，无则为暗变，其说已属渐移，况虚弱不耐风寒之儿，身热常见者有之，岂他时俱属邪病，而此数日独为正病乎？抑所辨者全在唇内白泡及耳尻冷乎？不可解者四也。"

成书于 1933 年的奚瓒黄所著《小儿病自疗法》，对变蒸日期予以否定，但对生长发育表现出的气质变化现象，却是赞同的。他说："变蒸之期不可信，而气质变化之微必有因。比如四时代谢，四时必有寒热温凉、风雨晦暝之纪，而小儿之气质变化，神情上岂无一种现象？其乍寒乍热、精神不畅，或不乳吐呗等证，皆是气质变化表露于精神上之现象也。"

4. 关于变蒸的临床表现与治疗

对变蒸的临床表现，一般认为有轻重不同，也有认为无临床表现者为暗变。变蒸的临床表现一般出现在变蒸期交换的前后数日。因变蒸是小儿生长发育的正常生理现象，属正病而非邪病，一般不须治疗，但症状较重或有兼证者则需用药治疗。兹引录具有代表性的几位医家论述予以说明。

隋·巢元方《诸病源候论·变蒸候》云："变者上气，蒸者体热。变蒸有轻重。其轻者，体热而微惊，耳冷尻亦冷，上唇头白泡起，如死鱼目珠子，微汗出，而近者五日而歇，远者八九日乃歇；其重者，体壮热而脉乱，或汗或不汗，不欲食，食辄吐呗，无所苦也。变蒸之时，目白睛微赤，黑睛微白，亦无所苦，蒸毕自明了矣。先蒸五日，后蒸五日，为十日之中热乃除。变蒸之时不欲惊动，勿令旁边多人。变蒸或早或晚，依时如法者少也。初变之时，或热甚者，违日数不歇，审计日数，必是变蒸，服黑散发汗。热不止者，服紫霜丸。小瘥便止，勿复服之。其变蒸之时，遇寒加之则寒热交争，腹痛矢娇，啼不止者，熨之则愈。变蒸与温壮、伤寒相似，若非变蒸，身热耳热尻亦热，此乃为他病，可为余治。审是变蒸，不得为余治。"

唐·孙思邈《千金方·少小婴孺方》对变蒸的临床表现及治疗基本上照录《诸病源候论》，但有所补充，对于要紧处再加说明。比如对目睛症状，"又云目白者重，赤黑者微。""单变小微，兼蒸小剧。""儿生三十二日一变，二十九日先期而热，便治之如法，至三十六七日蒸乃毕耳。恐不解了，故重说之。"对于治疗则更为谨慎，初变之时"有热微惊，慎不可治及灸刺，但和视之，若良久热不可已，少与紫丸微下，热歇便止。若于变蒸之中，加以时行温病，或非变蒸时而得时行者，其诊皆相似，惟耳及尻通热，口上无白泡耳。当先服黑散以发其汗，汗出温粉扑之，热当歇，便就瘥；若犹不除，乃与紫丸下之。"这样变蒸与时行的鉴别和治疗就更为明确了。

明·万全对变蒸的治疗认为轻者不需治疗，重者根据症情施治，若夹杂他病则治他病，并认为古方黑散姑可置之。他在《万氏家藏育婴秘诀·变蒸门》中说："轻者不需服药，重者以平和饮子微表之。热甚便结，以紫霜丸微利之。若吐泻不乳多啼者，调气散治之。"又在《幼科发挥·变蒸》中说："古方黑子散，姑置之可也。其间或有未及期而发热者，或有变过热留不除者，抑有他故，须详察之。如昏睡不乳，则不需治，待其自退。变蒸兼证：变蒸之时，有外感风寒者，宜发散，惺惺散主之，按摩法亦可用也；内伤乳食者，宜须消导，胃苓丸主之；轻则节之可也；有被惊吓及客忤者，安神丸、至圣保命丹。如变蒸而后受病，以治病为主，慎勿犯其胃气。……如受病后而变蒸，养正补脾为主，钱氏异功散，加对病之药。"

明·鲁百嗣《婴童百问·幼幼汇集上》云："变者易也，蒸于肝则目眩微赤，蒸于肺则嚏嗽毛耸，凡五脏六腑、筋脉骨节，皆循环各有证应。其治法，平和者微表之，实热者微利之，或不治亦自愈，可服紫霜丸一丸或二丸，并黑散子、柴胡汤。变蒸者，有寒无热，并吐泻不乳多啼者，当归散、调气散主之。"

明·徐春圃《古今医统·变蒸》云："但看何脏见候而调之为妙，如蒸于肝则目昏而微赤，蒸于肺则嚏咳而毛竖，蒸于脾则吐乳或泻，蒸于心则微惊而壮热，蒸于肾则尻冷而耳热，五脏六腑各见其候，以意消息调和，不必深固胶执而返求全之毁也。抑此自然有是变蒸之理，轻者不须用药，至期自愈，甚者过期不愈，按候调之，着中而已。"

明·龚廷贤对变蒸的治疗也是很慎重的，他在《万病回春·初生》中说："凡变蒸不宜服药，或因伤食，因伤风，因惊吓等项夹杂相值而发，令人疑惑，亦须守候一二日，俟病势真的，是食则消食，是风则行痰，是惊则安神。若变蒸而妄投药饵，则为药引入各经，证遂难识，而且缠绵不脱，盖药有所误也。"

对变蒸的临床表现，明·方贤在《奇效良方·变蒸》中对头额上脉纹的变化作了细致观察，他认为："观诸变蒸热作惊，须见日角左边眉间脉红是也。大凡初蒸见一条，长一二分，在眉上者轻，自日角垂至眉上者重。变蒸发热，见二条红者，两三次蒸，热在内不解，脉红带叉；因惊而蒸，脉青。变蒸多次，青在左太阳，因伤风而蒸。自囟门青至眉之上，因惊而蒸。三处皆青，三证皆见。"

5. 关于"变蒸"说的现代认识

"变蒸"说在现代也不断进行讨论，归纳起来有以下几点：一是认为变蒸反映了小儿生长发育的现象和一定规律，有可取的一面。二是变蒸的日期不是那样固定呆板的，三十二日为一期缺乏科学性。三是变蒸现象的发热、汗多、烦躁、耳尻冷、不欲食等症状出现是不符合临床实际的，混淆了生理、病理的界限。也有认为，小儿变蒸实际上并不存在，变蒸说缺乏根据。

笔者认为，小儿"变蒸"说是古代医家通过临床实践对小儿出生之后，生长发育现象的一种学术探讨，不可简单地予以否定而摒弃。而应该组织科学研究，探讨其科学奥秘。从生长发育的角度来研究变蒸论，可以说它初步揭示了小儿生长发育的意义和进程，与现代医学的认识有许多相似相近之处。比如说，现代医学研究认为，小儿出生之后在生长发育（体格器官的增长、功能的完善与精神智慧的健全等）方面有许多阶段性，有些内容与"变蒸"说中的变生脏腑、长气血骨脉十分相近。至于如何界定其变蒸周期，是今后深入研究的课题之一。

关于变蒸中出现的异常临床表现为发热、汗出、烦躁、不欲食等，笔者认为也是今后研究的课题之一，不可轻率地予以否定。既然生长发育有阶段性（或称节段性），那就不可避免地会出现某种（或某些）临床反应。比如现在大家都公认的"生长痛"，就是生长发育在某一阶段的临床反应，由于症状突出，又查不出原因，而逐渐被公认。而发热、烦躁、汗出、不欲食等，也多做些调查研究，深入检查，也同样可以得结论。或许，还会出现新的临床反应或症状表现，或某些微观指标。至于变蒸的治疗用药，笔者认为古代医家掌握得很有分寸，轻者不需治疗，重者对症用药（辨证施治）。现代的"生长痛"也是这样处理的。在当前尚未能科学地鉴别变蒸之前，对于出现的诸种临床症状，应予严密观察、细致检查，以确定是否病理因素而及时治疗，以免贻误病情。

最后，笔者认为古人用"变蒸"一词来表达小儿初生之后一段时期的生长发育现象，用词甚佳，含义深刻，耐人寻味。形象生动地表达了小儿生长发育的节段性和连续性，具有深刻的科学内涵，又能给科学研究以启迪。

（四）惊风的学术争鸣

惊风是儿科四大证之一，历代医家对此均十分重视，认识十分丰富，由于学术观点的多样化，形成了学术争鸣的局面。据不完全统计，明清时期有关惊风的专著就达 20 余种。

1. 惊风病名的争鸣

惊风一证，自古有之。但从医学文献的记载来看，唐以前尚无"惊风"的病名，而统称在"痉病"、"痫"、"阴阳痫"、"惊痫"等病证之中。成书于唐代的《黄帝明堂灸经》，第一记载了"急惊风"和"缓惊风"，《黄帝明堂灸经》卷下云："小儿急惊风，灸前顶一穴，三壮。在百会前一寸。若不愈，须灸两眉头及鼻下人中一穴。炷如小麦大。"又云："小儿缓惊风，灸尺泽各一壮，在肘中横纹，约上动脉中，炷如小麦大。"可惜，该书未记述急、缓惊风的症状和治法方药，仅载灸法而已。这便是最早的惊风记载。

宋代，对惊风的记载和认识较为明确，有急惊风、慢惊风、慢脾风三种，确立了惊风的病名和分类。但在论述惊风一证时，同时列有胎风、天钓、痫症、发搐等病证。

宋·王怀隐《太平圣惠方》列有"治小儿急惊风诸方"和"治小儿慢惊风诸方"两节，记述了急慢惊风的证候特点和治法方药，但对二者的鉴别不甚清楚，从治法用药来看也多混用，与稍晚钱乙认识的急惊属热属实、慢惊属寒属虚不同。该书还列有"小儿天钓"、"胎风"、"小儿痫证"等与惊风相关的病证。在钱乙《小儿药证直诀》中则还列有"发搐"的病证，而且分"早晨发搐"、"日午发搐"、"日晚发搐"、"夜间发搐"论证施治。闫孝忠在收集整理《小儿药证直诀》后并附以《闫氏小儿方论》，补充了钱乙有关惊风的论述，他说："小儿急慢惊，古书无之，惟曰阴阳痫。所谓急慢惊，后世名之耳。"又说："阳动而速，故阳病曰急惊；阴静而缓，故阴病曰慢惊。"宋·刘昉《幼幼新书》首次较为详细地论述了"慢脾风"，收集了北宋多位儿科医家对慢脾风的论述。这样，在宋代就对急惊风、慢惊风、慢脾风不但已专立病名，而且有了较为详细的认识了。

南宋·陈文中著《小儿病源方论》，他将惊风列为二证，他说："小儿惊风二症，方书未尝分析详细。盖惊自惊，风自风，当分别而治疗之。"这种认识实际上将惊证和风证分开，这也说明在当时存在着因惊而致的惊证与因风而致的风证相混淆的状况。这种混淆状况的出现，使惊风的概念发生了变化。即将因惊所致的病证概归入惊风，也将因风而引起的病证（包括伤风、伤寒等外感性疾病）归入惊风，这就造成了惊风的泛化。也由此而引发了对惊风立名及论治的学术争鸣。

元代医家李东垣在《东垣十书·治小儿惊论》中就将"外物所惊"、"气动所惊"和"因惊而泄青色"等列入惊风证治，显然，"因惊而泄青色"是惊泻，而非惊风。

明代张景岳《景岳全书·小儿则》认为："急惊慢惊，一以为热，一以脾肾之虚，皆不必由惊而得，而此以惊恐致困者，本心胆受伤神气陡离之病。"二者"所因不同，所治亦异"，"胡可以同日而语也"？

明末王大纶《婴童类粹》列惊风二十四候图说证治，二十四惊分别为喘脑惊、胎惊、厥逆惊、眠厥惊、走厥惊、兔儿惊、吐泻惊、痘疹惊、痢疾惊、爱眠惊、蛇甩惊、老鸦惊、夜宿老鸦惊、哑惊、猛行惊、闭脉惊、乳风惊、肥瘤惊、班脊惊、摆惊、足摆惊、急风惊、风寒惊、肿泻惊。名目繁杂。反映了当时医界对惊风认识的状况。

针对当时惊风的混乱认识，不少医家对惊风提出正名之说。明·孙一奎在《赤水玄珠》中云："惊者病之名，风者病之象，言抽搐有似于风之动而为名也。"这是对惊风病名从概念上加以论述，以正其名。然而不少医家则大非"惊风"立名不当，大声疾呼以辟其妄，或曰改惊风为"痉病"，或曰改惊风为"搐"。具有代表性的医家是明末清初的喻嘉言和清代的陈复正、吴鞠通。

喻嘉言在《医门法律·痉病论》中说："小儿之体脆神怯，不耐外感壮热，多成痉病，后世妄以惊风立名，有四证生八候之凿说。实者，指痉病之头摇手动者，为惊风之抽掣；指痉病之卒口噤、脚挛急者，为惊风之搐搦；指痉病之背反张者，为惊风之角弓反张。幼科翕然宗之，病家坦然任之，不治外淫之邪，反投金石脑麝之药，千中千死而不悟也。"

陈复正《幼幼集成·凡例》云："幼科之书几于汗牛，其惊风之传诚多谬误。喻嘉言、陈远公、程凤雏业已辟之，指出病痉，惜未申明病痉之由，与治痉之法，仍无着落，不足服人。予兹彻底揭破，以伤寒病痉，杂病致搐，并竭绝脱证，分为三则，以搐字概之，曰误搐，曰类搐，曰非搐。条分缕晰，证治判然，名既正，庶治疗不惑。"

吴鞠通对小儿惊风以"痉病瘛病"命名。他在《温病条辨·解儿难》中指出："后人不分痉、瘛、厥为三病，统言曰惊风痰热，曰角弓反张，曰搐搦，曰抽掣，曰痫、痉、厥。……谨按痉者，强直之谓，后人所谓角弓反张，古人所谓痉也。瘛者，蠕动引缩之谓，后人所谓抽掣、搐搦，古人所谓瘛也。抽掣搐搦不止者，瘛也。"并将小儿痉病瘛病"分为九大类。"

另外，对于惊风病名的文献记载中，还有慢肝风、慢肺风的病名，《幼幼新书》有慢肝风的病名，《永乐大典·医药集》引黎民寿《简易方》中有慢肝风、慢肺风的病名，可惜均无详细论述。自宋至明清，惊风与发搐的病名总是兼而出现，《景岳全书·小儿则》对这二者的解释是："搐，抽搐也，是即惊风之属。但暴而甚者，谓之惊风；微而缓者，谓之发搐。发搐不治，则渐成惊风矣！"由此看来，发搐证轻浅，如伤风发搐，伤寒发搐等；惊风证重且深，是热极生风、痰热惊风。

由上可知，中医文献中对惊风的论述甚多，病名名称各异，要在分清病因、分清轻重、分清深浅、分清虚实。

2. 惊风的病因与证治分类

自唐代确立惊风的名称之后，自宋代起即有急惊风、慢惊风、慢脾风的分类，随着对惊风认识的逐步深入，除病名的论争之外，对病因及其证治分类的学术争鸣尤为突出，形成了"百家争鸣、百花齐放"的局面。兹择其要者分述于下：

宋·钱乙认为："凡急慢惊，阴阳异证，切宜辨而治之。"在《小儿药证直诀·脉证治法》中还将"发搐"分为"早晨发搐"、"日午发搐"、"日晚发搐"、"夜间发搐"，分属肝、心、肺、肾四脏证治。宋·刘昉《幼幼新书》收集了宋及宋以前的方书，对慢脾风的论述甚详。认为慢脾风的病因有因吐泻脾胃虚损，有因泻痢日久复用寒凉伤败脾胃，有因慢惊不退转成慢脾。南宋·陈文中《小儿病源方论》提出：不唯热极生风，"寒暑燥湿之极亦能生风"，特别提出"痰涎壅闭而作搐"，将寒痰作为病因之一类，"治当去痰涎，次固元气。"不著撰人姓名的《小儿卫生总微论方》将急惊风和慢惊风列为阳搐和阴搐："以阳动而速，故阳搐曰急惊；阴静而缓，故阴搐曰慢惊。"

元·曾世荣《活幼心书·明本论》认为："惊生于心，风生于肝，搐始于气，是为三证。"并将暑风、惊悸收入急惊，慢脾列入慢惊。

明·万全对惊风的病因和证治分类有独到见解，具有较大贡献。他在《幼科发挥》中将惊风分为"急惊风证"、"急惊风类证"、"急惊风变证"、"惊风后余证"、"慢惊风证"及"慢脾风"等。在病因方面提出三因说，《幼科发挥·急惊风有三因》指出："有外因者，如感冒风寒温湿之气而发热者，宜即发散之。……有内因者，如伤饮食发热者，即宜消导之、下之。……有不内外因者，如有惊恐、或客忤中恶得之，宜先去其痰，后安其神。"

孙一奎《赤水玄珠》则将惊风归为内外二因，"惊有因外因内，外至者或闻异声、目击异物，蓦然仆地者是也，内生者由痰生热、热生风也。"

明·张景岳对惊风的病因及其证治分类又有新的见解，他在《景岳全书·小儿则》中说："惊风之要领有二：一曰实证，一曰虚证而尽之矣。盖急惊者阳证也，实证也……慢惊者阴证也，虚证也。"又说："治之之法，有要存焉。盖一曰风，二曰火，三曰痰，四曰阳虚，五曰阴虚。"并根据五脏见证列为五脏惊风："小儿惊风，肝病也，亦脾肾心肺病也。益小儿之真阴未足，柔不济刚，故肝邪易动。肝邪动则不能生火，火能生风，风热相搏则血虚，血虚则筋急，筋急则为掉眩反张、搐搦强直之类，皆肝木之本病也。至其移木邪侮土，则脾病而为痰、为吐泻。木盛金衰，则肺病而为喘促、为短气。木火上炎，则心病而为惊叫、为烦热。木火伤阴，则肾病而为水涸、为血燥、为干渴、为汗不出、为搐、为痉。此五脏惊风之大概也。"

对于惊风证候所属脏腑，明·徐春圃《古今医统》和王大纶《婴童类粹》也各有论述，认识有所不同。徐春圃认为："小儿非时钓上眼睛，是肝风惊；白日无时喜笑，惊风在心；梦中五指捻动，惊风在筋；畏人恐怖，惊在脾；梦中非时手足抽动，惊风在肝心二脏；面色赤非时作黑，惊在肾；无时咬人，惊风在骨；非时手足拿人，惊风在三焦；梦中吐舌。惊在心；睡时喉中响拽，惊在肺并胃脘；面色青白，无时发热战，惊在脾；无时面上黑色恶叫，惊在肾。王大纶认为："非时吊眼，惊入肝；睡后咬牙，惊入肾；夜啼到晓，惊入小肠；气喘饮水，惊入肺；面红脸赤，惊入心；五心烦热，惊入脾；面青乍白，惊入胆；喉巾痰锯，惊入大肠；干呕无时，惊入胃；睡中啼哭，惊入三焦。"以上的这些认识，有不少是属于惊恐引起的病证表现。这也说明了在当时惊风概念的扩大化。

清代夏禹铸《幼科铁镜》批驳了当时的惊风之谬，指出惊风"有痰盛、风盛、热盛"之别。

清·谈金章《诚书》对惊风的分类为："若有感陡发，名曰急惊，属在阳；体虚病后，名曰慢惊，属在阴；如日久脾虚，真元剥耗，名曰慢脾风；又有潮热喘逆、搐搦呕吐，名曰类惊风，将发痘疹之泡；如暑月受累，冒风过饱而来者，名曰暑风。"

　　清·陈复正《幼幼集成》在辟除惊风之名后，"新立误搐、类搐、非搐分门别证"，"误搐，即伤寒病痉也。"列柔痉、刚痉论治。"类搐，即幼科所云惊风余证者是也，原非小儿固有，由迁延而致。"分暑证、疟疾、痢疾、咳嗽、丹毒、疮痈、痘疮、霍乱、客忤、中恶论治，上述病证由于"迁延时日，或抑遏邪气，无所发泄，间有变为搐者，搐非固有，所以谓之类搐。""非搐，即幼科之慢惊风、慢脾风者是也。"分吐泻、大惊卒恐论治。陈氏云："已上误搐、类搐、非搐证，共一十四条，即幼科之急惊、慢性、慢脾者，尽止于此。……临治者，当知各证之病原有别，而治疗之攻补有殊，不得复以急惊、慢惊、慢脾混同立论，而以截风定搐之死法统治之。"

　　清·吴鞠通在《温病条辨·解儿难》中对惊风的分类又有异于前人。除指明惊风即是痉病瘛病外，分列为寒痉、风温痉、温热痉、暑痉、湿痉、燥痉、内伤饮食痉、客忤痉、本脏自病痉九大纲，而且特别指出本脏自病痉即瘛病，为阴虚风动之证。石寿堂《医原·儿科论》对吴鞠通关于惊风的上述观点，进行了深入分析，而终以燥湿立论，归于燥。他说："愚细玩诸条，不外燥湿二字，又终归于燥之一字。然则六气最易化燥，小儿尤易化燥之说，此岂余之私见哉？"

　　惊风病因及其证治分类的争鸣一直延续至近代。成书于1930年的《七十二种急慢惊风及救治法》（陈景歧著）将惊风分列72种，名目繁多，并认为风火痰虚皆属内证，"而实非外感之证"，把惊风归入内伤的属性。

3. 惊风的治法与方药

　　自惊风立名之后，宋《太平圣惠方》所列急慢惊风的治法方药多有混淆，以金石重坠及祛风之剂为主。钱乙《小儿药证直诀》首倡："急慢惊阴阳异证，切宜辨而治之，急惊合凉泻，慢惊合温补。"同时指出"世间俗方，多不分别，误小儿甚多。"然而从《小儿药证直诀》所列 30 余首治惊风方剂来看，仍未脱世俗之见，其中金石脑麝、朱砂水银、牵牛全蝎之类重坠、窜烈、峻下之品甚多，因此后世医家提出怀疑是否钱乙用药之本意。

钱乙用药以柔润称著，在对急惊阳盛之证的治疗，主张用凉惊丸，"以除其痰热，不可与巴豆及温药大下。"阎孝忠在《阎氏小儿方论》中对钱乙的惊风之论有所补充，他说："治小儿惊风，痰热坚癖，能不用水银、轻粉则便，如不得已用之，仅去痰即止，盖肠胃易伤，亦损口齿。"治急惊风，"当其搐势渐减时，与镇心治热药一二服，候惊势已定，须臾以药下其痰势，心神安宁即愈。"治慢惊风，"凡小儿吐泻，当温补之。每用理中丸以温其中，以五苓散导其逆，连与数服，兼用异功散等温药调理之。……若已虚损，宜与附子理中丸，研金液丹末，煎生姜米饮调灌之，惟多服乃效。"金液丹即硫黄一味，温肾回阳。

宋·刘昉《幼幼新书》首次较为详细论述了慢脾风的证治方药，认为慢脾风的治疗以醒脾、健脾、取涎息风为原则，常用方剂如玉诀醒脾散，毛彬银白散、郑愈醒脾散等。陈文中《小儿病源论》对惊风认为不惟热极生风，"寒暑燥湿之极亦能生风"，"痰涎壅闭而作搐"，治疗提出"当去痰涎，次固元气"，先服芎竭散，并用手法去寒痰冷涎，次服油珠膏，后服益真汤，助服前朴散。元·张从正《儒门事亲》也主张先用吐涎之药，后服清凉坠涎之品。

元·曾世荣对小儿惊风有独到的见解和经验，《活幼口议·小儿惊风痰热四证》认为："小儿有热，热盛生痰，痰盛生惊，惊盛作风，风盛发搐。……有退热而愈者，有治惊而愈者，有截风而愈者，有化痰通关而愈者，皆是依证用药。"对急惊用下，提出"可量其轻重，如病五六分，只下三四分许，随通且利，热去痰消，则病与证次第徐徐而减瘥。若不揣度，一概并荡下之，大过伤害脏腑，疾转阴证，乃作慢惊风候。"并公开其家传秘方金珠散，即琥珀抱龙丸入珍珠合和，治惊风尤效。另外，他对五苓散、宽气饮治疗惊风独有心得。《活幼心书·明本论》云：急惊用五苓散加辰砂、薄荷疏涤肝经，安魂退热镇惊，"内有泽泻导小便，心与小肠表里，小肠流利，心气得通，其惊自减；内有桂，木得桂则枯，是以有抑肝之气，其风自停；况佐以辰砂，能安神魂，两得其宜。"宽气饮以枳实、枳壳等调气之品为主药，能治惊止搐，是因为"搐始于气"，"治搐之法，贵以宽气为妙，气顺则搐停。"

元·危亦林《世医得效方》云：治"急惊之候，通关截风、定搐去痰，其热尚作则当下之，一泄之后又急须和胃镇心，不可过用寒凉等剂"。"慢惊之候，宜于生胃气药，和以截风定搐，不可太燥。"至于慢脾风，指出"若逐风则无风可逐，若疗惊则无惊可疗，但脾间痰涎、虚热往来。"

明代对惊风治疗的认识更为丰富，明·王纶《明医杂著·急惊》认为："治急惊有余之证，先须降火下痰，一二服后加养血安神之药。若饮食少、大便溏、或吐泻，则当兼补脾胃；若脾胃原虚，当于直泻药中加补脾药；若屡作屡服利惊驱逐之药，便宜认作脾虚血散，治惊药内加养血补脾药，不可用温热丁香等药，恐助胃火，宜参、术、芍药等以补脾中气血，麦门冬、黄连以清金制木。"

明·万全《幼科发挥》提出"急惊风有三因"，"有外因者，如感冒风寒温湿之气而发热者，宜即发散之"；"有内因者，如伤饮食发热者，即宜消导之，下之"；"有不内外因者，如有惊恐，或客忤中恶得之……宜先去其痰，辰砂膏主之，后安其神，琥珀抱龙丸主之。"并对急惊变痫，用如神断痫丸；急惊成瘫，宜地黄丸加当归、牛膝、川独活、肉桂。还对急慢惊风提出预防方药，"方其热甚之时，腮赤面黑，目且怒，直视不转者，此急惊风之候。宜服河间当归龙荟丸，以泻肝胆之火，则不成急惊风也。当吐泻不止之时，见其手足冷、睡露睛、口鼻气出冷者，此慢惊欲成之候也。急用参苓白术散以补脾，琥珀抱龙丸去枳壳、枳实，加黄芪以平肝，此慢惊风不能成矣。此吾家传秘法。"

明·张景岳《景岳全书·小儿则》提出急惊属阳证实证，"当先治其标，后治其本"；慢惊属虚为无阳之证，"当专顾脾肾以救元气"。在具体治法用药上进一步提出："治之之法，有要存焉。一曰风，二曰火，三曰痰，四曰阳虚，五曰阴虚。但能察此缓急则尽之矣。"风非外来之风，血燥之风不可散，"凡如防风、荆芥、羌活、独活、细辛、干姜、柴胡、紫苏、薄荷之类，使果有外邪发热无汗等症，乃可暂用。如无外邪，则最所当忌。"痰与火，若痰因火动则治火为先，火以痰留则去痰为主。"火之甚者宜龙胆草、山栀子、黄连、黄柏、石膏、大黄之属；火之微者宜黄芩、知母、玄参、石斛、地骨皮、木通、天麻之属。痰之甚者宜牛黄、胆星、天竺黄、南星、半夏、白芥子之属；痰之微者宜陈皮、前胡、海石、贝母、天花粉之属。"另外，朱砂能坠痰降火透络，雄黄破结开滞，冰片、麝香开窍要药，琥珀、青黛清利助佐，僵蚕、全蝎、蝉蜕祛风镇惊，皆可选用。并说："凡惊风之实邪，惟痰火为最而风次之，治实之法，止于是矣。"而"惊风之重，重在虚证。……治虚之法，当辨阴阳。阳虚者宜燥宜刚，阴虚者宜温宜润，然善用阳者，气中自有水；善用阴者，水中自有气。造化相须之妙，既有不可混，又有不可离者如此。"对于"惊恐致困者"，为大惊气散，治当以秘旨安神丸等收复神气为主。

明·鲁百嗣《婴童百问》对慢惊风的治疗提出"须当审问源流，不可一概用药。""如吐泻得之，则理中汤加木香以温其中，五苓散以导其水；如脏寒洞泄得之，则先与术附汤；下积取转得之，则先与调气散调和脾胃；如外感风寒，则可与桂枝汤、葛根汤辈。其他可以类推矣。然慢惊虽属阴，亦须准校阴阳亏盛，浅深如何，不可纯用温药及燥烈大热之剂，惟于生胃气中加以截风定搐，如全蝎、花蛇、僵蚕、白附、天麻、南星辈为良方"。对慢脾风，"治法大要，生胃回阳。"如黑附汤、川乌散、金液丹、白丸子，以及异功散、蝎附散之类，若"手足不冷"、"阳气未甚脱"，"则不必回阳"，"亦不可用硫黄、附子。"

清代对惊风的治法更趋于多样化，有内治、外治、针灸推拿等。内治法则也争鸣甚多，主张各异，其中以夏禹铸、陈复正、吴鞠通、庄一夔、王清任等为代表，推崇外治法者有夏禹铸、陈复正为代表。

夏禹铸《幼科铁镜》认为："疗惊必先豁痰，豁痰必先祛风，祛风必先解热……解热必先祛邪。前书上只云解热，并未说到祛邪，今以祛邪之法详之。一用拿，一用推，一用灯火，一用灸，一用药。"夏氏治疗惊风多以天保采薇汤加减，痰盛加重半夏、前胡、苍术，夏月加香薷；风盛加重柴胡、羌活、半夏，夏月加香薷；热盛加重干葛、桔梗。

陈复正《幼幼集成》分误搐、类搐、非搐三门论治。误搐分柔痉、刚痉治疗；类搐分暑证、疟疾、痢疾、咳嗽、丹毒、疮痈、痘疮、霍乱、客忤、中恶治疗；非搐分吐泻、大惊卒恐治疗。十分注重辨证施治，忌见痉止痉，忌金石重坠峻烈，并结合外治。创立集成沆瀣丹、集成金粟丹为治惊风的常用方剂（两方药组成参见第48讲陈复正学术思想与医疗经验研究），集成沆瀣丹为清热解毒、通利三焦、导滞通腑之剂，适用于痰热惊风之证，"诸般风搐，并皆神效"，"此方用之最久，功效莫能殚述。"集成金粟丹为疏风化痰、定惊止搐之剂，他认为"凡诸家截风定搐之方，皆不及此方之圣。"

吴鞠通《温病条辨·解儿难》按九大纲论治：①寒痉：柔痉用桂枝汤加法，刚痉用葛根汤，风寒咳嗽致痉用杏苏散；②风温痉：用辛凉之剂如银翘散、白虎汤、清宫汤、牛黄丸、紫雪丹之类；③温热痉：同风温痉论治；④暑痉：按暑病治法，"痉因于暑，只治致痉之因，而痉自止，不必沾沾于痉中求之。"⑤湿痉：按湿病治法；⑥燥痉：按燥病治法；⑦内伤饮食痉：按吐泻伤脾，及脾病及肾的不同，予以温补脾肾，如异功散、理中汤、补中益气汤之类；⑧客忤痉：宜养血安神宁心，用复脉汤加减；⑨本脏自病痉：为阴虚风动，宜育阴柔肝为主，如三甲复脉汤、大小定风珠之类。

谈金章在《诚书》中提出惊风治法的宜与不宜种种："宜治痰不宜治火"，"宜安神不宜镇惊"，"宜导不宜下"；"宜解不宜汗"等。

庄一夔撰《福幼编》专论惊风，主张急惊以清热养血，慢惊风温补脾肾。对慢惊尤有心得，必用姜、桂、附子。创慢惊二方：一为逐寒荡惊汤（胡椒、炮姜、肉桂、丁香），一为加味理中地黄汤（熟地、当归、枸杞、党参、酸枣仁、故纸、黄芪、白术、炮姜、肉桂、甘草、胡桃、生姜、大枣、附子、灶心土）。

王清任善用活血化瘀之法，在《医林改错》中也明确指出"抽风非风"，乃"气虚血瘀之症"，方用可保立苏汤加减。

清代江笔花在《笔花医镜》中认为急惊风乃痰火闭证，治疗"初起以通关散开其嚏，嚏则醒。轻者利火降痰汤，重者清膈煎加石菖蒲、竹茹，或抱龙丸，醒后清热养血汤。"《吴医汇讲》载姚德培所言，"若于病来猖獗之前，先以辛凉开肺，继以甘寒化热，佐以润剂降痰，两候（指惊风候）自能痊可。"

外治法治惊风在清代较为盛行。夏禹铸在《幼科铁镜》中首先批评了"村妇庸夫多以铁针于心手挑筋破肉"的可笑做法，然后提出拿、推、灯火、灸的四种外治方法。先用拿法："如惊痰筑甚盛，昏昏不省人事，于不抽掣时，把精威二穴对拿紧，不咬齿、不摇头、不直视、人亦无挣声的模样，将儿面向我，以我两手骑儿肩，大指握前，以第二两指并狠狠揉肺俞两穴。"然后"急灸肺俞穴各三壮"。"如发惊拿醒，便知人事，即用推法。"推法：开天门24下，分阴阳9下，感受重揉太阳，体弱感受揉太阳、太阴，然后掐天庭、眉心、山根、准头、人中、承浆各1下，左手推三关30下，退六腑6下，运八卦推艮入坎30下，重揉外劳30下，揉五指节2次，捋左委中穴30下。灯火法：定惊元霄灯火，囟门、眉心、脐心、脐轮、合骨、鞋带各穴共15燋。另外，清·熊运英《小儿推拿广意》则对惊风分门别证予以推拿手法和穴位。

陈复正《幼幼集成》对惊风的外治提出全身灯火法，能"疏风散表、行气利痰、解郁开胸、醒昏定搐，一切凶危之候，火到病除。"该法共用灯火64燋，自角孙瘈脉起，次及听宫、曲鬓、本神、天容、囟会、承浆、肩井、曲池、合谷、神门、乳根、阴交、命关、长强、肺俞、阳陵、承山、昆仑、解溪、丘墟、涌泉。另外，还常用药物外治的方法。如因中恶致惊，用霹雳散搐鼻取嚏；因客忤致惊，用涂囟法（灶心土1钱，雄黄5分，麝香0.5分，共研细末，枣肉和匀成饼，贴囟上，并取艾绒作豆大一粒，灸3炷），也可用搐鼻法（川芎、藿香、藜芦各3钱，玄胡索、丹皮、辰砂各2钱，共研极细末，少许吹鼻取嚏）；如因霍乱致惊，急用盐汤探吐，以疏通气机；如因丹毒致惊，"速宜砭去恶血"，用磁锋砭法，不可妄用搽敷，逼毒入内。

清代另一位儿科医家许佐廷在《活幼珠玑》中，主张"急惊发时，牙关紧闭不醒者，急用灸法即醒。"方法为：将患儿两大指及两中指相合，灸大指相合的指甲侧缝及中指相合的指甲缝中心处，各1、2壮。

三、中医儿科学术发展的现状与展望

随着科学技术的发展，中医儿科学在当代进入了新的发展时期，一方面取得了可喜的成就，另一方面又存在着挑战和机遇。兹就中医儿科学术发展的现状与前景，作简要评述。

（一）理论文献的研究整理

唐宋以来，差不多每一个朝代都对中医学的理论文献进行过较大规模的整理，如唐代的《外台秘要》、宋代的《圣济总录》、《太平圣惠方》，明代的《普济方》、《证治准绳》，清代的《医部全录》、《医宗金鉴》等。历史上的这些文献整理，对中医学的学术发展起了巨大的推动作用。就中医儿科而言，上述的文献中均包括中医儿科学的内容，除此之外，还有不少专科整理性质的文献，如宋代的《幼幼新书》，就是对宋代及宋以前儿科医籍的一次较全面系统的研究整理，并使当时一些珍贵的文献资料得以保存至今。该书在整理研究方面一个突出的贡献就是对儿科病证的分类，具有很强的科学性、系统性，该书是当时世界上规模最大、系统性最强、分类极为细致的儿科巨著，当然它的实用价值至今仍具有很高的临床指导意义。

建国以来，中医儿科学的理论文献研究整理工作进入了一个辉煌的阶段，不仅对许多儿科历代著作进行了校勘或注释，而且进行了全面整理和提高。比如，全国中医学院《中医儿科学》教材已进行了六版的编写修订，出版了中医儿科学的辞典和百科全书，尤其是本世纪80年代以来编写出版的几部大型中医儿科专著：王伯岳、江育仁主编的《中医儿科学》，江育仁、张奇文主编的《实用中医儿科学》，张奇文主编的《儿科医籍辑要丛书》，均是概括古今，既有文献研究价值，更有指导当前儿科临床的医疗、教学、科研的重要著作。然而，科学总是不断发展，当前中医学的发展，中医儿科学的发展，仍然是继承和发扬的问题。继承，就是要发掘和整理中医儿科固有的学术理论和临床经验，是使中医儿科学术按照中医自身的规律向前发展的基础，也就是说继承是发扬的基础，而不能把它们割裂。没有继承也就无所谓发扬。按照中医自身的规律研究整理中医儿科学术理论，提高中医儿科辨证论治水平，是中医儿科学术发展的基本点，离开这个基本点而侈谈所谓"中医现代化"，将是舍本逐末，"中医现代化"也就成了无根之水、无本之木了。中医现代化首先要具有中医特色，并将中医特色发扬光大。

（二）儿科基础理论研究

1. 关于体质与生理病理特点

小儿体质和生理病理特点，一直是儿科领域讨论研究的重大课题。由于前人的纯阳说、稚阴稚阳说、阳有余阴不足说、少阳说的争论不休，目前这一问题的认识已基本趋于一致，即小儿脏腑娇嫩、形气未充，同时又生机蓬勃、发育迅速，这样把对立的概念融合起来，形成互为补充的理论基础。有学者还对新生儿的生理病理状态进行分析研究，认为稚阴稚阳十分突出，50例足月正常新生儿的免疫学检测［包括总补体、补体第三成分、血清溶菌酶、外周血中性粒细胞吞噬指数、血清免疫球蛋白（IgG、IgA、IgM），血清蛋白电泳、免疫电泳、活性玫瑰花值，总玫瑰花值等］，结果除血清溶菌酶和IgG外，其余各项指标均低于成人。有人检测各年龄段正常儿童的免疫球蛋白，发现IgG新生儿出生一周后逐渐降低，2~8个月内为最低，以后随着年龄增长而增高；但IgA、IgM则在出生时即处于低位，以后逐渐增高。这均说明小儿稚阴稚阳的逐渐充长。

阴阳学说的研究，在中医基础理论的研究中是较为活跃的领域，目前已有较深入的研究。比如对在细胞内起着极为重要作用的环核苷酸的研究，上海第二医科大学的研究表明：阴虚时cAMP明显升高，阳虚时cGMP明显升高、cAMP/cGMP明显降低。神经—内分泌系统的调节，也是阴阳学说研究的重要对象，激素的分泌已证实与阴阳相关。对小儿体质的阴阳强弱稚壮的研究，除在免疫方面进一步深入外还应引入中医基础理论研究的成果，多方面地深入下去。

小儿体质与生理病理特点的表述，除阴阳之外，还具体落实到脏腑上，古人有心肝有余、肺脾肾不足之说。今人皇甫氏对732例小儿进行2年的观察研究，提出小儿五大体质类型，即正常型、脾胃虚弱型、肝肾不足型、肾气不足型、血虚型。朱锦善提出正常质、痰湿质、气虚质、内热质、气阴两虚质五种体质类型，为治病防病提供了依据。中医基础理论研究对脏腑的研究做了大量的工作，并取得了十分可喜的成绩，尤其在脾、肾的研究方面更为深入。这些方面的成果引入儿科的研究范围，目前在疾病的治疗中已越来越发挥重要作用。

2. 关于生长发育与喂养保健

现代科学的发展逐渐揭开了生命的奥秘，但仍有许多未被认识的领域。中医儿科学对小儿的生长发育和喂养保健，包括自受孕养胎到出生护养以致智力开发等诸方面，均有丰富的认识和经验积累，运用这些认识和经验积累进行科学研究，无疑有助于研究的深入。比如中医的"变蒸"学说，就是对小儿出生之后生长发育的认识，这种认识在古代有学术争鸣，在今代也曾被认为是唯心的，而予以摒弃。然而，随着科学研究的深入，对"变蒸"说的认识又被重新提出来，有关这方面的情况已在前面学术争鸣一节中作了说明。又，关于优生方面，是当今国际上研究较多的课题，中医的禀赋胎孕、养胎护胎、胎教等方面的认识，也逐渐得到了科学的认可，深入研究使之能更好地指导临床。中医在儿童的喂养保健、智力开发方面，也有许多值得研究和继承发扬的。母乳喂养、母婴同室，是当今世界上广泛提倡并大力推行的，然而在中医儿科学的历史上，早在唐代的《千金方》就已有十分明确详细的论述。免疫保健，也是中医学的认识早于世界各国，当前在小儿预防保健方面，近20年来对小儿反复呼吸道感染的防治研究，取得了大量的研究成果，在内治方面主要运用健脾益气、补肾健脾的方药进行制剂研究，在外治方面则有佩带香囊、药物背心、敷贴以及推拿按摩等研究，具有提高免疫能力、增强体质的作用。在增进智力方面的研究也崭露头角，中药补肾、养心、开窍具有良好的研究前景。

以上优生优育的研究，中医儿科学有深厚的经验积累和科学内涵，是很有前途的研究领域。

3. 关于微观辨证的研究

中西医结合、辨证与辨病相结合，是当代中医儿科学发展的一种趋势。自本世纪20年代起，这方面的著述不断出现，真正在中西医结合、辨证与辨病相结合方面进行较深入研究的，是从60年代，主要是70年代之后。目前在医疗上要求中西医双重诊断，所谓双重诊断即西医诊断、中医诊断两方面。中医辨证与西医辨病相结合，有利于临床观察，有利于科学研究。

在辨证与辨病相结合的研究过程中，由于疾病客观指标的建立，又使中医辨证由宏观症状表现上的辨证向微观检查指标上的辨证发展。在这一方面，做了大量的工作，取得了可喜的成绩，推动了中医诊法的研究进展。

微观辨证反应的客观检查指标，在脾虚证、肾虚证、血瘀证等方面进展显著，建立了一些有意义的生化学、免疫学、微循环学等方面的客观指标，为中医的诊断补充了新的内容。另外舌诊、指纹诊、脉诊等方面的解剖学及相关生理病理客观指标的研究，也为传统的诊法注入了新的内容。在临床上常见的一些疾病，比如细菌感染与病毒感染，血、尿、粪便的化验指标，均为临床辨证的重要内容，这些均丰富了儿科的诊断与辨证。

微观辨证的深入研究，是中医学术发展的一个划时代的标志。这是建立在辨证与辨病基础上的，是推动中医学术发展的突破口，中医儿科自古以来的辨证难的问题也就迎刃而解了，因此，微观辨证的深入研究，也是中医儿科学术发展的重要方面。在研究中，要注意宏观与微观的结合，辨证与辨病的结合，要注意运用中医理论的指导。

4. 关于治疗法则研究

近20年来，对儿科治则的研究较为活跃，对运脾法、补肾培本法、活血化瘀法、攻下通腑法、清热解毒法等方面的研究较为深入，且在临床应用中产生了较大的影响。

运脾法是由著名儿科专家江育仁教授在80年代倡导的，他认为健脾不在补而贵在运，这是从小儿脾胃的生理病理特点出发，结合临床的实际提出来的。80年代初，朱锦善对小儿脾胃的病理特点从钱乙提出的"脾主困"进行了分析，认为"脾主困"概括了小儿脾胃的病理特点，而不应被埋没。"脾主困"也就成为运脾疗法的病理基础。自江育仁教授倡导运脾疗法之后，这方面的现代研究和运用甚为活跃，实验证明，运脾方药具有增进小肠吸收、促进消化酶分泌、调节肠蠕动、增强免疫功能等作用。

补肾法在治疗先天发育不良、智力低下，以及哮喘、肾病的恢复、缓解期等方面的研究表明具有良好的治疗作用，在增强体质、增强免疫功能方面亦具有良好的作用。实验研究表明，补肾药物能增强内分泌系统功能，调节丘脑－垂体－肾上腺轴功能紊乱，平衡机体能量代谢，调节机体免疫，促进骨髓生血等。

活血化瘀法在治疗一些难治性疾病中发挥良好作用，久病入络，久病致瘀，运用活血化瘀药物能改善微循环，增加血流量，抑制血小板聚集，同时还具有抗菌消炎及改善免疫功能的作用。清热解毒、通腑攻下的治则，近年来研究也较多，是驱除病因，改善体内环境的有效治则，对急性热病、急腹症均有很好的治疗作用。

治则与方药的现代研究，为临床应用提供了科学的客观依据，同时为扩大应用范围（异病同治、同病异治）提供了科学依据。这方面的研究是中医儿科临床研究的基础，进一步的深入研究为推动中医学术的发展，将起到不可估量的作用。

（三）儿科临床治疗研究

1. 儿科疾病临床治疗研究进展

50年代以来，中医儿科临床治疗研究取得了可喜的成绩，对小儿多种疾病的治疗，如流行性乙型脑炎、肺炎、哮喘、泄泻、肾炎、肾病、新生儿溶血病、厌食症，以及复感儿的防治等，均有长足的进展。

流行性乙型脑炎是对小儿健康危害很大的急性传染病，目前尚缺乏针对乙脑病毒有效的药物，50年代和60年代曾在我国出现大流行，当时曾组织全国中西医专家进行协作攻关。中医运用暑温的发病理论指导治疗，一方面"夏暑发自阳明"，以大剂白虎汤为主清解阳明；另一方面"暑必挟湿"，以宣透疏利清解之法治疗，在辨证方面以卫气营血为主，结合热、湿、痰、风的辨证，进行治疗，提高了治愈率，减少了死亡率和后遗症的发生，受到了卫生部的嘉奖，并广泛推广中医治疗经验。

肺炎的治疗，研究较为深入，全国各地都研制出一大批治疗的中药新制剂。目前治疗肺炎从治则上来看，主要为清热解毒、宣肺化痰、活血化瘀、攻下通腑，对于祛除痰热、解除肺闭的病机十分有利，数以万计的病例报道均说明中医治疗的确切疗效。而且在消除肺炎症状、促进肺部炎症的吸收、缩短病程等方面均显示其优越性。活血化瘀法的应用，还能减轻肺瘀血，对心衰有较好的预防和治疗作用。

哮喘的治疗，发作期的平喘研究在宣肺化痰、降气平喘的基础上，虫类祛风止痉药物的应用研究引人注目，对快速平喘有较好作用。缓解期的治疗研究较多，主要侧重在健脾益气、补肾固本的方药研究，大量的研究结果表明，补肾健脾方药在提高机体免疫机能，预防复发方面有较好作用。最近还有人提出，将缓解期分为缓解恢复期和稳定期，前者为发作控制之后，后者即症状缓解恢复之后的较长时间的稳定阶段，特别强调稳定期的调治对于预防复发和根治十分重要。

泄泻是小儿多发病、常见病，中医治疗对急、慢性腹泻，感染性、非感染性腹泻，均有较好疗效，目前已研制出多种中药新制剂供临床应用，外治法的研究非常活跃，疗效确切，值得进一步深入研究。

肾炎、肾病的治疗，中医也有突出的疗效，在急性发作期，侧重于清热解毒、行气利水、健脾温肾等治法，对于控制和缓解病情疗效很好。对肾炎恢复期、肾病缓解期的治疗，尤具特色，滋肾填精的治法受到普遍的认同。肾病综合征是一难治性疾病，目前普遍采用中、西医结合的治法，中医治疗能调节免疫机能，防止反跳和复发，而最终达到痊愈。这方面的研究正在逐步深入，除滋肾填精外，活血化瘀受到普遍重视。

对新生儿溶血病的中医治疗研究，70年代取得了显著的成就，运用清热解毒、利胆退黄的以茵陈、黄芩、大黄等药物为主的方剂，具有治疗和预防作用。中国福利会国际和平妇幼保健院等，研制清热利湿的黄疸茵陈冲剂，给 ABO 或 Rh 因子不合的妊娠期孕妇服用，有明显的预防或减轻新生儿溶血病的效果。

厌食症是80年代以来发病率较高的病证，已引起儿科界的重视，中医治疗具有特长，近10多年来的研究报道很多，健脾助运的运脾疗法治疗本症较为突出。实验表明，健脾助运方药能促进消化酶的分泌，促进微量元素的吸收，而达到调整脾胃功能，开胃纳食的效果。

复感儿防治也是近20年研究的重点之一，大量的临床与实验研究表明，从健脾益气固表入手选择方药均能达到较满意的疗效，当前临床应用较多的药物如黄芪、黄精、党参、白术、甘草、牡蛎、白芍、桂枝等。也有认为内蕴积热也可导致反复呼吸道感染，采用清热导滞方药同样可调整免疫，增强抵抗力。

2. 辨证与辨病相结合

辨证与辨病相结合，采用现代科学的检测手段和方法与中医传统的辨证相结合，来观察治疗效果，是当前中医临床研究的一大特点。中医儿科临床研究，包括上述一些具有突出成果的研究项目，都是如此。因此，深入地进行辨证与辨病相结合，是今后儿科临床研究的方向之一。

辨证与辨病相结合，是中医实现现代化，在疾病诊断的认识上与国际接触的良好方法，同时也是为中医辨证注入新的客观依据和微观指标，无疑使中医辨证更加深入和规范。中医儿科素有辨证难之说，辨证的客观依据和微观指标将使中医儿科的传统辨证方法和内容，出现新的突破，辨证难也就迎刃而解。辨证与辨病相结合，还能使治疗研究更加科学和严密，使治疗更具针对性，无疑有助于疗效的提高。

3. 剂型改革与外治疗法

中医儿科用药的剂型改革和外治疗法的研究，在近20年来十分活跃，而且取得了大量的研究成果。剂型改革已改变了单一的饮片煎煮，目前已有散剂、免煎中药、口服液、冲剂、糖浆、针剂、喷喉剂、灌肠剂以及外治的多种剂型等多种儿科用药剂型，为解决小儿服药难开辟了新路。其中最为突出的是中药直肠滴注的剂型和给药方法的研究和应用，受到普遍的重视，大量的研究与应用实践证明，这种给药方法既保持了中药传统用药的质和量，又能促进吸收，避免药物对胃的刺激，也避免胃液对药物的影响，是一种很好的给药方法。目前应用于急性热病、危急重症、肺系病证、脾胃病证等均有很好的疗效。

外治疗法研究广泛，有药物熏洗、热熨、敷贴、涂擦等，根据小儿特点应用于囟门、脐部、足底及其他穴位进行治疗。目前，应用外治疗法在治疗小儿高热、肺炎、哮喘、腹痛、腹泻、汗证、遗尿、口疮、鹅口疮、皮肤疮疡、新生儿硬肿症等病症方面，研究较多，疗效亦佳。外治法的应用前景很好，在结合现代科学成果应用方面，如磁疗、电离子导入等将发挥更好的治疗作用。

外治法用于疾病预防和保健，也已显示良好的前景。如用甘遂、白芥子等研末敷贴肺俞穴位，对哮喘的预防；运用中药山柰、苍术、藿香、藁本、冰片、菖蒲、肉桂、甘松等配方，研末装入香囊佩带，对复感儿的预防，等等，均有很好的作用。药理实验及临床检验，也表明对提高机体免疫功能，具有良好作用。

儿科剂型改革和外治疗法将是今后很长一段时期内的非常重要的研究领域，运用现代科学技术，在中医理论指导下，中西医结合，将会研制出一大批儿科新药制剂，从而进一步推动中医儿科的学术发展。

第50讲 学好《伤寒论》，提高儿科辨证论治水平

昔有言，一部《伤寒论》能治天下病。这话虽然有些夸张，但《伤寒论》的确是一部中医辨证论治论述精深的临床基础著作。学好它，无论对内科、外科、妇科、儿科、眼科等，均有重要的指导意义。《伤寒论》是中医的经典著作之一，是中医工作者的必读书。但《伤寒论》内容涉及广泛，立论又精深，辨证施治细密，加上成书年代久远，文简义奥，初学者往往不知如何入手，如何深入，如何与临床结合，这些都是学习《伤寒论》会遇到的问题。对于《伤寒论》，笔者学习肤浅，十分希望就以上的问题得到大家的帮助和启发。故不揣浅陋，将自己在学习过程中的一些想法和体会，作为引玉之砖，以求教于同道。

一、关于《伤寒论》读法步骤

《伤寒论》怎样读？怎样深入理解？怎样融会贯通？我体会要有一定的方法步骤，以循序渐进，由浅入深，然后再由博还约。具体来说有以下几个步骤：

第一步：通读原文。

通过原文的通读，要注意达到以下几个目的：①了解《伤寒论》全貌梗概，使之在自己脑子里建立起《伤寒论》的一个轮廓构架。②掌握六病的主证、主脉、主治、主方。③初步了解六病的基本病机和它们传变的关系。

要达到上述目的，并不是那么轻而易举、唾手可得的，读一遍二遍，甚至三遍四遍，而且在边读的过程中还要边作些笔记，以帮助记忆，帮助理解。

第二步：选读注释。

在通读原文之后，就要进一步对《伤寒论》的条文进行

深入的理解。因此，有必要参考前人对《伤寒论》的注释。但《伤寒论》注释的著作很多，我们不可能全部读遍。而且这些注释书中，还有许多观点不一致的地方，有的甚至出入很大。因此如果没有选择，我们后学者，尤其对于初学者来说，就会无所适从，甚至会搅得思想混乱。学术上的东西是有争鸣的。这是很自然的事情，但对于初学者来说，首先应该学习那些公认的、基本的、一致的东西，而不是过早地去涉猎奇花异草。一般地说，可选读成无己的《伤寒明理论》，尤在泾的《伤寒贯珠集》，柯韵伯的《伤寒来苏集》，这几家的注释相对地比较好一些（当然不是尽善尽美）。

这一步的目的，主要在于帮助对《伤寒论》原文的理解，尤其是加深对病机的理解和分析，巩固和深化第一步。然后，在选读注释的基础上，逐渐地博览群书，开阔眼界，启发思路。

第三步：解剖分析，归纳综合。

前两步主要是吸收他人的（当然也有消化），而这一步则主要是自我消化（当然也有吸收）。《伤寒论》就整体来说，包括的内容很广泛，其辨证论治超出了外感性疾病的范围，涉及内伤杂病等各个方面。但就具体每条每方来说，又十分精细入微。有人说："《伤寒论》三百九十七条，一百一十三方，条条是法，方方是法，一方之中八法俱备。"一时间也的确不易消化，这些必然需要一个解剖分析，归纳综合的研究过程。可以通过以下几个方面进行：

1. 病（证）的归纳与分析

《伤寒论》主要有六病（即三阴三阳病，习惯又称六经病），还有霍乱、阴阳易、瘥后劳复等。对于六病如何认识，我们暂且先不去考据六经究竟是指经络，还是脏腑，还是气化，还是层次等，而应根据《伤寒论》原文，对六病本身的病机规律及六病之间的病机联系进行分析：

（1）分析病（证）各自的内在病机变化规律：这里所讲的病（证）是指六病，以及六病中的主要证，如太阳病之麻黄证、桂枝证，阳明病之白虎证、承气证等等。分析它们本身的病机发展变化规律，对于了解《伤寒论》的脉络是十分重要的。

举例来说，比如太阳病，太阳主一身之表，症见脉浮头项强痛而恶寒。由于伤于寒伤于风的偏盛不同，加上患者体质的差异，在临床上又主要有太阳伤寒和太阳中风两大类型，在病性上前者寒凝刚劲表实，后者风泄柔润表虚，故治法有麻桂之别。然而在临床上并不是就此而终结的，太阳伤寒的麻黄汤证随着其病机的发展，进而又有麻黄加术汤（寒湿滞阻经隧，骨节烦痛）、小青龙汤（寒水射肺，喘咳不得卧）、大青龙汤（寒郁化热，表里兼病而重心在表，兼见烦躁）、麻杏甘石汤（寒郁化热迫肺，重心在里，而见咳喘），以至太少合病表里俱寒之麻黄附子细辛汤（偏实）、麻黄附子甘草汤（偏虚）等汤证的不同变化，不难看出它们之间自有一条线索贯串：即由寒而热，由表而里，由实而虚。倘若我们从太阳伤寒之麻黄汤证这个线头提挈起来，那么上面所举各证，便是这条线上的不同变化，顺藤摸瓜，是自有其味的。这就是病机变化的规律。上面只是简单的举例，如果我们大家都细微深入地做这项工作，则每个人都会有深刻的体会的。太阳中风的桂枝汤证的变化，虽然比较复杂些，但也有一定的内在规律可寻。又麻黄之间尚有桂枝麻黄各半汤，桂枝二麻黄一汤，桂枝二越婢一汤等的变化。还有麻桂的变证的另一种类型葛根汤证类。这样，麻桂除了本身有其各自发展变化的病机深入，又有一条线索相联系。统括起来，这些都是属于太阳病的范畴，这些线索理清楚了，太阳病的病机变化规律就清楚了。

另外，诸如阳明病的"经证"和"腑证"，少阳病的"柴胡证"和"黄芩汤证"，太阴病的"理中"、"四逆证"，少阴病的"四逆汤"与"黄连阿胶汤证"，厥阴病的"乌梅丸证"、"吴茱萸汤证"、"白头翁汤证"等等，以及它们的类变证，都有其内在的病机规律，我们若能逐个地进行分析，抓住这些线索，就能提纲挈领，《伤寒论》的"脉络"也就显而易见了。

（2）分析各病（证）之间的传变规律：上面分析了各自的内在变化规律，还要进一步分析相互之间的传变规律，《伤寒论》文中也提到"传"、"转属"等词，即是谈传变的，文中没有直接提到这些词的某些条文，实际上也存在传变。《伤寒论》各病（证）间的传变十分复杂，古代医家提出的"循经传"、"越经传"、"首尾传"、"表里传"、"传足不传手"等等说法，可供我们学习时参考，可作为对病机传变规律的一种理解方法，当然若把六病认为"六经病"（经络之经）就不够全面了。六病之间有相互的传变，而六病中每一病所包括的各病证之间也有相互的传变，比如太阳病的麻黄汤证（太阳伤寒）与桂枝汤证（太阳中风），在一定的条件下也可相互转变，阳明病的白虎汤证与承气汤证也是如此，等等。这个相互间的传变，实质上是表里、寒热、虚实之间的转变。

另外，有一个问题顺便提一下，《伤寒论》的"传"与"转属"、"转入"等词的解释，历代医家一般都把它们注释成由一经转变成另一经的意思。比如《伤寒论》条文4、5两条："伤寒一日，太阳受之，脉若静者为不传，颇欲吐躁烦脉数急者，为传也。""伤寒二三日，阳明少阳证不见者，为不传也。"186条云："太阳病，若发汗、若下、若利小便，此亡津液，胃中干燥，因转属阳明。"267条："本太阳病，不解，转入少阳者，胁下鞕满，干呕不能食，往来寒热……"即都解为太阳传阳明，传少阳。但李克绍《伤寒解惑论》认为"传"与"转属"有本质的差别。他根据《伤寒论》"发热恶寒者发于阳，无热恶寒者发于阴"的观点，认为上述时日的变化不是一日传一经，而是同一经病的前驱期至典型症状出现期的大致时日。比如一日太阳，即受病第一日即出现太阳典型症状，没有前驱期，顶多不过短暂的"或未发热"。阳明病则"始虽恶寒，二日自止，即自汗出而恶热也"，显现出阳明特征，终于"三日阳明脉大"成为典型的阳明病。至于少阳病口苦咽干目眩，则多出现于第三日。因此，上述条文4、5，不能理解为由太阳传阳明、传少阳，而是，伤寒一日，脉静者仍在太阳，若颇欲吐、躁烦、脉数急者，为肤表病本身的深化（即由寒化热）；伤寒二三日为阳明少阳典型症状显见日，若不见者，说明仍在阳明少阳的前驱不典型阶段，其证可由于正气的抗邪而自行消失，不继续深化出现阳明少阳证，在这里不存在太阳病的问题。所以他认为《伤寒论》中的"传"，应是《素问·水热穴论》"人伤于寒，传而为热"的"传"的意思，即指同一经病的深化变化，不涉及一经传另一经的问题，而"转属"、"转入"才是指由一经传入另一经。这些认识，给我们以新的启示，对于理解《伤寒论》病证的传变关系是有所帮助的。

（3）对"并病"、"合病"的分析：《伤寒论》除主要论述六病及其传变外，并病合病是疾病的另一种形式，同样需要分析其病机的变化。《伤寒论》中明文谈到的并病合病条文不多，它们虽然涉及到两经以上的病，但其病机仍有侧重点，比如"太阳与阳明合病，喘而胸满者，不可下，宜麻黄汤。"又"太阳与阳明合病，必自下利，葛根汤主之。"又"太阳与阳明合病，不下利，但呕者，葛根加半夏汤主之。"又"二阳并病，太阳证罢，但发潮热、手足漐漐汗出，大便难而谵语者，下之则愈，宜大承气汤。"还有些条文虽没有明文并病合病，但其实也是并病合病，如"少阴病，始得之，反发热，脉沉者，麻黄附子细辛汤主之。"就是太阳少阴合病，如不从这方面进行分析，该条文就不易理解。

2. 症状的分析

上面病（证）的分析是从纵的方面对《伤寒论》进行剖析，而症状的分析则是从横的方面进行剖析。《伤寒论》中论及的症状有几十个，如发热、恶寒、头痛、呕吐、下利、腹痛、肢厥、咳喘、汗出、口渴、黄疸、烦躁……，许多症状不只出现一经，甚至三阴三阳六经俱见。比如黄疸，太阳、阳明、太阴都可发黄，但究其本仍在太阴，278条云："太阴身当发黄"，其病因有湿热，有血瘀，有寒湿。湿热内蕴的必小便不利，身无汗或汗出不透，尚可兼见心中懊憹，胁痛腹满，口渴便硬，发热嗜卧等，并明确指出"发热汗出者，此为热越，不能发黄"，"若小便自利，不能发黄"，进一步说明湿热郁遏，不能外泄下达，蕴蒸发黄的病理机制。在诱因上有被火劫熏灼者。这些论述也暗示治疗上宜泄热利湿，不宜燥热助邪。论中立麻黄连翘赤小豆汤双解表里，栀子柏皮汤清解里热，茵陈蒿汤泻热利湿。论中也有汗出和小便自利而发黄者，但其病因病机则迥然不同，129条云："太阳病身黄，脉沉结，少腹硬，小便不利者，为无血也，小便自利其人如狂，血证谛也，抵当汤主之"，这是讲血瘀热结发黄证治。260条："伤寒发汗已，身目为黄，所以然者，以寒湿在里不解故也，以为不可下也，于寒湿中求之"。是讲寒湿发黄。统观全部黄疸条文（共有16条），对汗与小便，作了反复的阐述，这两个症状是辨证的关键，是推测病因病机的关键。

3. 病机的分析

从根本上来说，病证、症状、方药等的分析都归结到病机的分析。由于《伤寒论》写作上的活泼，或从病（证）来论述，或侧重从方治来论述，也有直接从病机来论述，所以对于某些症状简略的条文就应从其论述的病机去分析推断它的病证。比如103条："伤寒中风，有柴胡证，但见一证便是，不必悉具"。这一条如何理解？如何应用？仅见"一证"，怎么进行辨证分析？乍一看来甚是费解，历代医学对此也议论纷纷，或认为这"一证"应当是柴胡证的主证中的一个，不包括或然证，而对"主证"的认识有认为只限于往来寒热、胸胁苦满的，有认为应包括口苦咽干目眩的，等等。其实都没有从病机上去分析，柴胡证的病机在少阳，处于半表半里，由表可入，由里可出，是枢纽的活动地带，因此在症状表现上就不可能呆板定一。只要疾病的病机转入少阳，即便出现"一证"，也不能放过，这就是条文中"但见一证便是"的意思。因此有人说"一证便是，便是什么？便是邪在半表半里，便是少火被郁"。这话说中了要害。但是在临床上究竟如何应用呢？但见一证，如何去辨证呢？条文说"伤寒中风，有柴胡证"，说明有柴胡证的病机存在，而没有其他病机，也就是说首先要排除其他的病证。我们在临床上诊断一个疾病应包括诊断依据，鉴别诊断，甚至治疗反证等几个方面的分析。因此我个人理解，此条文的含义应该是：虽然柴胡证的症状没有悉具，但从病史、病程、疾病的发展机转等方面符合邪在半表半里（少阳）同时又能够排除其他病机的情况下，即使只见柴胡证中之"一证"（不管是主证还是或然证），便可认定为柴胡证。这样的条文如果不从病机上去理解，就会越搅越糊涂。

掌握了病机分析，不但对《伤寒论》中的难解之处得到了正确理解，而且还可进一步深化灵活运用。比如66条："发汗后，腹胀满者，厚朴生姜半夏甘草人参汤主之。"这条条文文字简单，症状仅"腹胀满"。"发汗后"就说明了病机的变化，是说脾胃受损不能健运，故用厚朴生姜半夏甘草人参汤来健脾胃、调气机、助运化。喻嘉言将其引申，用治泻后腹胀，效果很好；张石顽用治胃虚呕逆，痞满不食，效果也很好，都还是用治发汗后腹胀满。这就说明读《伤寒论》抓住病机分析就能举一反三，扩大运用。说《伤寒论》是一部中医辨证论治的临床基础著作，意义也就在这里，辨证就是分析病机，病机抓住了，就能以不变而应万变，临床运用就灵活自如了。

4. 方药及服法的分析

将《伤寒论》中的方药进行归纳分析，可以帮助我们进一步理解病证和病机，某些文字过简的条文还可以以方测证，以药测证；同时通过方药的归类比较，可加深对方剂和药物的理解，尤其是对仲景组方原则的理解。主要可从以下几个方面着手：①类方的分析，比如麻黄汤类方、桂枝汤类方，通过分析进一步理解类证的变化。②从主要方剂之间的变化来分析病机的变化，比如麻黄汤证发展到白虎汤证，中间有大青龙汤证、麻杏甘石汤证。③方剂的加减变化的分析，包括药味的增减和份量的增减。比如桂枝汤与桂枝加桂汤与桂枝加芍药汤，药味同，份量变则主治大异。再比如同是腹痛，若用理中汤则加人参足前成四两半，用四逆散则加附子，用小柴胡汤则去黄芩加芍药，阳脉涩阴脉弦则用小建中汤，太阳病下后时腹自痛用桂枝汤加芍药或加大黄，这都是由于病机，不同选方不同，加减也各异。④药物配伍的分析，《伤寒论》一百一十三方（实则一百一十二方），其实是由二、三十个主要方剂演变而成的。用药93味（包括代用药菖蒲和羊胆），在方剂中使用四次以上的才30味，这说明仲景组方很注意配伍，某些配伍的应用已成了定型的规格，比如麻黄配桂枝，麻黄配石膏，麻黄配白术，麻黄配附子，以及桂枝配芍药，黄芩配柴胡，石膏配知母，干姜配附子等等，通过对这些配伍的分析使我们加深领会仲景组方的奥义，在临床上就能运用自如了。

　　方剂和药物服用方法的分析也很重要，比如桂枝汤宜温服、啜热粥、温覆，麻黄汤、葛根汤温服，覆取汗，不啜粥；大青龙汤温服即可，不覆不啜粥；同样都是发汗解表剂，在服用量上麻黄汤服8合，而桂枝汤、葛根汤、大青龙汤皆服1升。从服法的不同可以推测出各方剂功用上的差异，主治疾病病机上的差异。当然同时也关系到治疗的效果，比如大青龙汤服法中特别注明："汗出多者，温粉扑之，一服汗者停后服，汗多亡阳遂虚，恶风烦躁不得眠也。"《伤寒论》辨证论治条文写得精确严密，对方药的服用方法上同样详尽周到，很有学头，但这往往被遗忘忽略，应该引起我们的重视。

　　以上多个方面的剖析，最重要的一点就是要落实到病机的分析上，也就是辨证的分析上，另外在治法方药上，不但要学其方，而且更重要的是师其法。学习《伤寒论》不能仅停止于学几个方识几个病，而是要学它的辨证论治的思想方法，理解和掌握疾病发展变化的规律，这样我们才能开阔眼界，达到学习《伤寒论》的真正目的，真正效果。

二、读《伤寒论》要从临床着手

　　学习《伤寒论》不但要从理论上进行透彻的分析，更重要的是要联系实际，结合临床，只有这样才能真正理解，切实掌握。不然的话，单从抽象的概念出发，就会走入迷途。

1. 联系临床理解病（证）、症（症状）

比如 309 条："少阴病，吐利，手足厥冷，烦躁欲死者，吴茱萸汤主之。"296 条："少阴病，吐利，躁烦四逆者，死。"这两条俱为少阴病，都有吐利四逆烦躁，但前者为可治之吴茱萸汤证，后者却为不治之"死"证。怎样来理解呢？有人认为关键在于"四逆"重于"厥冷"，故一为可治一为不可治。又有人认为应从"躁"、"逆"的先后上找问题，由"逆"转"躁"是由阴出阳，可治；由"躁"转"逆"是阳绝阴离，当死。还有从"躁"、"烦"的先后上论阴阳的。这些都是脱离临床的解释，结合临床来看这两条病机不同，症状表现也不相同，吴茱萸汤证是寒浊阻塞胸膈，阴阳被阻，不能相交，故烦躁难忍，呼叫欲死，而 296 条是阳光欲息，除四逆躁烦外当有面色苍白，呼吸微弱，衰竭濒死的病容，其烦躁也是阴阳离决，决不呼叫，也无力呼叫，与前者之难忍欲死的亢奋状态根本不同，稍有临床经验的人都会一目了然。因此，一联系临床，这样的条文就很容易理解。

又如 276 条："太阴病，脉浮者，可发汗，宜桂枝汤。"这条条文一般也不易理解，所以有人就说条文有错误，或干脆以理中汤加桂枝易桂枝汤。其实在临床上的确存在这种情况，今引《经方实验录》一案以资说明："谢先生，三伏之天，盛暑迫人，平人汗流浃背，频频呼热，今先生重棉叠衾，尚觉凛然形寒，不吐而下利，日十数度行，腹痛而后重，小便短赤，独其脉不沉而浮。大论曰：太阴病脉浮者可发汗宜桂枝汤。本证似之。桂枝钱半、白芍钱半、炙草钱半、生姜 2 片、红枣 4 枚、神曲 3 钱、谷麦芽各 3 钱、赤茯苓 3 钱。按：谢君先是应友人宴，享西餐，冰淇淋汽水，畅饮鼓腹，及归，夜即病下利，三日不解，反增剧，曾投轻剂乏效，愚则依证治之，虽三伏之天不避桂枝，服后果表解利稀，调理而瘥。"本证腹痛下利实为太阴病，但脉浮当在表，而重棉叠衾尚觉恶寒，正是桂枝证之啬啬恶寒也，病机重心仍在表，故宜桂枝汤解表。表解则利亦稀。

2. 联系临床体会病机

关于"伤寒"和"中风"，古今医家对此一直争论不休，加之《伤寒论》中又有"风则伤卫、寒则伤荣"的原文，使问题更加复杂。个人的看法，同样需要从临床实际上分析，去体会。临床上，风与寒往往是夹杂为患的，荣和卫其实也是不可分割的。如果说风伤卫寒伤荣，则伤寒不应见到中风的脉证，中风也不应有伤寒的脉证，其实《伤寒论》许多条文都谈到伤寒汗出脉缓和中风无汗脉紧等，这事实上已说明风寒不可凿分，荣卫也不可割裂。然而又有一种说法，认为伤寒中风不在风寒之上分应在虚实之上分；也有谓指病性而言，不是指病因而言。这些都有一定的道理，但都不全面，只看到其一而未及其余。病性与病因的关系如何？病因对病性的影响如何？如果从临床上去分析就并不难理解，病性的寒热虚实应该是病因与机体反应的总和。之所以分言"伤寒"、"中风"，只不过是病因上有风寒的偏盛和机体上有体质的不同而已。不能说"伤寒"与寒没有关系，"中风"与风没有关系。"伤寒"与"中风"是《伤寒论》贯穿始终的线索，翻开《伤寒论》六病都有伤寒和中风。但如果仲景是以《难经》"伤寒有五"的概念写作《伤寒论》的话，应该还有"热病"、"湿温"、"温病"，而现存本不见，原因就可能是多方面的了。可是，如果说风伤卫寒伤荣，那么热温、湿温又伤于何处呢？

再如，论中许多条文谈到疾病的时日，包括发病，发展转变，向愈等的时日。现在一般认为这是形而上学，无稽之谈。当然把这些时日当作一成不变、一时不移是不恰当的，但作为大致的时日在临床上是有参考价值的，其实《伤寒论》本身就有许多"二三日"、"七八日"等不定词。前面引述李克绍教授的关于疾病前驱期和典型症状期的研究可供我们参考，但没有进一步研究疾病向愈的时日问题。我们知道，人和自然界是既适应又斗争的，自然界的昼夜晨昏的变化对人体也同样是有直接影响的，"生物时钟"的研究成果就说明了这个问题，洋地黄在清晨3～4点钟时用药效果最好，我们中医也能解释"午后潮热"、"朝轻暮重"这些病理变化与时相的关系，那么我们就同样能够通过临床进一步地研究来解答"太阳病，欲解时，从巳至未上"这一类的问题。如果从概念出发认为阳病病程短、阴病病程长，那么永远也不要去认识"发于阳，七日愈，发于阴，六日愈"。有人说中医看病是控制论的原理，在数千年的祖先由于历史条件的限制，尚不能揭示人体所有的奥秘，但已经发现了许多规律，这是通过长期的临床实践所得到的，那么在现代，我们就要有志气去进一步打开人体这个黑箱，脚踏实地去做些临床研究工作，而不要从概念出发轻率地下结论。这样，我们也就有可能撩开披在中医这个宝库上的面纱，打开中医这个黑箱，揭示其全部奥秘。

3. 知常达变，灵活运用，不断发展

学习《伤寒论》目的是为了临床应用，但又不能一成不变地照搬，要善于灵活运用。比如发汗解表，一般对于外感初起尚能掌握应用，但对于病程已久，或病情危重的患者，则往往不会运用。其实《伤寒论》有许多条文反复阐述过，而我们不会变通，又往往忽略。兹举《蒲辅周医案》中小儿腺病毒肺炎一案：李某，5个月，发热咳喘11天，症见持续性高热，无汗，四肢不温，咳嗽喘促，音哑，痰阻不利，面青唇绀，呼吸不匀，舌红无苔，脉滑数。肺部水泡音，X线大片实化，咽拭子分离Ⅲ型腺病毒。诊断为腺病毒肺炎合并心力衰竭。投疏风开肺宣痹之剂，连服二帖未获汗，遂改投射干麻黄汤加减，二剂后，乃获全身漐漐汗出，表解阴存，病遂告愈。本病已越11天，加之小儿纯阳之体更易入里化热，且已有舌红脉数肺阴受伤之证，其诊断又为腺病毒肺炎合并心衰，按一般常识多不敢发汗，但蒲老抓住高热无汗、喘促痰滞、面青唇绀的表气不通、肺气郁闭的主要矛盾，果敢地"辛温开闭取汗"，而竟其功，不能不称高明。其实，对于这类变证变法《伤寒论》均有论述，今引数条以佐证："太阳病，脉浮紧、无汗、发热、身疼痛，八九日不解，表证仍在，此当发其汗"

（46条）；"伤寒，不大便六七日、头痛有热者，与承气汤，其小便清者，知不在里，仍在表也，当须发汗"（56条）；"太阳病，十日已去……脉但浮者与麻黄汤。"（37条）。这个病案同时也启示我们，学习《伤寒论》不但要结合临床，而且还要善于根据临床灵活运用。

又如，《伤寒论》使用攻下法（即承气汤）是十分审慎的，非燥屎不能用，即使疑有燥屎时，也只能先用小承气汤探法，"转矢气者，乃可攻下"，"不转矢气者，慎不可攻也"。但是通过千百年来的临床实践，承气攻下法的使用并不是如此戒律森严，吴又可说得好："承气非专为结粪而设，而为逐邪而设也。"只要是里热内结，闭阻不通的病机存在，均可攻下。近年来天津市中心医院通过中西医结合研究，在临床上大胆使用攻下法治愈感染性休克等危证的经验，就有力地说明了这一点。这是对《伤寒论》的发展，在《伤寒论》条文上是找不到的。然而如果仔细阅读，用心思考的话，就会发现《伤寒论》的少阴三急下法就已经包含着某种启示，吴又可通过实践体会到了，并有所发挥，在我们今天的时代，就更可以通过临床实践的研究，不但能揭示出《伤寒论》的微旨奥义，也能把它发扬光大。